中国科学技术大学研究生教育创新计划项目教材出版专项支持

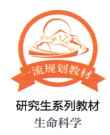

一流规划教材

研究生系列教材

生命科学

免疫学技术
原理与应用

PRINCIPLE AND APPLICATION OF IMMUNOLOGICAL TECHNOLOGY

主编　孙　汭

编委　郑晓东　孙昊昱

U0190237

中国科学技术大学出版社

内 容 简 介

本书在兼顾免疫学基本技术原理及操作的同时,更强调免疫学技术的实际应用。全书共包括12章及附录。首先介绍免疫学技术发展史及我国科学家对免疫学技术发展的贡献,通过介绍我国免疫学家的不平凡的科研历程和锲而不舍的科学精神,培养学生的民族使命感和爱国热情。然后分别叙述了抗原-抗体技术、免疫标记及检测技术、免疫组织化学染色技术、蛋白质的免疫学检测技术、免疫细胞常用检测技术、检测免疫细胞功能的实验技术综合应用等。在讲述实验原理和实验流程的同时,针对各类型的实验给出了14个综合应用的例子,包括一个问题应用多种技术从不同角度进行证明和一种技术从多个角度证明不同问题,重点突出应用。同时围绕研究生面临的常见问题,介绍了免疫学实验设计、免疫学实验记录的写作整理与展示、科研诚信和科研伦理案例分析,使学生树立良好的科研作风,从专业层面使研究生真正认识到科研的严肃性,对科学有敬畏感。

本书集免疫学实验技术的实用性和科学性于一体,既适合免疫学研究生教学,也可作为生命科学领域研究人员的应用参考书。

图书在版编目(CIP)数据

免疫学技术原理与应用 / 孙汭主编. -- 合肥:中国科学技术大学出版社,2024.9. -- (中国科学技术大学一流规划教材). -- ISBN 978-7-312-06059-5

Ⅰ. R392-33

中国国家版本馆 CIP 数据核字第 2024LH4942 号

免疫学技术原理与应用

MIANYIXUE JISHU YUANLI YU YINGYONG

出版	中国科学技术大学出版社 安徽省合肥市金寨路 96 号,230026 http://press.ustc.edu.cn https://zgkxjsdxcbs.tmall.com
印刷	安徽国文彩印有限公司
发行	中国科学技术大学出版社
开本	787 mm×1092 mm 1/16
印张	22.75
字数	582 千
版次	2024 年 9 月第 1 版
印次	2024 年 9 月第 1 次印刷
定价	90.00 元

序

　　这是一本基于18年的教学实践、在教学讲义和教学课件基础上、应研究生同学们的要求所撰写的、免疫学理论与实验操作紧密结合的技术类教材。该书既适合免疫学研究生教学，也适合作为生命科学领域研究人员学习免疫学技术的入门参考。中国科学技术大学免疫学教学团队获得了2022年高等教育（研究生）国家级教学成果二等奖，这本教材极大程度折射了这个成果的内涵，从一个角度凸显了这本书的价值。相信该书的面世，会使初入免疫学研究殿堂的研究生们受益，也会给免疫学相关各学科的学子、学者带来极大方便。

　　该书的第一个特点是实用性。现代免疫学技术的快速发展使人们很难全面掌握和应用免疫学技术，急需一本教材使学生举一反三、灵活运用各项免疫学技术，来解答免疫学的科学问题，该书应运而生。该书以实例的形式介绍每个实验内容，侧重介绍每个具体免疫学技术为何能够回答对应的科学假设或推测，同一个科学问题为何需要设计不同实验及其不同免疫学技术来共同深入解析，并将一系列独立实验及其不同免疫学技术实例串联起来，以了解各技术的连续性、衔接性和整体性。该书把学术期刊所发表的专业论文作为解析对象，对论文所涉及的各项免疫学技术进行举例，使学生能够尽快运用相关实验技术解决现实科研面对的科学问题，能自如地读懂已发表免疫学论文的内涵。通过对科研论文进行实例解读，学生可学会举一反三地使用免疫学技术，使之身临其境，迅速适应科研氛围，激发学习热情，强化对免疫学技术的价值理解，为学生即将投入的科研实践打下坚实的基础。这种实用性学习模式在研究生教学中取得了很好的效果，为其后续的研究工作做了高效的技术铺垫。

　　该书的第二个特点是严谨性。在讲述实验原理和实验流程的同时，针对各类型的实验做了13个综合应用举例。围绕研究生所面临的常见问题，介绍了免疫学实验设计、实验记录整理与展示、科研诚信和科研伦理案例分析，使学生树立良好的科研作风。通过实验数据的整理分析，以引导出逻辑思维的建立和假设的推演；贯穿介绍实验记录的必要性、科研道德伦理的重要性等，使研究生真正认识到科研的严肃性，对科学研究具有敬畏感。

该书的第三特点是培训模式。以提升研究生科研素质和能力为目标,注重对学生正确价值观和科学精神的培养。对于一名刚踏进科研殿堂的研究生来讲,启蒙教育具有举足轻重的作用。从本科生阶段输入性的被动学习,转变为研究生阶段用知识来设计和实施课题,是一个质的飞跃。注重让学生树立正确价值观,尽快适应科研环境,跟上科研的节奏。将免疫学发展史及我国科学家的贡献、科研道德伦理、实验记录、实验设计等紧密互动,将教育思想和教学规律融化于科研素质培养中,使研究生的科研生涯赢在起步阶段。

该书主编孙汭教授曾获"中国青年科技奖""国务院政府特殊津贴""NIH 杰出研究员奖"等,培养了 20 余位博士研究生,先后在国际免疫学期刊发表论文 200 余篇,是一位优秀的免疫学家。她曾获中国科学技术大学"Teaching Excellence Award""中国科学院优秀导师奖""宝钢优秀教师奖"等,也是一位优秀的免疫学教育家。2006 年回国后她钟情于免疫学教学工作,吸纳与综合大量国内外教材,逐步开设 7 门难度渐进的免疫学课程。2012 年开始对课程进行本硕博贯通课程群改革,形成了本—硕—博"三位一体"课程体系与理论—技能—实践"三梯次"教学模式,受到学生的欢迎。尤其在研究生教培中,坚持对研究生进行实验记录规范化管理和科研道德伦理等警示教育,成为素质教育的一大特色。她以实验记录为抓手,总结出一整套研究生培养经验。5 篇教学论文先后发表在《学位与研究生教育》等杂志,受到同行高度关注。

我坚信这本凝聚了孙汭教授近 20 年心血的教材对于免疫学的学习一定会裨益良多。

中国工程院院士
中国科学技术大学教授
田志刚
2024 年 7 月

前　　言

  研究生教育就是培养具有正确的科研思想和科研诚信、规范的科研方法、良好的科研素质、缜密的逻辑思维,能独立从事科研能力的研究生,这也是研究生培养的主要目标。对于一名刚踏进科研殿堂的研究生来讲,教与学的过程中的启蒙教育具有举足轻重的作用。研究生入学后,从本科生的输入性的被动学习变为用已知的知识设计和实施课题,这个过程的转变是质的变化。如何让学生尽快适应科研环境,跟上科研的节奏,是研究生导师和研究生课程教师的职责。因此,我们根据学生的需求,开设了"免疫学技术原理与应用"研究生专业技术课程。研究生的专业技术课程对于帮助学生尽快适应环境,树立良好的科研作风,发挥了积极作用,经过 18 年的教学实践,取得了满意的效果。根据多年的教学总结,我们编写了这本《免疫学技术原理与应用》教材,主要针对研究生进入实验室所面临的困惑、免疫学实验技术课程教学中存在的问题,通过专业技术课程的教学,培养和提升研究生综合科研能力。本教材主要有以下特点:专业技术课程设置的连续性,将一系列独立实验通过专业文献实例联系起来,进行专业技术介绍;侧重于科学的逻辑思维的建立以及实验结果的整理和分析;同时介绍实验记录的必要性,以及科研道德伦理的重要性。

  专业技术在已经发表文献中的应用与实验原理相结合,使学生能够从理论上掌握如何运用相关的实验技术解决科研中遇到的问题。通过专业技术课程的学习,研究生应能自如地阅读相关文献的结果部分,理解逻辑思维的重要性,较好地进行实验设计,掌握分析结果、整理结果、描述结果的方法。通过科研实例的学习,学生可以举一反三,运用相关的实验技术解决实验设计中的各种科学问题。

  由于编者水平所限,本书存在问题在所难免,希望广大读者在使用实践中,提出宝贵意见,对不足之处给予批评指正。

孙汭

2024 年 4 月

目　　录

第一章　免疫学技术的发展历史

随着免疫学、细胞生物学及分子生物学的快速发展,免疫学技术的发展也日新月异。根据免疫学发展的历程,可将免疫学技术发展史分为三个阶段:19 世纪中叶之前的经验免疫学时期,此阶段的免疫学技术主要是一些经验性的防治疾病的免疫学实践技术;19 世纪中叶至 20 世纪 70 年代的科学免疫学时期,此阶段免疫学家提出了多种免疫学说,极大地推动了免疫学技术的发展;20 世纪 70 年代至今的现代免疫学时期,此阶段分子生物学迅速兴起,分子免疫学技术应运而生,又极大地促进了免疫学的发展。

通过回顾经验免疫学时期和科学免疫学时期的主要免疫学技术发展史,了解免疫学技术的创建过程,能够给学生带来创新思维的启迪,有助于从中汲取有价值的思想并指导其进行开创性的科学研究。通过介绍中外免疫学家的科研历程、科学贡献、科学精神和科学思想,可激励学生树立不畏艰难、勇攀科学高峰的思想价值观。

第一节　经验免疫学起源于中国

经验免疫学时期是指 19 世纪中叶之前。对人体免疫功能的认识首先从对传染病的认识及防治开始。我国古代医学家在狂犬病毒和天花病毒发现之前,就创造性地使用"以毒攻毒"的独到的防治方法对狂犬病和天花病进行了预防和治疗。在长期临床实践过程中,对疾病的预防积累了丰富的经验,这在医学科学尚未发展之时,的确是一项伟大贡献,也是认识机体抗感染免疫功能的开端,反映了中国祖先的智慧,为现代医学的治疗方案提供了有价值的参考,开创了免疫学的先河,因此经验免疫学起源于中国。

一、应用狂犬脑敷贴治疗狂犬病的方法

早在公元 300 年,预防医学的先导者,中国东晋时期著名医药学家葛洪(284—364 年)在他所著的《肘后备急方》书中对多种传染病及其防治进行了描述,葛洪极有建树地提出"急病(流行病、传染病)是中了外界的病",为人类认识传染病奠定了基础。他在书中详细记载了狂犬病的症状及治疗方法,首创了应用狂犬的脑敷贴放在被咬的伤口上,以治疗狂犬病的方

法。该方法类似于现在的狂犬疫苗。直到 19 世纪法国微生物学家 Pasteur 才获得了狂犬病毒减毒株，制备了狂犬病疫苗。葛洪的治疗狂犬病的方法比西方早了 1500 多年。

二、应用人痘接种防治天花病的方法

在世界医学史上，葛洪第一次记载了天花传染病。他在《肘后备急方》中不仅明确记载了疾病症状和发病过程，而且还明确地指出它的传染性，比西方医学界认为最早记载天花病的阿拉伯医学家 Rhazes（约 850—932 年）要早 500 多年。

我国古代医师在医治天花的长期临床实践中，发现康复后的天花患者可获得终身免疫。受此启发开创了人痘法来预防天花。据我国医书考证，人痘法的文字记载最早见于 11 世纪，但直到 16 世纪，人痘法才有重大改进。在《种痘心法》中记载有"时苗"和"种苗"，"时苗"用的是天花患者身上的痂皮，"种苗"用的是"种痘"者身上的痂皮，类似于现在的减毒疫苗，在当时已经普遍认为后者更为安全可靠。我国在 17 世纪已推广实行人痘苗预防天花，并很快通过丝绸之路传入了俄国、日本、朝鲜、土耳其和英国等国家。17 世纪 70 年代，人痘法已经有正式的史实记载。人痘法为以后英国医生 Edward Jenner 发明牛痘苗和法国微生物学家 Pasteur 发明减毒疫苗都提供了宝贵经验。

三、牛痘苗的发明

继人痘苗之后，免疫学的一个重要发展首推 18 世纪末，英格兰乡村医生 Edward Jenner 发明了牛痘苗来预防天花，它不但弥补了人痘苗的不足，并且可在实验室大量生产，较人痘苗更安全可靠，于 1804 年传入我国后很快代替了人痘苗，为预防医学开辟了新途径。

Jenner 从挤奶女工在患过牛痘后不易得天花病这一现象得到了启发，通过对牛痘苗进行长期的人体实验，确证接种牛痘苗后可预防天花，并对人体无害。1796 年他从挤奶女工手指上的牛痘中提取浆液，将其接种于健康的男孩，待炎症反应消退之后再用同样方法接种人类天花，男孩不再发病，这是人类历史上首次完成的通过接种牛痘苗预防天花的实验。1798 年他发表了开创新纪元的牛痘疫苗报告，为预防人类传染病开创了人工免疫的先河。这一创造性的发明当时被称为 Jenner 牛痘疫苗接种，是人们在之后近 200 年中与天花战斗的最重要的武器。由于天花疫苗的接种，天花的发病率逐年下降，1980 年 5 月 8 日在日内瓦召开的第 33 届世界卫生组织（World Health Organization，WHO）大会宣布全球消灭天花。

后来的研究表明引起牛产生牛痘病的牛痘病毒与引起人类天花病的天花病毒具有相似的抗原表位（表位），由牛痘病毒制备而成的牛痘疫苗，接种人体后，只会产生轻微炎症反应，但人体可以获得抗天花病毒的免疫力（图 1.1），而且接种后不会引起人与人之间的传播，是预防天花的最好方法。

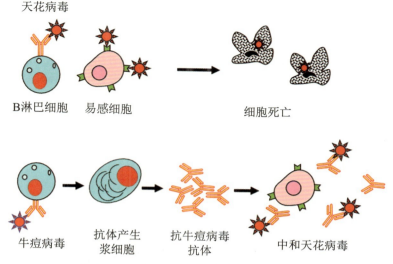

图 1.1　牛痘疫苗预防天花的基本原理示意图

第二节　科学免疫学的崛起促进了免疫学技术的研发

科学免疫学时期是指 19 世纪中叶至 20 世纪 70 年代。这是免疫学迅速发展的时期，免疫学家通过科学研究提出了多种免疫学说，形成了系统的免疫学理论，极大地促进了免疫学技术的发展。

一、减毒疫苗的发明

免疫学的发展自 Jenner 发明牛痘疫苗之后，停滞了将近一个世纪。进入 19 世纪后期，微生物学的发展为免疫学的形成奠定了基础。法国微生物学家 Pasteur 和德国微生物学家 Koch 等创造性地解决了细菌分离培养的难题，从而能获得纯种细菌，为疫苗的制备创造了条件。1877 年 Koch 首次在体外成功培养了炭疽杆菌，并发现其可形成内孢子体，注射动物后可导致实验性炭疽，这是人类历史上第一个被证实引起疾病的细菌。Pasteur 有意识地研究获得减毒菌株的方法，他通过系统的科学实验，发现应用物理、化学以及生物学方法可获得减毒菌株。1880 年他发明了鸡霍乱杆菌的接种方法，1881 年他应用高温培养法制备了炭疽杆菌减毒疫苗(attenuated vaccine)，1885 年他在兔体内连续传代狂犬病毒，获得了狂犬病毒减毒株，制备了狂犬病疫苗，同年他亲手为被狂犬咬伤的男孩接种了狂犬病疫苗，使其免于狂犬病的发病。Pasteur 对病原体致病学的研究和减毒菌苗的发明使免疫学成为一门科学，也为实验免疫学奠定了基础。世界各国的研究者用 Pasteur 的方法针对不同致病菌研制出各种疫苗，使之成为人类对抗传染病的最有效的武器之一，因此 Pasteur 被认为是近代免疫学的开创者。

二、抗毒素的发现及被动免疫疗法的创立

1890 年,德国学者 Behring 和日本学者 Kitasato 在 Koch 研究所应用白喉毒素给动物免疫,发现在其血清中有一种能中和毒素的物质,称为抗毒素(antitoxin)。将这种免疫血清输注给感染动物后,在其体内也具有中和白喉毒素的作用(图 1.2)。1891 年 Behring 应用来自动物的免疫血清成功治疗了一名白喉患者,这是第一个利用被动免疫进行治疗的病例,并由此形成了抗原(antigen,Ag)与抗体(antibody,Ab)的概念,他也因此研究于 1902 年获得了第一届诺贝尔生理学或医学奖。

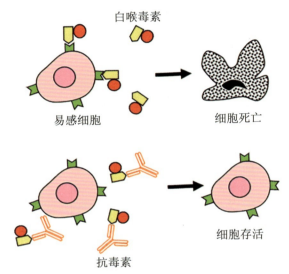

图 1.2　抗毒素的作用原理示意图

三、补体的发现及补体结合试验的建立

继抗毒素之后,在 19 世纪末研究人员又发现了免疫溶菌现象。1894 年 Pfeiffer 和 Issaeff 观察到,将霍乱弧菌注射到先前免疫的豚鼠的腹腔中会发生溶解死亡,即免疫溶菌现象。1895 年 Bordet 发现溶菌现象中补体和抗体的作用。如果将新鲜免疫血清在 56 ℃加热 30 min,可使其丧失溶菌能力。他认为在新鲜免疫血清内存在两种不同物质与溶菌作用有关:一种是对热稳定的物质,称为溶菌素,即抗体,具有特异性;另一种是不耐热的物质,可存在于正常血清中,为非特异性成分,它具有溶菌或溶细胞作用,但这种作用必须有抗体存在才能实现,后来这种不耐热的成分被命名为补体(complement)。1900 年,Bordet 与 Gengou 发明补体结合试验(complement fixation test,CFT),即抗原抗体复合物具有与补体结合的能力,例如红细胞与溶血素(抗红细胞的抗体)反应后,就可以结合补体,导致溶血。利用这种免疫溶血机制作指示系统,就可以检测样品中是否存在抗原抗体反应(图 1.3)。Bordet 也因此研究获得 1919 年的诺贝尔生理学或医学奖。1906 年,Wassermann 等将补体结合试验应用于梅毒螺旋体感染的诊断,建立了著名的"华氏反应"(Wassermann reaction,WR)。

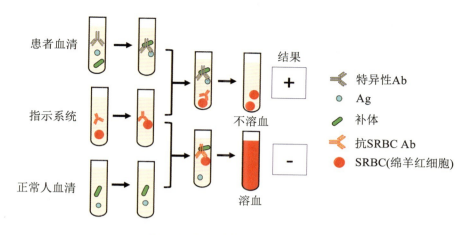

患者血清

指示系统

正常人血清

结果

不溶血　　+

溶血　　-

特异性Ab

Ag

补体

抗SRBC Ab

SRBC(绵羊红细胞)

图 1.3　补体结合试验原理示意图

四、血清学检测技术的建立

在抗毒素发现以后的 10 年中,相继在免疫血清中发现溶菌素(bacteriolysin)、凝集素(agglutinin)、沉淀素(precipitin)等特异性组分,并能与其相应细胞或细菌发生反应。实际上这就是早期对抗原抗体反应的认识,由于采用血清作为抗体来源进行检测,因此称为血清学检测技术。

(一)免疫凝集反应测定技术

颗粒性抗原(细菌或细胞等)与相应抗体特异性结合,在电解质参与下形成肉眼可见的凝集物,称为凝集反应(agglutination)。1896 年 Gruber 与 Durham 利用细菌免疫动物获得抗血清,结果发现抗血清可以与相应细菌结合,在适当电解质存在的条件下可以出现肉眼可见的凝集现象,即特异的细菌凝集反应。同年 Widal 发现在伤寒杆菌中加入伤寒患者的血清可致伤寒杆菌发生特异的凝集现象,利用这种凝集现象可有效地诊断伤寒病,这就是最早用于病原体感染诊断的免疫凝集试验,亦即著名的"肥达试验"(Widal test)。1901 年奥地利科学家 Landsteiner 在研究抗红细胞抗体时发现人类血液中存在同种凝集素系统,建立了血型凝集试验,确立了 ABO 血型系统,并于 1930 年获得诺贝尔生理学或医学奖。

(二)免疫沉淀反应测定技术

可溶性抗原(血清、细菌毒素、细菌培养的滤液、组织浸出液等)与相应抗体特异性结合,在电解质的参与下,形成沉淀物。1897 年 Kraus 利用细菌免疫动物获得抗血清,将含该细菌毒素的细菌培养基与抗血清混合时不出现凝集现象,而是发生肉眼可见的沉淀,称为沉淀反应(precipitation)。1902 年 Ascoli 建立了环状沉淀试验,即先将血清吸入毛细玻璃管(1.5～2 mm)中,再吸入抗原,在两液相交处出现白色环状沉淀。1905 年 Bechhold 把抗血清放在琼脂糖凝胶中,将相应的可溶性特异抗原加于其上,抗原抗体结合后可在凝胶中出现沉淀,发明了凝胶内免疫沉淀试验。1946 年 Oudin 报道了试管单向免疫扩散技术,即抗原在含有抗体的凝胶柱中扩散,形成抗原抗体复合物的沉淀带。1948 年 Ouchterlony 开发出平板双向免疫扩散试验,也称为 Ouchterlony 技术,即可溶性抗原与抗体在琼脂糖凝胶中各自向对方扩散,在恰当的比例处形成抗原抗体复合物的沉淀线,观察这种沉淀线的形状、位置以及对比关系,可作出对抗原或抗体的定性分析。1965 年 Mancini 利用平板单向免疫扩散进行抗原定量检测,即不同浓度的可溶性抗原在含抗体的琼脂糖凝胶中扩散可以形成不同大小的沉淀环,根据沉淀环的直径就可以确定抗原的含量(图 1.4)。免疫扩散技术使定性免疫试验进入到了定量阶段。

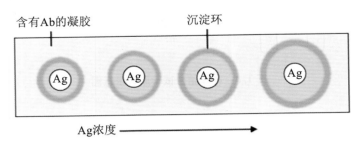

图 1.4　单向琼脂糖扩散试验示意图

(三) 免疫电泳技术

免疫电泳(immunoelectrophoresis)技术是将免疫扩散技术与凝胶电泳技术相结合的一种检测技术,通过电流加速抗原与抗体的扩散并规定其运行方向。1953 年 Grabar 和 Williams 首先利用免疫电泳技术对蛋白质抗原性进行免疫化学分析,发现了抗体分子的不均一性(图 1.5)。1959 年 Bussard 推出了对流免疫电泳,即在电场作用下的双向免疫扩散。在适宜缓冲液和电场条件下,由于电泳和电渗作用,凝胶中的抗原向正极移动,抗体向负极移动,当两者相遇后在比例相当之处形成肉眼可见的沉淀线。1966 年 Laurell 开发了火箭免疫电泳,是将单向免疫扩散技术和电泳技术相结合的一种定量检测技术,主要用于检测标本中抗原的含量。在电场的作用下样品中的抗原在含有抗体的琼脂糖凝胶中向正极泳动。当抗原与抗体达到适当比例时,形成一个形状如火箭的沉淀峰,峰的高度与待测抗原的浓度呈正相关。1969 年 Alper 与 Johnson 推出免疫固定电泳,该技术包括琼脂糖凝胶蛋白电泳和免疫沉淀两个操作过程,是免疫沉淀反应的一种混合技术,可用于各种蛋白质抗原的鉴定。其原理类似免疫电泳,不同之处是将抗体直接加在电泳后的蛋白质区带表面,抗原抗体反应形成的复合物沉淀嵌于凝胶中。将未结合的游离抗体洗去后,残留在凝胶中的免疫沉淀物可以通过直接染色或其他方法进行检测。免疫电泳技术一方面加快了沉淀反应的速度,另一方面利用某些蛋白组分所带电荷的不同将其分开后分别与抗体反应,以此做更细致的分析。

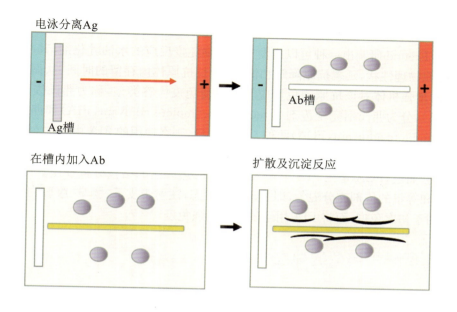

图 1.5　免疫电泳试验原理示意图

五、免疫化学技术的发展

（一）抗原抗体的免疫化学技术

免疫化学（immunochemistry）的概念是由 Arrhenius 于 1907 年提出的，指利用生物化学等手段研究抗原、抗体及补体等的理化特性及其分子结构的方法。免疫化学技术的发展一方面对临床医学的诊断、治疗和预防起到了极大的推动作用；另一方面也推动了抗原、抗体的理化性质，以及抗原和抗体反应特异性的免疫基础研究的快速发展。

1906 年，Obermayer 和 Pick 使用生物化学技术处理蛋白质抗原，发现用化学方法处理抗原能够改变其免疫原性；1914 年 Landsteiner 采用人工合成的抗原证实了抗原抗体反应的特异性，提出抗体表面分子结构与抗原特异性有关；1917 年 Landsteiner 用半抗原（芳香族有机分子）通过偶氮化反应偶联到蛋白质上，研究抗体对半抗原和载体蛋白的特异性，发现了抗原特异性是由抗原分子表面特定的化学基团决定的。Landsteiner 的研究用多种多样的有机分子来分析抗原抗体反应的特异性和分子机理，避免了天然蛋白的复杂性，在免疫化学的研究中作出了突出的贡献。

1938 年 Tiselius 和 Kabat 将经抗原沉淀去除抗体后的动物免疫血清及沉淀分离出来的抗体经电泳鉴定，证明抗体是 γ 球蛋白。在免疫动物的血清中 γ 球蛋白显著增高，证明了抗体活性存在于血清 γ 球蛋白部分，其后建立了分离纯化抗体球蛋白的方法，为抗体理化性质的进一步研究奠定了基础。

（二）弗氏佐剂的发明

1942 年 Freund 研制出一种可以诱发实验动物免疫反应的水油乳化剂,其与抗原混合,可以改变抗原物理性状,延缓抗原降解和清除,延长抗原体内存留的时间,从而更有效地刺激免疫系统,增强机体对该抗原的免疫应答或改变免疫应答类型,称为弗氏佐剂（Freund's adjuvant,FA）,分为弗氏不完全佐剂（Freund's incomplete adjuvant,FIA）和弗氏完全佐剂（Freund's complete adjuvant,FCA）两种。经过改良,现在使用的 FIA 由 85%（体积分数）的液体石蜡（paraffin oil）与 15%（体积分数）的表面活性剂甘露醇单油酸酯（mannide monooleate）混合而成；FCA 是在 FIA 中加入卡介苗或热灭活的结核分枝杆菌。在使用时,将抗原悬浮液和等量的佐剂充分混匀,即呈油包水状态,注射于皮下、脚掌、腹腔内等部位。一般将 FCA 用于初次免疫,而将 FIA 用于随后的加强免疫。

六、免疫耐受模型的建立

免疫耐受（immune tolerance）现象的发现是在 1945 年,Owen 发现在异卵双生的两头小牛体内有两种血型红细胞共存,称之为血型细胞镶嵌现象,这种不同血型细胞在彼此体内互不引起免疫反应的现象称为天然耐受（natural tolerance）。1953 年 Billingham 等在小鼠体内成功地进行了人工诱导免疫耐受的实验,进一步证明机体存在免疫耐受现象。如果在免疫系统发育阶段（幼年）接触异种抗原,机体就会对该抗原产生免疫耐受；而如果在免疫系统成熟阶段（成年）接触异种抗原,机体就会对该抗原产生免疫排斥（图 1.6）。

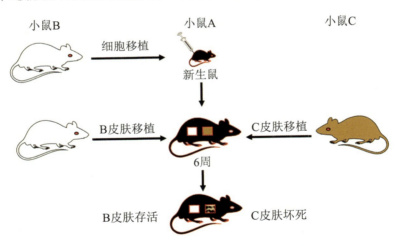

图 1.6　人工诱导动物免疫耐受模型建立示意图

七、单克隆抗体技术的发明

根据 B 淋巴细胞能够产生抗体但在体外不能进行无限分裂,而肿瘤细胞可以在体外进行无限传代但不能产生抗体的特点,1975 年 Kohler 和 Milstein 将小鼠骨髓瘤细胞和经绵羊红细胞(sheep red blood cells, SRBC)致敏的 B 淋巴细胞在体外进行融合形成杂交瘤(hybridoma),创立了杂交瘤技术。这种杂交瘤细胞既保持了骨髓瘤细胞无限繁殖的特性,又具有合成和分泌抗体的能力,应用该技术可产生只针对抗原分子单一簇的均一抗体,称为单克隆抗体(monoclonal antibody, mAb)。mAb 具有纯度高、特异性强、可大量生产等优点,已被广泛应用于生物、医学、制药等各领域。这项技术是免疫学领域的重大突破,是生物技术发展的里程碑,Kohler 和 Milstein 也因此研究获得 1984 年诺贝尔生理学或医学奖。

八、结核菌素试验和卡介苗的诞生

结核菌素皮肤试验(tuberculin skin test)是指通过皮内注射结核菌素,并根据注射部位的皮肤反应状况诊断结核杆菌感染所致IV型超敏反应的皮内试验,是诊断结核病和测定机体特异性细胞免疫功能的重要指标(图 1.7)。19 世纪中叶,显微镜技术得到快速的提升,人们在显微镜下可以直接观察到细菌,促进了对病原菌的发现和认识。1882 年德国细菌学家 Koch 发明了固体培养基,分离培养出结核杆菌,并提出病原菌致病的概念,他也因此研究于 1905 年获得诺贝尔生理学或医学奖。1890 年,Koch 将分离出结核杆菌皮下注射给健康的豚鼠,结果发现 2~3 周后豚鼠会被感染,形成结核结节,但是如果将结核杆菌注射给已经感染过的豚鼠,则只会引起局部皮肤的红肿、坏死并很快愈合,称之为 Koch 现象。1891 年 Koch 将结核菌液体培养基的过滤液,即结核菌素(tuberculin),注射给结核患者以期治疗结核病,结果发现结核菌素并不能治疗结核病,但可以诱发 Koch 现象。直到 1942 年 Chase 等人对 Koch 现象进行了深入研究,证明用致敏豚鼠血清转移给正常动物不能引起结核菌素反应,而用淋巴细胞转移则能引起结核菌素反应,首次证明了结核菌素反应不是由抗体,而是由致敏淋巴细胞引起的,从而证明了抗原不仅可以激发机体产生体液免疫应答,也能产生细胞免疫应答。结核菌素皮肤试验也成为结核病诊断的有效方法之一。

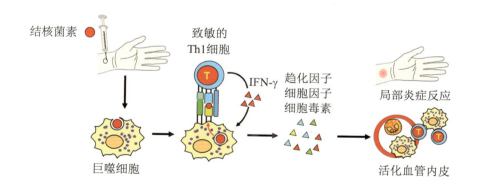

结核菌素　　致敏的 Th1细胞　　IFN-γ　　趋化因子 细胞因子 细胞毒素　　局部炎症反应

巨噬细胞　　活化血管内皮

图 1.7　结核菌素皮肤试验原理示意图

Koch 发现的结核杆菌和研制出的结核菌素,对 Calmette 和 Guerin 研制卡介苗具有决定性的意义。1900 年,在 Pasteur 研究所工作的 Calmette 和 Guerin 开始开发预防结核病的减毒疫苗。他们将一株强毒的牛型结核分枝杆菌培养在特定的培养基上,在连续培养大约 230 代后,于 1919 年获得一株低毒的牛型结核分枝杆菌,该株菌苗已经完全丢失感染性和毒性,给多种动物注射均不会引起结核病。1921年这株菌苗开始应用于人体试验,通过试用,证明该菌苗对人体无不良反应,至此人们得到了一株减毒的牛型结核分枝杆菌活菌苗。Calmette 和 Guerin 将其命名为 Bacille Calmette-Guerin(BCG),也就是卡介苗。卡介苗是世界上接种最为广泛的疫苗之一,它的独特之处在于可以激发免疫系统的细胞免疫应答,因此也被作为免疫佐剂广泛使用。

九、淋巴细胞检测技术

(一)混合淋巴细胞反应

1964年 Bain 将两个无关个体、功能正常的淋巴细胞在体外混合培养时,淋巴细胞接受同种异型抗原的刺激而发生活化、增殖,建立了混合淋巴细胞反应(mixed lymphocyte reaction,MLR)的实验模型。其原理是 T 淋巴细胞直接识别异体抗原递呈细胞上的 MHC 分子,导致其迅速活化,这些 T 淋巴细胞称为同种反应性(alloreactive)T 淋巴细胞(图1.8)。这种直接识别机制由于无须经历抗原的摄取和加工,因而速度快,强度高,在移植的急性排斥反应中起重要作用。根据淋巴细胞反应的强度就可以评价 MHC 分子的差异和 T 淋巴细胞对异体细胞的反应能力,常用于器官移植前的组织配型,以测定受体和供体 HLA 抗原的相容程度。

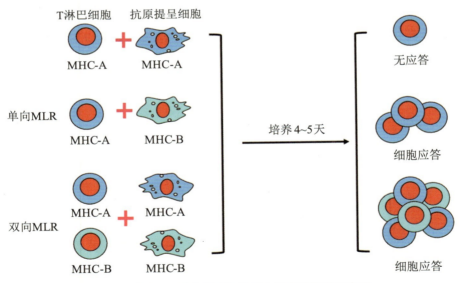

图1.8 混合淋巴细胞反应的实验原理示意图

(二)B 淋巴细胞免疫溶血空斑试验

溶血空斑试验(hemolytic plaque assay,HPA)又称体外抗体形成细胞测定技术。1963年 Jerne 和 Nordin 利用半固体琼脂糖凝胶作为支持物,建立了检测 B 淋巴细胞产生抗体能力的溶血空斑实验。其原理是将绵羊红细胞(SRBC)免疫小鼠,取免疫小鼠脾细胞(主要为

B淋巴细胞)制成细胞悬液,与高浓度 SRBC 混合后加入琼脂糖凝胶中,由于 B 淋巴细胞分泌抗 SRBC 抗体,与周围的 SRBC 结合,激活补体,导致 SRBC 溶解,形成一个肉眼可见的溶血空斑,一个空斑代表一个抗体形成细胞,空斑的数量反映机体的体液免疫功能(图 1.9)。

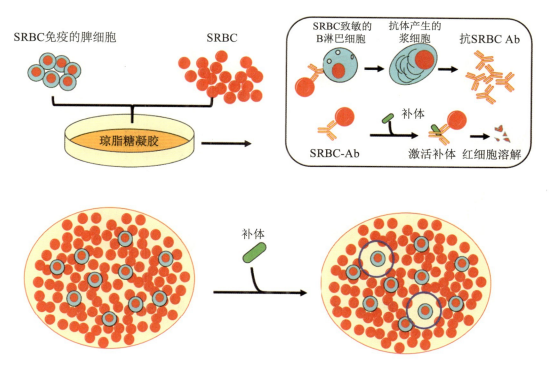

图 1.9 B 淋巴细胞免疫溶血空斑试验的原理示意图

(三)淋巴细胞玫瑰花环形成试验

Zaalberg 和 Laskov 分别于 1964 年和 1968 年建立了 B 淋巴细胞和 T 淋巴细胞的玫瑰花环形成(rosette formation)试验,用于分离和研究 T、B 淋巴细胞。利用人 T 淋巴细胞表面 CD2 分子可以与 SRBC 表面 CD58 分子结合的特性,使 T 淋巴细胞与 SRBC 结合形成玫瑰花环样结构,即为 E 玫瑰花环形成试验(图 1.10(a)),用于检测和分离 T 淋巴细胞。利用抗 SRBC 抗体的 Fab 段可以与 SRBC 结合而抗体的 Fc 段与 B 淋巴细胞的 Fc 受体结合的特性,以抗体为"桥梁"将 SRBC 与 B 淋巴细胞连接起来形成玫瑰花环样结构,即为 EA 花环(图 1.10(b)),可用于检测和分离 B 淋巴细胞。

(四)细胞因子生物活性检测技术

1966 年 Bloom 和 Bennett 等发现淋巴细胞可以分泌多肽类活性物质,称为淋巴因子(lymphokine),即细胞因子(cytokine),建立了细胞因子生物活性分析方法。通过细胞因子的检测可以反映淋巴细胞的功能状态,已成为广泛使用的检测淋巴细胞功能的方法之一。

(五)流式细胞术

流式细胞术(flow cytometry)是用高能量激光照射高速流动的被荧光标记的细胞或微

粒,测量其产生的散射光和荧光的强度,从而对细胞(或微粒)进行快速多参数检测或分选的一种单细胞分析技术,广泛应用于医药生物领域。基于流式细胞术的原理,1974 年美国 BD 公司与斯坦福大学合作开发并生产了第一台商用流式细胞仪(flow cytometer,FCM)。

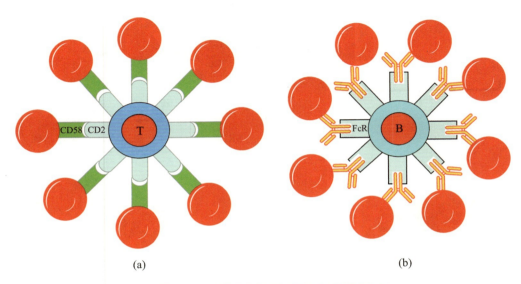

(a)　　　　　　　　　　　　　　　　(b)

图 1.10　淋巴细胞玫瑰花环试验原理示意图

十、免疫标记技术

(一)荧光素标记抗体技术

在 20 世纪 40 年代以前,免疫检测技术基本上都是定性或半定量的检测方法。1941 年,Coons 等发现一些荧光物质可以与抗体等蛋白质结合,结合物既保留蛋白质原有的活性,又具有了发射荧光的特性,因此建立荧光素标记抗体(fluorescein labeled antibody)技术。1955 年 Coons 等又进一步开发了荧光抗体免疫组织化学染色技术,用于定位组织和细胞中的抗原物质,为定位组织和细胞中的抗原提供了一个直接而又有效的方法。

(二)放射免疫测定法的发明

在 20 世纪 50 年代末 60 年代初,完全定量测定的免疫检测技术开始出现。1960 年 Yallow 和 Berson 报道利用同位素标记抗体,建立了放射免疫测定技术(radioimmunoassay,RIA),用于测定内源性血浆胰岛素水平。该技术解决了难以测定的微量生物活性物质的问题,极大地推动了免疫学技术在临床上的应用,在免疫学发展史中具有里程碑意义,Yalow 也因为此项技术的建立以及在实验内分泌学方面的贡献,获得 1977 年的诺贝尔生理学或医学奖,而 Berson 于 1972 年去世,与诺贝尔奖失之交臂。

（三）酶免疫标记技术

1967 年美国学者 Nakane 和 Pierce 报道，用酶替代荧光素用于抗原在组织中的定位检测，可通过光学显微镜和电子显微镜来观察，建立了酶免疫组织化学技术（enzyme immuno-histochemical assay）。1969 年法国 Pasteur 研究所的 Avrameas 和 Uriel 报道，将酶通过戊二醛法标记抗体应用于免疫组织化学检测。他们利用酶替代同位素对抗原或抗体进行标记，发生抗原抗体反应后，通过酶作用底物出现的颜色反应强弱，确定所检测抗原或抗体的量，建立了酶免疫技术（enzyme immnoassay，EIA）。

1971 年 Engvall 和 Perlmann 发展了一种酶标固相免疫测定技术，即酶联免疫吸附试验（enzyme-linked immunosorbent assay，ELISA）。该技术以碱性磷酸酶（alkaline phospharase，AP）为标志物定量检测血清中的抗体水平，将酶免疫技术变得简单且直观。同年，Van Weeman 和 Schuurs 等以辣根过氧化物酶（horseradish peroxidase，HRP）作为标志物，建立了定量检测人尿中绒毛膜促性腺激素（hCG）的方法。ELISA 测定技术出现后，不但成为了一种简便的研究工具，而且迅速地应用于各种生物活性物质及标志物的临床检测，并在临床应用中逐步取代了放射免疫标记技术。1972 年 Rubenstein 等建立了一种无须分离洗涤步骤的均相酶免疫测定技术，即酶放大免疫分析技术（enzyme multiplied immunoassay），主要用于小分子药物的测定。

（四）免疫胶体金标记技术

1971 年 Faulk 和 Taytor 首次以胶体金作为标志物应用于免疫组织化学研究，他们将兔抗沙门氏菌的抗血清吸附于胶体金颗粒上，用于检测沙门氏菌的表面抗原。此后，他们把胶体金与卵白蛋白、牛血清白蛋白、抗胶原血清、植物血凝素、人免疫球蛋白等结合，用于抗原或抗体的检测。1974 年 Romano 等将胶体金标记在马抗人的 IgG 上，实现了间接免疫金染色法。免疫胶体金标记技术（immunogold labelling）是以胶体金作为示踪标志物应用于抗原抗体检测的一种免疫标记技术，其原理是胶体金在弱碱性环境下带负电荷，可结合带正电荷的蛋白质分子。由于这种结合是静电结合，所以不影响蛋白质的生物特性。鉴于胶体金的物理特性，如高电子密度、颗粒大小、形状及颜色反应等，加上结合物的免疫和生物学特性，因而广泛地应用于免疫学、组织学、病理学和细胞生物学等领域。

（五）化学发光免疫测定技术

1977 年 Halman 等将化学发光与免疫反应相结合，创建了一种定量分析技术——化学发光免疫分析（chemiluminescence immunoassay，CLIA），其原理是将发光物质直接标记于抗原或抗体上，经氧化剂或催化剂的激发后，即可快速稳定地发光，其产生的光量子的强度与所测抗原或抗体浓度成正比。该方法既具有化学发光的高度灵敏性，又具有抗原抗体反应的特异性，已成为一种特异、灵敏、准确的免疫学检测方法。

第三节　分子生物学技术推进现代免疫学的发展

现代免疫学时期是指 20 世纪 70 年代末至今。进入现代免疫学时期,分子生物学技术的迅速发展,极大地推进了免疫学技术的飞速发展,分子免疫学技术如雨后春笋般出现。

1. 高通量的检测技术

如蛋白芯片技术、组织芯片技术、免疫组学技术等。

2. 高敏感性、高特异性检测技术

如免疫印迹技术、免疫聚合酶链式反应(免疫-PCR)技术、电发光免疫测定技术等。

3. 精准与简捷技术

如免疫磁珠分选技术、MHC-肽四聚体及多聚体检测技术等。

4. 基于单细胞功能检测技术

如 ELISPOT 技术、单细胞 RNA 测序、多色流式细胞术、质谱流式细胞术、光谱流式细胞术等。

5. 重组细胞因子基因工程技术

利用基因工程制备重组细胞因子。

6. 抗体库技术和基因工程抗体技术

如全人源化抗体、单链抗体、双/多功能抗体等。

7. 免疫细胞的基因修饰技术

如嵌合抗原受体(chimeric antigen receptor,CAR)-T、CAR-NK 等。

8. 新型疫苗技术

如 DNA 疫苗、mRNA 疫苗、重组亚单位疫苗及转基因植物疫苗等,新型的佐剂也不断地被研制。

9. 免疫相关动物模型的建立

如实验性变态反应性脑脊髓炎动物模型(EAE)、胶原诱导性关节炎动物模型(CIA)、免疫系统人源化小鼠模型、各种免疫细胞缺陷鼠及转基因鼠等。

10. 免疫学技术的临床应用

在临床疾病诊断与动态检测中免疫学技术的应用也发展迅速,出现了一次性对多个待分析物进行检测,高通量,采样偏差低,样本用量少,灵敏度高,可进行痕量检测的多元免疫分析方法,有效提高了筛选质量,从而降低了分析成本,减少昂贵分析样品的用量。

11. 免疫治疗

利用免疫学技术进行免疫治疗药物的开发和应用飞速发展。自 1891 年用动物的免疫血清成功治疗了一位白喉患者开创了免疫治疗的先河后,直到 20 世纪 70 年代末 80 年代初肿瘤特异性单克隆抗体的出现才使免疫治疗进入高速发展期,抗体治疗、细胞因子治疗、过继免疫细胞治疗等都被寄予厚望。进入 21 世纪,免疫治疗更是突飞猛进,免疫检查点治疗、嵌合抗原受体的免疫细胞治疗、多功能抗体治疗等免疫治疗方法层出不穷,为广大病患带来了福音,相关成果于 2011 年和 2018 年两次获得诺贝尔生理学或医学奖。

纵观免疫学技术的发展史,从经验免疫学技术到分子免疫学技术走过了波澜壮阔的历程,逐渐形成了从细胞到分子、从基础到临床、从疾病诊断到疾病动物模型建立的完整免疫学技术体系。从 200 多年免疫学技术的发展史可以看出,免疫学技术的突破对免疫学理论的发展起到了巨大的推动作用,为深入研究和认识机体免疫系统的生理、病理改变,阐明某些疾病的发病机制和临床诊治发挥了无法替代的作用,已经广泛应用到生物医学的各个领域,为人类疾病的预防、诊断及治疗做出了巨大的贡献。而免疫学理论的突破以及分子生物学的飞速发展,推动免疫学技术不断创新,致使生物医学,特别是在临床疾病诊断与疾病动态监测中的应用的快速发展与更迭,肿瘤免疫治疗方法日新月异,促进了生物技术产业的壮大发展。

第四节　我国免疫学技术研究的历史

　　早在公元 3 世纪我国古代就有了医学家葛洪关于狂犬病疫苗的记载,公元 11 世纪就有人痘接种预防天花的记载,但均以经验免疫学为主,真正到现代免疫学技术研究最早可以追溯到 20 世纪 30 年代。下面以免疫学家为主线,介绍我国免疫学技术研究历史。

1. 汤飞凡(1897—1958)

　　1943 年汤飞凡教授研制出牛痘疫苗,供应给滇缅作战的将士使用。新中国成立初期,他研制的牛痘疫苗开始在全国普及接种,使中国成功地消灭了天花病毒,领先世界上其他国家 16 年,被誉为"中国疫苗之父"。同时他于 1955 年首次分离出沙眼病原体,是世界上发现重要病原体的第一个中国人,国际上也把他分离出的沙眼病原体称为"汤氏病毒",后被命名为衣原体。

2. 余㵑(1903—1988)

　　1935 年,余㵑教授研发了我国第一支抗伤寒血清,并在上海成功地用于伤寒的治疗。20 世纪 50 年代,他研制了我国第一个麻疹疫苗,使几百万儿童免患此病,这在当时是一项领先西方的科研成果。他在我国第一次用噬菌体对抗超级细菌——耐药铜绿假单胞菌,为烧伤控制局部严重感染作出了重大贡献。

3. 谢少文(1903—1995)

　　谢少文教授开创性地建立了立克次体体外鸡胚培养扩增体系和立克次体病的免疫学检测方法,发展了灭活的立克次体疫苗的制备体系。1930 年,他用破伤风类毒素对孕妇进行免疫,而后检验脐带血中的抗毒素含量,证明抗毒素可以通过胎盘,从而证明了免疫孕妇可以预防新生儿破伤风。

4. 刘思职(1904—1983)

　　在 20 世纪 30 年代刘思职教授创造性地用化学定量方法研究抗原-抗体沉淀反应,分析了免疫沉淀物中的抗原抗体比例,并定量回收抗体,纯化抗体。他通过不同抗原同时注射时产生的抗体各为独立而不相混淆的物质,证明存在特异性抗体,成为我国免疫化学领域的创始人之一。

5. 黄祯祥（1910—1987）

1949年黄祯祥教授在中国首先开始了乙型脑炎疫苗的研制工作,这是中国开展乙型脑炎疫苗研究文献中最早的记录。最初从研究灭活疫苗开始,继而发展到利用组织培养技术进行乙型脑炎减毒活疫苗研究。

6. 朱既明（1917—1998）

朱既明教授从1953年开始研究流感病毒和流感疫苗,1959年在长春建立了灭活疫苗制备工艺。20世纪60年代初期他提出了"鸡胚传代减毒法",70年代提出了"温度敏感株重组法"选育活疫苗毒种。此外,他在1945年研制出中国第一个抗生素——青霉素。

7. 顾方舟（1926—2019）

1957年,顾方舟教授首次用猴肾组织培养技术分离出脊髓灰质炎病毒,并用病原学和血清学的方法证明流行病毒的分型,又于1960年研制出脊髓灰质炎减毒疫苗,1962年研制出脊髓灰质炎减毒疫苗糖丸,为我国预防和控制脊髓灰质炎作出了巨大贡献。2000年我国获得世界卫生组织的认可,实现"无脊灰状态"。

老一辈微生物学与免疫学家,为我国医学微生物学与免疫学的发展作出了不可磨灭的贡献,是我们学习的典范。学习我国免疫学家的不平凡的科研历程和锲而不舍的科学精神,可激发我们的民族主义使命感和爱国热情。

我国古代狂犬病预防方法和人痘接种法预防天花病的方法有很大的应用价值,在中国乃至世界漫长历史进程中发挥重要作用,这些是最早的免疫学实践,在当时是一项伟大的创举。令人遗憾的是,在免疫学突飞猛进的科学免疫学时期,我国遭遇清代的闭关锁国和各种政治运动,因此在随后的免疫学技术发展长河中少有中国科学家的发明。随着我国改革开放的步伐加快,基础研究作为国家发展的重中之重,我国免疫学技术的发展也势如破竹,一大批致力于免疫学研究的学者奋战在免疫学前沿领域,以满足我国人民健康发展需求为己任,显示出强大的发展后劲,中国免疫学的发展已经驶入快车道,将为我国生命科学、生物技术、医药卫生产业的发展以及国民健康水平的提高作出重大贡献。

参考文献

［1］ 杨莉,刘莉,黄亮,等.疾病或被改变中的生命史:诺贝尔生理学或医学奖获得者100年图说［M］.重庆:重庆出版社,2006.

［2］ 巴德年.中国免疫学发展回顾［J］.第二军医大学学报,2002,23(10):1045-1046.

［3］ 曹雪涛.免疫学研究的发展趋势及我国免疫学研究的现状与展望［J］.中国免疫学杂志,2009,25(1):10-23.

［4］ Tiselius A, Kabat E A. Electrophoresis of immune serum［J］. Science, 1938, 87(2262): 416-417.

［5］ Freund J, Casals J, Hosmer E P. Sensitization and antibody formation after injection of Tubercle bacili and parafin oil［J］. Proc Soc Exp Biol Medical, 1937, 37: 509-513.

［6］ Freund J, Thomson K J, Hough H B, et al. Antibody formation and sensitization with the aid of adjuvants［J］. J Immunol, 1948, 60: 383-398.

［7］ Owen R D. Immunogenetic consequences of vascular anastomoses between bovine twins［J］. Science, 1945, 102: 400-401.

［8］ Billingham R E, Brent L, Medawar P B. 'Actively acquired tolerance' of foreign cells［J］. Nature,

1953，172：603-606.

［9］ Bain B，Vas M R，Lowenstein L. The development of large immature mononuclear cells in mixed leukocyte cultures［J］. Blood，1964，23：108-116.

［10］ Jerne N K，Nordin A A. Plaque formation in agar by single antibody producing cells［J］. Science，1963，140：405-412.

［11］ Bloom B R，Bennett B. Mechanism of a reaction in vitro associated with delayed-type hypersensitivity［J］. Science，1966，153(3731)：80-82.

［12］ Mancini G，Carbonara A O，Heremans J F. Immunochemical quantitation of antigens by single radial immunodiffusion［J］. Immunochemistry，1965，2(3)：235-254.

［13］ Grabar P，Williams C A Jr. Method permitting the combined study of the electrophoretic and the immunochemical properties of protein mixtures；application to blood serum［J］. Biochim Biophys Acta，1953，10：193-194.（in French）.

［14］ Kohler G，Milstein C. Continuous cultures of fused cells secreting antibody of predefined specificity［J］. Nature，1975，256(5517)：495-497.

［15］ Faulk W P，Taylor G M. An immunocolloid method for the electron microscope［J］. Immunochemistry［J］. 1971，8(11)：1081-1083.

［16］ Romano E L，Stolinski C，Hughes-Jones N C. An immunoglobulin reagent labelled with colloidal gold for use in electron microscopy［J］. Immunocytochemistry，1974，14：711-715.

［17］ Yalow R S，Berson S A. Immunoassay of endogenous plasma insulin in man［J］. J Clin Invest，1960，39：1157-1175.

［18］ Bussard A. Description of a technic simultaneously combining electrophoresis and immunological precipitation in gel：electrosyneresis［J］. Biochim Biophys Acta，1959，34：258-260.（in French）.

［19］ Laurell C B. Quantitative estimation of proteins by electrophoresis in agarose gel containing antibodies［J］. Anal Biochem，1966，15(1)：45-52.

［20］ Alper C A，Johnson A M. Immunofixation electrophoresis：a technique for the study of protein polymorphism［J］. Vox Sang，1969，17(5)：445-452.

［21］ Pfeiffer F，Issaeff R. The specifics of the importance of cholera immunity［J］. Z Hyg Infecktionskr，1894，17：355.（in German）.

［22］ Bordet J. Leukocytes and the active properties of serum in vaccinated patients［J］. Ann Inst Pasteur，1895，9：462-506.（in French）.

［23］ Wassermann A，Neisser A，Bruck C. The diagnostic reaction for syphilis［J］. Deutsch Med Wschr，1906，32：745-746.（in German）.

［24］ Kraus R. Specific reactions in germ-free filtrates from cholera，typhus，and pestbouillen cultures，produced by homologous serum［J］. Wien Klin Wochen，1897，10：736-738.（in German）.

［25］ Ascoli M. The mechanism of albuminuria by egg protein［J］. Münchden Med Woch，1902，49：398-401.（in German）.

［26］ Zaalberg O B. A simple method for detecting single antibody-forming cells［J］. Nature，1964，202：1231.

［27］ Laskov R. Rosette forming cells in non-immunized mice［J］. Nature，1968，219(5157)：973-975.

［28］ Nakane P K，Pierce G B. Enzyme-labeled antibodies for the light and electron microscopic localization of tissue antigens［J］. J Cell Biol，1967，33：307-318.

［29］ Avrameas S，Uriel J. Method of Enzyme Labeling Antigens and Antibodies and Its Application in Immunodiffusion［J］. C R Acad Sci Hebd Seances Acad Sci D，1966，262：2543-2545.（in French）.

［30］ Engvall E，Perlmann P. Enzyme-linked immunosorbent assay（ELISA）. Quantitative assay of immunoglobulin G［J］. Immunochemistry，1971，8(9)：871-874.

［31］ Van Weemen B K，Schuurs A H. Immunoassay using antigen-enzyme conjugates［J］. FEBS Lett，1971，15(3)：232-236.

［32］ Rubenstein K E，Schneider R S，Ullman E F. "Homogeneous" enzyme immunoassay［J］. A new immunochemical technique［J］. Biochem Biophys Res Commun. 1972，47(4)：846-851.

［33］ Coons A H，Creech H J，Jones R N. Immunological properties of an antibody containing a fluorescent group［J］. Proc Soc Exp Biol Med，1941，47(2)：200-202.

［34］ Coons A H，Leduc E H，Connolly J M. Studies on antibody production. I. A method for the histochemical demonstration of specific antibody and its application to a study of the hyperimmune rabbit ［J］. J Exp Med，1955，102(1)：49-60.

［35］ Halmann M，Velan B，Sery T. Rapid identification and quantitation of small numbers of microorganisms by a chemiluminescent immunoreaction［J］. Appl Environ Microbiol，1977，34(5)：473-477.

［36］ Obermayer F，Pick E P. On the chemical basis of the species of protein bodies. Formation of immunorecipitin by chemically modified protein bodies［J］. Wiener Klin Weekly，1906，19：327-333. (in German).

（孙　沨）

第二章　抗体的制备

　　抗体是抗原刺激机体,产生免疫应答,由浆细胞合成并分泌的与抗原有特异性结合能力的一组球蛋白,称为免疫球蛋白(immunoglobulin,Ig),这种与抗原有特异性结合能力的免疫球蛋白又称为抗体(antibody,Ab)。同一种抗原可刺激机体产生 IgG、IgM、IgA、IgE 和 IgD 五种不同类型的抗体。抗原分子表面具有刺激机体产生抗体或致敏淋巴细胞并能与其结合的化学基团或氨基酸序列称为抗原表位,又称为抗原表位。一个抗原上通常存在多个抗原表位,每个抗原表位能刺激机体至少产生一种抗体。

(一)机体产生抗体的原理

　　机体产生抗体的过程分为两个阶段:初次应答和再次应答。初次应答的抗体持续时间较短,亲和力也较低,多无应用价值;再次应答产生的抗体主要是高亲和力的 IgG。当机体初次接触抗原,激发体液免疫应答,在巨噬细胞和辅助 T 淋巴细胞(helper T cell,Th)的作用下,B 淋巴细胞活化增殖,分化为浆细胞和记忆 B 淋巴细胞。浆细胞产生特异性抗体。由于初次应答时,只有少量对该抗原特异的免疫活性细胞被诱导而增生分化为浆细胞,随着抗原的消耗,抑制 T 淋巴细胞的激活和循环抗体的反馈抑制作用,浆细胞减少,抗体滴度很快下降。当机体再次受相同抗原刺激,对该抗原特异性的记忆 B 淋巴细胞迅速增殖分化为浆细胞,产生特异性抗体。记忆 Th 细胞也快速应答,在抗原作用 1～2 天后,抗体滴度迅速上升,抗体合成率为初次反应的几倍到几十倍。

(二)抗体的类型

　　人工制备抗体是大量获得抗体的有效途径,是体内免疫治疗和体外免疫诊断迅速发展的基础,根据抗体的性质和特点(表 2.1),分为多克隆抗体和单克隆抗体(图 2.1)。

表 2.1　单克隆抗体与多克隆抗体的性质比较

性　　质	单克隆抗体	多克隆抗体
抗体群体	同质性	异质性
结合特异性	识别抗原上的单一表位	识别抗原上的多个表位
灵敏度	对蛋白质的定量检测有较高的灵敏度	对低丰度的蛋白质的定性检测有较高的灵敏度

性　质	单克隆抗体	多克隆抗体
交叉反应	特异性高,交叉反应低	存在非特异性,交叉反应高
生产成本	昂贵	低廉
批间差异	较小	较大

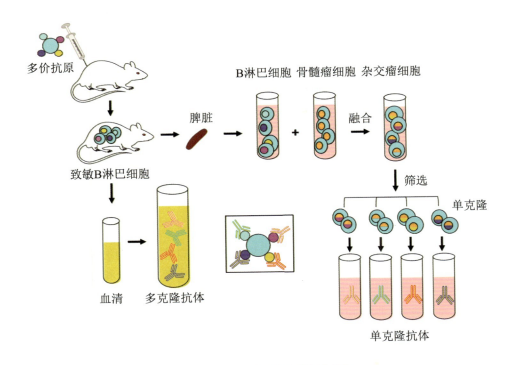

图 2.1　人工制备抗体原理示意图

第一节　多克隆抗体的制备

多克隆抗体(polyclonal antibody,pAb)是指在含有多种抗原表位的抗原刺激下,体内多个 B 淋巴细胞克隆被激活增生分化为浆细胞并产生针对多种不同表位的单克隆抗体,其混合物为多克隆抗体。机体免疫后所产生抗血清(antiserum)实质上是由多种单克隆抗体组成的多克隆抗体(图 2.1)。多克隆抗体研究始于 1890 年,Behring 和 Kitasato 用白喉外毒素给动物免疫,发现在其血清中有一种能中和外毒素的物质,称为抗毒素(antitoxin),也就是多克隆抗体。1891 年 Behring 应用来自动物的免疫血清成功治疗了一例白喉患者,这是第一个用抗血清进行被动免疫治疗的病例,由此形成了抗原与抗体的概念。因此,Behring 获得 1902 年第一届诺贝尔生理学或医学奖。

多克隆抗体的制备流程主要包括：① 抗原制备、佐剂；② 免疫动物（剂量、次数、途径等均要适宜）；③ 测定效价；④ 取血（如效价达标），分离血清；⑤ 纯化抗体；⑥ 抗体保存。

一、抗原的制备与鉴定

抗原（antigen，Ag）是指能够刺激机体产生（特异性）免疫应答，并能与免疫应答产物抗体和致敏淋巴细胞在体外结合，发生免疫效应（特异性反应）的物质，又称免疫原（immunogen）。抗原有两个基本特性：① 免疫原性，即诱导免疫应答的能力；② 抗原性，即与抗体结合的能力。抗原的种类繁多，性质也多种多样，例如按抗原存在的形式分类，可分为可溶性抗原和颗粒抗原；按抗原的性质分类，可分为可完全抗原和半抗原。不同种类的抗原其免疫原性强弱也不同，取决于该抗原的分子量、化学性质基团、立体构象和物理性状等。

（一）完全抗原的制备

完全抗原（complete antigen）是指既具有抗原性又具有免疫原性的物质，如大多数颗粒抗原、可溶性抗原等。

1. 颗粒抗原制备

细胞（细菌）抗原：自然界中某些细胞组分的抗原性不仅取决于组成它的蛋白分子的一级结构，有时也要求完整的二级结构甚至三级结构。完整细胞抗原是将细胞整体处理后直接免疫动物，得到的是针对整个细胞各组分的抗体。细胞组分抗原是利用细胞各组分质量大小的不同，通过密度梯度离心的方法，在适当的介质中，各组分沉降于离心管内的不同区域，分别收集，得到所需组分，免疫动物，获得的是针对这一组分的所有抗体。

细菌类抗原制备方法：将选好免疫用菌株，在适宜条件下培养增殖，刮取菌苔，经杀菌或者用 3% 甲醛溶液固定，制成灭活细菌悬液，37 ℃孵育 24 h 后无菌试验合格，用 PBS 稀释至 1×10^{10} 个细菌/mL，作为抗原液，进行动物免疫。

2. 可溶性抗原制备

可溶性抗原包括蛋白质、脂蛋白、铁蛋白、糖蛋白、细菌毒素、酶、补体等，均为良好的抗原。制备特异性高的抗血清一般均需纯化抗原。抗原纯化常用的方法有中性盐沉淀法、凝胶过滤层析法、离子交换层析法、疏水层析法和亲和层析法等。

（二）半抗原的免疫原性制备

半抗原（hapten）是指只有抗原性而没有免疫原性的物质，如多肽、甾族激素、脂肪胺、核苷等小分子物质。这些小分子物质仅能与相应的抗体发生特异性结合反应，而不能激发机体的免疫应答，产生抗体。因此半抗原需要获得免疫原性，才能激发机体产生抗体。半抗原的免疫原性制备方法是将小分子半抗原通过物理吸附或化学等方法制备成具有免疫原性的完全抗原。

1. 物理吸附法

物理吸附法是通过电荷和微孔吸附小分子蛋白半抗原。常用的物理吸附剂有碳粉、葡聚糖硫酸钠、甲基纤维素、硝基纤维素膜等。

硝基纤维素膜（nitrocellulose membrane，NC）结合抗原制备完全抗原方法：以 NC 膜作为抗原载体,同时 NC 膜具有佐剂的效应。小分子蛋白质经 SDS-PAGE 电泳后,转移至 NC 膜上,浸在丽春红溶液中 1～2 min 染出目的条带,剪下目的蛋白条带处的 NC 膜,置于 PBS 中,洗膜至无色后加 0.5 mL PBS 剪膜,组织匀浆器研磨,直接接种动物用于制备多克隆抗血清,也可分装后置于 −70 ℃ 冻存备用。

2. 化学法

化学法是针对非蛋白类的小分子半抗原应用某些功能基团试剂把其连接到蛋白载体上。常用的载体包括牛血清白蛋白、甲状腺球蛋白、血蓝蛋白、卵白蛋白以及人工合成的多聚赖氨酸等。半抗原结合到载体上的数目与抗体生成与否直接相关,半抗原连接在载体上的数目有 20 个以上,才能有效地产生抗体。

半抗原与载体偶联制备完全抗原:以组胺-苯醌-牛血清白蛋白为例,其原理是偶联剂苯醌在酸性环境(pH 4.5)下与牛血清白蛋白的羟基结合;在碱性环境(pH 8.5)下与半抗原的氨基结合(组胺),偶联后的抗原即为完全蛋白抗原。

(三)抗原纯度鉴定方法

蛋白质抗原纯化以及抗血清制备后均需做纯度鉴定,通常采用的鉴定方法有:① 十二烷基硫酸钠-聚丙烯酰胺凝胶电泳(sodium dodecyl sulfate polyacrylamide gel electrophoresis,SDS-PAGE),是鉴定纯度最为常用的方法,分辨率高,不需要抗血清,可以从样品的泳动率初步得到分子量,还可以和标准样品相比较,对各电泳区带的物质加以定性;② 分子排阻高效液相色谱(size-exclusion high performance liquid chromatography,SEC-HPLC),是根据蛋白分子量差异检测溶液中其纯度的方法,此方法可以反映在天然状态下蛋白的纯度,也可以用于分离纯化蛋白质抗原;③ 离子交换高效液相色谱(ion-exchange high performance liquid chromatography,IEX-HPLC),是根据蛋白分子表面所带电荷的差异检测其纯度的方法。此外,还有反相高效液相色谱(reversed-phase high performance liquid chromatography,RP-HPLC)、十二烷基硫酸钠毛细管电泳(capillary electrophoresis sodium dodecyl sulfate,CE-SDS)、毛细管等电聚焦(capillary isoelectric focusing,CIEF)等方法。

二、免疫佐剂

佐剂(adjuvant)是一种非特异性的免疫增强剂,与抗原一起或预先注入机体,可增强机体对该抗原的特异性免疫应答或改变免疫应答类型。

(一)佐剂的生物学功能、作用机制及种类

1. 佐剂的生物学功能

主要包括:① 能增加抗原的免疫原性,使无或微弱免疫原物质变成有效的免疫原;② 提高初次免疫应答和再次免疫应答抗体的效价;③ 改变抗体的类型,例如由产生 IgM 转变成 IgG。

2. 佐剂的作用机制

主要有:① 改变抗原物理性状,延缓抗原降解和排出,延长体内存留的时间,从而更有效地刺激免疫系统;② 刺激单核巨噬细胞增强其对抗原的处理和递呈能力;③ 刺激淋巴细

胞增生和分化,从而增强和扩大免疫应答的效应。

3. 佐剂的种类

常用的佐剂包括微生物及其产物、无机化合物、合成佐剂、脂质体和油剂等。

(1)微生物及其产物:如分枝杆菌(结核杆菌、卡介苗)短小棒状杆菌、百日咳杆菌、革兰氏阴性菌的内毒素。

(2)无机化合物:氢氧化铝、明矾等。

(3)合成佐剂:如双链多聚肌胞苷酸(polyinosinic-polycytidylic acid,poly I:C),可以增强先天性和适应性免疫反应。

(4)脂质体:是人工制备的类脂质的小球体,由一个或多个类似细胞膜的类脂双分子层组成,这种结构使其能够携带各种亲水的、疏水的和两性的物质。抗原被包裹在脂质体内部的水相中,或插入类脂双分子层或吸附、联结在脂质体的表面,起到延缓抗原降解的作用。

(5)油剂:如弗氏佐剂、矿物油、植物油、石蜡油等。

(二)弗氏佐剂

弗氏佐剂(Freund's adjuvant,FA)是 Jules T. Freund 于 1942 年研制出的一种可以诱发实验动物免疫应答的油包水乳化剂,可有效地增强机体对抗原的免疫应答或改变免疫应答类型,是动物实验中最常用的佐剂,分为弗氏完全佐剂(Freund's complete adjuvant,FCA)和弗氏不完全佐剂(Freund's incomplete adjuvant,FIA)两种。

弗氏不完全佐剂是液体石蜡与甘露醇单油酸酯混合而成,液体石蜡与甘露醇单油酸酯的体积比通常为 85∶15,可根据需要调整比例。超声波使之混匀,高压灭菌,置 4 ℃下保存。弗氏完全佐剂是在弗氏不完全佐剂中加入终浓度为 2~20 μg/mL 卡介苗(BCG)或终浓度为 1 mg/mL 的灭活的结核分枝杆菌,即为弗氏完全佐剂。

抗原和佐剂的混合比例通常为 1∶1,由于佐剂是油剂,加抗原后要充分混合成乳剂。初次免疫时,一般用弗氏完全佐剂,以刺激机体产生较强的免疫应答。再次免疫时,一般用弗氏不完全佐剂。

(三)佐剂对抗原的乳化作用

将抗原与佐剂混合的过程称为乳化。乳化的方法很多,如研磨法、漩涡振荡器法、超声法等。当少量制备时,特别是弗氏佐剂与抗原乳化时,常采用注射器乳化,即用两个注射器,一个吸入抗原液,另一个吸入佐剂,两注射器头以胶管连接,来回抽吸,直至形成黏稠的乳剂为止。本法的优点是容易做到无菌操作,抗原损失少,适用于制备少量的抗原乳剂。当大量乳化时,可采用研磨法进行。先将佐剂加热放入无菌的玻璃研钵内,待冷却至 50 ℃以下缓缓滴入等体积的抗原溶液,边滴加边向同一方向研磨,待抗原全部加入后,继续研磨一段时间,使之成为乳白色黏稠的油包水乳剂。但由于研钵壁上黏附大量乳剂,抗原损失较大。

乳化完全的标准是取一滴乳化剂滴入冷水中呈现球形不分散,浮于水面。如出现平展扩散即为未完全乳化。乳化过的抗原在保存期内若出现油水分层也是未完全乳化的表现。

三、免疫动物

（一）动物的选择

1. 动物的种类和品系

供制备多克隆抗体免疫用的动物主要是哺乳动物和禽类，常选择家兔、绵羊、山羊、马、豚鼠及小鼠等。动物的免疫应答受动物的遗传基因影响，同一种系的动物对不同抗原的免疫应答和不同种系的动物对同一抗原的免疫应答均不尽相同。抗原的来源与免疫动物的亲缘较远，产生的抗体效价高，同种系或亲缘较近，产生的抗体的效价低。

2. 动物的生理状况

由于个体差异的存在，用同一抗原免疫同一种系的不同动物个体，所产生抗体的效价也存在较大的差异，抗体的效价与动物的年龄和营养状况等密切相关。免疫用的动物最好选择适龄的健康雄性动物，雌性动物特别是妊娠动物不适合用于制备多克隆抗体，有时甚至不产生抗体。

3. 抗血清的需要量

根据实验中抗血清的需要量，选用最经济的动物进行免疫。一般实验室制备多克隆抗体时，免疫动物多采用鼠、兔和羊。

（二）动物的免疫方案

根据抗原的性质、免疫原性和动物的免疫应答状况决定抗原用量、免疫途径、免疫次数和间隔时间等。

1. 抗原剂量

抗原的免疫剂量应根据抗原的免疫原性强弱、抗原来源难易、动物的种类、免疫周期等来选择抗原剂量。免疫剂量过低，不能引起足够强的免疫应答；免疫剂量过高，可能引起免疫耐受。在一定的范围内，抗体的效价随注射剂量的增加而增高。例如蛋白质抗原，一般情况下，首次免疫剂量为每只小鼠 $50\sim400$ µg，大鼠 $100\sim1000$ µg，家兔 $500\sim1000$ µg/kg，加强剂量为首次剂量的 $50\%\sim70\%$。

2. 抗原的纯度

免疫的抗原纯度高，一般不会引起过敏反应。如果抗原不纯，例如直接注射血清，即使是少量，再次免疫时，也容易引起过敏反应。

3. 注射途径

抗原的进入途径决定了抗原吸收、分布和代谢的速度。吸收越快，分解代谢越快，对机体影响的时间越短，单位时间的有效抗原量越大，机体的免疫应答越强，毒副作用也越强。因此应根据免疫应答过程中各阶段的特点，选择注射途径。常用的途径有：静脉、脾脏、淋巴结、腹腔、肌肉、皮下、皮内、掌内。对抗原吸收的速度：静脉＝脾脏＝淋巴结＞腹腔＞肌肉＞皮下＞皮内＞掌内。基础免疫应选择缓慢吸收的途径，延长抗原刺激时间。抗原量少，则一般多采用加佐剂，淋巴结内、淋巴结周围、足掌、皮内或皮下多点注射；如抗原量多，则可采用皮下、肌肉或静脉注射。

4. 免疫间隔时间

与抗原的理化性质、剂量、进入途径、机体状况和所处的免疫应答阶段有关。抗原理化性质稳定,吸收分布速度慢或机体处于免疫应答的早期,应延长间隔时间。两次注射的间隔时间应长短适宜,太短起不到再次刺激免疫应答的效果,太长则失去了前一次激发的致敏作用。一般情况下,在基础免疫后第一次加强免的间隔时间,皮下或肌内注射一般为 1～2 周;静脉注射 5 天左右,以后每 7～10 天加强一次。如加佐剂,皮内、皮下注射间隔时间为 2～4 周。

5. 免疫次数

抗原的免疫原性强弱和动物对抗原的敏感性有关。抗原免疫原性弱,需多次加强免疫才能获得满意的抗血清。制备高度特异性的抗血清,可采用低剂量抗原短程免疫法;需要获得高效价的抗血清,宜采用高剂量抗原长程免疫法。如果免疫周期长,可用少量抗原多次免疫;免疫周期短,可增加抗原量减少免疫次数。可通过直接检测血清中的抗体滴度决定抗原免疫次数,一般多数抗原免疫以 3～4 次为宜。

(三)免疫动物举例

1. 实验材料

动物:健康成年家兔,雄性,体重为 2.5～3 kg。

实验器材:动物固定架、手术器械、离心管、离心机等。

试剂:抗原、FCA 和 FIA、无菌 PBS。

2. 基本流程

(1)阴性对照为免疫前家兔的血清。免疫前在家兔耳缘静脉采集正常血清 2～5 mL,分离血清,分装,−20 ℃储存备用。

(2)颗粒抗原免疫家兔

抗原:以灭活细菌为抗原,制备家兔抗细菌多克隆抗体。

免疫方法:灭活细菌抗原耳缘静脉注射,每次注射剂量为 10^9～10^{10} 个细菌,溶于 0.5 mL PBS 中,每周注射 1～2 次,共 3～5 周。

效价测定:末次免疫后一周取少量静脉血,分离血清,以免疫前家兔正常血清作为阴性对照,与抗原作凝集试验。如果抗血清效价＞1∶2000 即可大量采血。如效价达不到要求,继续加大剂量进行加强免疫 1～3 次后,通常可使效价明显提高。

(3)可溶性蛋白抗原免疫家兔

抗原:以鼠 IgG 为抗原,制备家兔抗鼠 IgG 多克隆抗体。

抗原与佐剂乳化:将鼠 IgG 与等体积 FCA 或 FIA 充分乳化为"油包水"状态。

免疫方法:免疫途径为背部皮下多点注射法,初次免疫为 FCA 乳化后的抗原,抗原剂量为每只兔 2～3.5 mg,在家兔脊柱两旁选 6～12 个点皮下注射,每点 50～100 μL。初次免疫 2～3 周后加强免疫,加强免疫用 FIA 乳化后的抗原,抗原剂量每只兔 1～2 mg,注射部位尽可能远离初次免疫位点。以后间隔 7～10 天加强一次,一般需连续免疫 3～4 次。最后一次免疫可不加佐剂,以 PBS 直接稀释抗原后,于耳缘静脉注射免疫。

效价测定:末次免疫后 1 周,从耳缘静脉取少量外周血,分离血清,以免疫前家兔正常血清作为阴性对照,间接酶联免疫吸附实验(ELISA)检测抗体效价。如果抗血清效价超过

1∶6400,即可大量采血,分离纯化抗体。如效价达不到要求,加大抗原剂量,静脉加强免疫1～3次后,通常可使效价明显提高。

（四）注意事项

（1）由于动物的个体差异,一般一种抗原需免疫两只或两只以上动物,以提高制备高效价抗血清的效率。

（2）为了制备高效价抗体,抗原的纯度至关重要,抗原纯度越高越好。

（3）原核细胞表达的蛋白包涵体形式可以不经复性而直接作为免疫原制备多克隆抗血清。

（4）免疫动物后应注意观察,如出现发热,食欲减退等不良反应,可根据动物状况调整剂量、间隔时间或改变注射途径。

（5）再次免疫动物时多点注射部位不要选择与前次注射相同或邻近位点,以避免形成溃疡难以愈合,特别是加弗氏完全佐剂免疫动物的位点。

（6）应遵守使用动物实验的伦理要求,即尽可能减少使用实验动物的品系和数量;尽可能减轻实验动物的痛苦和压力。实验结束后,应用使动物痛苦最小的方法处死动物。

四、抗血清的分离、纯化、鉴定及保存

（一）动物采血方法

动物采血的方法很多,对于家兔,可从耳缘静脉、舌下静脉、眼底静脉丛少量采血;可从颈静脉、耳中央动脉中量采血;可从心脏、颈动脉大量采血等。心脏采血之后家兔可以继续存活1周左右,之后可以继续采血。对于小鼠,可从尾静脉、眼底静脉丛少量采血;可从心脏、股动脉中量采血;可摘眼球大量采血等。

当抗血清效价符合要求后,即可大量采血,分离血清。

（二）抗血清的分离

将收集的血液装于试管中,37 ℃温箱放置1 h,经1000g离心10 min,收集上层血清。

（三）多克隆抗体的纯化

由抗原免疫动物制得的抗血清是成分复杂的混合物,除了含有特异性抗体外,还含有大量的非特异性抗体和其他血清成分,一般都需要纯化后用于其他研究。抗体的主要纯化方法有中性盐沉淀法、凝胶过滤层析法、离子交换剂层析法、亲和层析法等。

（四）多克隆抗体的鉴定

1. 抗体的效价鉴定

抗血清效价(antiserum titer)是指抗血清中抗体含量的某一相应的近似值。不同抗原制备的抗血清,其效价高低不同。检测抗血清效价的方法很多,有试管凝集反应、琼脂扩散试验、ELISA 等。

2. 抗体的特异性鉴定

抗体的特异性是指与相应抗原的识别能力。抗体的特异性高,它的识别能力就强。抗体特异性通常以检测交叉反应来确定。常用的方法有免疫荧光法、免疫组化、流式细胞术、ELISA法、间接血凝试验、免疫印迹技术等。通常选用与免疫原同一家族成员的蛋白或氨基酸序列相似度较高的蛋白作为相关抗原进行交叉反应。

(五)多克隆抗体的保存

无论是抗血清还是纯化的抗体,保存方法对效价有很大影响,如果保存得当,可数月至数年以上抗体效价无明显变化。常用的保存方法:加入等体积的甘油并加入 0.01%硫柳汞或 0.01%~0.02%的叠氮钠,分装后置−20 ℃或−80 ℃冰箱长期保存。

(六)注意事项

(1)抗体浓度低时容易引起空间结构的变化,使抗体活性下降,因此尽可能高浓度保存。

(2)避免反复冻融,多次冻融严重损失抗体效价,因此需要小量分装,溶解后尽量一次使用完,若未用完,可在 4 ℃冰箱保存 1 周。

(3)保存温度对抗体效价至关重要,最好在−80 ℃的冰箱内保存。

五、多克隆抗体的应用举例

嗜水气单胞菌的保护性疫苗的筛选和鉴定

(一)目的

本研究通过一种可引起鱼类传染病的细菌,研制一种高效抗鱼类传染病疫苗的实例,使学生学会灵活运用多克隆抗体技术解决科研中的问题。

(二)摘要

背景: 当前正在流行由嗜水气单胞菌 A. hydrophila 引起的鱼类传染病,需要研制疫苗,以控制传染病的流行。**方法:** 使用免疫蛋白质组学方法筛选出的对 A. hydrophila 菌具有免疫反应的 8 个外膜蛋白(优势抗原),免疫鲤鱼后,再进行致病菌感染,以确定疫苗的有效性。**结果:** 从 8 个优势抗原中鉴定出一个保护性抗原且具有多价保护功能,对 A. hydrophila 和 A. sobria 两种致病菌均具有 71.4%的保护能力。**结论:** 本研究从 A. hydrophila 菌外膜蛋白中鉴定出一种高效保护性抗原。

(三)实验方法

十二烷基硫酸钠-聚丙烯酰胺凝胶电泳(SDS-PAGE)、二维电泳(2-DE)、免疫印迹(WB),实验方法见第五章第二节。

（四）实施方案

1. 抗原的制备与鉴定

为了确定嗜水气单胞菌 *A. hydrophila* 是否具有免疫原性，需要制备抗 *A. hydrophila* 菌的 pAb，用于筛选可激发免疫应答的 *A. hydrophila* 菌外膜蛋白（疫苗）。

（1）小鼠抗 *A. hydrophila* 菌 pAb 的制备

① 抗原制备：LB（Luria Bertani）培养基中的 *A. hydrophila* 菌培养物经 4 ℃，4000g 离心 10 min；用 0.65% NaCl 溶液重悬沉淀，加甲醛至终浓度为 1%，使细菌灭活；无菌 PBS 洗沉淀 3 次，调灭活细菌浓度为 10^8 个/mL，即为抗原。

② 免疫小鼠：取 BALB/c 雄性小鼠，每只鼠腹腔接种抗原 0.1 mL，10 天内加强免疫 2 次。

③ 效价测定：免疫期间采集血清，通过凝集试验测定抗体滴度。当抗血清效价符合要求后即可大量采血，分离血清，即为小鼠抗 *A. hydrophila* 菌的 pAb。

（2）激发机体免疫应答的免疫原的制备

提取 *A. hydrophila* 菌的外膜蛋白（outer membrane proteins，OMPs），经 SDS-PAGE 和 2-DE 电泳分离得到 54 个蛋白点，用小鼠抗 *A. hydrophila* 菌的 pAb 进行 WB，确定具有免疫原性的 8 个蛋白点，作为疫苗研究的备选抗原（详细方法参见第五章第二节）。

① 将 2-DE 分离的细菌 OMPs 中与小鼠抗 *A. hydrophila* 菌的 pAb 反应的 1～8 号蛋白斑点作为免疫原（图 2.2）。

② 使用洁净的手术刀分别从凝胶中分离 1～8 号蛋白斑点，尽可能靠近蛋白斑点切割，放入 1.5 mL 离心管中。

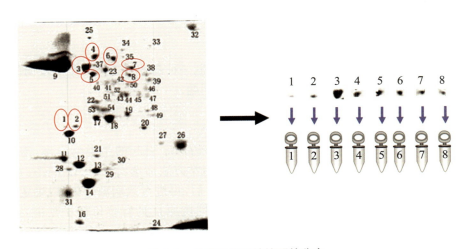

图 2.2　具有免疫原性抗原的分离

将 *A. hydrophila* 菌的 OMPs 进行二维电泳，共得到 54 个蛋白斑点，用小鼠抗 *A. hydrophila* 菌的 pAb 进行免疫印迹（WB），有 8 个蛋白斑点可以和 pAb 结合（结果见第五章第二节），具有免疫原性。将这 8 个蛋白斑点在二维电泳分离的 54 个蛋白点中找到相应的斑点位置，将斑点从凝胶中分离出来，放入 1.5 mL 离心管中，进行后续处理。

③ 将凝胶切碎，用无菌水溶解，使用福林酚法对蛋白进行定量，并调至合适的浓度。

④ 与等体积的佐剂混合,经超声波振荡 2 min,制备免疫原的乳化液。

2. 动物免疫

鲤鱼(*Cyprinus carpio*),平均体重约为 10 g,饲养于实验室 3 周适应环境后用于实验。在整个实验期间,鲤鱼始终维持在室温下通风良好的脱氯水中。每天按体重量的 2‰饲喂鱼饲料。

(1)动物分组

在实验室饲养 3 周的鲤鱼随机分为 9 组,每组 32 条鱼。每一组鱼饲养在一口鱼缸中。

(2)动物免疫

① 第 1~8 组分别接种 *A. hydrophila* 菌 OMPs 的第 1~8 号免疫原,每条鲤鱼腹腔注射免疫原 100 μL(1 μg)。

② 第 9 组作为对照组,腹腔注射无菌 PBS 100 μL。

③ 每组鲤鱼在 10 天内用相同的免疫原加强免疫 2 次。

3. 疫苗保护性的确定(图 2.3)

(1)采用凝集试验检测免疫鲤鱼血清的凝集抗体滴度(agglutinating antibody titers,AAT),选用滴度≥1∶128 的鲤鱼,每组免疫鲤鱼再被随机分为 2 组。

(2)一组免疫鲤鱼接受致病性 *A. hydrophila* 菌的感染,另外一组免疫鲤鱼接受致病性 *A. sobria* 菌的感染。致病菌的剂量为半数致死量(median lethal dose,LD50)的 50 倍。

(3)致病菌感染 14 天后,计算鲤鱼的累积死亡率(accumulating death rates,ADR)和相对存活率(relative percent survival,RPS)。RPS 的计算公式为

$$\text{RPS} = [1 - (\text{疫苗免疫组的 ADR} / \text{对照组的 ADR})] \times 100$$

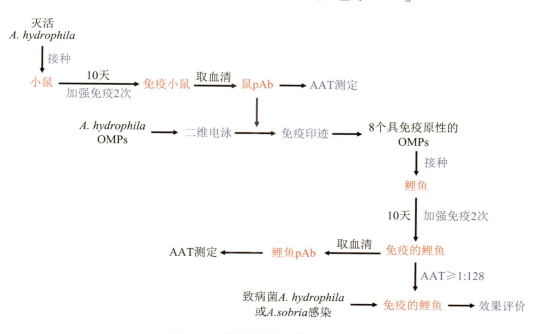

图 2.3 疫苗研制及免疫效果评价流程

4. 检测结果

在致病菌感染前对接种免疫原(第1~8组)和未接种免疫原(第9组)的鲤鱼血清进行对 A. hydrophila 菌的抗体滴度测定,结果表明未接种免疫原的对照组抗体滴度为1∶2,即无细菌凝集活性,提示体内没有特异性抗体的产生。而第1~8组接种不同免疫原的鲤鱼均具有凝集活性,抗体滴度均不低于1∶128(表2.2),提示这些鲤鱼体内均有特异性抗体的产生。

表2.2 备选免疫原对致病菌感染的保护效果

Spots	NOS	AAT	A. hydrophila		A. sobria	
			ADR	RPS	ADR	RPS
1	16	1∶128	100.0%	0	87.5%	0
2	16	1∶128	37.5%	62.5%*	100.0%	0
3	16	1∶256	75.0%	25.0%	62.5%	28.6%
4	16	1∶128	42.9%	57.1%*	37.5%	57.1%*
5	16	1∶128	62.5%	37.5%	57.1%	34.7%
6	16	1∶128	28.6%	71.4%*	25.0%	71.4%*
7	16	1∶128	75.0%	25.0%	85.7%	2.04%
8	16	1∶128	100.0%	0	87.5%	0
对照	16	1∶2	100.0%		87.5%	

注: * $P<0.01$;AAT:凝集抗体滴度;ADR:累积死亡率;RPS:相对存活率。

在致病菌感染后对免疫鲤鱼的相对存活率(PRS)和累积死亡率(ADR)进行计算,结果表明,在 A. hydrophila 菌和 A. sobria 菌的感染中,第1组和第8组的免疫保护效果最弱,所有的鲤鱼均死亡。其中在 A. hydrophila 菌,第2、第4和第6组的免疫保护效果较好,与对照组相比具有显著性差异,第6组最佳,ADR为28.6%,RPS为71.4%;在 A. sobria 菌的感染中,只有第4组和第6组免疫保护效果与对照组相比具有显著差异,保护效果最佳的同样是第6组,这与 A. hydrophila 菌中的结果一致。致病菌感染结果提示第6组免疫原是具有多价的免疫原,对 A. hydrophila 菌和 A. sobria 菌均具有较好的保护效果,相对存活率均可达71.4%,是作为疫苗开发的首选,将在鱼类微生物疾病的免疫预防中发挥积极作用。

(五) 结论

从 A. hydrophila 菌外膜蛋白质组中鉴定出一种具有高效保护性的候选疫苗。

第二节 单克隆抗体的制备

单克隆抗体(monoclonal antibody,mAb)是单一 B 淋巴细胞克隆产生的仅针对某一特定抗原表位发生作用的抗体。由一个细胞增殖而形成的具有相同遗传特征的细胞群叫作

"克隆";由一个浆细胞大量增殖形成克隆产生的抗体称为单克隆抗体。单克隆抗体的杂交瘤技术研究始于 1970 年,Sinkovics 等报道产生特异性病毒抗体的淋巴细胞和由病毒引起的肿瘤细胞可以自然地在体内形成杂交瘤并分泌特异性抗体。1973 年 Schwaber 和 Coken 首次报道了鼠-人杂交瘤的成功。1974 年 Bloom 和 Nakamura 首次应用人的 B 淋巴细胞与人的骨髓瘤细胞融合产生淋巴因子。1975 年 Kohler 和 Milstein 应用小鼠骨髓瘤细胞与绵羊红细胞致敏的小鼠脾细胞融合,获得杂交细胞,称为杂交瘤(hybridoma),并制备了针对单一抗原表位的单克隆抗体,创立了单克隆抗体技术,他们也因此于 1984 年获得诺贝尔生理学或医学奖。1977 年 Steinitz 等应用 EB 病毒感染导致的永生化 B 淋巴细胞产生单克隆抗体,使单克隆抗体技术向前迈进了一步。单克隆抗体具有纯度高、专一性强、效价高等特点,使用时可避免不同细胞及微生物种株间在血清学上的交叉反应,大大提高了特异性及敏感性。单克隆抗体在研究细胞表面标志、提纯可溶性抗原、研究抗体的结构和功能等方面都起着十分重要的作用,特别是在抗体药物的研发中具有里程碑意义。

一、单克隆抗体制备原理

使用细胞融合技术将经抗原致敏且能分泌某种抗体的 B 淋巴细胞与永生化的骨髓瘤细胞融合形成杂交瘤细胞,称为 B 淋巴细胞杂交瘤。杂交瘤细胞即具备了 B 淋巴细胞产生特异性抗体的能力,同时又保留了肿瘤细胞长期增殖的特性。在 HAT 培养基的选择作用下,只有融合成功的杂交瘤细胞才能顺利生长,经过免疫学检测和细胞克隆化培养,最终获得既能产生所需抗体又能不断增殖的单克隆杂交瘤细胞系。由于一种杂交瘤细胞株只能产生针对某一抗原表位的抗体,因此将这种细胞系接种于小鼠腹腔或体外大规模培养,将产生的腹水或培养上清液经过纯化,即可得到高效价的单克隆抗体。

二、免疫动物方案

免疫动物方案对于细胞成功融合,高质量抗体的获得至关重要。免疫方案确立后即开始初次免疫,一般免疫过程要持续 2～3 个月时间,具体免疫方案需要根据抗原的性质、动物的种类而定。

(一)抗原

对抗原的要求是纯度越高越好,尤其是初次免疫所用的抗原。如为 SDS-PAGE 纯化的抗原,可将抗原所在的电泳条带切下,研磨后直接用于动物免疫。一般被免疫动物的血清抗体效价越高,融合后细胞产生高效价特异性抗体的机会越大,且单克隆抗体的分泌量和亲和力也与免疫过程中小鼠血清抗体的效价密切相关。

(二)免疫动物的选择

免疫动物的选择主要取决于所用融合的骨髓瘤细胞系,因为绝大多数小鼠骨髓瘤细胞系均来自于 BALB/c 小鼠,因此免疫动物选择纯系 6～8 周龄雌性 BALB/c 健康小鼠。由于小鼠品系与融合用的骨髓瘤细胞同源,组织相容性一致,融合后所得到的杂交细胞接种同系小鼠腹腔后,就可以不受宿主排斥,从而形成腹腔肿瘤诱生腹水,产生高效价的单克隆抗体。为避免小鼠的不良反应或免疫过程中小鼠死亡,可同时免疫 3～4 只小鼠。

(三)免疫方法

1. 免疫动物的目的

目的是获取在抗原的刺激下分裂活跃并能产生特异性抗体的 B 淋巴细胞,有利于细胞融合形成杂交瘤细胞,从而增加获得分泌特异性抗体的杂交瘤频率。

2. 免疫动物的原理

正常小鼠脾脏含有能产生各种不同抗体的 B 淋巴细胞,理论上一只纯系小鼠能产生 $(1.0\sim5.0)\times10^7$ 种不同的抗体。因此小鼠的脾细胞与小鼠骨髓瘤细胞融合后,只有千万分之一的机会获得产生某一种特定抗体的杂交瘤。为了提高获得分泌特异性抗体的杂交瘤的机会,需要加强免疫,使产生特异性抗体的 B 淋巴细胞的数量大量增加。B 淋巴细胞的不同发育阶段对获得阳性杂交瘤也有影响,处在转化时期的 B 淋巴细胞更易于融合,而加强免疫后第 7～8 天,虽然是抗体产生的高峰时期,但形成有活力的杂交瘤细胞反而减少,故一般在最后一次加强免疫后的第 3～4 天,分离脾脏单个核细胞进行细胞融合。

3. 免疫过程

免疫动物的次数、剂量和方法关系到是否能得到所需要的单克隆抗体的关键步骤。免疫过程和方法与多克隆抗体的制备基本相同,因动物、抗原形式、免疫途径不同而异,以获得高效价抗体为最终目的。

(1)颗粒抗原免疫原性较强,不加佐剂即可获得很好的免疫效果。若为细胞性抗原,腹腔注射悬于 0.5 mL PBS 中的 $(1\sim2.5)\times10^7$ 个细胞,免疫间隔一般 3～4 周。末次免疫后 3～4 天,分离脾脏单个核细胞与骨髓瘤细胞融合。

(2)可溶性抗原免疫原性较弱,需要加佐剂。可溶性抗原免疫小鼠,选 2～4 只 8 周龄 BALB/c 小鼠同时免疫。每只小鼠给予 10～200 μg 抗原(抗原一般需要与等体积弗氏完全佐剂进行充分乳化),背部皮下多点注射,一般每只小鼠 4～6 点,每点 0.05～0.1 mL。对于来源困难,又难以提纯的抗原,可采用脾内直接注射法。一般初次免疫后 3～4 周加强免疫,第 2 次免疫抗原量相同或减半,改用弗氏不完全佐剂乳化抗原。加强免疫可行多次,直至血清效价达到要求。当 ELISA 检测小鼠的血清效价达到要求时,对小鼠进行冲击免疫,即给予不含佐剂的抗原腹腔注射,3 天后取小鼠脾脏单个核细胞与骨髓瘤细胞融合。

4. 免疫效果检测

抗原免疫小鼠 2～3 次后取外周血用 ELISA 法检测血清效价。

三、杂交瘤细胞的制备技术

杂交瘤细胞是由 B 淋巴细胞与骨髓瘤细胞融合形成的,因此在制备过程中需要有骨髓瘤细胞、免疫小鼠的脾脏单个核细胞(主要为 B 淋巴细胞)以及饲养细胞。

(一)骨髓瘤细胞的制备

1. 用于制备杂交瘤的骨髓瘤细胞系需满足的条件

① 两者同系;② 稳定,易培养;③ 自身不分泌免疫球蛋白;④ 融合率高;⑤ 是黄嘌呤鸟嘌呤磷酸核糖转移酶(hypoxanthine guanine phosphoribosyltransferase,HGPRT)缺陷;⑥ 生长速度快,繁殖时间短。

2. 用于细胞融合的骨髓瘤细胞

用于融合实验的小鼠骨髓瘤细胞株大多数是 MOPC-21 细胞株的后代,MOPC-21 骨髓瘤细胞来自于 BALB/c 鼠,是 1970 年由 Horibata 和 Harris 在体外培养成功的,命名为P3K。1975 年 Kohler 和 Milstein 建立了该细胞的 HGPRT 缺陷细胞亚株,命名为 P3/X63-Ag8,简称为 X63。1976 年 Kohler 等又进一步诱发产生了一株丢失免疫球蛋白重链的变异细胞亚株,命名为 P3/NSI-1-Ag4-1,简称为 NS-1,随后又进一步诱发出完全不分泌免疫球蛋白的 P3/X63-Ag8.653 和 SP2/0 等(表 2.3)。

表 2.3 用于细胞融合的骨髓瘤细胞系

名 称	来 源	耐受药物	Ig 链 H	Ig 链 L
P3/X63-Ag8(X63)	BALB/C 骨髓瘤 MOPC-21	8-氮鸟嘌呤	r1	κ
P3/X63-Ag8.653(X63-Ag8.653)	P3/X63-Ag8	8-氮鸟嘌呤	—	—
P3/NSI-1-Ag4-1(NS-1)	P3/X63-Ag8	8-氮鸟嘌呤	—	κ(不分泌型)
P3/X63-Ag8.Ul(P3Ul)	(X63×BALB/C 脾细胞)杂交瘤	8-氮鸟嘌呤		
SP2/0-Ag14(SP2/0)	(X63×BALB/C 脾细胞)杂交瘤	8-氮鸟嘌呤		
S194/5.XXO.BU.1	P3/X63-Ag8	5-溴脱氧尿嘧啶核苷		
210.RCY3.Ag1.2.3	LOU 大鼠骨髓瘤 R210	8-氮鸟嘌呤	—	κ
GM15006TG-A12	人骨髓瘤 M1500	6-巯鸟嘌呤	r1	κ
U-266AR	人骨髓瘤 U-266	8-氮鸟嘌呤	ε	λ

应用最广泛的骨髓瘤细胞系是 SP2/0 细胞,该细胞系容易培养,生长及融合效率均佳,且因其本身不合成免疫球蛋白,使融合后所获得的杂交瘤只分泌均一的、完全来自脾脏 B 淋巴细胞的抗体分子,因此是较理想的用于融合的骨髓瘤细胞。

3. SP2/0 骨髓瘤细胞的制备

因为骨髓瘤细胞的生长状态是决定细胞融合成败的关键因素之一,所以在融合前 2 周复苏骨髓瘤细胞,以保证骨髓瘤细胞拥有良好的状态。骨髓瘤细胞的最大生长密度一般不超过 $1×10^6/mL$。融合细胞的选择应处于对数生长期、细胞形态佳,活细胞比例应大于95%。常用的细胞培养基为 RPMI-1640,胎牛血清(fetal bovine serum,FBS)浓度一般在10%~20%,细胞传代采用 1:3 稀释,1~2 天传代一次。为了防止出现返祖现象,骨髓瘤细胞株在融合前应先用含 15 μg/mL 8-氮鸟嘌呤的培养基进行 15～20 h 适应性培养。

4. 骨髓瘤细胞的培养和保存注意事项

(1) 选择对数生长期的骨髓瘤细胞进行融合,一般在细胞融合的前一天用新鲜培养基将细胞浓度调为 $2×10^5$/mL,次日即为对数生长期细胞。

(2) 防止骨髓瘤细胞突变,在体外培养的骨髓瘤细胞需要每 3～6 个月用 8-氮鸟嘌呤筛选一次,以维持骨髓瘤细胞 HGPRT 缺陷,避免细胞返祖,并确保骨髓瘤细胞对次黄嘌呤、氨基蝶呤、胸腺嘧啶核苷(HAT)的敏感性,经 8-氮鸟嘌呤筛选的骨髓瘤细胞应尽快冻存。

(3) 骨髓瘤细胞切忌过多地传代培养,防止支原体污染。

(二) 小鼠免疫脾脏单个核细胞的制备

处于免疫状态的小鼠脾脏单个核细胞中含有 B 淋巴母细胞(浆细胞)。一般免疫小鼠脾脏体积约为正常小鼠脾脏体积的 2 倍,每只小鼠可得 $(1.0～2.5)×10^8$ 个脾脏单个核细胞。小鼠冲击免疫后 3 天,摘除小鼠眼球放血,血清留作阳性对照。处死小鼠,按无菌操作规程取出脾脏,分离脾脏单个核细胞,进行细胞计数,活细胞应大于 80%,取 $1×10^8$ 个细胞置室温待用(详细方法见第六章第一节)。

(三) 饲养细胞的制备

融合成功的杂交瘤细胞很少,不易存活,需要加入其他活细胞辅助杂交瘤细胞生长,而加入的这些细胞需要在生长一段时间后会自发死亡或不再增殖,这样的细胞称为饲养细胞(feeder cell)。饲养细胞不仅可通过释放某些生长因子为杂交瘤细胞提供必要的生长条件,还可满足新生杂交瘤细胞对细胞密度的依赖性。常用的饲养细胞主要包括小鼠腹腔巨噬细胞、小鼠胸腺细胞、经放射线照射的小鼠巨噬细胞系或成纤维细胞系。用腹腔巨噬细胞作为饲养细胞,其优越性为巨噬细胞可以吞噬死亡的细胞和细胞碎片,为融合细胞的生长创造良好的环境,因此使用比较普遍。

小鼠腹腔巨噬细胞制备方法:脱臼处死一只 6～8 周的健康 BALB/c 小鼠,75% 酒精消毒,无菌将小鼠腹部皮肤剪开一个小口,注意不要剪破腹膜。剥开皮肤,露出腹膜,用注射器将 5 mL 无血清的 RPMI-1640 培养基经腹膜注入腹腔,用手指轻揉腹部 1 min,用注射器回抽取腹腔液体,加入离心管,用 RPMI-1640 培养基洗涤细胞 2 次,每次 4 ℃、200g 离心 10 min,弃上清。细胞沉淀用含 10% FBS 的 RPMI-1640 培养基重悬,台盼蓝染色计数活细胞,一只小鼠可获得 $(5～8)×10^6$ 个腹腔巨噬细胞,把细胞浓度调至 $(1～2)×10^5$/mL,将细胞种入 96 孔平底细胞培养板中,每孔 100 μL,含 $(1～2)×10^4$ 个细胞,置 37 ℃、5% CO_2 细胞培养箱中培养,供细胞融合和杂交瘤细胞克隆化之用。

若用其他细胞作为饲养细胞,细胞浓度需要适当调整:小鼠胸腺细胞为 $5×10^6$/mL,成纤维细胞系为 $1×10^5$/mL,加入体积为每孔 100 μL。

经过 18～24 h 培养后,可在倒置显微镜下观察到生长良好的饲养细胞,小鼠腹腔巨噬细胞舒展成梭状或多角形,小鼠胸腺细胞个体饱满,细胞透亮,折光性好。

(四) 免疫脾脏单个核细胞与骨髓瘤细胞的融合

免疫脾脏单个核细胞与骨髓瘤细胞通过共培养和诱导,两个或多个细胞合并成一个双核或多核细胞的过程称为细胞融合(cell fusion)或细胞杂交(cell hybridization)。诱导细融合常用的方法为聚乙二醇(polyethylene glycol,PEG)融合法。

1. PEG 细胞融合剂

1974 年 Kao 和 Michayluk 首先采用聚乙二醇(PEG)诱导植物细胞融合获得成功。1977 年 Galgre 等将 PEG 用于淋巴细胞杂交瘤技术获得成功,从而 PEG 成为该技术中应用最广的融合剂。一般选用 PEG 分子量为 4000,常用浓度为 50%,用 10%NaHCO$_3$调整 pH 至 8.0~8.2。

2. 细胞融合操作方法

(1) 取对数生长的骨髓瘤细胞 SP2/0,用无血清 RPMI-1640 细胞培养基洗涤 2 次。

(2) 取上述制备的免疫脾脏单个核细胞用无血清 RPMI-1640 细胞培养基洗涤 2 次。

(3) 将 10^7 个小鼠 SP2/0 与(4~10)×10^7 个脾脏单个核细胞加入同一个 50 mL 离心管中,加无血清 RPMI-1640 细胞培养基至 40 mL。

(2) 室温、250g 离心 10 min,使细胞沉淀,弃上清;用滴管尽量吸净残留液体,以免影响 PEG 的浓度。

(3) 轻弹离心管底部,使沉淀松散,把离心管放于 40 ℃水浴中,使其达到融合温度。

(4) 在接近细胞处,沿离心管壁缓慢滴加预热至 40 ℃的 50% PEG 4000 0.8 mL,边加边均匀地转动离心管,孵育 1~2 min。

(5) 在 5 min 内按每分钟 1 mL、1 mL、1 mL、4 mL 和 15 mL 加入预热至 40 ℃的无血清 RPMI-1640 细胞培养基,边加边摇动,每次持续 1 min,以终止其促细胞融合作用。

(6) 室温,250g 离心 10 min,弃去上清液。

(7) 轻弹离心管底部,悬浮沉淀,加入适量含有 20% FBS 的 RPMI-1640 细胞培养基,调整细胞浓度为 2×10^7 个细胞/mL,轻轻混匀融合细胞,切勿用力吹吸细胞。

(8) 将融合的细胞悬液以每孔 100 μL(2×10^6 个细胞)滴加于含有 100 μL 饲养细胞(1×10^4 个细胞)的 96 孔平底细胞培养板中,轻轻摇动后,放入 37 ℃、5% CO$_2$细胞培养箱中培养。

3. 细胞融合注意事项

(1) 细胞比例:骨髓瘤细胞与脾脏单个核细胞的比值可从 1:2 到 1:10 不等,常用 1:4 的比例。应保证两种细胞在融合前都具有较高活率。

(2) 细胞融合使用的 PEG:分子量小的 PEG,有毒性,融合率低;分子量过大,则黏性太大,不易操作。50%浓度、pH 偏碱时融合率较高;不同批号的 PEG,即使分子量相同,融合率也有明显差异,因此每批都需要进行细胞毒性试验后方可应用。在配制 PEG 时可加入 5%~7.5%的二甲亚砜(DMSO)作保护剂,以减轻 PEG 的毒性,同时可以缩短融合时间,提高融合率。

(3) 在细胞融合操作过程中,手法要缓慢、轻柔,以免干扰细胞的融合或损伤融合后的细胞。

(五)融合细胞的筛选培养

免疫小鼠的脾脏单个核细胞及小鼠骨髓瘤细胞经融合剂作用后,形成具有多种细胞成分的混合体,包括骨髓瘤细胞与脾脏单个核细胞融合形成的异核体的杂交瘤细胞、骨髓瘤细胞或脾脏单个核细胞自身融合而成的同核体细胞、未融合的骨髓瘤细胞和脾脏单个核细胞,因此要从细胞混合体中清除两种各自融合形成的同核体细胞和两种未融合的细胞,需要一种含 HAT 的特殊培养基对融合后的细胞混合体进行筛选培养,从而达到选择性保留杂交瘤细胞的目的(图 2.4)。

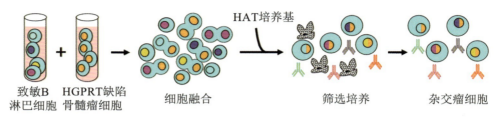

致敏B　　HGPRT缺陷　　细胞融合　　　　　筛选培养　　杂交瘤细胞
淋巴细胞　骨髓瘤细胞

图 2.4　融合细胞的选择性培养示意图

1. HAT 筛选培养的原理

HAT 筛选培养基是根据细胞内嘌呤核苷酸和嘧啶核苷酸的生物合成途径设计的,用于分离杂交瘤细胞的特殊培养基。它是在普通细胞培养基中加入次黄嘌呤(hypoxanthine,H)、氨基蝶呤(aminopterin,A)及胸腺嘧啶核苷(thymidine nucleoside,T),因此称为 HAT 培养基。

细胞的 DNA 合成途径有两条:一条是主要途径,利用谷氨酰胺(Gln)或单磷酸尿苷酸(UMP)在二氢叶酸还原酶的催化下合成 DNA;另一条途径是补救途径,用次黄嘌呤或胸腺嘧啶脱氧核苷在次黄嘌呤鸟嘌呤磷酸核糖转移酶(HGPRT)或胸腺嘧啶脱氧核苷激酶(thymidine kinase,TK)的催化作用下补救合成 DNA,缺乏其中任何一种酶,补救途径均不能进行。

氨基蝶呤是一种叶酸拮抗物,可阻断细胞内 DNA 生物合成的主要途径。在 HAT 的培养基中,细胞合成 DNA 的主要途径被氨基蝶呤所阻断,但在培养基中加入核苷酸前体次黄嘌呤(H)和胸腺嘧啶(T)作为补救途径提供物质基础,可以使细胞利用补救途径进行 DNA 合成(图 2.5(a))。正常细胞可在 HGRPT 和 TK 的催化下经补救途径合成 DNA,而用于细胞融合的骨髓瘤细胞是经 8-氮鸟嘌呤筛选而缺乏 HGPRT 或 TK 的细胞突变株,因此它们合成 DNA 的补救途径也被阻断。骨髓瘤细胞及其自身融合的同核体细胞在 HAT 培养基条件培养下,主要途径被氨基蝶呤阻断,补救途径又因缺乏 HGPRT 或 TK,不能完成补救途径的 DNA 合成,因此骨髓瘤细胞不能存活,在 HAT 筛选培养中死亡。脾脏单个核细胞及其自身融合的同核体细胞虽然含有 HGPRT,但它们在体外不能长期存活,5~7 天后就会死亡。只有骨髓瘤细胞与脾脏单个核细胞融合后所形成的杂交瘤细胞,因能从脾脏单个核细胞中获得 HGPRT 和 TK,就可以利用 HAT 培养基中的次黄嘌呤和胸腺嘧啶核苷经补救途径合成 DNA,而存活下来继续生长繁殖(图 2.5(b))。

2. HAT 选择性培养的方法

将经 PEG 处理的融合细胞在 37 ℃、5% CO_2 细胞培养箱中培养 12~24 h,从 96 孔细胞培养板中轻轻吸去一半上清液,加入等体积含 $2 \times HAT$ 的 10% FBS RPMI-1640 培养基。培养 3 天后第一次换液,吸去一半上清液,加入等体积含 $1 \times HAT$ 的 10% FBS RPMI-1640 培养基。以后 2~3 天换培养基一次,步骤同前,注意轻轻吸取上清液,勿将固定于孔底的细胞吸出。每次换液前在倒置显微镜下观察。2 周后改用 10% FBS RPMI-1640 培养基。

3. 选择性培养过程中细胞的生长状态

倒置显微镜观察可见融合当天骨髓瘤细胞透亮,形态多样,相互之间有粘连、重叠。融合后 3 天细胞数量大幅降低,可见大量细胞碎片,仅可见少数形态良好、透亮的细胞。融合后 4～7 天可见在饲养细胞(巨噬细胞)周围有许多细胞碎片聚集,融合细胞小集落形成;融合后第 7～10 天,细胞集落快速增大,当其覆盖面积达到培养板孔底面积的 1/3～1/2 时,即可取培养上清进行检测以筛选阳性杂交瘤细胞。

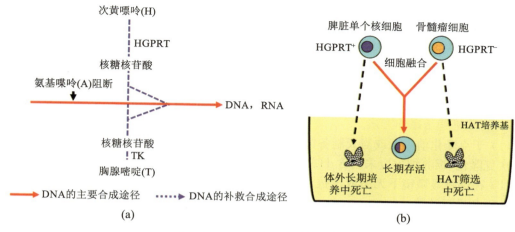

图 2.5　HAT 筛选培养原理示意图

（六）杂交瘤细胞株的筛选

融合后的杂交瘤细胞在含有 HAT 培养基中培养,即有部分培养孔出现杂交瘤集落,但其中仅部分是分泌针对抗原表位特异性抗体的杂交瘤细胞。在培养 10 天左右,用倒置显微镜可观察到杂交瘤细胞集落生长出来,大多数杂交瘤细胞在 10～20 天内出现,但也有在 1 个月左右才能出现的。杂交瘤细胞的集落生长占培养板孔底面积的 1/3～1/2 时,即可取培养上清进行特异性抗体的检测,确定有无分泌特异性抗体的能力。对检测出特异性抗体的孔内细胞应及时进行杂交瘤细胞的克隆化。对检测结果为阴性的孔,如细胞克隆较小,可能分泌抗体不足以检测出阳性,可隔 2 日再检测一次;如仍为阴性,则可弃之。杂交瘤细胞筛选检测的方法主要有间接血凝试验、酶联免疫吸附试验、放射免疫测定、间接免疫荧光测定等。

（七）杂交瘤细胞的克隆化

克隆化是指将单个细胞通过无性繁殖而获得的该细胞成簇生长的整个培养过程。该细胞簇中的每个单细胞具有相同的遗传特征,在生物学特性和功能上完全相同,经克隆化后获得的杂交瘤细胞又称亚克隆。

1. 杂交瘤细胞克隆化的意义

杂交瘤细胞的克隆化是获得稳定分泌特异性抗体杂交瘤细胞系非常重要的一环。在这个时期各种杂交瘤细胞均旺盛生长,细胞之间会相互竞争营养和空间,可能会使产生抗体的细胞丢失,因此,细胞的克隆化应尽早进行。克隆化的阳性杂交瘤细胞,经过一段时期培养,也还会因为细胞突变或特定染色体的丢失,使部分细胞丧失产生抗体的能力,所以需要再次或多次克隆化培养。克隆化次数的多少由分泌抗体能力强弱和抗原的免疫原性强弱决定,免疫原性强的抗原克隆次数少些,但至少要3～5次克隆才能稳定。

2. 杂交瘤细胞克隆化的方法

克隆化的方法很多,包括有限稀释法、显微操作法、软琼脂平板法及流式细胞仪分选法等。最常用的方法为有限稀释法。

有限稀释法:将克隆生长的融合细胞稀释至合适的浓度,按0.3～0.8个细胞/孔接种到细胞培养板中,再进行培养。以0.5个细胞/孔为例,按泊松(Poisson)分布计算,约有30.3%的孔为1个细胞,经1轮稀释获得单克隆的概率为77.1%。细胞培养至覆盖30%～50%的孔底时,吸取培养上清用ELISA检测抗体含量。首先依抗体的分泌情况筛选出高抗体分泌孔,将孔中细胞再行克隆化,然后进行抗原特异的ELISA测定,筛选出高分泌特异性抗体的细胞株,再进行扩大培养和冻存。

3. 有限稀释法操作方法

(1)于克隆化前一天或当天制备饲养细胞,铺入96孔细胞培养板,每孔100 μL。若为第一次克隆化,饲养细胞应采用含HAT的条件培养基重悬。

(2)在倒置显微镜下无菌取出抗体阳性孔细胞克隆,用培养基制成细胞悬液。取样经台盼兰染色进行计数。

(3)第一次克隆化,需要用含HAT的10% FBS RPMI-1640筛选培养基将细胞稀释终浓度为5个/mL的细胞悬液。第二次及以后的克隆化可直接用10% FBS RPMI-640完全培养基稀释。

(4)将细胞悬液加入含有饲养细胞的96孔细胞培养板,每孔100 μL,细胞密度为0.5个/孔。

(5)置37 ℃、5% CO_2细胞培养箱中培养。

(6)每天需在倒置显微镜下观察克隆生长情况,4～5天后即可观察到小的细胞克隆形成。选择只有一个集落生长的孔,弃掉两个以上和没有细胞生长的孔。

(7)当克隆增殖至布满孔底的1/3～1/2时,取培养上清进行特异性抗体的检测。

(8)将抗体阳性孔的细胞,移到含有饲养细胞层的组织培养瓶中,并传2～4代就可以脱离饲养细胞,建成克隆株。

(9)当杂交瘤细胞连续两次克隆化阳性率达100%,体外连续传代3个月以上仍具备稳定分泌抗体的能力,则该杂交瘤细胞建系。

4. 杂交瘤细胞克隆化的注意事项

(1)细胞融合后第一次克隆化的时间应尽早,一旦杂交瘤细胞克隆被检测为抗体阳性,不论其细胞克隆大小,均应立即进行克隆化。

(2)已克隆化的杂交瘤细胞,如果发现其分泌抗体的能力有所减弱,需重新进行克隆化。

(3)由于融合过程中杂交瘤细胞是在HAT选择性培养基中生长的,增殖能力比亲本骨髓瘤细胞弱,因此,在第一次克隆化时应使用含HAT的条件培养基,以提供足够的嘌呤和嘧啶核苷,后续克隆化可用不含HAT的普通培养基。

(4)每次克隆化得到的亚克隆细胞应及时用液氮冷冻保存以保种。

(八)杂交瘤细胞的冷冻保存

杂交瘤细胞株在体外长期传代会使杂交瘤染色体丢失,出现返祖现象,应尽快冻存原始孔杂交瘤细胞和每次克隆化得到的亚克隆细胞。建系后的杂交瘤细胞系应及时扩大培养并尽快冻存。杂交瘤细胞冻存的方法与常规细胞系相同,均为梯度降温,冻于液氮中,用二甲亚砜(DMSO)作为冻存保护剂。冻存细胞复苏后的成活率应在50%～95%之间。

四、单克隆抗体的鉴定

(一)杂交瘤细胞的染色体分析

正常小鼠脾脏单个核细胞有40条染色体,且全部为端着丝点染色体。小鼠骨髓瘤细胞染色体数目变异较大,如SP2/0细胞为62～68条,NS-1细胞为54～64条,大多数为非整倍性,且有中部或亚中部着丝点染色体等标志染色体。通常染色体数目多且较集中的杂交瘤细胞分泌高效价的抗体,因此需要对杂交瘤细胞染色体进行分析,以了解杂交瘤细胞株分泌单克隆抗体的能力。另外,杂交瘤细胞在反复传代培养过程中会发生染色体丢失现象,一旦丢失携带抗体产生基因的染色体,其分泌抗体的能力就会消失。因此,在杂交瘤细胞培养过程中也需要对杂交瘤细胞的染色体进行检测,及时掌握在杂交瘤细胞中染色体的变化。最常用的检测方法是秋水仙碱抑制法。

(二)单克隆抗体的类型、亚型的测定

不同单克隆抗体在重链或轻链的类、亚类或型上会有差别,其中以IgG及其各亚类和IgM最为多见,轻链常为κ型。常用的检测方法为ELISA法和胶体金试纸条法。

(三)单克隆抗体的特异性鉴定

由于同一家族的不同抗原以及不同种属的同一抗原通常都存在较高的同源序列,因此许多抗体可以同时结合同一家族的不同抗原以及不同种属的同一抗原,如同时结合人和鼠的同一抗原,从而出现一定的交叉反应。因此单克隆抗体的特异性检测的目的是鉴定该抗体与其他相关抗原是否存在交叉反应,选用与免疫原同一家族成员的蛋白或氨基酸序列相似度较高的蛋白作为相关抗原进行交叉反应,常用的检测方法与多克隆抗体相同。

(四)单克隆抗体识别抗原表位的鉴定

单克隆抗体识别抗原表位的鉴定主要采用结构生物学法,它被认为是唯一能准确获得抗原表位的方法。利用X射线衍射、核磁共振或冷冻电镜等方法获得抗原抗体复合物的三维空间结构,可直观得到与抗体结合的抗原表位。此外还有噬菌体随机肽库、表位肽扫描技术、生物信息学表位预测等方法。

(五)单克隆抗体的功能鉴定

抗体的最主要功能是结合抗原,可以用ELISA、免疫印迹、流式细胞术等方法检测抗体与抗原的结合。

抗体与抗原的结合,大多数情况下不会干扰抗原本身的功能,但当抗原表位正好位于抗原分子的活性中心区域时,抗体可能会产生阻断或中和作用,这类抗体也称为阻断性抗体。

可以用动物或细胞的保护实验来确定单克隆抗体的中和活性。例如,如果确定抗病毒的特异性单克隆抗体的中和活性,可用病毒特异性抗体和病毒同时接种于易感动物体内,观察抗体对动物感染病毒后的保护能力。也可用敏感的细胞,将病毒特异性抗体和病毒同时加入敏感细胞培养体系,观察抗体对病毒导致细胞病变的抑制作用。

在某些情况下,抗体结合到受体类抗原的活性中心区域,不但没有阻断作用,反而可以激活该受体,产生与受配体结合类似的效应,这类抗体也称为活化性抗体。

(六)单克隆抗体亲和力测定

抗体亲和力是指抗体与抗原或半抗原结合的牢固程度,其高低是由抗体分子的结合位点与抗原表位之间立体构象的合适程度决定的,只有当抗原与抗体结合部位结构完全吻合时,抗体的亲和力最大。抗体的亲和力通常用亲和常数(KD)表示,是抗原抗体浓度解离速率(K_{off})与抗原抗体结合速率(K_{on})的比值,大部分抗体的 KD 数值范围在 $10^{-7} \sim 10^{-10}$ mol/L。抗体的亲和力为 $1/KD$,即亲和常数越小,抗体的亲和力越高。测定抗体亲和力的方法主要有 ELISA、表面等离子体共振技术(surface plasmon resonance,SPR)、生物膜层表面干涉技术(bio-layer interferometry,BLI)、等温滴定量热法(isothermal titration calorimetry,ITC)等。

五、单克隆抗体的大量制备

筛选出的杂交瘤细胞株应及早进行抗体制备,因为融合细胞随着培养时间的延长,发生污染、染色体丢失和细胞死亡的概率增加。单克隆抗体大量制备主要有两种方法:体外培养法和动物体内诱生法。

(一)体外培养法

将杂交瘤细胞置于无血清培养基中进行培养。在培养过程中,杂交瘤细胞可以分泌单克隆抗体,收集培养上清液,在 4 ℃,10000g 离心 30 min,去除杂交瘤细胞和一些细胞碎片。将杂交瘤培养上清通过亲和层析法进行纯化,即可获得单克隆抗体。随着各种新型无血清培养基、新型培养和纯化技术和装置不断出现,生产成本不断降低,现在各商业抗体公司都是采用体外培养法进行抗体的生产。

(二)动物体内诱生法

动物体内诱生法是常规的实验室规模制备单克隆抗体的方法。将杂交瘤细胞接种到同品系的小鼠或免疫功能缺陷的小鼠(如裸鼠等)的腹腔中,杂交瘤细胞就能生长繁殖并产生腹水。选用 BALB/c 小鼠或免疫缺陷小鼠,腹腔注射 0.5 mL 无菌液体石蜡或降植烷进行预处理。1 周后,每只小鼠腹腔内接种 $(0.5 \sim 2) \times 10^6$ 个杂交瘤细胞。杂交瘤细胞在小鼠腹腔内增殖,并产生和分泌单克隆抗体。通常在接种 7~10 天可见小鼠腹部膨大,用注射器抽取腹水,即可获得大量单克隆抗体。一般每只小鼠可收集 5~10 mL 的腹水,每毫升腹水可以纯化数毫克甚至数十毫克的抗体。将收集的腹水置于 15 mL 或 50 mL 的离心管中,在 4 ℃,1000g 离心 10 min,收集上清经 0.22 μm 除菌滤器过滤,分装冻存于 −20 ℃ 备纯化。

（三）大量制备单克隆抗体的注意事项

（1）腹腔注射液体石蜡后要多次按摩腹部，使石蜡在腹腔充分分散。

（2）每只鼠的杂交瘤细胞接种量一般在$(0.5 \sim 2) \times 10^6$个细胞，可根据腹水生长情况适当增减。不宜过多，避免形成肿瘤而不产生腹水。

六、单克隆抗体的纯化及保存

（一）单克隆抗体的纯化

单克隆抗体的纯化方法同多克隆抗体的纯化，但腹水单克隆抗体的浓度较抗血清中的多克隆抗体高，纯化效果好。按所要求的纯度不同采用相应的纯化方法。一般采用盐析、凝胶过滤、离子交换层析和亲和层析等步骤达到纯化目的。目前最有效的单克隆抗体纯化方法为亲和层析法，主要是利用蛋白（protein）G/A 可与 IgG 的 Fc 区域特异性结合的特点，用蛋白 G/A 琼脂糖凝胶（sepharose）亲和层析柱纯化，纯度可达到 90％以上。

蛋白 G/A 琼脂糖凝胶亲和层析柱纯化单克隆抗体的方法介绍如下：

1. 试剂

结合缓冲液（binding buffer）：20 mmol/L PBS，pH 7.2；洗脱缓冲液（elution buffer）：0.1 mol/L 甘氨酸（glycine）-HCl，pH 2.7；中和缓冲液（neutralization buffer）：1 mol/L Tris-HCl；20％乙醇。

2. 器材

紫外分光光度计、紫外蛋白检测仪、蛋白 G 琼脂糖凝胶层析柱、0.22 μm 滤器、30 kDa 超滤管。

3. 操作方法

（1）调零：连接紫外蛋白检测仪，调节吸光值至 0。

（2）平衡：泵入 PBS，平衡层析柱 3～5 个柱体积。

（3）上样：泵入样品，流速为每分钟 1/3～1/5 个柱体积，直至样品完全泵入层析柱中。

（4）再平衡：用 PBS 平衡层析柱 3～5 个柱体积，以去除杂蛋白，至紫外蛋白检测仪读取的数值不再下降。

（5）洗脱：泵入洗脱缓冲液，待紫外蛋白检测仪数值开始明显上升时收集流出液至整个目标蛋白峰完全流出，在收集管中加入适量的中和缓冲液，充分混匀，使 pH 在 7～8，避免抗体局部 pH 过低而析出。

（6）浓缩：使用 30 kDa 超滤管浓缩抗体并将缓冲液置换为 PBS，使用紫外分光光度计测定抗体的浓度，用 PBS 调至合适浓度后，经 0.22 μm 滤器过滤除菌，分装冻存至－20 ℃或－80 ℃备用。

（二）单克隆抗体的保存

纯化的单克隆抗体常用的保存方法与多克隆抗体相同：加入等体积的甘油并加入0.01％～0.02％的叠氮钠，分装后置－20 ℃或－80 ℃冰箱长期保存。

（三）单克隆抗体的纯化及保存注意事项

（1）部分杂交瘤产生的腹水中含有较多脂蛋白，会堵塞层析柱，为了便于纯化，上柱前可用半饱和硫酸铵沉淀法去除脂蛋白。

（2）在纯化过程中不要有气泡通过层析柱，否则会导致胶体不均匀，影响纯化效果。

（3）纯化的单克隆抗体分装后低温保存，避免反复冻融。

（4）蛋白 A 和蛋白 G 对不同种属 IgG 的亲和力不同，纯化鼠源抗体一般用蛋白 G，纯化人源抗体用蛋白 A。

七、单克隆抗体制备应用举例

抗人 NK 细胞表面分子 NKp30 的单克隆抗体制备

（一）目的

本研究采用单克隆抗体技术，通过研制抗 NK 细胞表面分子 NKp30 的 mAb，以及对 NKp30 mAb 的鉴定，使学生学会运用单克隆抗体技术解决科研中的问题。

（二）摘要

背景：NKp30 分子是人 NK 细胞表面活化性受体，在 NK 细胞抗病毒和抗肿瘤中发挥重要作用。为进一步明确 NKp30 分子的功能，需研制抗人 NKp30 分子的 mAb。**方法**：用人 NKp30 重组蛋白免疫小鼠，利用单克隆抗体技术获得一株高亲和力的杂交瘤细胞（3G5），制备腹水经亲和层析法纯化，对抗体的特性和应用范围进行鉴定。**结果**：纯化后 NKp30 mAb，纯度为 95%。NKp30 mAb 可用于 WB、ELISA 和 FCM 检测。**结论**：制备出一株高亲和力抗人 NKp30 的 mAb，可用于 NK 细胞相关的功能研究。

（三）实验方法

ELISA 实验方法见第三章第一节；SDS-PAGE、免疫印迹（WB）实验方法见第五章第二节。流式细胞术（FCM）实验方法见第七章第二节。

（四）实施方案

1. 抗原的鉴定

从 NK92 细胞系中扩增 NKp30 基因，构建 NKp30 胞外段结构域蛋白重组表达载体 pET-22b(＋)-8His-NKp30，通过原核表达，获得了 8His-NKp30 重组蛋白。经过 WB 和质谱鉴定，确定表达的蛋白为重组人 NKp30 蛋白（简称 rhNKp30）。采用稀释复性法对原核表达蛋白进行复性，然后用镍柱亲和层析法对 rhNKp30 进行纯化，经 SDS-PAGE 检测，rhNKp30 的分子量为 14 kD，符合预期，蛋白纯度可以达到 95% 以上（图 2.6(a)）。对重组蛋白进行 WB 检测，抗人 NKp30 的抗体可以与 14 kD 的重组蛋白结合，表明目的蛋白为人 NKp30 重组蛋白（图 2.6(b)）。

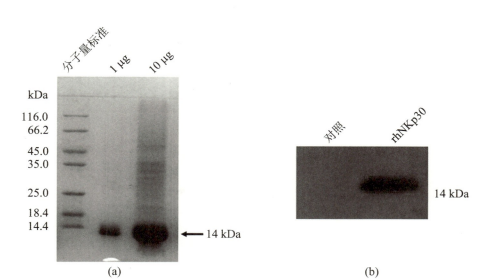

图 2.6　rhNKp30 蛋白的 SDS-PAGE 和 WB 检测

（a）SDS-PAGE 检测 NKp30 蛋白,考马斯亮蓝 G-250 染色。第一泳道为蛋白分子量标准;第二泳道为上样量 1 μg 的 rhNKp30;第三泳道为上样量 10 μg 的 rhNKp30。（b）SDS-PAGE 分离的 rhNKp30 蛋白质转移到 PVDF 膜上并用商用鼠抗人 NKp30 mAb 进行 WB 检测。

2. 动物免疫

（1）实验动物

实验动物为 SPF 级 BALB/c 小鼠,雌性,8～10 周龄,饲养在 22 ℃、55％湿度、12 h 白天/黑夜的 SPF 级动物房中。实验流程和小鼠处理过程均遵循实验动物伦理及管理规范条例。

（2）初次免疫

将纯化的 rhNKp30 蛋白溶于 PBS,调蛋白浓度至 200 μg/mL,与等体积弗氏完全佐剂混合,充分乳化形成油包水状态,乳化后的蛋白终浓度为 100 μg/mL。对 8～10 周龄的 BALB/c 雌性小鼠进行初次免疫,每只小鼠腹腔注射 60 μg rhNKp30 蛋白。

（3）加强免疫

第一次接种抗原后每间隔 2 周加强免疫一次,抗原剂量相同,加入等体积弗氏不完全佐剂充分乳化,加强免疫 4 次。

（4）冲击免疫

ELISA 检测小鼠的血清效价达到 $1:10^5$ 时,对小鼠进行冲击免疫一次,抗原剂量相同,不含佐剂,3 天后处死小鼠,取小鼠脾脏用于细胞融合(图 2.7)。

3. 细胞融合

细胞融合方法与本节介绍方法相似。将上述冲击免疫后 3 天的小鼠脾脏单个核细胞与骨髓瘤细胞融合。

（1）脾细胞的制备

将冲击免疫 3 天后小鼠摘眼球放血后脱白处死小鼠,75％酒精消毒,摘取脾脏;分离脾脏单个核细胞,用不含 FBS RPMI-1640 培养基悬浮细胞,细胞计数,细胞悬液备用。

（2）饲养细胞的制备

在细胞融合前一天,制备小鼠腹腔巨噬细胞,作为饲养细胞。调细胞浓度为 2×10^5/mL,

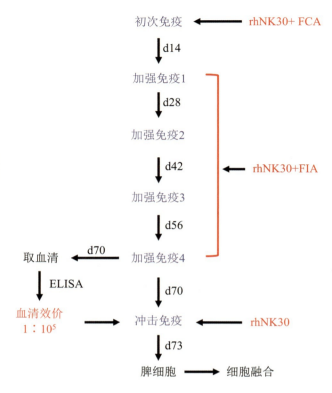

图 2.7　动物免疫流程图

加入 96 孔平底细胞培养板中,每孔 100 μL,置 37 ℃、5％ CO_2 细胞培养箱中培养。

（3）骨髓瘤细胞的制备

SP2/0 细胞在含有 10％ FBS 和 2 mmol L-谷氨酸的 RPMI-1640 培养基(即 RPMI-1640 完全培养基)中,置于 37 ℃、5％ CO_2 细胞培养箱中培养。在细胞融合前一天,换用含 20 μg/mL 8-氮鸟嘌呤的 RPMI-1640 完全培养基。取适量对数生长期的 SP2/0 细胞用 30～40 mL 不含 FBS 的 RPMI-1640 培养基洗涤 2 次,每次 4 ℃,250g 离心 10 min,弃上清。将收集的 SP2/0 细胞用不含 FBS 的 RPMI-1640 培养基重悬备用。

（4）细胞融合

将脾脏单个核细胞和 SP2/0 细胞分别计数,取 10^8 个脾脏单个核细胞和 2.5×10^7 个 SP2/0 细胞(4：1)进行细胞融合。

4.　HAT 选择性培养及杂交瘤的筛选

HAT 选择性培养和杂交瘤的筛选的有限稀释法基本同本节介绍方法。当杂交瘤细胞占视野面积的 1/3～1/2 时,吸取上清液,用间接 ELISA 法检测特异性抗体的滴度,同时用含 10％ FBS 的 RPMI-1640 培养基取代 HAT 培养基。收集的抗体阳性孔中的杂交瘤细胞株,采用有限稀释法进行杂交瘤细胞的克隆化。进行了 3 次克隆化,筛选出 4 株分泌特异性抗体的亚克隆,根据克隆号分别命名为 2H9、2H12、2G12、3G5,它们都稳定地产生抗人 NKp30 单克隆抗体(图 2.8)。这些杂交瘤细胞体外连续培养 2 个月以上或者液氮冻存 6 个月之后,仍能大量分泌抗人 NKp30 的抗体。

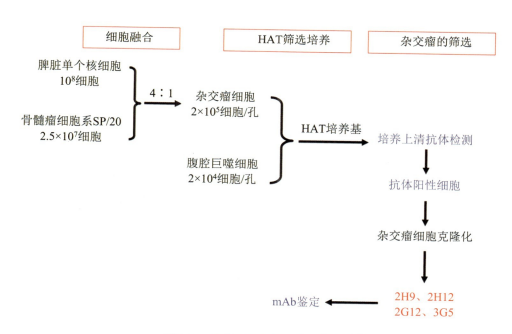

图 2.8　细胞融合及杂交瘤的筛选流程图

5. 单克隆抗体的鉴定

（1）亚型鉴定

采用小鼠抗体类型鉴定试剂盒进行检测，取杂交瘤细胞上清 300 μL 于 0.5 mL 离心管中，将检测试纸插入 1～5 min，观察各亚型条带显色结果。经检测，4 株杂交瘤细胞的亚型分别为 IgG κ（2H9）、IgG κ（2H12）、IgM（2G12）、IgG κ（3G5）。对 3 株 IgG κ 亚型的杂交瘤细胞进行比较发现，3G5 细胞株在体外具有最高的增殖能力，其抗体在 ELISA 检测中与 rhNKp30 蛋白有最高的亲和力，因而选择对 3G5 mAb 的特异性和功能进行进一步检测。

（2）单克隆抗体 3G5 的分子量鉴定

纯化的单克隆抗体 3G5 进行还原型和非还原型 SDS-PAGE 检测。结果显示非还原的 3G5 抗体的分子量为 160 kD，而还原后的抗体的分子量分别为 25 kD（轻链）和 55 kD（重链）（图 2.9），与 IgG 的理论分子量一致。从凝胶中分离这些电泳带，经质谱鉴定分别为小鼠 IgG 的重链和轻链。

（3）单克隆抗体 3G5 的特异性和亲和力检测

用 WB 法检测 3G5 mAb 的特异性，结果发现 3G5 mAb 可以与 rhNKp30 结合（分子质量 14 kD 处条带），而不与重组人 8His-NKG2F 结合（图 2.10（a））。这证明该 mAb 是特异性针对 rhNKp30 的，对无关的重组蛋白 8His-NKG2F 无结合，同时也提示对 8His-Tag 标签也无结合。用竞争性 ELISA 检测 3G5 mAb 的亲和力，对加入的 rhNKp30 抗原的浓度和结合反应抑制率进行直线回归分析，绘制标准曲线，结果如图 2.10（b）所示，产生 50% 抑制效应时抗原的浓度即为亲和常数 K_D，计算出 3G5 mAb 的 K_D 为 11.57 nmol/L，其亲和力为 $8.64×10^7$ L/mol。

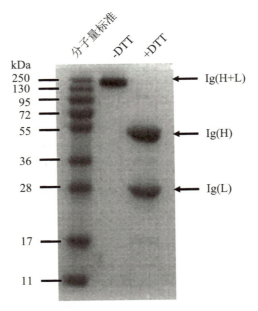

图 2.9 SDS-PAGE 鉴定单克隆抗体 3G5 的分子量

纯化的单克隆抗体 3G5 样品进行还原型和非还原型 SDS-PAGE 检测,考马斯亮蓝 G-250 染色。每孔上样量为 20 μg。第一泳道为蛋白分子量标准;第二泳道为非还原型(未加 DTT)SDS-PAGE;第三泳道为还原型(加入 DTT)SDS-PAGE。

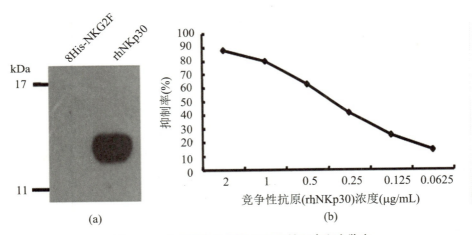

图 2.10 单克隆抗体 3G5 的特异性和亲和力鉴定

(a) SDS-PAGE 电泳和 WB 检测 rhNKp30 蛋白。上样量为 1 μg rhNKp30 蛋白和 1 μg 重组 8His-NKG2F 蛋白进行 SDS-PAGE 电泳,转移到 PVDF 膜上,用 3G5 mAb 检测 rhNKp30 蛋白,8His-NKG2F 重组蛋白作为阴性对照。(b) 竞争性 ELISA 检测单克隆抗体 3G5 对 rhNKp30 的亲和力。用 2 μg/mL rhNKp30 蛋白包被 96 孔 ELISA 板,用倍比稀释不同浓度的 rhNKp30 蛋白分别与 3G5 杂交瘤细胞上清孵育后加入到 rhNKp30 蛋白包被的 96 孔 ELISA 板,辣根过氧化物酶(HRP)标记的羊抗鼠抗体作为二抗,酶标仪测定,读取 OD_{450} 及 OD_{630} 值,计算亲和常数。

6. 单克隆抗体 3G5 的大量制备和纯化

采用小鼠腹水法大量制备 NKp30 mAb,选用 8～10 周龄的 BALB/c 雌鼠,腹腔注射

500 μL 无菌液体石蜡。一周后,每只小鼠腹腔注射(1～2)×10⁶个生长状态良好的杂交瘤细胞(悬于 500 μL PBS),8 天左右产生腹水,收集小鼠腹水,140g 离心 10 min 去除红细胞及细胞碎片;取上清在 4 ℃,12000g 离心 10 min,收集上清用于后续纯化。

单克隆抗体 3G5 的纯化。将含有 3G5 抗体的腹水用蛋白 G 层析柱进行纯化,收集洗脱的抗体,置于 PBS 中透析后,即可获得 3G5 mAb。经检测纯度大于 95％,浓度为 2.05 mg/mL,加入等体积的甘油于－20 ℃保存。

7. NKp30 单克隆抗体 3G5 的应用

(1) 单克隆抗体 3G5 用于免疫印迹

用纯化的单克隆抗体 3G5 作为一抗,HRP 标记的羊抗鼠抗体作为二抗进行 WB 检测。结果表明单克隆抗体 3G5 能够特异地检测重组人 NKp30 蛋白(图 2.10(a)),这说明 3G5 mAb 可以用于 WB 法检测 NKp30 蛋白。

(2) 单克隆抗体 3G5 可用于 ELISA 检测

用不同浓度的 rhNKp30 包被 96 孔 ELISA 板,用所制备的 3G5 mAb 作为一抗,进行 ELISA 检测,结果显示 rhNKp30 的浓度与 ΔOD_{450} 呈线性关系,经直线回归拟合后,$R^2 > 0.99$ 基本可以达到 ELISA 检测中标准曲线的要求,这表明该单克隆抗体能够用于 ELISA 法检测 NKp30 蛋白(图 2.11)。

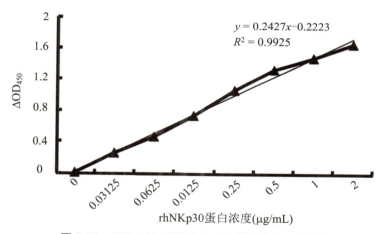

图 2.11 3G5 mAb 可用于 ELISA 检测 NKp30 蛋白

用起始浓度为 2 μg/mL rhNKp30 蛋白倍比稀释为不同浓度,包被 96 孔 ELISA 板,3G5 mAb 作为一抗,用 1：10000 稀释的辣根过氧化物酶(HRP)标记的羊抗鼠抗体作为二抗,经底物 TMB 显色后,用酶标仪测定,读取波长 450 nm 的吸光值(OD_{450})及 630 nm 的吸光值(OD_{630}),$\Delta OD_{450} = OD_{450} - OD_{630}$,以不同浓度重组 NKp30 蛋白和 ΔOD450 值做进行直线回归分析,绘制标准曲线。

(3) 单克隆抗体 3G5 可用于流式细胞术检测

使用 3G5 mAb 对 NKp30 阳性的 NK92 细胞或阴性的 YT 细胞进行流式细胞术检测,结果如图 2.12 所示,与同型对照组相比,3G5 mAb 能结合到 NK92 细胞表面,但 YT 细胞却很少结合,这表明 3G5 mAb 可以用于流式细胞术检测细胞表面 NKp30 分子的表达。

(五) 结论

研制出一株抗 NKp30 的 mAb,可用于多种免疫学检测。

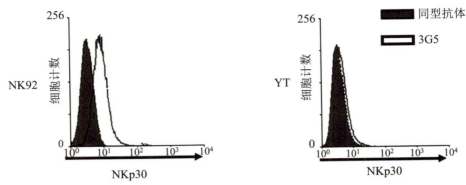

图 2.12　3G5 mAb 可用于流式细胞术检测 NKp30 分子

在 $1×10^6$ 个 NK92 细胞或 YT 细胞中，分别加入 2 μg 小鼠 IgG1 κ（同型对照）或纯化的 3G5 mAb 孵育，然后与 PE 标记的山羊抗小鼠 IgG 的二抗孵育染色，通过流式细胞仪进行检测和分析。

参考文献

[1] Chen Z, Peng B, Wang S, Peng X. Rapid screening of highly efficient vaccine candidates by immunoproteomics[J]. Proteomics, 2004, 4(10): 3203-13.

[2] Kohler G, Milstein C. Continuous cultures of fused cells secreting antibody of predefined specificity [J]. Nature, 1974, 256(5517): 495-497。

[3] 柳忠辉, 吴雄文. 医学免疫学实验技术[M]. 2 版. 北京: 人民卫生出版社, 2014.

[4] 葛海良, 张冬青. 免疫学技术[J]. 北京: 科学出版社, 2009.

[5] Kao K N, Michayluk M R. A method for high-frequency intergeneric fusion of plant protoplasts[J]. Planta, 1974, 115(4): 355-367.

[6] Galfre G, Howe S C, Milstein C, et al. Antibodies to major histocompatibility antigens produced by hybrid cell lines[J]. Nature, 1977, 266(5602): 550-552.

[7] Sinkovics J G, Drewinko B, Thornell E. Immunoresistant tetraploid lymphoma cells[J]. Lancet, 1970, 1: 139-140.

[8] Schwaber J, Cohen E P. Human×mouse somatic cell hybrid clone secreting immunoglobulins of both parental types[J]. Nature, 1973, 244(5416): 444-447.

[9] Bloom A D, Nakamura F T. Establishment of a tetraploid, immunoglobulin-producing cell line from the hybridization of two human lymphocyte lines[J]. Proc Natl Acad Sci U S A, 1974, 71(7): 2689-2692.

[10] Steinitz M, Klein G, Koskimies S, et al. EB virus-induced B lymphocyte cell lines producing specific antibody[J]. Nature, 1977 , 269(5627): 420-422.

[11] Horibata K, Harris A W. Mouse myelomas and lymphomas in culture[J]. Exp Cell Res, 1970, 60 (1): 61-77.

[12] Köhler G, Howe S C, Milstein C. Fusion between immunoglobulin-secreting and nonsecreting myeloma cell lines[J]. Eur J Immunol, 1976, 6(4): 292-295.

[13] Shulman M, Wilde C D, Köhler G. A better cell line for making hybridomas secreting specific antibodies[J]. Nature, 1978, 276(5685): 269-270.

[14] Wang H, Zheng X, Wei H, et al. Preparation and functional identification of a monoclonal antibody against the recombinant soluble human NKp30 receptor[J]. Int Immunopharmacol, 2011, 11(11): 1732-1739.

（孙昊昱）

第三章　免疫标记测定技术

免疫标记检测技术（immunolabelling assay）是指用一些易测定的、具有高度敏感性的物质，如荧光素、放射性核素、酶、胶体金、生物素及化学（或生物）发光剂等物质作为示踪物，标记特异性抗体或抗原分子，进行抗原抗体反应，通过示踪物质的增强放大效应显示反应体系中的抗原、抗体的性质与含量，并借助于荧光显微镜、电子显微镜、酶标检测仪、流式细胞仪、射线测量仪和发光免疫测定仪等精密仪器对检测样本直接镜检观察或进行自动化测定的技术。根据示踪物的不同，主要分为酶免疫技术、荧光免疫技术、放射免疫技术、化学发光免疫技术、免疫胶体金标记技术等（表 3.1）。

表 3.1　几种常见的免疫标记检测技术比较

项　目	酶 免疫技术	荧光 免疫技术	化学发光 免疫技术	胶体金 免疫技术	放射 免疫技术
标记物	酶	荧光素	化学发光物	胶体金	同位素
灵敏度	高（10 pg）	中等～高	高<1 pg	高（50 pg）	高<1 pg
特异性	高	高	高	高	高
检测对象	抗原/抗体	抗原/抗体	抗原/抗体	抗原/抗体	抗原
所需仪器	肉眼 分光光度计	荧光显微镜	发光检测仪	光学显微镜 电镜	γ-计数仪 β-液闪仪

免疫标记技术具有灵敏度高、特异性强、快速等优点，可在细胞、亚细胞、超微结构及分子水平上对抗原、抗体反应进行定性、定量和定位研究，是目前应用最为广泛的免疫学检测技术。

第一节　酶免疫技术

酶免疫技术（enzyme immnoassay，EIA）是 1967 年美国 Nakane 和 Pierce 首先报道用酶替代荧光素建立的技术。1969 年 Avrameas 和 Uriel 将酶通过戊二醛方法标记抗原或抗体，通过酶作用的底物检测抗体或抗原的含量,建立了酶免疫分析技术。1974 年,Nakane 创建了过碘酸钠标记法。酶免疫测定具有高度敏感性、特异性,而且所用试剂比较稳定,操作简单且无放射性危害,特别是商品化试剂盒和自动化仪器的应用,使其成为一种使用非常广泛的免疫标记检测技术。

一、酶免疫标记技术

酶免疫标记技术是通过化学方法将酶与抗体或抗原相联,形成酶-抗体(抗原)复合物。以酶标记抗体或抗原进行抗原抗体反应,通过酶催化底物反应显色检测抗原或抗体的量。

(一)被标记物、常用的酶及显色底物

1. 被标记物

在酶免疫标记技术中被标记物主要为抗体或抗原。被标记物应符合的条件有:① 易于分离纯化;② 特异性好、效价高、亲和力强、比活性高;③ 性质稳定;④ 能批量生产。

2. 标记用酶

用于标记的酶应符合的条件为:① 来源方便,易于纯化;② 催化活性高、催化专一性强;③ 与抗原抗体偶联后不影响抗原抗体的免疫反应性和酶活性;④ 性质稳定;⑤ 酶活性和量能用简单的方法测定;⑥ 能批量生产。常用于标记抗体或抗原的酶主要有辣根过氧化物酶(horseradish peroxidase,HRP)和碱性磷酸酶(alkaline phospharase,AP)。

HRP 是一种糖蛋白(含糖约 18%),分子量约为 44 kDa。HRP 具有价格低廉和性质较稳定的特点,是最常用的标记酶。用于标记的 HRP 需要较高纯度,HRP 的纯度通常用 RZ(reinheit zethl)值表示,为 403 nm 的吸光度与 280 nm 吸光度的比值,一般认为标记酶的 RZ值为 3.0 左右,RZ 值越小,酶的纯度越差。

AP 有两个来源:大肠杆菌(分子量为 80 kDa,pH 8.0)和小牛肠黏膜(分子量为 100 kDa,pH 9.6)。AP 系统的灵敏度高于 HRP 系统,空白值也较低,但 AP 价格较高,制备结合物获得率较 HRP 低。

3. 底物(substrate)

HRP 的催化反应是以过氧化氢(hydrogen peroxide,H_2O_2)作为受氢体,以还原型染料(底物)作为供氢体,通过催化氧化还原反应将还原型染料转变成有色的氧化型产物。HRP酶促反应的过程如下:

$$DH_2 + H_2O_2 \xrightarrow{HRP} D + 2H_2O$$

AP 可以将对硝基苯磷酸酯(p-NPP)的磷酸基团裂解生成对硝基苯酚。在碱性条件下,对硝基苯酚转化为对硝基苯酚阴离子,产生 405 nm 左右的吸收峰。

催化的底物特点:① 易于配制、保存;② 催化底物产生的信号产物易于观察和检测;③ 对人无害且价廉、容易获取。目前常用的酶及底物见表 3.2。

表 3.2　常用酶及水溶性底物

标记用酶	酶的底物	加终止液前颜色	加终止液后颜色	终止液性质	吸收波长OD值
HRP	邻苯二胺(OPD)	橙黄色	棕黄色	酸	492 nm
	四甲基联苯胺(TMB)	蓝色	黄色	酸	450 nm
AP	对硝基苯磷酸酯(p-NPP)	黄色	黄色	碱	405 nm

（二）酶标记抗体（抗原）的制备方法

制备酶标记物的方法应符合的条件包括：① 方法简单、容易操作；② 酶、抗体（抗原）、酶标记物不能自身聚合；③ 标记反应不影响酶的活性；④ 标记反应不影响抗原抗体反应；⑤ 产量高、容易保存。标记物制备的方法主要有两类：直接法和交联法。本节以 HRP 标记抗体方法为例介绍。

1. 直接法——过碘酸钠(sodium periodate)标记法

直接法是首先用活化剂将酶活化，被活化的酶分子上的基团直接与抗体结合形成标记物。过碘酸钠标记法所获酶标记抗体的产率高，将近 70％ 的 HRP 与抗体结合，99％ 的抗体与酶结合，酶与抗体的活性损失相对较少，是目前最常用的方法。

（1）实验原理

过碘酸钠将 HRP 表面的多糖氧化为醛基，醛基与被标记的抗体分子上的氨基反应生成亚胺基（—RC＝N—），后者可进一步用硼氢化钠（$NaBH_4$）还原生成稳定的胺基，从而达到酶与抗体连接的目的。

（2）实验材料

试剂：0.1 mol/L 过碘酸钠（$NaIO_4$）溶液（须新鲜配制）；1 mmol/L 乙酸钠溶液，pH 4.4；10 mmol/L 碳酸钠缓冲液，pH 9.5；0.2 mol/L 碳酸钠缓冲液，pH 9.5；0.02 mol/L PBS，pH 7.2；4 mg/mL 硼氢化钠（$NaBH_4$）溶液；HRP（RZ＞3.0）；纯化的抗体 IgG。

器材：紫外分光光度计、离心机、10 kDa 和 100 kDa 超滤管。

（3）实验方法

① 将 2 mg HRP 溶于 500 μL 水中。

② 加入 100 μL 新制备的 0.1 mol/L $NaIO_4$，在室温下混匀溶液 20 min，颜色从橙色变为绿色。

③ 将氧化后的 HRP 溶液移至 10 kD 超滤管（样品体积 4 mL）中，4000g 离心 10 min。

④ 在浓缩的 HRP 溶液中加入 1 mmol/L 乙酸钠溶液至 4 mL，充分混匀，4000g 离心 10 min，重复一次，加入 1 mmol/L 乙酸钠溶液至 500 μL，用适量（约 20 μL）的 0.2 mol/L 碳酸钠缓冲液将 pH 调节至 9.0～9.5。

⑤ 将 4 mg IgG 溶于 500 μL 的 10 mmol/L 碳酸钠缓冲液（pH 9.5）中，加入 HRP 溶液，在室温下混匀混合物 2 h。

⑥ 加入 50 μL 新制备的 4 mg/mL 硼氢化钠溶液，在 4 ℃ 下孵育 2 h，期间混匀混合物 3～4 次。

⑦ 将标记后的 IgG 溶液移至 100 kDa 超滤管（样品体积 4 mL）中，4000g 离心 10 min。

⑧ 加入 0.02 mol/L PBS 至 4 mL，4000g 离心 10 min，重复一次。

⑨ 用紫外分光光度计测定酶标记液的 OD_{403} 及 OD_{280} 值。

2. 交联法（戊二醛二步法）

交联法是以可同时与酶和抗体（抗原）结合的交联剂作为"桥"，分别连接酶与抗体（抗原）的方法。此类方法中目前最常用的是戊二醛交联法。

（1）实验原理

戊二醛（glutaraldehyde）分子带有两个活性醛基，它能分别与酶分子及抗体（抗原）分子上的氨基共价结合。在反应过程中，HRP 先与戊二醛的一个醛基反应，然后去除过量的戊二醛，再加入待标记抗体分子，与戊二醛分子的另一个醛基反应，形成酶-戊二醛-抗体的复合物，即酶标记抗体。

（2）实验材料

试剂：戊二醛；0.2 mol/L 赖氨酸；0.2 mol/L 碳酸钠缓冲液，pH 9.5；0.02 mol/L PBS，pH 7.4；0.1 mol/L PBS，pH 6.8；HRP（RZ>3.0）；纯化的抗体 IgG。

器材：紫外分光光度计、离心机、10 kDa 和 100 kDa 超滤管。

（3）实验方法

① 将 8 mg HRP 溶解在 0.8 mL 的 0.1 mol/L PBS 中。

② 添加戊二醛至最终浓度为 1.25%，在室温下反应过夜。

③ 将 HRP 溶液移至 10 kDa 超滤管（样品体积 4 mL）中，4000g 离心 10 min。

④ 加入 0.2 mol/L 碳酸钠缓冲液至 4 mL，充分混匀，4000g 离心 10 min，重复一次，加入 1 mmol/L 碳酸钠缓冲液至 0.8 mL

⑤ 将 2 mg 抗体 IgG 溶于 0.2 mL 的 0.2 mol/L 碳酸钠缓冲液中，加入 HRP 溶液，在 4 ℃反应过夜。

⑥ 加入 50 μL 0.2 mol/L 赖氨酸溶液，以阻断过量的反应位点，在室温下封闭 2 小时。

⑦ 将酶标抗体溶液用 10000g 离心 10 min，去除沉淀。

⑧ 将上清移至 100 kDa 超滤管（样品体积 4 mL）中，4000g 离心 10 min。

⑨ 加入 0.02 mol/L PBS 至 4 mL，4000g 离心 10 min，重复一次。

⑩ 用紫外分光光度计测定酶标记液的 OD_{403} 及 OD_{280} 值。

（三）酶标记物的鉴定

1. 酶标抗体的鉴定

确定酶与抗体结合，以及结合物中酶的活性和抗体活性，可用不同浓度的抗原包被到 ELISA 板或滴加到 NC 膜，加入酶标抗体，洗涤后加入底物进行显色。

2. 标记率测定

将酶标记抗体液分别于波长 403 nm 和 280 nm 处测定 OD 值，然后进行计算。标记率 $=OD_{403}/OD_{280}$。标记率一般为 0.6～0.9，即一个抗体分子上结合 2～4 个 HRP。

（四）酶标记物的保存

酶和抗体均为生物活性物质，易失活，可以在标记物溶液中加入等体积的甘油和防腐剂（HRP 结合物加入 0.1%～0.2% 硫柳汞，AP 结合物可加叠氮钠），混匀后置于 −20 ℃冰箱保存。

（五）注意事项

（1）用于标记的 HRP 要求高纯度，高活力，一般选用 RZ>3.0 的酶用于标记。HRP 的标记不能用含叠氮钠的溶液保存。

（2）用于标记的抗体要求高免疫活性，高纯度，高效价，高亲和力。

（3）严格控制使用试剂的 pH、浓度和用量，所用关键试剂需要新鲜配制。

（4）室温混匀时须避光，室内温度一般在 25 ℃为宜。

（5）已配制的工作液应在 12 h 内用完，切忌反复冻融。

（6）活化后的酶与戊二醛的分离，以及酶标抗体与游离酶的分离，均可以利用分子排阻柱或抗体亲和柱（蛋白 A 或蛋白 G）进行分离纯化。

二、酶免疫测定技术

酶免疫测定技术是将抗原抗体反应的特异性与酶催化底物反应的高效性和专一性结合起来的一种免疫检测技术，其原理是以酶标记抗体或抗原进行抗原抗体反应，通过底物显色检测抗原或抗体的量。根据抗原抗体系统定位于组织细胞还是存在于液体样品中分为酶免疫组织化学技术和酶免疫测定（EIA）技术。本节主要介绍酶联免疫吸附试验（enzyme-linked immunosorbent assay，ELISA）和酶联免疫斑点试验（enzyme-linked immunospot assay，ELISpot）。

（一）酶联免疫吸附试验

ELISA 是由固相载体结合的抗体（或抗原）捕获液相中待检测的抗原（或抗体），再利用酶标记的抗体进行显色反应，用于定性、定量测定抗原或抗体的技术。1971 年 Engvall 和 Perl Mann 将酶免疫标记技术用于液相 IgG 定量测定的研究，报道了酶联免疫吸附试验（ELISA），使 1966 年建立的免疫组织化学酶标记抗体技术开始应用于液相微量物质检测中。酶联免疫吸附试验的基本原理是将过量抗体（抗原）包被于载体上，加入待测抗原（抗体），进行抗原抗体反应，再加入酶标记的第二抗体，与抗原抗体复合物结合，经洗涤去除游离的酶标记抗体后，加入底物显色，通过有色产物的深浅定性或定量分析待测物的存在与含量的检测技术。ELISA 检测常用的方法包括双抗体夹心法（Sandwich 法）、间接法、竞争法和捕获法（表 3.2）。

表 3.2　ELISA 常用的 4 种技术类型比较

类型	固相载体 包被物	待测物	检测物	酶标记物	显色程度与待测物 含量间的关系
夹心法	抗体	抗原	抗体	酶标二抗	正相关
间接法	间接法抗原	间接法抗体	间接法抗抗体	间接法酶标二抗	间接法正相关
间接竞争法	抗原	抗原	抗体	酶标二抗	负相关
捕获法	抗 IgM 抗体	IgM	抗原	酶标抗体	正相关

1. 常用的酶联免疫吸附试验的测定原理

（1）双抗体夹心 ELISA 法（Sandwich ELISA）

双抗体夹心 ELISA 法用已知抗体检测双价或双价以上大分子抗原，其原理是利用待测抗原上的两个抗原表位分别与固相载体包被的捕获抗体和检测抗体结合，形成捕获抗体-待测抗原-检测抗体的复合物（图 3.1），再与酶标记的抗 IgG 的抗体（二抗）结合，复合物的形成量与待测抗原含量成正比。其方法是用特异性抗体包被载体表面，然后加入可能含有相应抗原的待测样本，再加入特异性抗体，孵育后洗涤，再加酶标记的二抗，洗去未结合的物质，加入底物显色，根据颜色的有无或深浅，定性或定量检测抗原。

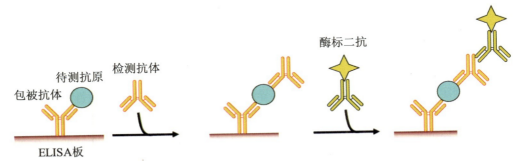

图 3.1　双抗体夹心 ELISA 法检测抗原的原理示意图

（2）间接 ELISA 法（indirect ELISA）

间接 ELISA 法用已知抗原检测抗体。其原理是用已知抗原捕获待测抗体，再与酶标二抗结合，形成抗原-待测抗体-酶标二抗的复合物，复合物的形成量与待测抗体量成正比。其方法是用已知抗原包被固相载体，加入待测样本，再与酶标记的二抗进行反应，加底物显色（图 3.2），根据颜色的有无或深浅，定性或定量检测抗体。间接法的优点是只要更换包被抗原就可利用同一酶标二抗建立检测相应抗体的方法。

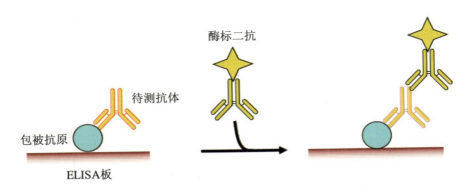

图 3.2　间接 ELISA 法检测抗体的原理示意图

（3）竞争 ELISA 法（competition ELISA）

竞争 ELISA 法主要用于检测小分子抗原。小分子抗原或半抗原缺乏可作夹心 ELISA 法的两个以上的结合位点，因此不能用双抗体夹心 ELISA 法进行测定，可以采用竞争 ELISA 法检测。小分子激素、药物等测定多用竞争 ELISA 法。竞争 ELISA 法又分为直接竞争法和间接竞争法。

① 直接竞争 ELISA 法的原理是将标本中的待测抗原与限定量的酶标抗原混合,再与包被于固相载体表面的特异性抗体反应,标本中待测抗原的含量越多,竞争结合到固相载体表面的包被抗体就越多,而酶标抗原结合的抗体就越少,显色就越浅,显色程度与待测抗原含量成反比(图 3.3)。

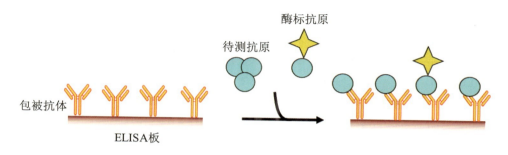

图 3.3 直接竞争 ELISA 法检测抗原的原理示意图

② 间接竞争 ELISA 法的原理是先将标本中的待测抗原和限定量的检测抗体孵育,形成待测抗原-检测抗体复合物,然后与包被于固相载体表面的抗原反应,标本中待测抗原的含量越多,形成的抗原-检测抗体复合物就越多,游离的检测抗体量越少,因此与固相载体表面包被的抗原结合的检测抗体量就越少,显色就越浅,显色程度与待测抗原含量成反比(图 3.4)。

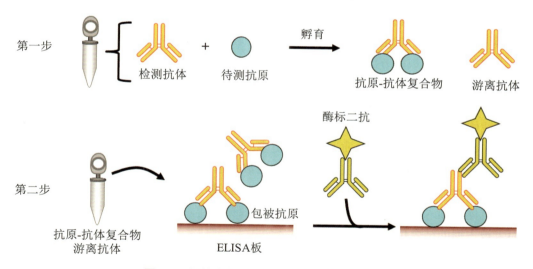

图 3.4 间接竞争 ELISA 法检测抗原的原理示意图

(4) 捕获 ELISA 法(capture ELISA)

捕获 ELISA 法是用已知抗体捕获并检测待测抗体的方法,主要用于测定 IgM 类抗体。其原理是固相载体上包被的抗 IgM 抗体,可以捕获样本中的 IgM 类抗体,然后再加入特异性抗原和酶标特异性抗体,形成抗 IgM 抗体-待测 IgM -特异性抗原-酶标特异性抗体的复合物(图 3.5),复合物含量与待测 IgM 成正比。IgM 的检测常用于传染病的诊断,例如用抗人 IgM 抗体包被固相,以捕获血清标本中的 IgM,此法常用于病毒性感染的早期诊断。

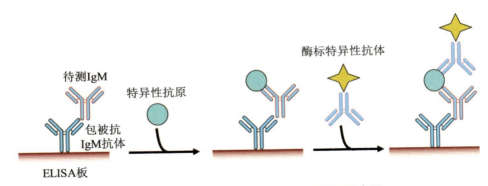

图 3.5　捕获 ELISA 法检测 IgM 抗体的原理示意图

2. 酶联免疫吸附试验的主要环节

（1）抗体（抗原）包被固相载体

固相载体材料应具备的条件：① 结合抗体（抗原）的容量大、种类多；② 可将抗原（抗体）牢固地固定在其表面，经长期保存和多次洗涤也不易脱落；③ 不影响所固定的抗体的免疫反应性。

① 常用的固相载体

ELISA 中最常用的固相载体材料为聚苯乙烯，可制成微量反应板、小试管和小珠，现多用微量反应板。良好的 ELISA 板应该是吸附性能好，空白值低，孔底透明度高，批次间稳定性好，各板之间、同一板各孔之间性能相近，价格低廉且易于与自动化仪器配套。除聚苯乙烯外，还可使用膜载体（如硝酸纤维素膜）、磁化微颗粒等。

② 抗体（抗原）包被的方法和条件

将抗原或抗体固定在固相载体的过程称为包被。用聚苯乙烯作载体包被抗原（抗体）常用物理吸附法，是将蛋白质通过氢键、静电作用、疏水相互作用及范德华力等非共价形式固定至固相载体表面，这种物理吸附是非特异性的，受蛋白质的分子量、等电点、浓度等的影响。大分子蛋白质较小分子蛋白质通常含有更多的疏水基团，故更易吸附到固相载体表面。

包被的条件为 pH 7～10，包被时间和温度通常采用 4 ℃包被过夜或 37 ℃ 2～6 h。已包被抗体的载体用含 0.05％吐温 20-PBS（PBST）洗涤液洗涤 3 次以上，以除去多余和结合不牢固的抗体。加入 0.5％～1％牛血清白蛋白溶液在 37 ℃孵育 2 h 或 4 ℃过夜，以封闭载体表面未被占据的结合位置，降低非特异性结合。

（2）最佳工作浓度的选择

在 ELISA 中为防止由于本底过高导致检测灵敏度的降低，需要对包被抗体（抗原）和酶标抗体（二抗或抗原）进行滴定和选择最佳工作浓度。以双抗体夹心 ELISA 法为例，通常包被抗体的浓度为 0.1～10 mg/L，酶标二抗的稀释度为 1∶2000～1∶5000。

（3）显色

酶标抗体与包被在固相载体的抗原抗体复合物结合后，形成抗体-抗原-酶标抗体复合物或抗原-抗体-酶标抗抗体复合物而被固定在 ELISA 板上，加入酶的底物进行显色反应，通过酶标仪读出标准品和样品的吸光值（OD 值）。

(4) ELISA 法的标准曲线

ELISA 法的标准曲线可以由酶标仪附带软件自动生成,也可手动制作。如双抗体夹心 ELISA 法的剂量效应曲线呈"S"形,两端与 X 轴平行,中间部分近似呈直线。当标准品浓度极低时,OD 值的变化较为平缓,即剂量效应曲线的下平台;当标准品的量超过与包被抗体结合的量,此时标准品已饱和,再增加标准品的量,其 OD 值不再变化,故当标准品达到一定浓度后,曲线就趋于水平,即剂量效应曲线的上平台,因此 ELISA 的标准曲线就是中间部分的直线,在此范围内,剂量与效应(OD 值)呈线性关系(图 3.6)。根据标准曲线和样品的 OD 值,可以测出样本的浓度。

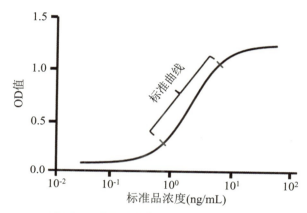

图 3.6 双抗体夹心 ELISA 法标准曲线

3. 实验材料

待测样本(抗原或抗体):血清、血浆、体液、细胞培养上清、蛋白溶液等。

试剂:用于包被 ELISA 板的抗体(抗原);HRP 标记的抗体;标准品;包被缓冲液:0.05 mol/L 碳酸盐缓冲液,pH 9.5;封闭液:1%~4%牛血清白蛋白(bovine serum albumin,BSA)-PBS 或 2%~5%的脱脂奶粉-PBS,pH 7.4;样本稀释液:0.05%吐温 20(Tween 20)-1% BSA-PBS,pH7.4;洗涤液:0.05%吐温 20-PBS(PBST),pH 7.4;底物溶液:TMB 溶液;酶反应终止液:1 mol/L 硫酸。

器材:用于抗原或抗体包被的 ELISA 板、酶标仪等。

4. 实验步骤

以双抗体夹心 ELISA 法检测抗原为例。

(1) 包被抗体:用包被缓冲液将抗体稀释至 0.2~10 μg/mL,每孔 100 μL 加入 ELISA 板,4 ℃过夜。

(2) 洗板:甩去 ELISA 板孔内包被液,每孔加入 PBST 洗涤液 250 μL,静置 1 min,移除液体,重复 3 次。

(3) 封闭:每孔加封闭液 250 μL,37 ℃孵育 2 h。

(4) 洗板:重复步骤(2)。

(5) 加样:加入用样本稀释液按比例稀释的待测样品和标准品,每孔 100 μL,室温静置 1 h。

(6) 洗板:重复步骤(2)。

(7) 加检测抗体:加入使用前用样本稀释液按比例稀释的酶标抗体,每孔 100 μL,室温孵育 1 h,PBST 洗涤液洗板 5 次。

(8) 加底物显色:加 TMB 底物溶液每孔 100 μL,室温避光静置 5～20 min。

(9) 终止反应:加终止液 1 mol/L 硫酸每孔 50 μL,振荡数秒混匀。

(10) 检测结果

定性:直接用肉眼观察结果,TMB 经 HRP 催化后变为蓝色,加酸后转为黄色。反应孔内颜色越深则浓度越高,阴性孔为无色或极浅色。

定量:用酶标仪测定各孔在 450 nm 处的 OD 值(OD_{450}),以标准品浓度为横坐标,标准品 OD_{450} 值为纵坐标,绘制标准曲线,再根据样品孔中的 OD 值,计算出待检样品中抗原浓度。

5. 注意事项

(1) 抗体:包被所用的抗体为高纯度、高特异性的抗体。纯度不够将降低检测的灵敏度和特异性。

(2) 抗原:包被抗原的要求与抗体相似,但是天然抗原须经纯化后才可用于包被,制备包被抗原时需注意其抗原性的保留。由于分子量太小,缺少疏水基团,小分子半抗原及短肽常需与大分子蛋白质偶联后,才能吸附在 ELISA 板上。

(3) 洗板:通常需要用 PBST 洗涤液洗涤 3 次以上,以除去多余的或结合不牢固的抗体。

(4) 封闭:为防止包被后 ELISA 板上留有未包被的位点而导致本底过高,通常需要加入封闭液进行封闭。

(5) 加样:加样时注意不要触碰孔壁和孔底,避免孔间交叉污染。

(6) 显色时间:实验中如果标准品已经出现明显梯度,而阴性对照孔不显色,即可终止显色。

6. ELISA 中常见问题

ELISA 中常见问题见表 3.4。

表 3.4　ELISA 中常见问题间距同表 3.5

常见问题	可能原因	解决方法
结果显色弱	显色反应时间不足 加入底物或酶的浓度不足 孵育温度或时间不够 酶标仪滤光片不正确 试剂保存不当	延长显色反应时间 按照说明书准确配制工作液 校正孵箱温度,延长孵育时间 选择合适的酶标仪滤光片 按说明书要求保存试剂
阳性对照不显色,试验结果白板	误加或漏加试剂 试剂过期 含 HRP 酶抑制物(叠氮钠等) 标准品失活 抗体失活或浓度过低 酶失活或浓度过低 显色底物失活	加液前核对标签,检查剩余试剂和实验记录 必须使用有效期内的试剂 使用干净的器皿 标准品正确保存、溶解和混匀 更换抗体或者提高抗体浓度 更换酶或者提高酶的浓度 更换显色底物

常见问题	可能原因	解决方法
空白显色背景高	酶的浓度过高 ELISA 板未洗干净 显色液过期或变质 显色反应时间过长 封闭不完全	按照说明书所示稀释倍数配制 充分洗涤,彻底拍干 在有效期内使用并按照要求保存 适当缩短显色反应时间 提高封闭液浓度,延长封闭时间
标准曲线/ 结果重复性差	样本及试剂加样量不准 试剂/样品没有混匀 样本加错 发生孔间污染 样品加在孔壁上部非包被区 不同批号试剂盒中组分混用 孵育时间、洗板、显色时间不一致	校正微量移液器 充分混匀样品和试剂 核对实验记录和试剂 重复测定样品,加样要仔细平稳 避免加样时移液头贴在孔壁上,加样后轻微振荡 ELISA 板 最好使用同一批号试剂盒 实验操作过程必须保持一致

(二)酶联免疫斑点试验

酶联免疫斑点试验(enzyme-linked immunospot assay,ELISpot)是在单细胞水平对抗体分泌细胞或细胞因子分泌细胞进行检测的技术。1983 年 Czerkinsky 等在 ELISA 技术的基础上建立了 ELISpot 技术,主要计数分泌抗体的 B 细胞,1988 年 Czerkinsky 等首次将 ELISpot 扩展到细胞因子检测领域,检测分泌 IFN-γ 的 T 淋巴细胞,因此 ELISpot 技术是基于单细胞水平的细胞功能检测技术,主要检测抗体分泌细胞和细胞因子分泌细胞。1997 年 Cui 等开发出计算机辅助的斑点技术,即酶联斑点图像分析仪(ELISpot reader),可对实验结果进行自动化分析,由于其精度高和操作方便,使该项技术广泛地应用于基础研究和临床免疫学检测(表 3.5)。

表 3.5 ELISpot 试验与 ELISA 的比较

	ELISpot	ELISA
检测样本	细胞	血清、血浆、体液、细胞培养上清等
检测水平	单细胞水平,可从$(2\sim3)\times10^5$个细胞中检出 1 个分泌该蛋白的细胞	整体水平
检测内容	检测细胞因子(抗体)的分泌水平	检测细胞因子(抗体)的分泌水平
测定仪器	需要在显微镜下或通过酶联斑点图像分析仪对斑点进行计数	需要使用酶标仪测定 OD 值
结果判定	1 个斑点代表 1 个细胞,从而计算出分泌该蛋白的细胞的频率。	与标准曲线比较得出可溶性蛋白总量
灵敏度	是 ELISA 法的 20～200 倍	较灵敏

1. 实验原理

活化的 B 淋巴细胞或 T 淋巴细胞能够分泌抗体或细胞因子,这些抗体或细胞因子可被包被在聚偏二氟乙烯(polyvinylidene fluoride,PVDF)膜上的特异性抗原或抗体所捕获。通过洗涤去除细胞后,加入检测抗体可以形成"捕获抗体-抗原-检测抗体"(图 3.7(a))或"捕获抗原-抗体"的复合物(图 3.7(b));其后与酶标二抗结合,加入酶的底物,进行显色形成沉淀物"斑点"。每个斑点均表示一个淋巴细胞活化后,分泌的抗体或细胞因子所在的区域,即"一个活化细胞,对应一个 ELISpot 斑点"。

用于测定分泌特异性抗体的 B 淋巴细胞或产生细胞因子的 T 淋巴细胞对特异性抗原(抗体)的应答能力,及产生应答的细胞数量,它的灵敏度较一般 ELISA 检测法高 20～200 倍。本书以检测活化 T 淋巴细胞产生细胞因子为例介绍 ELISpot 技术。

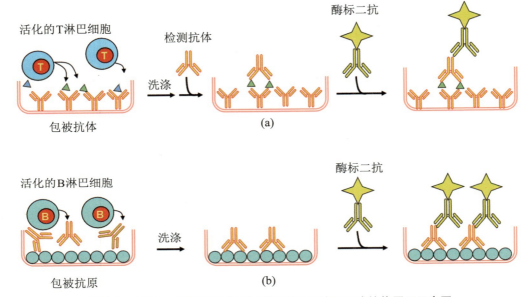

图 3.7　ELISpot 法检测活化淋巴细胞产生细胞因子或抗体原理示意图

2. 实验材料

样本:脾脏 T 淋巴细胞。

试剂:用于包被的捕获抗体;检测抗体;HRP 标记的二抗;各种缓冲液、封闭液、稀释液、洗涤液等同 ELISA 法;含 10% FBS 的完全细胞培养基;细胞活化剂:根据实验的不同目的选择针对性的细胞活化剂,常用的广谱淋巴细胞活化剂主要有 PMA 和离子霉素(ionomycin)。

器材:ELISpot 板(PVDF 包被的 96 孔板)、微量加样器、酶联斑点图像分析仪。

3. 对照的设置

阳性对照:重组细胞因子或确定能分泌该种细胞因子的细胞。

阴性对照:相同数量的未刺激 T 淋巴细胞。

空白对照:不含细胞的完全细胞培养。

4. 实验流程

(1)包被:将捕获抗体用 PBS 稀释至适合浓度,加到 ELISpot 板的孔中,每孔 100 μL,

4 ℃孵育过夜。

（2）洗板：甩去 ELISpot 板内包被液，每孔加入 PBST 洗涤液 250 μL，洗板 5 次。

（3）封闭：每孔加 2%的脱脂奶粉-PBS 或者 1% BSA-PBS 封闭液 250 μL，37 ℃孵育 2 h，PBST 洗涤液洗板 1 次。

（4）预处理：每孔加 250 μL 完全细胞培养基，室温孵育 30 min 后移出细胞培养基。

（5）细胞活化：用含有（或不含）细胞活化剂的完全细胞培养基调细胞浓度为$(1\sim2)\times10^6$个/mL，加入到封闭好的 ELISpot 板中，每孔 100 μL，置 37 ℃、5% CO_2细胞培养箱中孵育 12~48 h。

（6）洗板：甩去 ELISpot 板中的细胞培养基和细胞，每孔加入 250 μL 的蒸馏水，冰浴 10 min，PBST 洗涤液洗板 5 次。

（7）加检测抗体：每孔加入 PBS-0.5% FBS 稀释的检测抗体 100 μL，室温孵育 1~2 h，PBST 洗涤液洗板 5 次。

（8）加酶标抗体：每孔加入样本稀释液按比例稀释的酶标抗体 100 μL，室温孵育 1 h，PBST 洗涤液洗板 5 次。

（9）底物显色：加入底物溶液，每孔 100 μL，避光反应，在酶的催化分解下，底物形成不溶性色素，就近沉淀在局部的膜上形成斑点。

（10）终止反应：用蒸馏水洗板终止反应。

（11）结果分析：室温下晾干 ELISpot 板，对实验结果进行自动化分析。在酶联斑点图像分析仪自动点阅读器中对斑点计数，每个斑点对应一个被检测细胞因子的分泌细胞。

5. 注意事项

（1）加细胞和试剂时微量移液器的吸头不能碰触孔底的 PVDF 膜，以防止损坏 PVDF 膜。

（2）检测抗体和酶现用现配。

（3）ELISpot 板在孵育期间保持合适的湿度，避免培养基蒸发。

（4）将终止显色反应的 ELISpot 板放在 4 ℃避光过夜，可使斑点边缘锐化，更易分辨。

（5）抗体包被的 ELISpot 板封闭后如果暂时不用，可将板室温干燥后 4 ℃保存，可保存 2 周以上。

（6）一块 ELISpot 板通常只用于一次实验，所以应设计好实验方案，最大程度地利用板孔和试剂。

（7）实验一般设 3 复孔，以保证结果的准确性。

第二节　荧光免疫技术

荧光免疫技术或免疫荧光技术（immunofluorescence assay）创始于 20 世纪 40 年代初，是标记免疫技术中发展最早的一种技术。Coons 等于 1941 年首次报道采用荧光素标记抗体，检查小鼠组织切片中的可溶性肺炎球菌多糖抗原，这种以荧光物质标记抗体进行抗原检测的技术称为荧光抗体技术。1955 年进一步开发了荧光抗体免疫组织化学染色技术，它是把免疫学的特异性与荧光素显示的敏感性同显微镜的精确性有机地结合起来的一项检测技术。1958 年 Riggs 等合成了性能较为优良的异硫氰酸荧光素（fluorescein isothiocyanate, FITC）。Marshall 等又对荧光标记抗体的方法进行了改进，从而使免疫荧光技术逐渐被推广应用。因为荧光色素不但能与抗体结合，用于检测或定位各种抗原，也可以与其他蛋白质结合，用于检测或定位抗体，因此用已知的荧光抗原标记物示踪或检测相应抗体的方法称为荧光抗原技术。这两种方法统称为免疫荧光标记检测技术，该技术能特异、敏感、快速地检出和定位某些未知抗原或抗体，经过几十年的发展，已相当成熟，得到广泛的应用。

一、荧光免疫标记技术

（一）荧光标记技术原理

荧光素是通过吸收激发光的光而产生荧光，并能作为染料使用的有机化合物。荧光标记技术是把荧光素的荧光基团的共价键连接到蛋白、核酸等能够识别的分子物质上的一种技术，这种技术通过荧光信号物质的特定基团，与识别分子物质的特定基团反应，从而完成荧光素标记过程，利用标记物的荧光特性，来提供被检测对象的信号。荧光标记方法具有无放射性、操作简单、高灵敏度和较好选择性等优点。荧光标记物种类多、标记方法灵活，可应用于多种生物大分子以及药物的检测。

（二）作为标记物的荧光素的选择条件

荧光素的选择条件：① 具有能迅速而稳定地与蛋白质分子形成共价键的化学基团，与蛋白质结合后不易解离，未结合的荧光素及其降解产物易于清除；② 标记后能保持蛋白质分子的生物学活性和免疫学活性；③ 荧光激发效率高，与蛋白质结合后下降不明显；④ 荧光色泽与背景色泽对比鲜明；⑤ 有良好的水溶性，溶解后不与其他物质发生化学反应；⑥ 与蛋白质的结合稳定，易于保存；⑦ 标记方法简单、快速，安全无毒。

（三）常见荧光素的种类

1. 荧光素（fluorescein）

主要包括异硫氰酸荧光素（FITC）、羟基荧光素（carboxyfluorescein，FAM）、四氯荧光素（tetrachloro fluorescein）等。它们的水溶性好，和蛋白偶联不会产生沉淀，但也存在光稳定性欠佳，长时间照射荧光易淬灭等缺点。另外，它们对 pH 敏感，在偏酸性条件下荧光变弱。其中 FITC 是应用最广泛的荧光素，可以用于标记 DNA、蛋白质等，它的最大吸收光波长为 495 nm，最大发射光波长为 520 nm，呈现明亮的黄绿色荧光。

2. 罗丹明（rhodamine）

主要包括四甲基异硫氰酸罗丹明（tetramethyl rhodamine isothiocyanate，TRITC）、四乙基罗丹明（tetraethyl rhodamine）、罗丹明绿（rhodamine green）、得克萨斯红（Texas red）等。它们的荧光具有更好的 pH 稳定性，并且更容易形成多样化结构，从而得到不同波长和颜色的荧光，但也存在水溶性差，标记蛋白时容易产生蛋白聚集等缺点。其中最常用的是 TRITC，最大吸收光波长为 550 nm，最大发射光波长为 620 nm，呈现橙红色荧光。

3. 花青(cyanine,Cy)

主要包括 Cy2、Cy3、Cy5、Cy5.5 和 Cy7 等。基于不同的化学结构,Cy 染料的荧光可以覆盖从紫外到近红外几乎所有光谱,其中最常用的是 Cy3 和 Cy5。Cy3 的最大吸收光波长为 555 nm,最大发射光波长为 570 nm;Cy5 的最大吸收光波长为 640 nm,最大发射光波长为 645 nm。

4. 蛋白

主要包括藻红蛋白(P-phycoerythrin,PE)、别藻蓝蛋白(allophycocyanin,APC)、多甲藻叶绿素蛋白(peridinin chlorophyll protein,PerCP)等,它们具有较宽的吸收光谱,比较容易选择合适的激发波长,水溶性佳,易于其他分子交联结合等特点。常用的有:PE,最大吸收光波长为 564 nm,最大发射光波长为 576 nm;APC,最大吸收光波长为 650 nm,最大发射光波长为 660 nm。

5. 量子点(quantum dot,Qdot)

量子点出现于 20 世纪 80 年代,是直径在 2~50 nm 之间的纳米晶体半导体。通过控制粒径、表面化学、分布以及组成材料就可以控制它们的光学特性,能发射出全光谱的荧光,同时还具有较宽的激发波长范围以及较窄的发射波长范围,适用于免疫标记、多重生物检测以及体外和体内分析的分子成像等。

6. 其他

包括多环芳烃吲哚、芳香杂环化合物吖啶、香豆素、镧系稀土的螯合物等。

(四)荧光蛋白标记抗体的制备

用于标记的抗体应符合高特异性和高亲和力,常用的标记蛋白质的方法有搅拌法和透析法两种,本文以荧光蛋白 FITC 标记 IgG 方法为例介绍。

1. FITC 标记抗体方法

(1)实验原理

当 FITC 在碱性溶液中与抗体蛋白反应时,主要是蛋白质上的氨基与荧光素的异硫氰酸酯基以共价键结合,形成 FITC-蛋白质复合物。一个 IgG 分子可结合 2~8 个分子的 FITC。

(2)实验材料

试剂:纯化的抗体 IgG;FITC;0.1 mol/L 碳酸缓冲液,pH 9.5;0.02 mol/L PBS,pH 7.4,1 mol/L 氯化铵。

器材:离心机、紫外分光光度计、100 kD 超滤管(样品体积 4 mL)。

(3)实验方法

① 将抗体 IgG 溶于 0.1 mol/L 碳酸钠溶液中,浓度为 2 mg/mL。

② 将 FITC 以 1 mg/mL 的浓度溶解在无水的二甲亚砜(DMSO)中,用铝箔包裹或使用琥珀色小瓶以避光。

③ 按 1 mL 抗体溶液中加入 50 μL FITC 溶液的比例,将 FITC 溶液缓慢加到抗体溶液中,边加边混匀,在 4 ℃避光孵育 8 h。

④ 加入适量 1 mol/L 氯化铵溶液,终浓度为 50 mmol/L,4 ℃避光 2 h,以终止反应。

⑤ 将标记后的 IgG 溶液移至 100 kD 超滤管中,4000g 离心 10 min。

⑥ 加入 0.02 mol/L PBS 至 4 mL,4000g 离心 10 min,重复 2 次。

⑦ 收集截留液即为 FITC 标记 IgG。

2. 荧光抗体的鉴定

(1) 抗体效价:一般采用抗体滴定法检测抗体的效价。用不同稀释倍数的抗体去标记抗原阳性的细胞,再用流式细胞术检测其荧光强度,根据不同稀释倍数下阳性细胞的中位荧光强度计算出半数有效量(ED_{50})即为抗体效价。

(2) 荧光素与蛋白质的结合比率:将荧光抗体用 PBS 进行一定比例的稀释,使其 280 nm 的吸光值(OD_{280})在 0.2~1.4 之间,分别测定 OD_{280} 值(蛋白质特异吸收峰,P)和 OD_{495} 值(FITC 的特异吸收峰,F),计算荧光素(F)与蛋白质(P)摩尔结合比率(F/P),即 1 个 IgG 分子上结合了多少个 FITC 分子。F/P 的计算公式为:

$$F/P = [2.77 \times OD_{495}]/[OD_{280} - (0.35 \times OD_{495})]$$

F/P 值越高,说明抗体分子上结合的荧光素越多,反之则越少。一般用于固定标本的荧光抗体以 F/P=1.5 为宜,用于活细胞染色的荧光抗体以 F/P=2.4 为宜。

3. 荧光抗体的保存

标记后荧光抗体加入终浓度为 1%(w/v)BSA 和 0.1%(w/v)叠氮钠,避光保存于 4 ℃。

4. 注意事项

(1) 荧光抗体的标记和保存应注意防止抗体失活和防止荧光猝灭,整个过程和保存均需低温和避光。

(2) F/P 计算公式与荧光素分子量、最大吸收波长和所标记的蛋白质分子量都有关,不同荧光标记蛋白的 F/P 计算公式互不相同,本节中所列公式只适合用于 FITC 标记的 IgG。

(3) 荧光标记抗体和游离 FITC 的分离也可以用合适的分子排阻层析柱或亲和柱进行分离。

二、荧光免疫标记检测技术

荧光免疫标记检测技术是采用荧光素标记抗体(抗原)与其相对应的抗原(抗体)起反应,在形成的复合物上就带有一定量的荧光素,利用荧光显微镜或荧光检测仪器就可以检测到发出荧光的抗原抗体的结合,从而反映待测样本中抗原或抗体的含量。主要有直接法、间接法等。荧光免疫检测技术的特点是特异性强、敏感性高、速度快,但如果条件控制不佳,存在非特异性染色,会导致结果判定的客观性不足。

(一) 直接法

用荧光素直接标记特异性抗体,检测时直接将特异性荧光抗体加在含待测抗原标本中,经抗原抗体结合,通过检测样本的荧光强度,确定待测抗原的存在与含量。

(二) 间接法

用已知未标记的特异性抗体(第一抗体)与待测抗原标本进行反应,再加入荧光素标记的第二抗体(荧光二抗),使之形成"待测抗原-已知抗体-荧光二抗"的复合物,通过检测样本的荧光强度,确定待测抗原的存在与含量。

三、荧光免疫检测技术的应用

荧光免疫检测技术主要包括免疫荧光组织染色技术(见第四章第二节)、流式细胞术(见第七章第二节)等,在生物医学研究和临床检验中广泛应用。主要应用:病原体检测,例如鉴定病原体、检测患者血清中特异性抗体水平等;自身抗体检测,例如检测血清中抗核抗体等;免疫病理检测,例如检测组织中免疫球蛋白、补体、抗原抗体复合物、肿瘤相关抗原的鉴定等;细胞表面抗原和受体检测,例如检测淋巴细胞表面 CD 抗原、细胞因子受体等以及用于淋巴细胞及其亚群的鉴定等。

第三节 化学发光免疫技术

20 世纪 60 年代有研究人员利用化学发光测定水样中细菌含量和尿液中细菌的检测。1977 年 Halmann 等将化学发光与抗原抗体反应相结合,创建了化学发光免疫分析法,既保留了化学发光的高度灵敏性,又克服了它特异性不足的缺点。近年来由于技术与仪器的不断改进,此项技术已经成为一种特异、灵敏、准确的自动化免疫学检测方法。

一、化学发光免疫技术的特点

化学发光免疫技术(chemiluminescence immunoassay,CLIA)是把抗原抗体反应与化学发光结合起来的一种定量分析技术,既具有发光检测的高度灵敏性,又具有免疫分析的高度特异性。其原理是将发光物质直接标记于抗原或抗体,经氧化剂或催化剂的激发后,即可快速稳定地发光,其产生的光量子的强度与所测抗原的浓度成比例。

主要特点:① 灵敏性高,重复性好;② 特异性强,无毒害;③ 简便、快速;④ 试剂稳定,可保存期长;⑤ 自动化测定系统,检测范围宽,测定项目多;⑥ 检测仪器价格较贵。

二、化学发光剂

在化学发光反应中参与能量转移并最终以发射光子的形式释放能量的化合物,称为化学发光剂或发光底物。用于化学发光免疫检测的化学发光剂需符合的条件:① 发光的量子产率高;② 化学发光主要为氧化反应的结果;③ 能与抗原或抗体形成稳定的偶联结合物;④ 在所使用的浓度范围内对生物体没有毒性。化学发光剂主要有两类:直接化学发光剂和间接化学发光剂。

(一)直接化学发光剂

直接化学发光剂在发光免疫分析过程中不需酶的催化作用,直接参与发光反应,它们在化学结构上有产生发光的特有基团,可直接标记抗原或抗体。

（1）吖啶酯（acridinium ester）：在碱性条件下被 H_2O_2 氧化时，生成不稳定的二氧乙烷，二氧乙烷分解为 CO_2 和电子激发态的 N-甲基吖啶酮，当后者回到基态时发出最大发射波长为 430 nm 的光。吖啶酯发光过程在 5 s 内完成，激发发光程序简单，测试速度快，但吖啶酯在缓冲液中不稳定，易水解。

（2）三联吡啶钌（tripyridine ruthenium）：作为电化学发光底物的二价三联吡啶钌（$[RU(bpy)_3]^{2+}$）在电极表面失去电子被氧化，用强还原剂（三丙胺，tripropylamine，TPA）将其还原为二价钌的同时释放光子恢复为基态发光底物。三联吡啶钌的最大发射波长为 430 nm。

（二）间接化学发光剂

利用标记酶的催化作用，使发光剂（底物）发光，这一类需酶催化后发光的发光剂也称为酶促反应发光剂。主要有鲁米诺（luminol）和 3-（2-螺旋金刚烷）-4-甲氧基-4-（3-磷酰氧基）苯-1，2-二氧杂环丁烷（3-（2-spiroadamantane）-4-methoxy-4-（3-phosphoryloxy）phenyl-1，2-dioxetane，AMPPD）等。

三、化学发光免疫检测技术

化学发光免疫检测技术分为三类：酶促化学发光、直接化学发光和电化学发光。

（一）酶促化学发光免疫检测

1. 实验原理

酶促化学发光免疫检测（chemiluminescence enzyme immunoassay，CLEIA）是用参与催化某一化学发光反应的酶如辣根过氧化物酶（HRP）或碱性磷酸酶（AP）来标记抗体，在与待测标本中相应的抗原发生免疫反应后，形成"固相包被抗体-待测抗原-酶标记抗体"的复合物，再与发光底物（发光剂）反应，酶催化和分解底物发光，所产生的光量子的强度与待测抗原的浓度成比例。

2. 实验流程

① 准备待测抗原；② 加抗体包被的磁珠；③ 加酶标记抗体；④ 孵育使反应物结合；⑤ 在磁场中清洗，去除未结合物质；⑥ 加入底物；⑦ 孵育，发光；⑧ 发光信号检测。

（1）AP 标记的化学发光免疫检测

用已知抗体包被的固相载体磁珠，与样品中的待测抗原发生抗原抗体反应后，加入 AP 标记抗体，形成"包被抗体-待测抗原-AP 标记抗体"的复合物，然后加入底物 AMPPD，AMPPD 在 AP 的作用下去掉磷酸根基团生成 AMPD 而发出最大发射波长为 470 nm 的光。发光强度与待测抗原的含量成正比（图 3.8）。

（2）HRP 标记的化学发光免疫检测

用已知抗体包被的固相载体磁珠，与样品中的待测抗原发生抗原抗体反应后，加入 HRP 标记的抗体，形成"包被抗体-待测抗原-HRP 标记抗体"的复合物，然后加入 HRP 的底物鲁米诺、发光增强剂和氧化剂 H_2O_2，鲁米诺在碱性缓冲液中被 HRP 催化发生氧化反应产生化学发光，发光强度与待测抗原的含量成正比（图 3.9）。

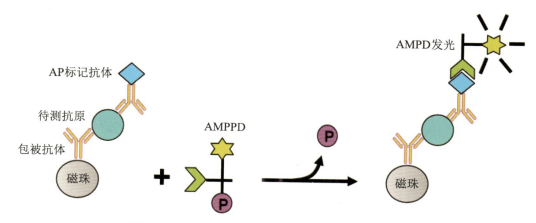

图 3.8 AP 标记抗体的化学发光免疫检测原理示意图

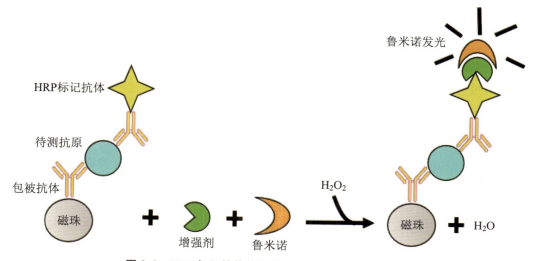

图 3.9 HRP 标记抗体的化学发光免疫检测原理示意图

（二）直接化学发光免疫检测

直接化学发光不需酶进行催化，只需改变溶液的 pH 等条件就能发光。主要有吖啶酯发光、异鲁米诺发光等，其特点是反应迅速、背景低、信号比高。

1. 实验原理

用已知抗体包被的固相载体磁珠，与样品中的待测抗原发生抗原抗体反应后，加入吖啶酯或异鲁米诺等标记的抗体，形成"包被抗体-待测抗原-发光剂标记抗体"的复合物，然后加入氧化剂 H_2O_2 和 NaOH（pH＞10），在碱性环境下，使发光剂直接发光，所产生的光量子的强度与待测抗原的量成正比（图 3.10）。

2. 实验流程

① 准备待测抗原；② 加抗体包被的磁珠；③ 发光剂标记抗体；④ 孵育使反应物结合；⑤ 在磁场中清洗，去除未结合物质；⑥ 加入氧化剂（H_2O_2）和 NaOH；⑦ 孵育，发光；⑧ 信号检测。

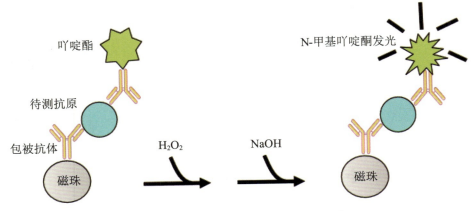

图 3.10　直接化学发光免疫检测原理示意图

（三）电化学发光免疫检测

电化学发光免疫检测（electrochemiluminescence immunoassay，ECLIA）属于直接化学发光免疫分析方法，但是克服了 CLIA 技术中每一发光分子只能利用一次的缺点，电化学发光剂三联吡啶钌（$[RU(bpy)_3]^{2+}$）可以在电极表面循环进行电化学反应。ECLIA 的优点是高度敏感，可达 pg/mL 或 pmol/L 水平；特异性强，重复性好，CV<5%；测定范围宽，可达 7 个数量级；试剂稳定，无毒害，无污染，有效期长，达数月甚至数年。操作简单，耗时短，易于自动化。但目前这项技术所需的仪器以及配套试剂价格较贵，测试成本高。

1. 实验原理

电化学发光免疫检测是利用 $[RU(bpy)_3]^{2+}$ 和三丙胺（TPA）在电极表面由电化学引发的特异性化学发光反应，产生光信号的强度与 $[RU(bpy)_3]^{2+}$ 的浓度成线性关系。用已知抗体包被的固相载体磁珠，与样品中的待测抗原发生抗原抗体反应后，加入电化学发光剂 $[RU(bpy)_3]^{2+}$ 标记抗体，形成"包被抗体-待测抗原-$[RU(bpy)_3]^{2+}$ 标记抗体"的复合物，将复合物吸入流动室，同时吸入电子供体 TPA，使 $[RU(bpy)_3]^{2+}$ 和 TPA 在电极表面进行电子转移，产生电化学发光，光的强度与待测抗原的浓度成正比（图 3.11）。分析过程可通过电场精确控制，因此具有特异性好、灵敏度高、线性测定范围宽、操作的自动化程度高等优点。

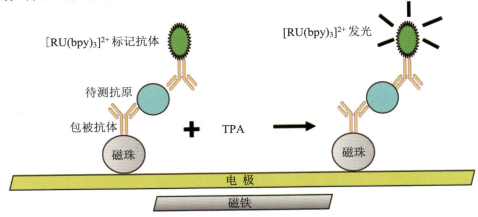

图 3.11　电化学发光免疫检测原理示意图

2. 实验流程

① 准备待测抗原;② 加抗体包被的磁珠;③〔RU(bpy)₃〕²⁺ 标记相同抗体;④ 孵育使反应物结合;⑤ 加电子供体 TPA 缓冲液;⑥ 在磁场中清洗,去除未结合物质;⑥ 电极加压,启动电化学反应;⑦ 产生电化学发光;⑧ 信号检测。

第四节　胶体金免疫技术

胶体金免疫技术是以胶体金作为示踪标志物应用于抗原抗体检测的一种免疫标记技术。1971 年 Faulk 和 Taytor 将胶体金引入免疫化学研究,他们将兔抗沙门氏菌抗血清与胶体金颗粒结合,用直接免疫细胞化学技术检测沙门氏菌的表面抗原。1974 年 Romano 等将胶体金标记在马抗人的 IgG 上,实现了间接免疫金染色法。胶体金标记技术的发展,已经将各种不同直径的胶体金颗粒与毒素、酶、糖蛋白、抗生素、激素、牛血清白蛋白(BSA)、多肽等结合,还可与生物大分子,如葡萄球菌 A 蛋白(SPA)、植物血凝素(PHA)、刀豆蛋白 A(concanavalin A,ConA)等结合,进行一系列检测。由于胶体金具有颗粒大小可控和高电子密度等特点,加上结合物的免疫原性和生物学特性,因而在生物医学各领域得到了日益广泛的应用。

一、胶体金免疫标记技术

胶体金免疫标记技术(immunogold labelling assay)是将抗体(抗原)吸附到胶体金颗粒上,利用抗原抗体反应的特异性和胶体金颗粒的高电子密度的特性,检测在抗原抗体反应部位胶体金的沉着色斑点。在胶体金标记过程中,无共价键形成,是一定离子浓度下的物理吸附,几乎所有的大分子物质都可被胶体金标记,标记后大分子物质活性不发生改变,因此胶体金免疫标记技术的应用范围极为广泛。

(一)胶体金标记抗体的制备

1. 基本原理

胶体金是由氯金酸(chloroauric acid,HAuCl₄)在还原剂(如枸橼酸钠、鞣酸等)作用下,聚合成为特定大小的金颗粒,并由于静电作用成为一种稳定的胶体状态,称为胶体金。胶体金标记是蛋白质等大分子被吸附到胶体金颗粒表面的包被过程,其吸附机理是胶体金在弱碱环境下带负电荷,与蛋白质的正电荷基团因静电吸附而形成牢固结合,并且不影响蛋白质的生物学特性。

胶体金的特性如下:

(1)胶体性,对电解质敏感。

(2)呈色性,胶体金的光散射性与金溶胶颗粒的大小密切相关,光散射的变化随金溶胶颗粒大小而变化,产生肉眼可见的颜色变化。例如金溶胶颗粒大小在 2～5 nm 呈橙黄色,在 10～20 nm 呈酒红色,在 30～80 nm 呈紫红色。

（3）光吸收性，胶体金有单一吸收峰，吸收波长在 510～550 nm 之间。胶体金的颗粒直径与吸收波长呈正相关。利用这个特性，可利用吸光度检测不同直径的胶体金的颗粒。

2. 实验材料

试剂：1% $HAuCl_4$；1% 柠檬酸三钠；1% 单宁酸；25 mmol/L K_2CO_3；0.2 mol/L K_2CO_3；0.1 mol/L HCl；10% NaCl，pH 7.0；5% BSA；1% 聚乙二醇（分子量20 kD）；叠氮钠（NaN_3）；PBS。

仪器：磁力搅拌器。

3. 实验方法

（1）胶体金的制备：柠檬酸钠-单宁酸还原法

① 取 4 mL 1% 柠檬酸三钠，加入 0～5 mL 1% 单宁酸，0～5 mL 25 mmol/L K_2CO_3（体积与鞣酸加入量相等），以双蒸馏水补至溶液最终体积为 20 mL，加热至 60 ℃。

② 取 1 mL 1% 的 $HAuCl_4$，加于 79 mL 双蒸馏水中，水浴加热至 60 ℃，然后迅速将上述柠檬酸-单宁酸溶液加入。

③ 保持 60 ℃，待溶液颜色变成深红色后（0.5～1 h），将溶液加热至沸腾，保持 5 min，冷却至室温即可。

④ 改变单宁酸的加入量，制得的胶体颗粒大小不同。加入 2 mL 单宁酸可制得 4 nm 的胶体金。

（2）胶体金免疫标记

① 滴定法测定胶体金的标记最适抗体浓度

ⅰ. 将胶体金的 pH 调节至比要加入抗体的等电点（pI）高 0.5（抗体的 pI 通常为 8～9）。加入 0.1 mmol/L HCl 以降低 pH，或加入 0.2 mmol/L 碳酸钾以提高 pH，充分涡旋振荡。

ⅱ. 取 5 只试管，每管加入 0.5 mL 胶体金溶液。

ⅲ. 用蒸馏水将抗体连续稀释 5 个浓度，在 5 只试管中分别加入 1 mL 含不同浓度的抗体溶液，并充分振荡。

ⅳ. 1 min 后，向每只试管中加入 0.1 mL 10% NaCl 溶液。如果抗体的相对浓度较高，则溶胶不会变色，如果抗体的相对浓度较低，则会发生絮凝，液体会变成蓝色。合适的抗体浓度是不发生絮凝的最低浓度。

② 胶体金标记抗体

ⅰ. 将所需量的抗体溶解于 0.2 mL 蒸馏水中，加入调节过 pH 的 10 mL 胶体金，充分振荡 2 min。

ⅱ. 加入 1 mL 1% 的聚乙二醇水溶液。

ⅲ. 在 4 ℃下对金标抗体进行离心。不同直径的金颗粒的离心转速不同：15 nm 金颗粒以 60000g 离心 1 h；12 nm 金颗粒以 50000g 离心 45 min；5～12 nm 金颗粒以为 105000g 离心 1.5 h；5 nm 金颗粒以 125000g 离心 45 min。

ⅳ. 松散的沉淀重悬浮于 1.5 mL 含有 0.2 mg/mL 聚乙二醇的 PBS 中，可在 4 ℃ 储存 1 年。如有必要，可添加 0.5 mg/mL NaN_3。

（3）胶体金标记抗体的质量鉴定

① 胶体金标记溶液吸收峰测定：胶体金颗粒最大吸收峰波长在 510～550 nm 之间。

② 胶体金标记抗体的特异性鉴定：将可溶性抗原吸附于载体上（滤纸、硝酸纤维膜、微孔滤膜），加胶体金标记的抗体，进行抗原抗体反应，经银显影来检测相应的抗原或抗体，对金标记抗体的特异性进行鉴定。

4. 注意事项

（1）$HAuCl_4$ 极易吸潮，对金属有强烈的腐蚀性，不能使用金属药匙。由于金颗粒可能损坏 pH 计的探头，胶体金溶液的 pH 最好用 pH 试纸检测。

（2）制备胶体金溶液的 pH 以中性为最佳。

（3）胶体金须有少量电解质作稳定剂，但浓度过高可使其凝聚。

（4）当胶体金吸附蛋白质后，其稳定性随溶液 pH 而变化，接近蛋白质等电点或略高时较稳定。

（5）标记后的胶体金溶液可用 0.2～0.5 mg/mL PEG20000 作为稳定剂。在 4～10 ℃下可贮存数月，不宜冰冻保存。

（6）所有试剂均须使用双蒸馏的去离子水配制。

二、胶体金免疫标记检测技术

胶体金免疫标记检测技术，主要有以下优点：① 操作简单，不需要特殊的仪器设备，适于现场应用；② 检测快速，实验能在 15 min 内完成，提高了检测效率；③ 稳定性好，适合不同环境使用，短时间不需冷藏，标记样品可在 4 ℃贮存一年以上；④ 成本低，试剂和样本用量极小，样本量可低至 1～2 μL；⑤ 实验结果可以长期保存；⑥ 胶体金本身为红色，不需要加入发色试剂；⑦ 胶体金的敏感性可达到 ELISA 的水平，而结合银染色时，检测的灵敏度大大提高；⑧ 对人体无毒性；⑨ 应用范围广，可用于肉眼水平的免疫检测。胶体金免疫标记检测技术由于标记物的制备简便，方法敏感、特异，广泛地应用于免疫学、组织学、病理学和细胞生物学等领域。

（一）胶体金免疫印迹技术

用 SDS-聚丙烯酰胺凝胶电泳（SDS-PAGE）将蛋白质分离，得到的区带转移至硝酸纤维素（NC）膜，转移后的 NC 膜与特异性的抗体孵育后，再与胶体金标记的第二抗体孵育，洗去多余的胶体金标记物，根据膜上胶体金颗粒颜色深浅可测知样品中的特异性抗原的多少。

利用金颗粒可催化银离子还原成金属银这一原理，采用银显影剂增强金颗粒的可见性，可大大提高测定灵敏度，检测下限可低至 0.1 ng。

（二）斑点免疫金银染色法

将蛋白质抗原直接点样在 NC 膜上，与特异性抗体反应后，加胶体金标记的第二抗体，抗原抗体反应处出现胶体金颗粒聚集，形成肉眼可见的红色斑点，称为斑点免疫金染色法（Dot-IGS）。此反应可通过银显影液增强，即斑点金银染色法（Dot-IGS/IGSS）。

（三）均相溶胶颗粒免疫测定法

均相溶胶颗粒免疫测定法（sol particle immunoassay，SPIA）是根据免疫反应时免疫胶体金颗粒凝聚导致溶液颜色变化而建立的。其原理为单分散的胶体金标记抗体或抗原溶液呈清澈透明,其颜色随溶胶颗粒大小而变化,当与相应抗原或抗体发生反应后出现凝聚,免疫胶体金颗粒增大,沉降,同时光散射随之发生变化,使溶液的颜色向红色转变,直接应用分光光度计进行定量分析,可定性或定量地检测抗原或抗体。

(四)胶体金免疫层析法

将胶体金标记的抗体吸附在结合垫上,置于NC膜的左侧,将特异性检测抗体以条带状吸附到NC膜上,位于金标抗体的右侧,作为质控的抗金标抗体以条带状吸附在检测抗体带的右侧。当待检样本加到样本垫上后,通过毛细作用向前移动,与金标抗体结合成抗原抗体复合物,抗原抗体复合物继续向前流动到检测抗体位点时,待测抗原与包被在此处的抗体结合,形成两个抗体结合一个抗原的双抗体夹心结构,金颗粒在此沉积,故检测线显红色。未结合抗原的金标抗体继续向前流动与抗金标抗体结合,形成金标抗体-抗金标抗体复合物,金颗粒也在此沉积,故质控线也呈现红色(图3.12)。该法现已发展成为快筛试剂盒,广泛用于新冠、妊娠等的检测。

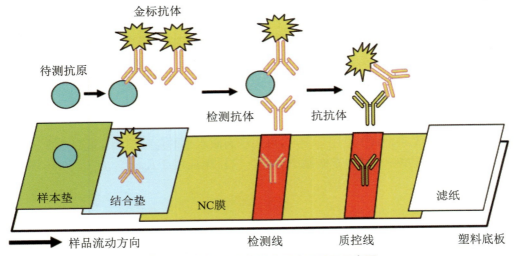

图 3.12　胶体金免疫层析法检测原理示意图

(五)胶体金免疫组织化学染色

参见第四章第四节。

第五节　放射免疫技术

放射免疫技术是将同位素分析的高度灵敏性与抗原抗体反应的特异性相结合,以放射性同位素作为示踪物的标记免疫测定方法。1960年Yalow和Berson首先创建了放射免疫检测技术(radioimmunoassay,RIA),用于血清中胰岛素含量的测定,Yalow也因此研究于

1977 年获得诺贝尔生理学或医学奖。1968 年 Miles 和 Hales 应用同位素标记的抗胰岛素抗体检测牛血清中胰岛素获得成功,为了区别经典的 RIA,他们将其称为免疫放射度量检测(immunoradiometric assay,IRMA)。放射免疫技术存在放射污染,限制了它的发展,如今电化学发光免疫检测、化学发光免疫检测、酶联免疫检测等相继推出,RIA 法的使用正在逐渐减少。

一、放射免疫标记技术

放射免疫标记技术是根据抗原抗体特异性结合的原理,以放射性同位素标记抗原或抗体,根据射线的多少定性或定量测定待检标本中抗体或抗原的量。放射性同位素作为放射性免疫技术的标记物,选择何种放射性同位素以及如何制备放射标记物,即将放射性同位素与抗原或抗体连接,是建立放射免疫技术的基础。

(一)常用于标记物的放射性同位素

同位素(isotope)是指元素周期表中处于相同位置的某种元素所包含的若干种核素。放射性核素(radionuclide)是指在自然条件下可发生自发性的转化,由一种放射性核素转变成另一种放射性核素,并同时释放 α、β 或 γ 射线的核素,这一过程又称为放射性衰变(radioactive decay)。

用于标记的同位素中 ^{125}I 最为常用(表 3.6)。^{125}I 主要有以下特点:① 化学性质比较活泼,标记抗原和抗体容易;② 标记方法简单,且容易获得高比活性的标记物;③ 在衰变过程中产生低能 γ 射线,便于测量且效率高;④ 半衰期为 60 天,废弃物较容易处理,但标记试剂的保存期较短;⑤ 标记过程中,用 ^{125}I 取代 H,可能使原物质免疫活性受到影响。

表 3.6 常用标记物的放射性同位素及其性质

放射性元素	半衰期	射线种类
^{14}C	5720 年	β
^{3}H	12.5 年	β
^{125}I	60 天	γ
^{131}I	8.05 天	β、γ

(二)放射性同位素标记物的制备

1. 实验原理

氯胺 T(Chloramine-T,Ch-T)是氯代酰胺类氧化剂,在水溶液中易分解产生次氯酸,将 ^{125}I 的碘阴离子($^{125}I^-$)氧化为碘离子($^{125}I^+$),$^{125}I^+$ 取代蛋白质酪氨酸残基苯环上的氢原子,形成稳定的 ^{125}I 标记物二碘酪氨酸,用还原剂偏重亚硫酸钠终止氧化反应,达到标记抗原(抗体)的目的。

2. 实验材料

试剂:0.05 mol/L PBS,pH 7.4;0.2 mg/mL 待标记蛋白;0.5 Ci/mL 放射性核素 Na^{125}I

溶液;4 mg/mL 氯胺 T 溶液;240 mg/mL 偏重亚硫酸钠($Na_2S_2O_3$)溶液;Sephade×G25 凝胶分离柱。

仪器:γ 计数仪。

3. 操作步骤

(1) 将 25 μL 蛋白溶液(5 μg)加入 2 μL $Na^{125}I$ 溶液(1 mCi),充分混匀。

(2) 加入 25 μL 氯胺 T 溶液,充分混匀 30 s。

(3) 加入 100 μL $Na_2S_2O_3$ 溶液,充分混匀 10 s,终止碘化。

(4) 用 Sephade×G25 凝胶分离柱去除游离的^{125}I。

4. 放射标记物的鉴定

(1) 比放射性计算

放射性强度是指单位重量抗原的放射性强度,以比放射性(或比度)表示。^{125}I 标记抗原的比度一般应大于 50 μCi/μg。

^{125}I 利用率(%)=标记蛋白的总放射性/投入的总放射性×100%

^{125}I 标记物比放射性(μCi/μg)=投入的总放射性μCi×标记率/标记蛋白量(μg)

(2) 游离^{125}I 含量测定

游离^{125}I 含量小于 5% 是成功标记的基本要求。取少量标记物,加入适量 BSA,用 5% 三氯醋酸沉淀蛋白质,离心后 γ 计数仪测定总放射性计数(counts per minute,CPM)值及上清液中的 CPM 值,计算游离^{125}I 百分率:

$$游离^{125}I 百分率(\%) = 上清液 CPM 值 / 总 CPM 值 × 100$$

(3) 免疫活性测定

取少量标记物,加过量的抗体或抗原,37 ℃反应 2 h 后分离抗原抗体复合物(B)和游离抗原或抗体(F),γ 计数仪分别测定 CPM 值。计算结合率:结合率(%)= B/(B+F)×100%,结合率应在 80% 以上,数值越大,说明标记的抗原(抗体)的免疫反应活性保存越好。

5. 注意事项

(1) 氯胺 T 用量:应通过预实验来确定氯胺 T 的用量。用量过高,虽然可以提高碘化率,但容易损伤标记物的免疫活性;用量过低,则标记物比活度低。

(2) 应严格控制反应温度、时间、体积和反应体系 pH。

(3) 可以使用亲和层析来分离标记抗体与游离^{125}I。

(4) 放射性同位素对人体有伤害,操作时必须加以防护。

二、放射免疫测定技术

放射免疫测定技术是将放射性核素高敏感的示踪特点和抗原抗体反应的高特异性特点相结合的一种体外测定超微量物质的技术。其基本模式是应用放射性同位素标记的抗原或抗体,通过免疫反应进行定量测定。具有灵敏度高、特异性强、重复性好、样品及试剂用量少、操作简便且易于标准化等优点,在生物医学研究和检验中得到了广泛应用。

放射免疫测定技术根据其方法学原理的不同分为两种类型:放射免疫分析(RIA)和免疫放射分析(IRMA)(表 3.7)。

表 3.7　RIA 与 IRMA 的主要区别

	RIA	IRMA
标记物质	标记抗原	标记抗体
抗体用量	抗体定量	抗体过量
反应试剂	标准抗原、标记抗原、抗体	标准抗原、标记抗体
反应原理	竞争性结合	非竞争性结合
反应平衡速度	较慢	较快
标记复合物放射性强度	与待测抗原呈负相关	与待测抗原呈负/正相关性
非特异性结合的影响	主要影响高剂量区	主要影响低剂量区
检测范围	蛋白质、多肽、激素、甾类生物分子均可测定	仅限于 2 个以上抗原表位的生物大分子

　　放射免疫测定技术具有灵敏度高,可检测出皮克(pg),甚至飞克(fg)量级的超微量物质,特异性好、重复性好、样品及试剂用量少,测定方法易规范化和自动化等优点,因此在医学及其他生物学科的研究领域和临床实验诊断中被广泛应用。

（一）放射免疫分析(RIA)

1. RIA 法的实验原理

　　放射性标记的已知抗原(*Ag)和非标记的待检抗原(Ag)同时与限量的特异性抗体(Ab)进行竞争结合或竞争性抑制反应,通过测定标记抗原-抗体复合物(*Ag-Ab)和游离标记抗原(*Ag)的放射性,根据标准曲线即可推算出待测抗原含量的一种超微量分析技术。RIA 的反应方式有两种:① 平衡加样法:将待测抗原(Ag)、限量的抗体(Ab)和标记抗原(*Ag)同时加入反应体系;② 顺序加样法(两步法):先将待测抗原(Ag)和抗体(Ab)反应;再在前一步基础上再加入标记抗原(*Ag)和游离抗体(Ab)反应。两步法在一定程度上可提高分析灵敏度(图 3.13)。

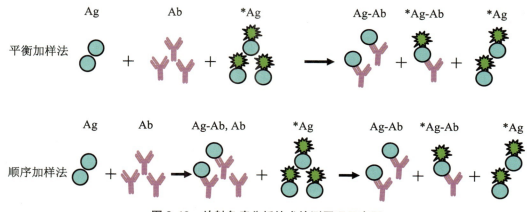

图 3.13　放射免疫分析技术检测原理示意图

2. RIA 实验流程

(1) 加样:加样总体积须保持一致,必要时用蒸馏水补齐,可同时设 2～3 支复管。

(2) 孵育:根据不同的分析对象,孵育的温度和时间可能有所不同,一般是 37 ℃ 1 h 或 4 ℃ 孵育过夜。

(3) 分离:当反应平衡后,用分离抗体将标记的抗原抗体复合物 *Ag-Ab 与游离标记抗原 *Ag 进行沉淀分离。

(4) 测定:用 γ 计数仪测定沉淀物的 CPM 值。

(5) 数据处理:绘制标准曲线,根据标准曲线算出待测抗原浓度。

3. 加样分组

分组如表 3.8 所示。

表 3.8 RIA 的检测分组

名称	代表符号	抗原(Ag)	标记抗原(*Ag)	检测抗体(Ab1)	分离抗体(Ab2)
总放射性管	T	−	+	−	−
非特异结合管	NSB	−	+	−	+
最大结合管	B_0	−	+	+	+
标准品管	$B_1 \sim B_n$	+	+	+	+
样品管	U	+	+	+	+

(1) 总放射性管(T):反应后不进行分离,直接测得的放射性就是总放射性,代表了实验的最大量程。

(2) 非特异结合管(non-specific binding,NSB):使用蒸馏水代替检测抗体,仅有标记抗原,在反应后测得放射性。表示标记抗原与分离抗体或容器管壁等的结合情况,也反映了实际实验条件下的环境所带来的误差。

(3) 最大结合管(B_0):仅有标记抗原和检测抗体,反应后分离所得 Ag-*Ab 的放射性为 B_0。表示标记抗原和抗体的最大结合值,即待测样品的最小测量点。

(4) 标准管($B_1 \sim B_n$):加入不同浓度的标准抗原后,再加入检测抗体和标记抗原进行抗原抗体反应。反应结束后分别分离出每管的抗原抗体复合物沉淀,测定抗原抗体复合物的放射性。$B_1 \sim B_n$ 是标准曲线绘制的依据。

(5) 样品管(U):使用待测样本代替标准管中的标准抗原,在相同条件下进行抗原抗体反应和分离,得到抗原抗体复合物的放射性,其对应的浓度可以在绘制的标准曲线上得出。

4. RIA 法标准曲线及待测样品的计算

(1) 根据复管的 CPM 值计算出每个标准品或样品平均值。

(2) 根据下列公式计算出各标准品管的 $B_n/B_0(\%)$。

$$B_n/B_0(\%) = (B_n - NSB)/(B_0 - NSB) \times 100\%$$

(3) 以 $B_n/B_0(\%)$ 为纵轴,以标准品浓度的对数值为横轴,绘制标准曲线(图 3.14)。

(4) 根据样品管中的 CPM 值、$B_n/B_0(\%)$ 公式和标准曲线,计算出样品管中抗原的浓度。

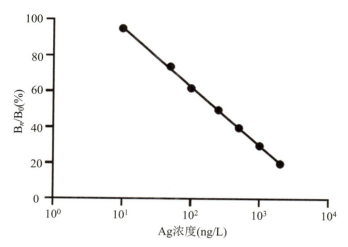

图 3.14　RIA 法标准曲线示意图

5. RIA 技术的基本要求

（1）抗原标准品的要求：① 与待测抗原的免疫原性必须一致；② 纯度高；③ 精确用量；④ 稳定性好。

（2）标记抗原的要求：① 免疫活性与待测抗原及标准品抗原一致；② 放射化学纯度高；③ 有较高的放射性比活度。

（3）抗体的要求：抗体结合的强度是 RIA 的前提，因此衡量抗体质量的指标为亲和力强、特异性高，抗体的效价高、不受交叉反应物质的影响。

6. RIA 技术的影响因素

（1）缓冲液：常用 pH 7.0～8.5，离子浓度 0.05～0.1 mol/L 的磷酸缓冲液或 Tris-HCl 缓冲液。

（2）反应体积：体积小可提高检测灵敏度，但误差增高。

（3）温度和时间：孵育温度在 4 ℃或 37 ℃，取决于待测样本。

（4）反应物比例：减少抗体与标记抗原的用量可提高检测灵敏度，增加抗体与标记抗原的用量可扩大测定范围。

（5）添加剂：低浓度添加剂，如 NaN_3、EDTA、肝素、抑肽酶对一般分析无影响。

（二）免疫放射分析（IRMA）技术

IRMA 是从 RIA 的基础上发展起来的同位素标记免疫测定，属于非竞争性抗原抗体结合反应。其特点为用过量的同位素标记抗体直接与待测抗原反应，通过固相免疫吸附分离抗原抗体复合物或游离抗体的手段，通过测量抗原抗体复合物的放射性量来计算出非标记抗原的量。IRMA 主要分为三类：直接 IRMA 法、双抗体夹心 IRMA 法和间接双抗体夹心 IRMA 法。

1. IRMA 法实验原理

（1）直接 IRMA 法

直接 IRMA 法又称单位点 IRMA 法，检测的抗原只有一个抗原表位，所测的抗原为小分子抗原。基本检测原理是抗体用放射性同位素标记，待测抗原（或标准品）与过量同位素标记抗体结合,然后通过加入固相的抗原免疫吸附剂,与多余的标记抗体结合,形成固相抗原-标记抗体复合物、抗原-标记抗体复合物,离心去除未与固相抗原结合的标记抗体,测定固相抗原抗体复合物的放射性强度,计算出待测抗原的含量,其结果为负相关,即放射性越高,待测抗原越少(图 3.15)。由于在反应系统中使用过量的同位素标记抗体,且无竞争性抑制反应,因此抗体与被测抗原达到结合状态的化学平衡,在 2~3 h 即可完成,较少受到抗体亲和常数的限制,即使单克隆抗体的亲和力较低,也能满足实验要求,使 IRMA 的灵敏度明显高于 RIA。

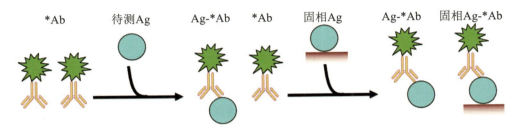

图 3.15　直接 IRMA 法检测原理示意图

(2) 双抗体夹心 IRMA 法

双抗体夹心 IRMA 法又称双位点 IRMA 法,检测抗原有两个以上相同抗原表位,所使用的固相抗体和标记抗体在与同一抗原分子结合时互不干扰,因此对很多小分子半抗原不适用。固相抗体先与待测抗原(或标准品)结合,完全结合后再与同位素标记的抗体反应,形成固相抗体-抗原-标记抗体复合物,洗去游离的标记抗体,测定固相抗体-抗原-标记抗体复合物的放射性计数(图 3.16)。

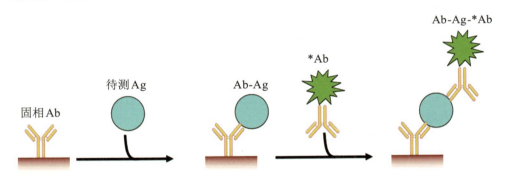

图 3.16　直接双抗体夹心 IRMA 法检测原理示意图

(3) 间接双抗体夹心 IRMA 法

间接双抗体夹心 IRMA 法,同位素标记的抗体为针对双抗体夹心 IRMA 法的第二抗体 IgG 的抗抗体,优点是将标记每一个特异性抗体简化,只要标记抗抗体即可作为通用的示踪剂。固相抗体先与待测抗原(或标准品)结合,再与检测抗体结合,形成"固相抗体-抗原-检测抗体-标记二抗"的复合物,洗去游离的标记抗抗体,测定固相抗体-抗原-检测抗体-标记抗体复合物的放射性计数,计算出待测抗原的含量。其结果为正相关,即放射性越高,待测抗原浓度越高(图 3.17)。

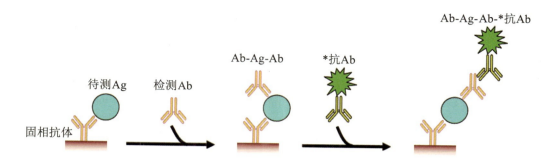

图 3.17　间接双抗体夹心 IRMA 法检测原理示意图

2. 双抗体夹心 IRMA 的基本方法

双抗体夹心 IRMA 的基本方法与夹心 ELISA 法相同。双抗体夹心 IRMA 的测定过程中要分离游离抗体和抗原抗体复合物,都是大分子,需要相同特异性的单克隆抗体作为分离剂,因此 IRMA 系统含有两株特异性相同的单克隆抗体,一株抗体用于固相分离,另一株抗体用于检测待测抗原。为了将标记每一个特异性抗体简化,同位素标记的抗体为针对 IgG 的抗抗体(图 3.16)。

3. IRMA 法的特点

(1) 示踪剂:以标记抗体作为示踪剂,比抗原更易于标记,免疫活性受影响更小。

(2) 反应动力学:因标记抗体是过量的,且反应是非竞争性的,抗原抗体是全量反应,因此达到平衡的反应速率比 RIA 快。

(3) 灵敏度:明显高于 RIA,为 RIA 的 10～100 倍。

(4) 标准曲线工作范围:标准曲线工作范围宽。

(5) 特异性:双位点 IRMA 法使用的固相抗体和标记抗体分别针对抗原的两个结合位点,不易发生交叉反应,特异性高。

(6) 稳定性:受温度和样品杂质影响小,方法稳定,批内、批间误差小。

(7) 待测抗原:双位点 IRMA 法要求待测物至少具有两个相同抗原表位,因此 IRMA 法目前多用于蛋白质和多肽测定,在短肽和半抗原等小分子的测定应用受限。

(8) 抗体用量较多。

4. IRMA 法的主要影响因素及注意事项

(1) 待测抗原性质:双位点 IRMA 要求待测抗原具有两个以上的结合位点。

(2) 抗原在固相抗体上结合的稳定性:双位点 IRMA 时,待测抗原越多,抗原从固相抗体上分离得越多,结合的稳定性降低,因此高浓度抗原检测的准确度低于低浓度抗原。

(3) 标记抗体:标记抗体用量越多,非特异性结合越高。

(4) 反应温度及时间:受温度影响较小,因此一般使用 37 ℃,以缩短反应时间,一般在 1.5～3 h 内。

(5) 血清的非特异性效应:温度越高,血清非特异性效应越明显。

(6) 放射性同位素的放射性对人体会产生一定的危害性,且其废物的储存和销毁会对环境造成污染,因此操作时必须遵守放射性安全的相关规定。

参考文献

［1］ Engvall E,Perlmann P. Enzyme-linked immunosorbent assay (ELISA). Quantitative assay of immunoglobulin G［J］. Immunochemistry, 1971, 8(9)：871-874.

［2］ Czerkinsky C C, Nilsson L A, Nygren H, et al. A solid-phase enzyme-linked immunospot (ELISPOT) assay for enumeration of specific antibody-secreting cells［J］. J Immunol Methods, 1983, 65(1-2)：109-121.

［3］ Czerkinsky C, Andersson G, Ekre H P,et al. Reverse ELISPOT assay for clonal analysis of cytokine production. I. Enumeration of gamma-interferon-secreting cells［J］. J Immunol Methods, 1988, 110(1)：29-36.

［4］ Coons A H, Creech H J, Jones R N. Immunological properties of an antibody containing a fluorescent group［J］. Proc Soc Exp Biol Med, 1941, 47(2)：200-202.

［5］ Coons A H, Leduc E H, Connolly J M. Studies on antibody production. I. A method for the histochemical demonstration of specific antibody and its application to a study of the hyperimmune rabbit［J］. J Exp Med, 1955, 102(1)：49-60.

［6］ Riggs J L, Seiwald R J, Burckhalter J H, et al. Isothiocyanate compounds as fluorescent labeling agents for immune serum［J］. Am J Pathol, 1958, 34(6)：1081-1097.

［7］ Halmann M, Velan B, Sery T. Rapid identification and quantitation of small numbers of microorganisms by a chemiluminescent immunoreaction［J］. Appl Environ Microbiol, 1977, 34(5)：473-477.

［8］ Yalow R S, Berson S A. Immunoassay of endogenous plasma insulin in man［J］. J Clin Invest, 1960, 39(7)：1157-1175.

［9］ Miles L E, Hales C N. Labelled antibodies and immunological assay systems［J］. Nature, 1968, 219(5150)：186-189.

［10］ 陈俊彦,肖琼. 免疫胶体金技术的应用及展望［J］.化学分析计量,2014,23(1):101-104.

［11］ 柳忠辉,吴雄文.医学免疫学实验技术［M］.2版.北京:人民卫生出版社,2014.

［12］ 葛海良,张冬青.免疫学技术［M］.北京:科学出版社,2009.

［13］ 张娟,陈晓光.电化学发光免疫分析技术及其临床应用［J］.中国国境卫生检疫杂志,2010,33(4):264-266.

［14］ Slot J W, Geuze H J. A new method of preparing gold probes for multiple-labeling cytochemistry［J］. Eur J Cell Biol, 1985, 38(1)：87-93.

（孙昊昱）

第四章　免疫组织化学染色技术

免疫组织化学技术是利用特异性抗原、抗体反应,对组织细胞的特定抗原进行定位和定量的技术。免疫组织化学技术开创于 1941 年 Coons 利用荧光素标记抗体检测肺组织内的肺炎双球菌。20 世纪 50 年代免疫组织化学技术主要为免疫荧光组织化学技术;60 年代以后用酶替代荧光素,建立了高度敏感,且更为实用的酶免疫组织化学技术;70 年代在酶免疫组织化学技术基础上建立辣根过氧化物酶-抗体-过氧化物酶(PAP)技术,并开发出免疫胶体金免疫组织化学技术;80 年代建立了亲和素-生物素-过氧化物酶复合物(ABC)法;2000 年后各种免疫组织化学技术发展迅速,使免疫组织化学技术得到广泛应用,成为当今生物医学中形态、功能、代谢等综合研究的一个有力工具。

第一节　免疫组织化学染色的基本技术

免疫组织化学(immunohistochemistry,IHC)又称免疫细胞化学(immunocytochemistry),是利用带显色剂(酶、荧光蛋白、金属离子等)标记的特异性抗体在组织细胞原位通过抗原抗体反应和组织化学的呈色反应,对相应抗原进行定性、定位、定量测定的一项技术。它把免疫反应的特异性、组织化学的可见性巧妙地结合起来,借助显微镜(包括荧光显微镜、电子显微镜)的显像和放大作用,在细胞、亚细胞水平检测各种抗原物质,如蛋白质、多肽、酶、激素、病原体以及受体等。

免疫组织化学技术流程包括:① 标本的取材;② 标本固定、包埋;③ 切片;④ 免疫细胞化学染色;⑤ 呈色反应;⑥ 镜检,观察结果(图 4.1)。

一、免疫组织化学染色的基本技术

(一)石蜡包埋组织切片技术

1. 实验材料

试剂:固定液(表 4.1)、乙醇、二甲苯、石蜡。

仪器:组织切片机、组织包埋机、生物组织自动脱水机、烘片机、烤箱、水浴锅。

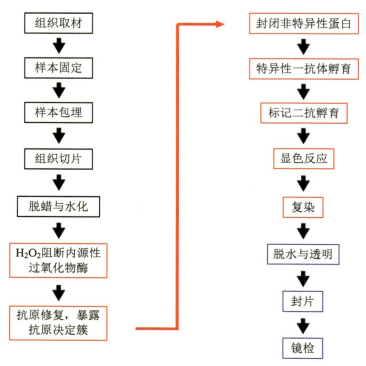

图 4.1 免疫组织化学技术流程图

2. 实验方法

（1）组织和细胞的取材

① 组织标本的取材方法：ⅰ. 活检标本的取材：组织来自手术切除标本、钳取活检、穿刺活检，或者来自尸体剖检；ⅱ. 手术切除标本的取材：病灶区、病灶与正常组织交界处，可同时有抗原阳性和阴性，便于进行自身对照，注意取材要避开坏死区，以免导致强烈的非特异着色；ⅲ. 实验动物的取材：低等动物如原生动物、腔肠动物可用冷或热的固定液；蟾蜍、小鼠等小动物，可用眼球放血法处死取材；大动物如狗、猫、兔等，采用静脉空气法处死动物，但容易导致各脏器瘀血、脑心人为性病变，采用麻醉窒息法会造成肺部充血、呼吸道病变等，影响结果，因此根据取材组织器官决定处死动物的方式。

② 细胞标本的取材方法：ⅰ. 印片法：常用于活检或手术切除标本。ⅱ. 穿刺吸取涂片法：常用于淋巴结、软组织、肝、肾、肺等细针头穿刺。ⅲ. 体液沉淀法涂片：胸水、腹水、尿液、脑脊液等体液多而细胞较少的标本。ⅳ. 培养的活细胞：用于实验室研究，如单抗筛选、细胞骨架蛋白的定位等。

③ 注意事项：

组织取材：ⅰ. 刀刃要锋利，镊取时动作要轻，避免破坏细胞的形态，加重非特异染色；ⅱ. 为充分保持组织的抗原性，取材要快，尽量保持组织新鲜。

细胞取材：ⅰ. 为防止脱片，应在载玻片上涂黏附剂；ⅱ. 为节省试剂及便于镜下观察和计数，将细胞集中到直径为 $0.6 \sim 1.0$ cm 的圆圈内，细胞总数以 1×10^5 个为宜。

（2）组织细胞材料的固定

固定的主要目的：ⅰ. 防止组织细胞死后发生自溶和腐败；ⅱ. 使细胞的蛋白质、脂肪、糖等成分凝固沉淀保存下来，增加内含物的折光程度，增强酶的作用和染色能力；ⅲ．硬化作用，便于切片。

① 免疫组织化学固定方法：免疫组织化学固定的原则是最好地保存细胞和组织的形态结构、最大限度地保存抗原的免疫活性。主要的固定方法有物理固定法和化学固定法。物理固定法如血涂片快速空气干燥法、冻结干燥法。化学固定法包括：ⅰ．浸润法：将组织浸泡在固定液中，必要时可在低温（4 ℃）下进行，固定时间一般在 3～12 h；ⅱ．灌流法：此法适用于动物实验研究。麻醉动物，经动物左心室主动脉插管，生理盐水冲洗，注入固定液，组织在 30 min 内取材，继之浸入固定液中 1～3 h。

② 重要的固定液

ⅰ．醛类固定液，是双功能交联剂，其特点是对组织穿透性强，收缩性小，可使组织间相互交联，保存抗原于原位，是常用的固定液。

4％甲醛（formaldehyde）固定液：常称为 10％的福尔马林固定液，可以有效地保护某些抗原的同时，能很好保持组织形态结构的完整。但由于甲醛使蛋白质发生交联而起固定作用，会影响细胞膜的通透性，有时会使大分子抗原丧失活性，因此固定时间以不超过 24 h 为宜。

4％多聚甲醛（paraformaldehyde，PFA）固定液：为多聚甲醛磷酸缓冲液（pH 7.4），该固定液较为温和，适合于组织标本的长期保存。

布安溶液（Bouin's solution）：常称为 Bouin 液，为组织学、病理学常用的固定液之一，对组织的穿透力较强，固定较好，结构完整。但因偏酸（pH 3～3.5），对抗原有一定损害，且组织收缩明显，不适宜组织标本的长期保存，固定时间一般为 4～6 h。

过碘酸盐-赖氨酸-多聚甲醛（peroiodate lysine polyformaldehyde，PLP）固定液：适用于富含糖类组织，对超微结构及许多抗原的抗原性保存较好，固定时间 6～18 h。

ⅱ．非醛类固定液，主要有重铬酸钾-氯化汞（potassium dichromate-mercuric chloride）液，常称为 Zenker 液。对免疫球蛋白染色最佳，固定时间一般为 2～4 h，在染色前必须脱汞。

ⅲ．丙酮及醇类固定液，主要有丙酮、95％乙醇溶液。对抗原的影响较小，但固定后的组织染色较差。一般用于冰冻切片、细胞涂片的固定。

表 4.1　待测抗原与固定液的选择

抗　　原	适用的固定液
细胞表面抗原	4％甲醛溶液、丙酮、95％乙醇、Bouin 液
免疫球蛋白	Zenker 固定液、4％甲醛溶液、95％乙醇、丙酮
酶、蛋白类	4％甲醛溶液、Bouin 液、95％乙醇、丙酮
肽类激素	Bouin 液、4％甲醛溶液、95％乙醇、丙酮
固醇类	4％甲醛溶液、Bouin 液
补体	95％乙醇、丙酮、4％甲醛溶液、Bouin 液
细菌	丙酮、95％乙醇、4％甲醛溶液
病毒	丙酮、95％乙醇
肿瘤胚胎抗原	4％甲醛溶液

③ 注意事项：ⅰ. 所取组织必须新鲜，并应及早、尽快固定，切忌干涸；ⅱ. 组织块的大小：一般为 2 cm×2 cm×0.5 cm；ⅲ. 固定液用量是组织块体积的 20 倍以上；ⅳ. 组织固定后必须彻底冲洗，减少固定液造成的假阳性；ⅴ. 根据抗原和染色方法选择最佳固定方法。

（3）组织脱水、浸蜡、包埋

① 洗涤：彻底洗净组织内的固定液，以免固定液产生沉淀或结晶影响染色和观察。

4%甲醛：水洗，至少要洗 1 h 以上，一般 10～24 h。

乙醇：一般不需要冲洗，如果冲洗要用与固定剂中的乙醇浓度相同的乙醇冲洗，不可用水或者浓度相差很大的乙醇溶液。

② 脱水：组织在固定液长时间浸泡后，会含大量的水分，需要用浓度逐渐升高的乙醇（50%～100%）逐步将组织中的水完全置换出来。其目的是有利于组织的透明和浸蜡，也有利于组织的永久保存。透明剂必须在组织完全无水时才能渗入，水也不能与包埋剂混合。

脱水剂可分为：ⅰ. 石蜡溶剂的脱水剂：如正丁醇等，组织脱水后可直接浸蜡；ⅱ. 非石蜡溶剂的脱水剂：如乙醇、丙酮等，需要经二甲苯透明后方可浸蜡。把脱水剂配成各种浓度，自低浓度到高浓度依次循序进行，使组织中的水分逐渐减少并被脱水剂置换。

③ 透明：用二甲苯完全置换出乙醇，便于透蜡包埋。透明剂既能与脱水剂相混合又能与石蜡相混合，起到桥梁的作用，在代替脱水剂后导致石蜡的浸入。常用透明剂是二甲苯，特点是既溶于乙醇又能溶解石蜡，还能与封片剂树胶混合，不溶于水。

④ 浸蜡：在 60～62 ℃时，用液态石蜡完全置换出二甲苯。室温时石蜡凝固成固态，内含待切组织。

浸蜡过程：先将石蜡溶化在含有组织的透明剂中，这样可以减少组织的收缩变形，使石蜡随着透明剂渗入到组织的各个部分，然后再逐渐提高石蜡的含量，并减少透明剂的量，直到最后形成纯的石蜡，使透明剂完全被石蜡所取代。

⑤ 包埋：是使用石蜡支撑组织的过程。选择适合的包埋模具，注入少量的液体石蜡，将处理好的待包埋组织按照正确的方向放入包埋模具中，注满液体石蜡，室温冷却。

⑥ 注意事项：ⅰ. 二甲苯易挥发且有毒，对人体危害大，应在通风橱中进行操作；ⅱ. 透蜡时石蜡的温度应该与石蜡的熔点相配合，略高于 2～3 ℃即可。温度过高会使组织高度收缩变脆；温度过低使透蜡不充分。ⅲ. 包埋过程轻轻地夹取组织样本。

（4）组织切片

① 载玻片的处理：将洗净、干燥的载玻片放入 1∶10 的去离子水稀释的多聚赖氨酸溶液中，浸泡 5 min，60 ℃烤箱烘烤 1 h 或室温过夜干燥，装盒备用。

② 切片：用切片机将组织切成 5～6 μm 厚的蜡片，注意检查刀无缺口，切片要平整，避免组织损伤和刀片的划痕。

③ 获得不间断的连续切片：修蜡块要保证切面上下两边平行，便于展片和捞片，便于在相邻切片上进行不同染色时作对照比较。

④ 切片：将切片放到 45 ℃水中展片，待其完全展开后，裱到有黏附剂的载玻片上，置 37 ℃热板上烘 6～12 h。

⑤ 注意事项：ⅰ. 石蜡切片进行展片时水温需要控制在 45 ℃，太高会使石蜡融化，太低则不能充分展开切片；ⅱ. 用玻片捞片时，注意避免在石蜡组织切片和玻片之间形成气泡。

（5）脱蜡和水化

① 烤片：脱蜡前，可将组织切片在 60 ℃恒温箱中烘烤 20 min，溶解部分石蜡。

② 脱蜡：将载玻片放入二甲苯溶液中脱石蜡，共 2 次，每次 15 min。

③ 将载玻片转移到 100％乙醇中，2 次，每次 3 min，置换出二甲苯。

④ 将载玻片分别置于 95％、80％、70％、50％的乙醇和 H_2O 中，每次 3 min，达到逐步水化的目的。

（二）冰冻组织切片技术

冰冻切片是指将组织在冷冻状态下直接用切片机切片。它实际上是以水为包埋剂，将组织进行冰冻至坚硬后切片。在冰冻切片前组织不经过任何化学药品处理或加热过程，因此制片速度快。同时，由于此法不需要经过脱水、透明和浸蜡等步骤，因而较适合于酶组织化学染色、脂肪染色、神经组织染色、免疫组织化学染色和原位分子杂交的制片方法等，已作为快速切片的方法应用于临床诊断。

1. 实验材料

试剂：丙酮，OCT 包埋剂。

最佳切割温度复合物（optimal cutting temperature compound，OCT），常称为 OCT 包埋剂，是一种聚乙二醇和聚乙烯醇的水溶性混合物，可在冰冻切片时支撑组织，以增加组织的连续性，减少皱折及碎裂。OCT 混合物为水溶性，在漂片时可溶于水，因此染色中不会增加背景染色。

仪器：恒冷箱切片机。

2. 实验方法

（1）组织取材：应尽可能快地采取新鲜的材料，防止组织发生坏死后自溶。用于冰冻切片的组织可以是新鲜组织、冻存的新鲜组织（避免反复冻融），或者是经 4％多聚甲醛固定、30％蔗糖溶液脱水的组织。

（2）组织样本直接速冻：① 将组织块平放于直径约 2 cm 锡箔纸折叠的小盒内；② 如组织块小可适量加 OCT 组织包埋剂浸没组织，然后将特制小盒放入盛有液氮的容器内；③ 当盒底部接触液氮时即开始汽化沸腾，保持小盒原位 10～20 s 组织即迅速冻结；④ 组织经过液氮速冻后立即用锡箔纸包裹（标注实验编号），放入 −80 ℃冰箱贮存备用。

（3）组织样本包埋：切片之前将组织从 −80 ℃冰箱中取出，放入 −20 ℃冰箱中平衡温度，平衡后用 OCT 包埋组织。① 若组织块较大可直接放在样品托上包埋；若组织块较小，由于样品托上有凹槽，所以需要先用 OCT 将凹槽填平，冷冻凝固后再将组织放在样品托上包埋；② 加一层包埋剂，约比组织大一圈；③ 包埋剂底部有一层凝结时将组织放入包埋剂中央；④ 吸出气泡；⑤ 再覆盖一层包埋剂，避免溢出。待包埋剂完全凝固就可以开始切片。

（4）组织标本切片：恒温冰冻切片机为较理想的冰冻切片机，其基本结构是将切片机置于低温密闭室内，故切片时不受外界温度和环境影响。连续切片时，需根据具体实验要求及组织类型调节切片厚度，厚度一般为 4～10 μm，在不影响组织形态的情况下尽量薄切。进行切片时，由于不同组织适宜温度不同，需要根据组织的类型调节，例如肝脏组织适宜温度在 −23 ℃左右，脾脏和淋巴结适宜温度在 −15 ℃左右，一般低温室内温度以 −25～−15 ℃为宜。调整防卷板到合适位置及角度后切片可较舒展、不卷片，用多聚赖氨酸处理过的干净载玻片附贴组织切片,切勿上下移动。

（5）切片固定保存：冷冻切片可用甲醇、丙酮或者4%多聚甲醛固定，根据实验目的与样本要求选择相应的固定方式。例如冷冻切片在切片略干时放入冷甲醇中固定10~15 min，然后进行相应的组织化学染色程序；如果进行免疫荧光染色，切片也可以直接冻存在−80 ℃，在使用前再用4%多聚甲醛固定，然后再进行染色。

（6）注意事项：① 用OCT包埋组织时要均匀，避免留有气泡。② 包埋时确保需要切片的那一面朝上放入冰冻包埋机中。③ 刀片或防卷板上有OCT或组织残渣，需用毛笔或刷子扫去后再切片。④ 切片时，温度要适当，温度过低组织易破碎。⑤ 获得的冰冻切片在进行染色前需要用PBS洗去OCT。⑥ 所得组织切片在染色前需要固定，常用4%多聚甲醛或者冷丙酮固定，具体根据实验要求而定。

（三）阻断内源性过氧化物酶

水化的组织切片或风干后的冰冻切片放入3% H_2O_2溶液中浸泡10 min，以阻断内源性过氧化物酶的活性。用PBS洗3次，每次5 min，根据固定方式选择是否进行抗原修复。

（四）抗原修复

1. 实验材料

试剂：抗原修复液：0.01 mol/L的柠檬酸钠缓冲液，pH 6.0；0.1%胰蛋白酶液；0.4%胃蛋白酶液。

仪器：微波炉、压力锅、水浴锅。

2. 实验方法

经过甲醛或多聚甲醛固定的切片中，细胞内抗原形成醛键、羧甲键而封闭了部分抗原表位，同时蛋白之间发生交联而使抗原表位隐蔽。所以在进行免疫组织化学染色时，需要先进行抗原修复（antigen retrieval）或暴露，即将固定所形成的分子交联破坏，而恢复抗原的原有空间形态。常用的抗原修复方法有微波修复法、高压修复法、水煮加热法和酶消化法等。检测抗原的不同所用修复的方法不同，根据实验的具体要求选择修复方法。

（1）水煮加热法：将含有0.01 mol/L柠檬酸钠缓冲溶液（pH 6.0）和组织切片的样本缸在电磁炉或者水浴锅中加热至95 ℃，10~15 min。

（2）微波修复法：将含有0.01 mol/L柠檬酸钠缓冲溶液（pH 6.0）和组织切片的样本缸在微波炉中加热，至有小气泡从底部出现，立即停止微波，10 min，反复1~2次，切记溶液不要沸腾。

（3）高压热修复法：敞开压力锅锅盖，将含有0.01 mol/L柠檬酸钠缓冲溶液（pH 6.0）的样本缸加热至煮沸，将玻片浸泡在缓冲液中，闭合锅盖，缓慢加压，10 min后，关闭加热，当温度下降后打开锅盖，将玻片置入凉水中冷却。本方法适用于较难检测或核抗原的抗原修复。

（4）酶消化法：酶消化处理可以重新释放醛键封闭的抗原，从而增加染色强度，且可明显减少背景染色，获得良好的对比颜色。常用酶的消化处理：0.1%胰蛋白酶液，消化温度和时间为37 ℃，5~30 min，主要用于胶原、补体、细胞角蛋白等；0.4%胃蛋白酶液，溶于0.01 mol/L盐酸中，37 ℃消化5~30 min，主要用于细胞间质抗原的显示，如层黏蛋白

（laminin）、Ⅳ型胶原（Collagen Ⅳ）等。

组织切片经抗原修复后，进行免疫组织化学或免疫荧光染色。

（五）脱水、透明、封片、镜检

经免疫组织化学或免疫荧光染色后，需要进行脱水、透明、封片，在显微镜下观察结果。

1. 实验材料

试剂：二甲苯、不同浓度的乙醇；封固剂：甘油、中性树脂。

2. 实验方法

（1）脱水：染色后的切片按顺序经过 50%、80%、95%、100% 的乙醇各 3 min，逐步至完全脱水。

（2）透明：完全脱水的切片经过 2 次二甲苯的浸泡，各 15 min。

（3）封片：从二甲苯中取出玻片，加 1 滴甘油（glycerol）或中性树脂（neutral resin），以光洁、厚度在 0.17 mm 左右的盖玻片覆盖。

（4）镜检：免疫组织化学染色，组织切片可长期保存，随时镜检。如果是荧光染色，应尽快用荧光显微镜观察。观察标本的特异性荧光强度，一般可用"＋"表示。

（5）注意事项：① 封片有气泡时，重新放入二甲苯缸中，盖玻片会自动脱落，切不可直接取下，容易将组织一同揭掉。② 荧光染色的载玻片应光洁、均匀，无明显自发荧光，厚度在 0.8~1.2 mm。③ 荧光染色的封固剂应无自发荧光，无色透明。④ 荧光染色组织切片不易长期保存，应尽快用荧光显微镜观察。

二、免疫组织化学染色的对照组设置

免疫组织化学染色中，即使出现阳性结果，若不能证明它的确是抗原抗体反应所致，也无法判断染色结果的特异性。因此，免疫组织化学染色需要设置对照染色，以辨别实验结果的真伪。根据实验的要求主要有以下几种对照。

（1）空白对照（blank control）：在染色过程中不加第一抗体，使用 PBS 代替第一抗体同时染色，结果应为阴性。在荧光染色中可作为样本自发荧光对照。

（2）阳性对照（positive control）：用已知含有相应抗原的组织切片与被测组织样本同时染色，结果应为阳性。也称为抗原对照。

（3）阴性对照（negative control）：用已知不含相应抗原的组织标本与被测组织样本同时染色，结果应为阴性。

（4）吸收试验（absorbing test）：先用已知抗原与标记的抗体反应，再与标本内的抗原反应，结果应为阴性或染色减弱。

（5）阻断试验（blocking test）：先用未标记的特异性抗体与标本内相应抗原反应，再加入用标记的相同特异性抗体进行染色，结果应为阴性或染色减弱。也称为抑制实验。

（6）同型对照（isotype control）：用不存在特异性抗体的种属相同的正常血清进行染色，结果应为阴性。也可作为空白对照。

三、苏木精 伊红(HE)染色

苏木精(hematoxylin)是带正电荷的蓝紫色碱性染料,能与细胞核内带负电荷的酸性染色质结合,使得细胞核被染成蓝色。伊红(eosin)是一种人工合成的酸性染料,在水中解离成带负电荷的阴离子,能与蛋白质的氨基正电荷结合,而使细胞质和细胞外的基质成分被染成粉红色。

1. 主要试剂

苏木精液,1%伊红染液。

2. 实验步骤

(1)石蜡切片经脱蜡至完全水化后浸入水中 5 min。

(2)组织切片浸入苏木精液中染色 5～10 min,自来水冲洗直到组织切片返蓝,即切片组织颜色由红紫色转变为鲜艳的蓝色。

(3)组织切片浸入 1%伊红进行复染 5～10 min,流水冲洗,除去残余染料。

(4)脱水、透明、封片、镜检。

3. 结果判定

细胞核呈现为蓝色(苏木精染色),细胞质呈现粉红色(伊红染色)。

第二节　免疫酶组织化学染色技术

免疫酶组织化学染色法是用酶标记抗体检测组织中抗原,通过抗原抗体反应和酶催化底物的组织化学反应,得到具有一定电子密度的有色产物。反应结果既可以用光学显微镜观察,也可以用电子显微镜观察。作为标记物使用的酶有多种,常用于免疫组织化学染色的是辣根过氧化酶(HRP)。免疫酶组织化学染色主要方法有直接染色法、间接染色法等。

实验材料

试剂:1% BSA 或 3%非免疫血清、3%过氧化氢(H_2O_2)、DAB-H_2O_2 显色液(使用前加适量 3% H_2O_2)、苏木精染液、酶标抗体(PBS 稀释)。

仪器:光学显微镜。

一、免疫酶直接染色法

免疫酶直接染色法是利用标有酶的特异性抗体直接检测标本中相应抗原,优点是操作简单、需时短、特异性高;缺点是一种标记抗体只能检测一种抗原。

实验步骤

(1)已经处理完毕待染色的组织切片或细胞涂片。

(2)滴加3%正常非免疫血清或1% BSA,室温下封闭 30 min,PBS 洗 3 次,每次 5 min。

(3)滴加适当稀释的酶标记抗体50 μL,在湿盒中 4 ℃标记过夜或者 37 ℃ 1 h。PBS 洗

3次,每次 5 min。

（4）DAB 显色反应,在显微镜下观察显色程度。以出现清晰阳性结果且无背景非特异性染色为显色最佳时间,一般 0.5～10 min,用水终止显色反应。

（5）自来水冲洗 10 min。

（6）苏木精复染 2～10 min,自来水冲洗 10～15 min。

（7）脱水、透明、封片、镜检。

二、免疫酶间接染色法

酶免疫间接染色法需要两种抗体,与待测抗原特异性结合的未标记的第一抗体和与一抗特异性结合的酶标记的第二抗体,即抗抗体,形成"待测抗原-特异性一抗-酶标而抗"的复合物,通过显色反应进行定位。其优点是灵活性高,一种酶标记的二抗可应用于多种一抗,也具有一定的放大作用,但由于实验步骤较多,容易产生非特异性染色,且染色时间较长。

实验步骤

（1）已经处理完毕待染色的组织切片或细胞涂片。

（2）滴加 3% 正常非免疫血清封闭液或 1% BSA 50 μL,室温下 20 min,用 PBS 洗 3 次,每次 5 min。

（3）滴加适当稀释的第一抗体 50 μL,湿盒中 4 ℃标记过夜或者 37 ℃ 1 h。用 PBS 洗 3 次,每次 5 min。

（4）滴加适当稀释的酶标记第二抗体 50 μL,湿盒中室温作用 30 min。用 PBS 洗 3 次,每次 5 min。

（5）以下步骤同免疫酶直接染色法实验步骤（4）～（7）。

三、结果判定

镜检阳性细胞呈现为褐色沉积。

免疫酶组织化学染色结果评价:① 阳性细胞染色分布类型:胞质、细胞核、细胞膜;② 阳性细胞呈现灶性或弥漫性分布,且与阴性细胞的位置关系;③ 阳性细胞染色强度;④ 切片边缘、刀痕、皱折处或坏死挤压的细胞区、胶原结缔组织等,常被染色,但一般不判定为阳性。

四、注意事项

（1）抗体的稀释度:抗体的稀释方法有直接测定法和棋盘测定法等。稀释度选择原则是待测抗原着色最强、背景着色最弱的滴度。工作液新鲜配制,不宜放置太长时间。

（2）滴加抗体:抗体的量视组织大小而定,原则是可以均匀覆盖组织面,且保证整个过程中不会使组织干涸。在滴加抗体前用干净的纸巾将样本周围的水擦去,以使抗体集中在样本上,注意擦拭时操作要小心,不要碰到样本。

（3）为了防止抗体水分蒸发,样本孵育的过程均应在湿盒中进行。

（4）显色时间控制:酶底物浓度的增加和孵育时间的延长,可增加染色强度。若着色太深可适当减少反应时间。

（5）H_2O_2溶液用量控制：H_2O_2溶液浓度较大使显色反应过快而致背景加深，过量 H_2O_2 会抑制酶的活性，故 H_2O_2 溶液浓度要适中。

（6）一次实验中所有样本的 DAB 显色时间均应相同。

第三节　免疫荧光组织化学技术

免疫荧光组织化学染色技术就是将荧光素标记抗体与组织中对应的抗原形成带有荧光素的抗原抗体复合物，利用荧光显微镜检测发出荧光的复合物，从而判断抗原的表达及分布。染色方法主要有免疫荧光直接染色法、免疫荧光间接染色法和免疫荧光补体结合染色法等。免疫荧光检测技术的特点是特异性强、敏感性高、速度快，但如果条件控制不佳，就会导致非特异性荧光的存在，致使结果判定的客观性不足。

实验材料

试剂：1％ BSA 或 3％非免疫血清、荧光标记的抗体、DAPI 工作液、防淬灭-封固剂。

仪器：荧光显微镜。

一、免疫荧光直接染色法

免疫荧光直接染色法是将标记荧光的特异性抗体，直接与组织或细胞中相应抗原结合，通过荧光显微镜检测相应抗原（图 4.2）。其具有定位、快速、简便等优点，但是一种荧光抗体只能检查一种抗原，敏感性较差。

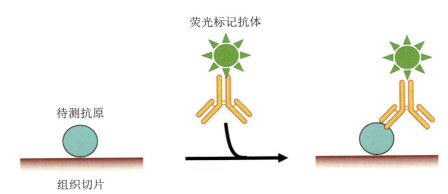

图 4.2　免疫荧光直接染色法原理示意图

实验步骤

（1）已经处理完毕待染色的组织切片或细胞涂片。

（2）封闭：在湿盒中用 1％ BSA 或 3％正常非免疫血清封闭，37 ℃，30 min，甩去多余液体。

（3）滴加 PBS 稀释的荧光素标记抗体 50 μL，避光保存在湿盒中于 37 ℃，1 h，或 4 ℃标记过夜。PBS 洗 3 次,每次 5 min。

（4）滴加 DAPI 工作液染核,室温 10～20 min,PBS 洗 3 次,每次 5 min。

（5）脱水、透明,在组织或细胞上加入 1 滴防淬灭剂,封片,镜检。

二、免疫荧光间接染色法

免疫荧光间接法染色分为两步:第一步已知未标记的特异性抗体(第一抗体)与组织切片中抗原相互作用,第二步再用荧光素标记的抗 IgG 抗体(荧光标记的二抗)与组织切片中抗原-抗体复合物反应,标记的抗抗体与已结合抗原的抗体进一步结合使之形成"抗原-抗体-抗体"复合物,通过荧光显微镜检测未知抗原(图 4.3)。由于荧光素标记的抗体是抗免疫球蛋白抗体,具有种属特异性,因此只要第一抗体是从同一种动物中产生的均可应用荧光标记的二抗,其灵敏度较直接法高 10 倍左右,但是染色时间长,非特异性染色增加。

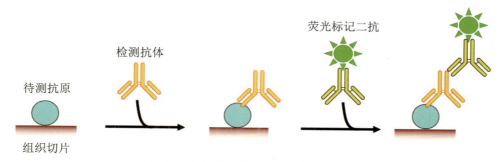

图 4.3　免疫荧光间接染色法原理示意图

实验步骤

（1）已经处理完毕待染色的组织切片或细胞涂片。

（2）在湿盒中用 1％ BSA 或 3％正常非免疫血清封闭,37 ℃,30 min,甩去多余液体。

（3）滴加 PBS 稀释的第一抗体溶液,使其完全覆盖标本,避光保存在湿盒中 37 ℃,30 min,PBS 洗 3 次,每次 5 min。

（4）滴加 PBS 稀释的荧光素标记第二抗体溶液 50 μL,避光保存在湿盒中 37 ℃,30 min,PBS 洗 3 次,每次 5 min。

（5）以下步骤同免疫荧光直接染色法步骤(4)～(5)。

三、免疫荧光补体结合染色法

免疫荧光补体结合染色法是在间接免疫荧光检测法的基础上发展的一种检测方法。用已知特异性抗体和补体的混合液与待测抗原进行反应,形成抗原-抗体-补体复合物,再加入荧光素标记的抗补体的抗体(常用抗豚鼠补体 C3 的荧光抗体)与补体结合,从而形成"抗原-抗体-补体-抗补体荧光抗体"复合物,在荧光显微镜下呈现阳性荧光的部位就是免疫复合物存在部位(图 4.4)。此法常用于穿刺组织活检诊断等。

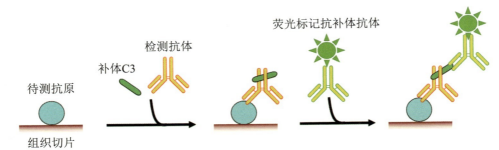

图 4.4　免疫荧光补体结合染色法原理示意图

实验步骤

（1）已经处理完毕待染色的组织切片或细胞涂片。

（2）在湿盒中用 1% BSA 或 3% 正常非免疫血清封闭，37 ℃，30 min，甩去多余液体。

（3）滴加第一抗体和补体的混合液，使其完全覆盖标本，避光保存在湿盒中 37 ℃，30 min。PBS 洗 3 次，每次 5 min。

（4）滴加适当稀释的荧光素标记抗补体抗体 50 μL，避光保存在湿盒中 37 ℃，30 min。PBS 洗 3 次，每次 5 min。

（5）以下步骤同免疫荧光直接法步骤（4）～（5）。

四、结果判定

用荧光显微镜观察染色切片。观察标本的特异性荧光强度，一般可用"＋""－"表示："－"表示无荧光；"±"表示极弱的可疑荧光；"＋"表示荧光较弱，但清楚可见；"＋＋"表示荧光明亮；"＋＋＋～＋＋＋＋"表示荧光闪亮。待检标本特异性荧光染色强度达"＋＋"以上，而各种对照显示为"±"或"－"，即可判定为阳性。

五、注意事项

（1）荧光标记抗体的稀释，要保证抗体的蛋白有一定的浓度，一般稀释度不应超过 1∶20，抗体浓度过低，会导致产生的荧光过弱，影响结果的观察。

（2）染色的温度和时间需要根据各种不同的标本及抗原而变化，一般染色时间 30 min。染色温度多采用室温（25 ℃左右），高于 37 ℃可加强染色效果。

（3）为了保证荧光染色的准确性，首次实验时需设置自发荧光对照和同型对照，以排除非特异性荧光染色的干扰。如果标本自发荧光对照和同型对照呈无荧光或弱荧光，阳性对照和待检标本呈强荧光，则为特异性阳性染色。

（4）整个染色过程需要避光进行。

（5）封片时滴加 5～10 μL 防淬灭剂，荧光染色的标本最好在当天荧光显微镜下观察，及时拍照，随着时间的延长，荧光强度会逐渐下降。

（6）载玻片和封固剂均应无自发荧光，无色透明。

（7）荧光染色切片置于 4 ℃的冰箱中，可保存 1 周左右。

第四节 其他免疫组织化学染色技术

一、免疫金染色技术

1978 年 Geoghegan 等首次应用金标探针检测 B 淋巴细胞表面抗原,将胶体金颗粒(大于 20 nm)标记在第二抗体上,制备成胶体金标记第二抗体。以胶体金标记抗体作为示踪标记物或显色剂,通过抗原抗体反应,检测细胞涂片或组织切片中未知抗原的组织化学染色技术称为免疫金染色(immunogold staining,IGS)。

免疫金染色技术具有敏感性高、特异性强、对比明显、操作简单、样本用量少、检测速度快等优点,可用于各种细胞涂片、组织切片的抗原定位,弥补其他标记物的本底过高和内部酶活性干扰等缺点。主要用于:① 组织切片中抗原的检测;② 单层培养细胞中抗原的检测;③ 用于电子显微镜水平的组织学研究,由于金离子在电子显微镜下呈高电子密度,可利用金标记技术在超微结构水平进行抗原的定位研究。

在胶体金标记抗体染色的基础上,以银显影液增强标记,使被还原的银原子沉积于已标记的金颗粒表面,可明显增强胶体金标记的敏感性,称之为免疫金银染色(immunogold-silver staining,IGSS)。

(一)实验原理

当特异性抗体(第一抗体)与抗原结合后,用胶体金标记的第二抗体与特异性抗体结合,形成"抗原-抗体-金标二抗"的复合物,不需进行呈色反应,在显微镜镜下观察金标蛋白结合处可见红色颗粒。

IGSS 的原理是利用胶体金的还原有催化作用,使显影液中的银离子在对苯二酚还原剂存在情况下被还原成银原子,在金颗粒周围形成一个"银壳","银壳"一旦形成本身亦具有催化作用,从而使更多银离子还原并促使"银壳"增大,最后使抗原检测得以放大(图 4.5)。

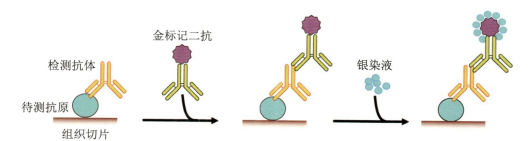

图 4.5 免疫金银染色原理示意图

（二）实验材料

试剂：1% BSA 或 3% 正常非免疫血清；0.05 mol/L TBS 缓冲液，pH 7.4；2 mol/L 柠檬酸缓冲液，pH 3.5；对苯二酚溶液；硝酸银显色液；特异性一抗和金标二抗。

仪器：光学显微镜。

（三）实验流程

1. 免疫金染色实验流程

（1）已经处理完毕待染色的组织切片或细胞涂片。

（2）在湿盒中用 1% BSA 或 3% 正常非免疫血清封闭，37 ℃，30 min。甩去多余液体。

（3）滴加适当稀释的未标记的特异性第一抗体 50 μL，使其完全覆盖标本，避光在湿盒中 37 ℃，30 min。

（4）TBS 缓冲液振荡洗涤 3 次，每次 5 min。

（5）滴加适当稀释的胶体金标记的抗体 50 μL，室温保存在湿盒中 1~2 h 或 4 ℃过夜。

（6）TBS 缓冲液振荡洗涤 3 次，每次 5 min；蒸馏水洗 5 min。

（7）脱水、透明、中性树胶封片。

（8）镜检：阳性呈现红色细颗粒状。

2. 免疫金银染色实验流程

（1）同免疫金染色实验步骤（1）~（6）。

（2）将切片放入硝酸银显色液中，避光显色 5~10 min。

（3）用蒸馏水洗涤、脱水、透明、中性树胶封片。

（4）镜检：阳性呈现棕黑色颗粒状。

（四）免疫胶体金染色的电镜检测

胶体金应用电镜检测的研究最早，发展最快，应用最广泛。其最大优点是可以通过应用不同大小的颗粒或结合酶标进行双重或多重标记。直径为 3~15 nm 的胶体金颗粒均可标记抗体用于电镜检测。由于电镜可以区分金颗粒的大小，通过不同直径的胶体金颗粒或结合酶标就可进行双重或多重标记，从而在一张电镜图片上同时显示两种或多种被检测物质的组织或细胞的超微结构。主要检测方法包括：免疫负染色（用于病毒形态的观察和病毒检测）、包埋前染色、包埋后染色、双标记技术和原位杂交技术等。用于电镜检测的免疫胶体金染色样本用量少、检测速度快、对比明显、操作简单、敏感性和特异性高，既可用于抗原检测，也可用于抗体检测，因此，可同时适用于科研和诊断。

（五）免疫胶体金染色在光学显微镜中的应用

细胞悬液涂片或组织切片，可用胶体金标记的抗体进行染色，也可在胶体金标记的基础上，以银显影液增强标记，可明显增强胶体金标记的灵敏度。胶体金用于光学显微镜的研究，可以克服其他标记物不可避免的本底过高和内部酶活性干扰等缺点。

二、多重荧光免疫组化技术

随着免疫学研究的深入,新的细胞亚群及细胞的新功能的不断涌现,很难靠1~2个指标来定义细胞亚群或评判细胞功能,因此需要对细胞的多种标志物进行同时标记。虽然免疫荧光技术可通过用双重/三重标记来检测多个指标,但由于存在特异性一抗必须来源于不同种属、荧光标记二抗的种属必须与一抗的种属相匹配、抗体交叉反应等技术限制,使得免疫荧光仅能同时标记2~3个指标;免疫组化可通过连续切片进行多指标标记,但由于细胞直径通常只有切片厚度的2~3倍,连续切片最多只能在同一细胞上检测2~3个指标;流式细胞检测和基因测序可以获得大量细胞和基因层面的信息,但缺失了所得信息的原位空间位置关系。近些年随着多重荧光免疫组化技术的出现和成熟,使得上述难题得以解决。

多重荧光免疫组化技术(multiplex immunohistochemical,mIHC)是一种基于酪胺信号放大技术(tyramide dignal amplification,TSA),利用辣根过氧化酶(HRP)对靶蛋白或核酸进行高密度原位标记的酶学检测方法。1989年Bobrow等开发了对低丰度蛋白或核酸检测的TSA技术,1997年van Gijlswijk等首次将TSA技术用于免疫组化/荧光检测。多重荧光免疫组化技术可以在一张组织切片或细胞涂片上同时对7~9个生物标志物进行标记,定量评估细胞的表型和功能以及细胞间的原位空间信息,在肿瘤治疗、神经科学、干细胞研究、器官移植等多个领域都有重要的应用报道,为多种疾病的精准诊疗指明了新方向。

(一)实验原理

1. TSA 技术的原理

带有荧光素标记的酪胺(tyramide,T)分子被抗体或探针上偶联的HRP激活成具有短暂活性的中间状态(T′),被激活的中间态分子(T′)迅速与靶蛋白的酪氨酸残基发生稳定的共价结合,未被激活的酪胺分子(T)将被洗脱,借此实现对抗原的特异性标记。由于靶蛋白本身或其周边蛋白中通常含有大量的酪胺结合位点,所以靶蛋白及其周边会富集大量荧光基团,从而使信号被有效放大。

2. mIHC 的原理

多重荧光染色是利用二抗上偶联的HRP来激活荧光素标记的酪胺。酪胺在HRP和过氧化氢的作用下被活化,跟靶蛋白及附近蛋白的酪氨酸残基共价偶联,使得靶蛋白与荧光素稳定结合,然后进行加热处理,使非共价结合的抗体被解离,共价结合的荧光素则留存在样品上(图4.6)。再更换另一种一抗和荧光素进行第二轮孵育,重复前述步骤。由于每次体系中都只有单一抗体孵育,因此无须担心抗体交叉反应,以及一抗二抗种属匹配问题,大大减少了实验设计时不同种属抗体选择匹配的限制。

(二)实验材料

1%BSA或3%非免疫血清、3%过氧化氢(H_2O_2)、苏木精染液、特异性一抗、酶标二抗、TSA染料工作液(按说明书稀释)、抗体洗脱液。

(三)实验方法

(1)已经处理完毕待染色的组织切片或细胞涂片。

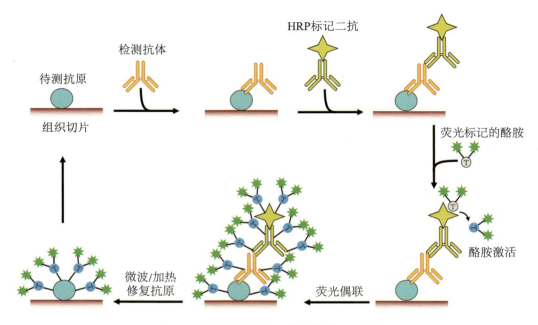

图 4.6 多重荧光免疫组化染色原理示意图

（2）滴加 3％正常非免疫血清或 1％ BSA，室温下封闭 30 min，用 PBS 洗 3 次，每次 5 min。

（3）滴加适当稀释的第一抗体 50 μL，湿盒中 4 ℃标记过夜或者 37 ℃标记 1 h。PBS 洗 3 次，每次 5 min。

（4）滴加适当稀释的酶标记第二抗体 50 μL，湿盒中室温 30 min。用 PBS 洗 3 次，每次 5 min。

（5）滴加新鲜配制的 TSA 染料工作液，孵育 1～10 min，用 PBS 洗 3 次，每次 5 min。

（6）滴加 37 ℃预热的抗体洗脱液，微波 15～30 min，用 PBS 洗 3 次，每次 5 min。

（7）重复进行步骤（2）～（6），直到完成所有指标的染色。

（8）DAPI 复染 2～10 min，用 PBS 洗 3 次，每次 5 min。

（9）脱水、透明、封片、镜检。

（四）注意事项

（1）若某些抗体难以洗脱，可以降低一抗稀释比例，或将该靶点排到最后一轮进行染色。

（2）抗体洗脱液在使用时要根据实际情况调整孵育时间和洗脱温度，若时间太长有可能损伤抗原靶点以及细胞形态。

（3）由于实验中洗涤次数较多，可能存在的脱片问题，可通过预实验模拟抗体洗脱的过程，多次使用抗体洗脱液洗脱与 PBS 漂洗，观察细胞脱落情况。如果脱落较多，可以使用防脱玻片或者适当减少洗涤次数。

三、亲和免疫组织化学染色技术

随着免疫组织化学染色技术的广泛应用，在技术方法上不断创新，涌现一些新的技术方法。将具有双价或多价结合能力的物质，例如生物素（biotin）、亲和素（avidin）、链霉亲和素（streptavidin）、植物凝集素（lectin）、葡萄球菌 A 蛋白（staphylococcal protein A，SPA）等，应用于免疫组织化学染色中，建立了一系列的亲和免疫组织化学染色技术。

亲和组织化学（affinity histochemistry）技术是利用一种物质对某种组织成分具有高度亲和力建立的组织细胞基础化学技术。将亲和组织化学与免疫反应的特性结合起来的技术称为亲和免疫组织化学技术（affinity immunohistochemistry assay）。该技术提高了免疫组织化学技术的敏感性，可用于微量抗原（抗体）细胞或亚细胞水平的定位，扩大了应用范围。常用的方法为 ABC 染色法。

（一）实验原理

ABC 染色法即亲和素-生物素-过氧化物酶复合物（avidin biotin peroxidase complex，ABC）染色法，其特点是利用亲和素分别连接生物素标记的第二抗体和生物素标记的酶。ABC 是将生物素偶联到过氧化物酶上，再将生物素-过氧化物酶复合物与过量的亲和素反应而制备的。待测抗原与未标记的特异性抗体（第一抗体）结合，再与生物素化的第二抗体（桥抗体）结合，然后与 ABC 相连接，形成"待测抗原-一抗-生物素标记的二抗 ABC"复合物，最后进行显色反应定位（图 4.7）。

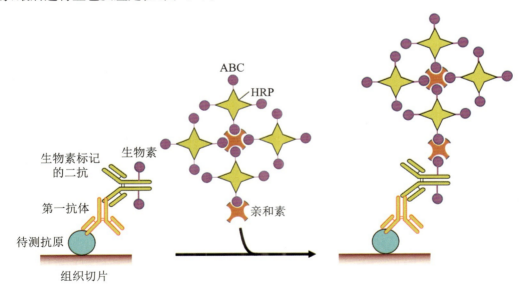

图 4.7　亲和免疫组织化学染色技术原理示意图

（二）主要材料

10% 正常非免疫动物血清、第一抗体、生物素标记的第二抗体、ABC（用前 30 min 按说明书配制）、3% H_2O_2 溶液、DAB-H_2O_2 显色液（使用前加适量 3% H_2O_2 溶液）、苏木精染液。

（三）ABC 法染色步骤

（1）已经处理完毕待染色的组织切片或细胞涂片。

（2）在湿盒中用 10% 正常非免疫动物血清封闭，37 ℃，30 min。甩去多余液体。

（3）滴加适当稀释的未标记的第一抗体，使其完全覆盖标本，在湿盒中 37 ℃，6 h 或 4 ℃过夜。PBS 洗 3 次，每次 5 min。

（4）滴加生物素标记的第二抗体 50 μL，在湿盒中 37 ℃，30 min。用 PBS 洗 3 次，每次 5 min。

（5）滴加 ABC，在湿盒中 37 ℃，30 min。用 PBS 洗 3 次，每次 5 min。

（6）使用 DAB 显色液进行显色，并用流水终止显色反应。

（7）苏木精复染 2～10 min，自来水冲洗 10～15 min。

（8）脱水、透明、封片、镜检。

（四）注意事项

（1）某些组织和细胞具有较强的内源性生物素活性，可与亲和素结合而产生非特异性染色。对于内源性生物素活性较高的组织或细胞，在进行 ABC 染色前，预先以使用亲和素溶液和生物素溶溶液依次处理 15～30 min，用 PBS 洗 3 次，每次 5 min，以消除内源性生物素活性。

（2）ABC 试剂保存温度以 4 ℃为佳，可达 2 年之久，−20 ℃保存会使生物活性在短期内被破坏。

（3）亲和素是一种强阳离子化的蛋白，等电点在 10.5 左右，它的正电荷残基可以与组织中的低聚糖成分发生非特异性结合，因而在某些组织中容易造成非特异性染色。

四、非标记抗体免疫酶组织化学染色法

非标记抗体免疫酶组织化学染色法是指酶未标记在抗体上，而是通过抗酶抗体将酶与组织抗原偶联在一起的染色方法。该方法避免了酶标记时对抗体的损伤，同时也提高了敏感性。下面介绍过氧化物-抗过氧化物酶（peroxidase-antiperoxidase，PAP）染色技术。

（一）实验原理

PAP 法是先将抗酶抗体（第三抗体）与足量的酶结合，形成由三个过氧化物酶分子和两个抗酶抗体分子组成的非常稳定的五角形结构的可溶性复合物（PAP 复合物），再用特异性第一抗体与标本内的待测抗原结合，然后通过过量的抗 IgG 的第二抗体（桥抗体）将第一抗体与 PAP 复合物的抗酶抗体连接起来，形成"待测抗原-特异性抗体-桥抗体-PAP"复合物，最后进行显色反应定位（图 4.8）。PAP 法要求特异性第一抗体与抗酶的第三抗体的动物种属相同。

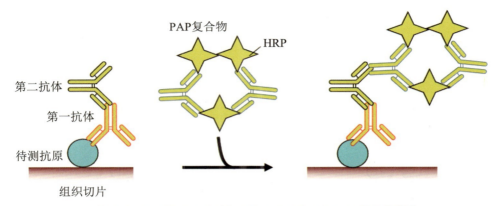

图 4.8　非标记抗体免疫酶组织化学染色（PAP 法）原理示意图

（二）实验材料

特异性第一抗体、抗 IgG 的第二抗体（桥抗体）、PAP 复合物、3‰ H_2O_2 溶液、DAB-H_2O_2 显色液（使用前加适量 3‰ H_2O_2 溶液）、苏木精染液。

（三）实验流程

(1) 已经处理完毕待染色的组织切片或细胞涂片。

(2) 在湿盒中用 3‰正常非免疫动物血清封闭，37 ℃，30 min。甩去多余液体。

(3) 滴加适当稀释的未标记的第一抗体，使其完全覆盖标本，在湿盒中 37 ℃，1 h 或 4 ℃过夜。用 PBS 洗 3 次，每次 5 min。

(4) 滴加过量桥抗体（第二抗体），在湿盒中 37 ℃，40 min，用 PBS 洗 3 次，每次 5 min。

(5) 滴加适当稀释的 PAP 复合物，在湿盒中 37 ℃，40 min，用 PBS 洗 3 次，每次 5 min。

(6) 使用 DAB 液进行显色，并用流水终止显色反应。

(7) 苏木精复染 2～10 min，自来水冲洗 10～15 min。

(8) 脱水、透明、封片、镜检。

（四）注意事项

(1) 第一抗体和抗 HRP 抗体（第三抗体）必须来自同一种属动物，桥抗体才能发挥桥梁的作用，将其连接在一起。

(2) 为确保能同时结合第一抗体与抗 HRP 抗体，桥抗体需要过量使用。

(3) 假阴性：如果组织中待测抗原含量较多或冰冻切片抗原保存良好的标本时，可导致阴性结果。1977 年 Bigbee 的研究证实，阴性结果是由于第一抗体用量过高，与组织抗原结合过多，使相邻两个抗体的 Fc 段间的距离恰好是第二抗体的两个 Fab 段结合的长度，于是第二抗体不存在游离 Fab 段，仅存无活性的 Fc 段，所以不能将 PAP 复合物连接在与组织抗原结合的第一抗体上，导致阴性结果（图 4.9）。尤其是冰冻切片，而石蜡切片很少发生这种现象。克服的办法是将第一抗体进行稀释。

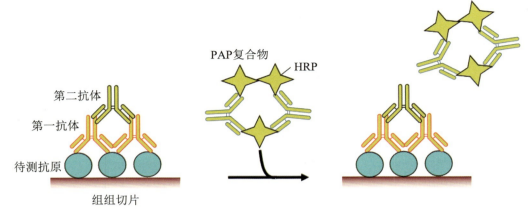

图 4.9 PAP 染色结果假阴性原理示意图

第五节 免疫组织化学染色技术常见问题和解决方法

当免疫组织化学染色没有出现预期结果时,应系统地查找原因,而每一次只能排除一种可能的原因。免疫组织化学染色技术常见问题和解决方法见表 4.3。

表 4.3 免疫组织化学染色技术常见问题和解决方法

问题	原　因	解　决　办　法
对照或标本无染色	某一试剂未加	逐一检查试剂,包括一抗、二抗及底物等
	试剂加入顺序不正确	按正确的顺序加入试剂
	抗体不匹配	检查抗体的标签,确保所用的酶标二抗和一抗匹配
	抗体过期失效	确保抗体在有效期内使用
	抗体保存不当	标记了酶或荧光素的抗体,要在 4~8 ℃条件下保存,避免反复冻融。
	DAB 显色液未加 H_2O_2 溶液	使用前加适量 3% H_2O_2 溶液
	显色底物失效	将一滴酶标抗体加入到制备好的底物溶液中,如底物发生预期的颜色变化,则排除底物的因素
	反应试剂不匹配	冲洗液应与反应试剂匹配,溶液的 pH 要准确
染色弱	抗体浓度过低	提高抗体浓度
	抗体孵育时间过短	延长抗体孵育时间

续表

问题	原因	解决办法
染色过强	抗体的浓度过高	适当稀释抗体,降低抗体浓度
	抗体孵育时间过长	抗体孵育时间一般为室温 1 h 或 4 ℃过夜
	孵育温度过高	抗体孵育温度一般为室温 20～28 ℃
	DAB 显色时间过长	显色时间不能超过 10 min,以显微镜下观察为准
非特异性染色	洗涤不充分	每步洗涤 5 min,重复 3 次
	组织中含有内源性过氧化物酶	配制新鲜 3% H_2O_2 溶液灭活
	抗体与组织的非特异结合	选用与二抗同源的动物血清封闭
非特异性荧光产生	组织内的自发荧光和诱发荧光	用自发荧光淬灭剂去除
	荧光素标记抗体蛋白含量过高	调整抗体浓度,适当进行稀释
	免疫荧光染色时间过长	缩短染色时间
	洗涤时间不够	每步洗涤 5 min,重复 3 次
	抗体不纯出现的交叉反应	纯化抗体
	荧光标记的抗体中游离荧光素过多	荧光标记抗体进行层析或透析去除游离荧光素

第六节 免疫组织化学技术应用举例

探究胰腺导管腺癌进程与肿瘤微环境 Dectin-1 分子表达的相关性

一、目的

本研究通过免疫组织学技术探究 Dectin-1 分子在肿瘤微环境的表达与胰腺导管腺癌发展的相关性,使学生学会灵活运用各种组织学技术解决科研中的问题。

二、背景知识

胰腺导管腺癌(pancreatic ductal adenocarcinoma,PDA)是一种恶性程度极高的消化系统肿瘤,约占胰腺癌发病率的 90%。其发病隐匿,进展迅速,患者发现时往往已是晚期,治疗效果及预后极差,是预后最差的恶性肿瘤之一,仅有 20%～30% 的患者有手术切除的机会,且手术后的平均存活期仍不足 2 年。尽管肿瘤细胞的基因组学和蛋白质组学研究进展迅速,但针对胰腺癌的各种治疗手段仍不甚理想。越来越多的研究表明慢性胰腺炎是 PDA 的危险因素,肿瘤微环境(tumor microenvironment,TME)是 PDA 发病的一个重要因素。PDA 一般由胰腺导管上皮内瘤变(pancreatic intraepithelial neoplasia,PanIN)演变而来,肿瘤中的巨噬细胞与疾病的恶性程度相关,PDA 的发生和发展伴随着巨噬细胞从抗炎的 M1 型向促肿瘤的 M2 型转变。肿瘤相关巨噬细胞(tumor-associated macrophages,TAM)通过抑制免疫效应细胞从而促进 PDA 的进展。

Dectin-1:是 C 型凝集素(CLRs)模式识别受体家族的一个成员,最初在树突状细胞(DC)中发现的,因此称为树突状细胞相关 C 型凝集素 1(DC-associated C-type lectin-1),简称为树凝素-1(Dectin-1)。Dectin-1 是一个细胞膜蛋白,由 *Clec7a* 基因编码,主要在髓系细胞上表达,包括单核细胞、巨噬细胞、DCs 和中性粒细胞等,此外,在上皮细胞中也有表达。最初 Dectin-1 被发现与机体对抗真菌感染有关,机体的免疫细胞通过 Dectin-1 识别真菌病原体并对其做出反应,因此,Dectin-1 在对这些病原体的固有免疫应答中发挥着关键作用。已知的 Dectin-1 的外源性配体主要有 d-酵母多糖(depleted zymosan,d-zymosan,d-zym)、热灭活的白色念珠菌(heat-killed *Candida albicans*,HKCA)、细菌凝胶多糖(Curdlan)等。

三、摘要

背景:Dectin-1 是一个抗真菌的固有免疫模式识别受体,但是在无菌性炎症和在肿瘤形成中的作用还不确定。**方法**:本研究采用组织学、免疫组化和免疫荧光技术探究 Dectin-1 分子的表达与 PDA 的相关性。**结果**:Dectin-1 分子在 PDA 中高表达,当 Dectin-1 分子活化后加速 PDA 的进程,而 Dectin-1 分子缺失延缓 PDA 的进展,进一步研究发现 Dectin-1 分子缺失显著降低肿瘤相关巨噬细胞(TAM)的浸润。**结论**:Dectin-1 分子可能通过提高 TAMs 浸润促进 PDA 的发展。

四、研究思路

(1) Dectin-1 分子在 PDA 中的表达上升。
(2) Dectin-1 分子的活化能加速 PDA 的进展。
(3) Dectin-1 分子的缺失能延缓 PDA 的进展。
(4) Dectin-1 分子的缺失延缓 PDA 的进展是由 TAM 降低所导致的。

五、实验用特殊小鼠和肿瘤模型

(1) KC 小鼠:一种缓慢进展的 PDA(胰腺导管腺癌)模型,在胰腺祖细胞中表达突变 *Kras* 基因,可内源性发生胰腺肿瘤。

(2) KPC 小鼠:一种肿瘤侵袭性 PDA 模型,在胰腺祖细胞中表达突变 *Kras* 和 *Trp53* 基因,可内源性发生胰腺肿瘤。

(3) 原位肿瘤模型:8~10 周野生型(wild-type,WT)小鼠胰腺内注射来自同系 KPC 小鼠的肿瘤细胞。

（4）*Clec7a*$^{-/-}$ 鼠：敲除 Dectin-1 编码基因 *Clec7a*，即 Dectin-1 缺陷鼠。

（5）*Clec7a*$^{-/-}$ KC 鼠：Dectin-1 缺陷的 KC 鼠，由 *Clec7a*$^{-/-}$ 小鼠与 KC 小鼠杂交产生。

实验中使用小鼠均为性别和年龄匹配的雄性或雌性小鼠。所有使用实验动物的设计方案均通过纽约大学医学院动物护理和使用委员会批准使用。

六、实验方法

1. 原位移植肿瘤模型的构建

制备小鼠 PDA 肿瘤细胞悬浮液。

（1）KPC 小鼠胰腺肿瘤放置在含有 1 mg/mL 胶原酶 Ⅳ（collagenase Ⅳ）和 2 U/mL DNA 酶 Ⅰ（DNase Ⅰ）的预冷 RPMI 1640 中。

（2）用剪刀剪碎至 1 mm 以下的碎块，然后将组织碎块放在 37 ℃培养 30 min，每 5 min 轻轻摇动一次。

（3）细胞悬液通过 70 μm 筛网过滤并 350g 离心 5 min；沉淀重悬在含 1% FBS 的冷 PBS 中，350g 离心 5 min；收集沉淀。

（4）将细胞重悬于含 50% Matrigel（一种可溶性的基底膜基质）的 PBS 中。

（5）通过剖腹手术将 $1×10^5$ 个肿瘤细胞注入 8～10 周龄小鼠的胰腺中。

（6）肿瘤接种 21 天，进行后续实验。

2. 组织样本的处理

石蜡切片：小鼠胰腺组织用 10% 的福尔马林缓冲液固定，乙醇脱水，石蜡包埋，切片。

冰冻切片：小鼠胰腺组织速冻，切片。

HE 染色：小鼠胰腺组织石蜡切片进行常规 HE 染色。

3. 免疫组织化学(IHC)染色抗体

冰冻或石蜡包埋的小鼠组织切片进行 IHC 染色。使用的检测抗体为抗 F4/80 抗体，抗精氨酸酶 1（arginase 1，Arg1）抗体、抗 Ki67 抗体和抗 Dectin-1 抗体。

4. 免疫荧光染色(IF)抗体

小鼠胰腺冰冻切片的免疫荧光染色，使用检测抗体为抗 Dectin-1 抗体，抗 CD45 抗体，抗 CK19 抗体和 DAPI 染料。

5. 显微镜检查

使用配备 ZEN 2010 软件的蔡司 LSM700 共聚焦显微镜获取免疫荧光图像。通过评估 10 个高倍镜视野（HPF；40×）以盲法对每张图像资料进行量化。

6. 统计学分析

数据以平均值±标准误（mean±s. e. m）表示。使用未配对 *t* 检验（unpair student's *t* test）确定统计的显著性，*P* 值表明差异显著性的程度，以"*"表示。* 表示 $P<0.05$；** 表示 $P<0.01$；*** 表示 $P<0.001$；**** 表示 $P<0.0001$。

七、实验结果

1. Dectin-1 分子在小鼠 PDA 中高表达

Dectin-1 分子是 C 型凝集素家族中重要的受体,作为真菌的主要模式识别受体,广泛分布于单核巨噬细胞系统、树突状细胞及中性粒细胞等细胞。为了研究 Dectin-1 分子在 PDA 肿瘤微环境(TME)的表达与 PDA 的相关性,首先通过免疫组织化学染色和免疫荧光染色分别检测了 Dectin-1 分子在 KC 鼠(KC;$Clec7a^{+/+}$)和 Dectin-1 缺陷的 KC 鼠(KC;$Clec7a^{-/-}$)的 PDA 自发肿瘤模型和 PDA 原位移植肿瘤模型的胰腺组织中 Dectin-1 的表达。

使用 6 月龄 Dectin-1$^{+/+}$ KC 鼠和 Dectin-1$^{-/-}$ KC 鼠的胰腺组织冰冻切片进行 IHC 和 IF 染色。IHC 结果显示在 KC 鼠自发肿瘤模型中 Dectin-1$^{+/+}$ 鼠的胰腺 PDA 肿瘤组织高表达 Dectin-1 分子(图 4.10),进一步通过 IF 双重染色共定位发现胰腺 PDA 肿瘤组织中高表达 Dectin-1 分子的细胞为白细胞(图 4.11(a))和胰腺转化上皮细胞(图 4.11(b))。

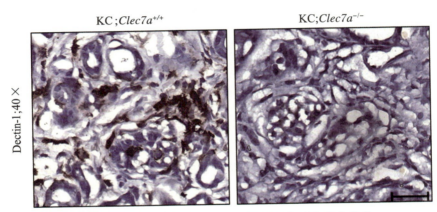

图 4.10　IHC 法检测 Dectin-1 分子在小鼠 PDA 中高表达

6 月龄 Dectin-1$^{+/+}$ KC 鼠和 Dectin-1$^{-/-}$ KC 鼠的自发 PDA 肿瘤模型,取胰腺组织,进行冰冻切片,用 IHC 法检测胰腺组织 Dectin-1 分子的表达。比例尺为 100 μm。

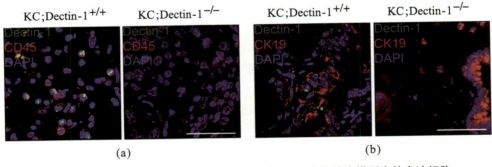

图 4.11　IF 法定位检测 Dectin-1 分子在小鼠 PDA 自发肿瘤模型中的表达细胞

6 月龄 Dectin-1$^{+/+}$ KC 鼠和 Dectin-1$^{-/-}$ KC 鼠的自发 PDA 肿瘤模型,取胰腺组织,进行冰冻切片,用 IF 双重染色法检测(a)Dectin-1 分子和 CD45 分子以及(b)Dectin-1 分子和 CK19 分子的共表达情况。通过共聚焦显微镜进行拍照分析 Dectin-1 分子表达细胞。比例尺为 50 μm。

同样,在 Dectin-1$^{+/+}$ 和 Dectin-1$^{-/-}$ 鼠胰腺植入 KPC 来源的肿瘤细胞的原位肿瘤模型中,进一步确认 Dectin-1 分子在白细胞(图 4.12(a))和转化上皮细胞上(图 4.12(b))。结果表明小鼠 PDA 肿瘤组织高表达 Dectin-1 分子,表达细胞是 PDA 浸润的白细胞(CD45$^+$ 细胞)和转化上皮细胞(CK19$^+$ 细胞)。

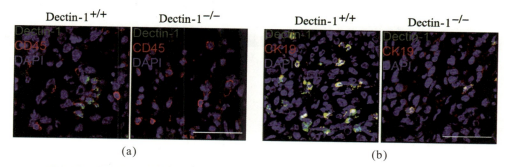

图 4.12　IF 方法定位检测 Dectin-1 分子在小鼠 PDA 原位肿瘤模型中的表达细胞

将 8～12 周龄 Dectin-1$^{+/+}$ 鼠和 Dectin-1$^{-/-}$ 鼠的胰腺内植入 KPC 鼠来源的 PDA 肿瘤细胞,构建原位移植肿瘤模型。3 周后取胰腺组织,进行冰冻切片,用 IF 双重染色法检测(a)Dectin-1 分子和 CD45 分子以及(b)Dectin-1 分子和 CK19 分子的共表达情况。通过共聚焦显微镜进行拍照分析 Dectin-1 分子表达细胞。比例尺为 50 μm。

(注:本例中证明"Dectin-1 分子在小鼠 PDA 组织中表达",所用对照为 *Clec7a*$^{-/-}$ 鼠的胰腺,因为 *Clec7a*$^{-/-}$ 鼠不表达 Dectin-1 分子,应该是阴性对照。证明 Dectin-1 分子在小鼠 PDA 组织中表达应该使用 WT 鼠的胰腺,如果 WT 鼠的胰腺不表达或低表达 Dectin-1 分子(相关内容见原文,结果未显示),才能证明只有 PDA 胰腺组织中表达或高表达 Dectin-1 分子。)

2. Dectin-1 分子活化加速 PDA 的进展

由于 Dectin-1 分子在 PDA 肿瘤组织高表达,推测 Dectin-1 分子可能促进肿瘤的进程。为了验证这一假设,用 6 周龄 KC 鼠,给予已知的 Dectin-1 分子激动剂 d-酵母多糖(d-zymosan)和热灭活的白色念珠菌(HKCA)进行处理,每周 5 次、连续 8 周,采用 HE 染色和 IHC 方法进行检测,通过与对照组进行比较,评估肿瘤的进程。

PanIN 的分级:根据 Hingrani(2003)和 Hruban(2004)等人确定的标准,以盲法对每张图像资料进行量化。PanIN Ⅰ病变,正常立方状的胰腺导管上皮细胞(PDEC)转变为柱状结构;PanIN Ⅱ病变,核异常,失去极性;PanIN Ⅲ病变或原位癌,显示筛孔形成,细胞出芽,管腔坏死,细胞学异常,但无基底膜外的浸润。

6 周龄 KC 鼠用 Dectin-1 激动剂处理 8 周后,胰腺组织 HE 染色结果显示对照组 KC 鼠胰腺组织有大面积正常腺泡结构;给予 Dectin-1 激动剂的 KC 鼠胰腺腺泡区域几乎完全消失,而表现为进行性的胰腺导管上皮内瘤的形成(图 4.13(a));胰腺导管病变分级的百分比分析显示形成的浸润性癌灶和 PanIN Ⅲ病变明显高于对照组(图 4.13(b)),Dectin-1 激动剂处理组正常腺泡结构占胰腺面积的百分率明显低于对照组,差异具有高度显著性(图 4.13(c)),这些结果提示 Dectin-1 分子活化加重胰腺导管上皮内瘤变程度。胰腺组织 Ki67 免疫组织化学染色结果显示在 Dectin-1 激动剂处理的 KC 小鼠,Ki67$^+$ 胰腺导管上皮细胞明显增多(图 4.14(a)),经统计分析,Ki67$^+$ 导管上皮细胞显著高于对照组(图 4.14(b)),这个结果提示 Dectin-1 分子的活化加速导管上皮细胞的增殖。上述数据表明 Dectin-1 分子的活化促进 PDA 的进展。

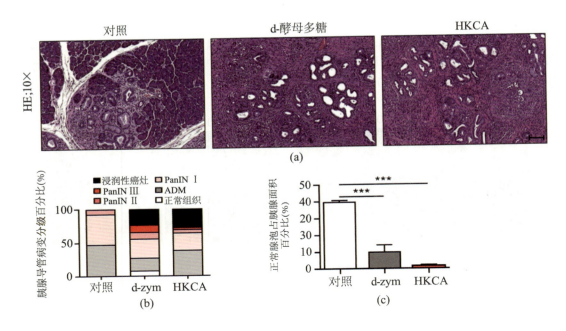

图4.13　Dectin-1分子活化加速PDA进程

给6周龄KC鼠腹腔注射500 μg d-酵母多糖(d-zymosan)或热灭的活白色念珠菌(5×10⁷个,HKCA),每周给药5次,连续给药8周后对小鼠实行安乐死,取胰腺组织进行HE染色。(a)展示为具有代表性的HE染色图(比例尺:100 μm);(b)胰腺导管病变分级的百分比,分别显示为正常组织、腺泡上皮化生(acinoductal metaplasis,ADM)、胰腺导管上皮内瘤变分级(PanIN Ⅰ～Ⅲ级)或浸润性癌灶;(c)正常腺泡结构占胰腺面积的百分比。每组样本n=5,统计方法为未配对t检验,数据展示为均值±标准误;差异显著性程度为***P<0.001。

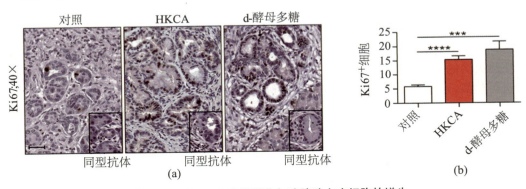

图4.14　Dectin-1分子活化加速胰腺上皮细胞的增生

给6周龄KC鼠腹腔注射500 μg d-酵母多糖(d-zymosan)或热灭的活白色念珠菌(5×10⁷个,HKCA),每周给药5次、连续给药8周后对小鼠实行安乐死,取胰腺组织进行Ki67免疫组织化学染色(比例尺:100 μm),每张IHC片子读取10个高倍视野(HPF),根据读取的阳性细胞数计算出每个视野中平均Ki67阳性细胞数。每组3只鼠,统计方法为未配对t检验,数据展示为平均值±标准误;差异显著性程度为***P<0.001;****P<0.0001。

3. Dectin-1分子缺失延缓PDA的进展

上述研究表明Dectin-1分子活化加重胰腺导管上皮内瘤变程度,并促进胰腺导管上皮细胞增生,作者推测Dectin-1分子信号缺失可能会减慢肿瘤的进程。为了验证这一推测,使用3月龄、6月龄或9月龄Dectin-1⁺/⁺ KC鼠和Dectin-1⁻/⁻ KC鼠,取胰腺组织进行HE染色,比较不同时间段两种鼠胰腺自发PDA肿瘤的进程。

3月龄、6月龄或9月龄 Dectin-1$^{+/+}$KC 鼠和 Dectin-1$^{-/-}$KC 鼠的胰腺组织 HE 染色结果发现，随着鼠龄的增加，两种处理鼠的胰腺病变均有增加；但在各时间段与年龄匹配的 Dectin-1 基因敲除的 KC 鼠相比，Dectin-1 基因正常的 KC 鼠胰腺病变程度明显加重（图 4.15(a)）。胰腺导管病变分级百分比分析显示病变随着年龄的增长胰腺上皮内瘤变分级(PanIN)逐渐增加，Dectin-1 基因敲除的 KC 鼠在 3月龄正常胰腺导管占近 50%，主要病理改变为腺泡上皮化生(ADM)，6月龄和9月龄主要病变为 ADM 和 PanIN Ⅰ级，仍有少部分正常胰腺导管结构；Dectin-1 基因正常的 KC 鼠在 3月龄就已经没有正常胰腺导管结构，主要病理改变为 ADM 和 PanIN Ⅰ级，有少部分已经发展为 PanIN Ⅱ级；6月龄和9月龄病变进一步发展，以 PanIN Ⅰ级为主，PanIN Ⅱ级和Ⅲ级比例增加（图 4.15(b)）。这些结果表明胰腺导管的病理改变随小鼠年龄的增长而加重，Dectin-1 分子正常的 KC 鼠病变进程明显快于 Dectin-1 分子缺失的 KC 鼠。正常腺泡结构占胰腺面积的百分率显示 Dectin-1 基因敲除的 KC 鼠在 3月龄和6月龄无明显变化，9月龄有所下降，但正常腺泡结构仍在 20% 以上；而 Dectin-1 基因正常的 KC 鼠 3月龄正常腺泡结构就明显下降，6月龄下降至 10% 以下，表明 Dectin-1 分子正常的 KC 鼠腺泡结构的破坏明显高于 Dectin-1 分子缺失的 KC 鼠，差异具有高度显著性（图 4.16(c)）。上述结果提示 Dectin-1 分子缺失可以减轻 KC 鼠胰腺的病理改变，从而延缓了 PDA 的进程。

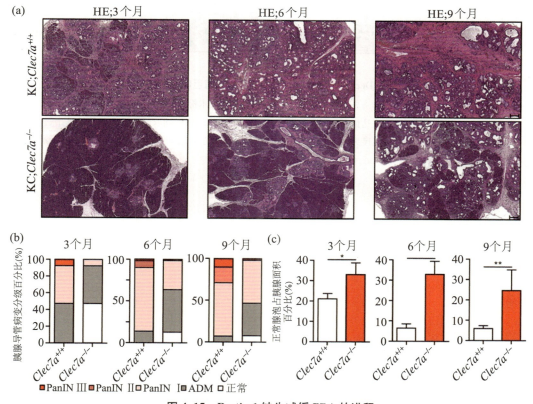

图 4.15　Dectin-1 缺失减缓 PDA 的进程

取 3月龄、6月龄或9月龄 Clec7a$^{+/+}$KC 鼠($n=10$)和 Clec7a$^{-/-}$KC 鼠($n=6$)的胰腺组织，进行 HE 染色。(a) 为具有代表性的 HE 染色图（比例尺：200 μm）。(b) 胰腺导管病变分级的百分比，分别显示为正常组织、腺泡上皮化生(ADM)、胰腺导管上皮内瘤变分级(PanIN Ⅰ～Ⅲ级)。(c) 正常腺泡结构占胰腺面积的百分比，统计方法为未配对 t 检验，数据展示为均值±标准误；差异显著程度为 $^*P<0.05$；$^{**}P<0.01$；$^{***}P<0.001$。

4. Dectin-1 缺失显著降低 TAMs 的浸润

研究表明肿瘤微环境中 M2 巨噬细胞具有免疫抑制作用,为了探究 Dectin-1 信号促进 PDA 的发展是否与巨噬细胞有关,取 Dectin-1$^{+/+}$ KC 鼠和 Dectin-1$^{-/-}$ KC 鼠的胰腺组织,通过 IHC 方法分析比较了巨噬细胞的浸润和表型。

取 6 月龄的 Dectin-1$^{+/+}$ KC 鼠和 Dectin-1$^{-/-}$ 的 KC 鼠的胰腺组织,通过 IHC 技术检测 F4/80$^+$ 和 Arg1$^+$ 巨噬细胞的浸润,结果显示 Dectin-1 基因正常 KC 鼠 F4/80$^+$ 巨噬细胞浸润明显高于 Dectin-1 基因敲除 KC 鼠,差异具有高度显著性(图 4.16(a));对巨噬细胞的表型检测发现浸润的 Arg1$^+$ 巨噬细胞也显著增高(图 4.16(b)),提示胰腺肿瘤组织浸润的巨噬细胞以 M2 样为主。结果表明 Dectin-1 分子信号促进 PDA 肿瘤组织中 TAM 的浸润,并可能促进肿瘤微环境巨噬细胞向 M2 样转变。

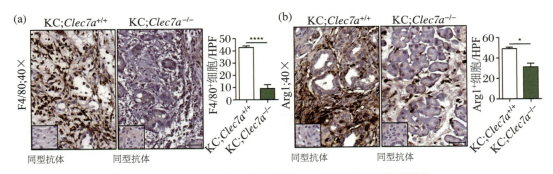

图 4.16 Dectin-1 分子信号促进 PDA 肿瘤巨噬细胞的浸润

取 6 月龄的 Clec7a$^{+/+}$ KC 鼠和 Clec7a$^{-/-}$ KC 鼠的胰腺组织,通过 IHC 技术检测(a)F4/80(表示巨噬细胞)和(b)精氨酸酶 1(Arg1,表示 M2 型巨噬细胞)的表达情况。每张 IHC 片子读 10 个 HPF,根据读取的阳性细胞数计算出每个视野中平均 F4/80 或 Arg1 阳性细胞数,比例尺为 100 μm。每组样本 $n=5$,统计方法为未配对 t 检验,展示数据为标准误;差异显著性程度为 $* P<0.05$;$**** P<0.0001$。

八、结论

Dectin-1 分子可能通过提高肿瘤相关巨噬细胞浸润促进 PDA 的发展。

参考文献

[1] 柳忠辉,吴雄文. 医学免疫学实验技术[M]. 2 版. 北京:人民卫生出版社,2014.

[2] 葛海良,张冬青. 免疫学技术[M]. 北京:科学出版社,2009.

[3] Bobrow M N, Harris T D, Shaughnessy K J, et al. Catalyzed reporter deposition, a novel method of signal amplification. Application to immunoassays[J]. J Immunol Methods, 1989, 125(1-2): 279-285.

[4] van Gijlswijk R P, Zijlmans H J, Wiegant J, et al. Fluorochrome-labeled tyramides: use in immuno-cytochemistry and fluorescence in situ hybridization[J]. J Histochem Cytochem, 1997, 45(3): 375-382.

［5］ Hingorani S R, Petricoin E F, Maitra A, et al. Preinvasive and invasive ductal pancreatic cancer and its early detection in the mouse[J]. Cancer Cell, 2003, 4(6): 437-450.

［6］ Hruban R H, Adsay N V, Albores-Saavedra J, et al. Pancreatic intraepithelial neoplasia: a new nomenclature and classification system for pancreatic duct lesions. Am J Surg Pathol, 2001, 25(5): 579-586.

［7］ Daley D, Mani V R, Mohan N, et al. Dectin-1 activation on macrophages by galectin 9 promotes pancreatic carcinoma and peritumoral immune tolerance[J]. Nature Medicine, 2017, 23(5): 556.

（孙昊昱）

第五章 蛋白质的免疫学检测技术

第一节 蛋白质组学和免疫蛋白质组学概念

    1990 年被称为生命科学的"登月计划"的人类基因组计划启动,由美国、英国、德国、法国、日本和中国组成的科学家队伍历经 13 年,耗资 26 亿美元于 2003 年竣工,排出人类遗传物质中大约 30 亿个遗传密码的顺序,覆盖了人类基因组的 99%,从此,人类基因组计划走进历史。但是科学家们发现,基因编码的蛋白质经历翻译后的加工修饰可以有多种多样的表现形式,例如一只飞蛾在生长过程中经历虫卵、幼虫、成虫、蛹、蛾五个时期,其所对应的是一套基因,而蛋白质的组成却随着时间的推移而不断变化。也就是说,一个基因对应的不是一种蛋白质而可能是几种甚至是几百种,这些蛋白质在细胞内是怎样工作、如何相互作用、相互协调的? 这些问题远不是基因组研究所能回答的。正是在此背景下,蛋白质组学(proteomics)应运而生。

一、蛋白质组学的概念

    蛋白质组(proteome)概念最早是在 1995 年由 Williams K. L. 最先提出来的,将蛋白质组定义为"一个基因组编码的全部蛋白质"。经过不断地修正,将蛋白质组定义为"生物体的一个细胞或一个组织完整基因组所对应的全套蛋白质"。蛋白质组的概念与基因组的概念不同,它随着组织、甚至环境状态的不同而改变,在转录时,一个基因可以有多种 mRNA 剪接,并且同一蛋白质可能存在多种翻译后的修饰,故一个蛋白质组不是一个基因组的直接转录翻译的产物,蛋白质组中蛋白质的数目可远远超过基因组中基因的数目(图 5.1)。

    蛋白质组学(proteomics)一词,源于蛋白质(protein)与组学(omics)两个词的组合,指在整体水平上研究细胞内蛋白表达、组成及其活动规律的学科。其本质上指的是在大规模水平上研究蛋白质的特征,包括蛋白质的表达水平,翻译后的修饰,蛋白与蛋白相互作用等,由此在蛋白质水平上获得关于疾病发生、细胞代谢等过程的整体而全面的认识。

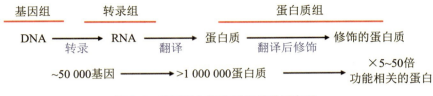

图 5.1 基因组与蛋白质组关联示意图

二、蛋白质组学的研究内容

1. 蛋白质的鉴定

利用一维电泳（SDS-PAGE）、二维电泳（2-DE）、蛋白质芯片或抗体芯片、免疫共沉淀（IP）、免疫印迹（WB）以及质谱等技术对蛋白质进行鉴定。

2. 翻译后修饰

mRNA 翻译产生的许多蛋白质要经历翻译后修饰如磷酸化、糖基化、乙酰化等才具有功能，因此翻译后修饰是调控蛋白质功能的重要方式，对蛋白质翻译后修饰的研究对阐明蛋白质的功能具有重要意义。

3. 蛋白质功能确定

新的蛋白质分子的功能鉴定，免疫细胞上受配体的发现，相互作用蛋白质的鉴定，蛋白质在细胞内的定位，分析酶活性和酶底物确定等。

4. 健康医药

比较生理和病理状态蛋白组的变化，可能发现导致疾病的关键靶蛋白或蛋白-蛋白相互作用，为寻找新的蛋白质药物、药物干预的靶分子等提供指导。

三、免疫蛋白质组学

免疫组学（immunomics）是指研究免疫相关的全套分子、它们的作用靶分子及其功能。免疫组学主要包括免疫基因组学（immunogenomics）、免疫蛋白质组学（immunoproteomics）、免疫信息组学（immunoinformatics）等。

免疫蛋白质组（immunoproteome）是指与免疫相关的细胞或免疫组织完整基因组所对应的全套蛋白质。免疫蛋白质组学指在整体水平上研究免疫细胞内蛋白表达、组成及其活动规律的学科。

免疫蛋白质组学的主要研究技术：① 二维电泳（2-DE）；② 免疫印迹（WB）；③ 免疫沉淀（IP）；④ 抗体芯片（antibody microarray）；⑤ 组织芯片（tissue microarray，TMA）技术等。

四、抗体基础的芯片技术

（一）抗体芯片

抗体芯片是蛋白质芯片的一种，具有集成化、微型化、高通量等特点。

1. 原理

将针对不同抗原的高度特异性的捕获抗体按照设计好的阵列高密度的固定到玻璃板、硝酸纤维素膜等固相载体上,加入待测样品(血清、培养上清、细胞和组织裂解物等)与抗体芯片共孵育,待测样品中的抗原可以与捕获抗体发生特异性的结合,使抗原也被固定到固相载体上,再加入检测抗体,从而形成捕获抗体-抗原-检测抗体的三明治夹心结构的复合物,最后加入酶或荧光标记的第二抗体,进行显色或荧光检测(图5.2)。利用抗体芯片一次实验可以同时检测数百种蛋白质表达的丰度,可以用于比较生理和病理状态下相关蛋白质的表达状况;分析不同蛋白质样品之间的差异,确定相应蛋白质的性质;分析细胞提取物或者血清的蛋白质组成;进行生物化学平行分析;检测蛋白表达水平变化等。

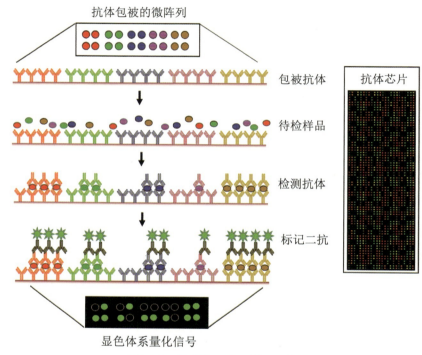

图5.2　抗体芯片技术原理示意图

2. 应用

抗体芯片技术主要应用于检测蛋白质新功能、了解蛋白相关分子机制、分析特定刺激因素激发的信号通路、筛选药物候选的效应分子和发现新的肿瘤生物标志物等高通量的研究方法。

第一张商品化的抗体芯片(Ab Microarray 380)是由美国 Clontech 公司推出的,用于研究细胞功能。芯片上排列了针对378种已知抗原的单抗,这些抗原都是与细胞结构和功能密切相关的蛋白,涉及信号传导、细胞周期调控、细胞结构、细胞凋亡等各方面。通过这张芯片,在一次实验中就能够比较几百种蛋白的表达变化。

(二) 组织芯片

组织芯片(tissue microarray,TMA),是将不同个体的组织标本以规则阵列方式排布于同一载体上,进行同一指标的原位组织学检测。该技术是 1998 年创建的,其优势在于芯片上的组织样本实验条件完全一致,有极好的质量控制,而且具有大规模、高通量、标准化等优点,因此被广泛应用。

1. 原理

该技术是将多种不同病例来源的不同组织的石蜡块作为设计的 TMA 块的模板(图 5.3(a)),分别从每个石蜡组织块中穿取细小的圆柱样组织,汇集到同一个空白蜡块上,从而构成包含多种不同组织标本的微阵列块(图 5.3(b)),然后对其进行切片(3~4 μm 厚),每个 TMA 块可以切割数百张组织切片(图 5.3(c))。根据不同的实验目的,可对该切片进行免疫组织化学染色、免疫荧光染色、荧光原位杂交、核酸原位杂交、原位 PCR 等,从而实现在原位对众多的组织进行蛋白质、DNA、RNA 水平的高通量研究(图 5.3(d))。由于切片上所有组织的实验条件一致,组织间对比更明显、结果更可靠,同时比一个组织一张切片操作起来更方便快捷。

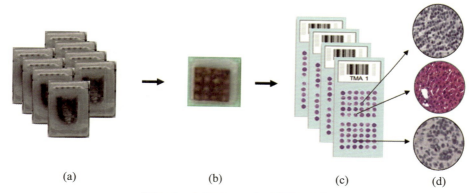

(a)　　　　　　(b)　　　　　　(c)　　　　　　(d)

图 5.3　组织芯片的技术原理示意图

2. 应用

用于研究同一种基因或蛋白质分子在不同组织中表达的情况。可用于肿瘤表征、快速筛选癌基因;鉴定的蛋白在肿瘤中的表达特征,筛选肿瘤标志物;综合评价疾病诊断和治疗效果等。

第二节　蛋白质电泳和免疫印迹技术

免疫蛋白质组研究的核心技术就是二维电泳和免疫印记技术。

一、SDS-聚丙烯酰胺凝胶电泳

十二烷基硫酸钠-聚丙烯酰胺凝胶电泳(sodium dodecyl sulfate polyacrylamide gel electrophoresis,SDS-PAGE)是 1967 年由 Shapiro 等建立的,可以根据蛋白质分子量的不同而

将其分离,主要用于检测蛋白质的分子量和纯度、蛋白质的鉴定、二硫键的确证、蛋白质的分离和浓缩等。

(一) 实验原理

蛋白质在电场中的泳动速率与蛋白质的形状、分子量大小及所带电荷有关。SDS 是阴离子去污剂,可以与蛋白质的疏水残基结合,断开氢键、疏水键等非共价键,从而破坏蛋白质二级和三级结构。电泳中加入的 DTT 是强还原剂,可以断开二硫键,破坏蛋白质空间结构,联合 SDS 可以使蛋白变为线性多肽,从而消除了蛋白质的形状对电泳速率的影响。附着于蛋白表面的 SDS,带有负电荷,可以掩盖蛋白质本身所带电荷,使所有蛋白质都带有负电荷,在电场作用下向正极泳动,从而消除了蛋白质本身所带电荷对电泳速率的影响。聚丙烯酰胺凝胶是一种人工合成凝胶,是由丙烯酰胺(acrylamide)和甲叉双丙烯酰胺(bis-acrylamide)交联成的,具有分子筛效应,可以区分不同分子量的蛋白质。控制丙烯酰胺的浓度可制成不同孔隙的凝胶,浓度越高,孔隙越小,就越适于分离小分子量的蛋白质(表 5.1)。经变性还原的呈线性多肽的蛋白质在聚丙烯酰胺凝胶中的泳动速率只与分子量有关,分子量越小,肽链的长度越短,越容易穿过凝胶的孔隙,泳动速度就越快,从而将不同分子量的蛋白质进行分离。

表 5.1 丙烯酰胺浓度与分离蛋白质的关系

丙烯酰胺浓度	蛋白质分子量范围
5%	60~210 kDa
7.5%	30~120 kDa
10%	18~75 kDa
12%	15~60 kDa
15%	15~45 kDa

(二) 实验材料

试剂:30%丙烯酰胺/甲叉双丙烯酰胺(30% acrylamide/bis)储存液;1.5 mol/L Tris-HCl,pH 8.8;0.5 mol/L Tris-HCl,pH 6.8;10%过硫酸铵(ammonium persulphate,APS);10% SDS;TEMED(N,N,N',N'-四甲基乙二胺);Tris-Glycine(甘氨酸)电泳缓冲液;2×SDS 加样缓冲液;1 mol/L 二硫苏糖醇(dithiothreitol,DTT),蛋白分子量标准;考马斯亮蓝R250 染色液;脱色液。

仪器:SDS-PAGE 蛋白电泳装置、凝胶扫描仪。

(三) 实验方法

主要流程: ① 安装电泳槽;② 制备胶;③ 样品的处理及上样;④ 蛋白质的分离;⑤ 蛋白染色;⑥ 图像分析。

(1) 准备电泳装置和制胶器。

(2) 配制分离胶:根据所需的检测蛋白的分子量,确定分离胶的浓度,在离心管中按表

5-2加入所需试剂,因TEMED可加速凝聚反应,须在最后加入并迅速混匀。

（3）将分离胶加入到制胶器玻璃板的夹缝中,当液面到薄玻璃板上沿的距离稍大于电泳梳的高度时,停止加入液体。排出气泡,再小心地加入一层去离子水覆盖于胶上,以隔绝空气。室温垂直静置20～30 min使分离胶凝固。

表5.2 分离胶的制备

试 剂	凝胶丙烯酰胺浓度	
	12%	7.5%
H_2O	3.345 mL	4.845 mL
30% acrylamide/bis	4.00 mL	2.50 mL
1.5 mol/L Tris-HCl, pH 8.8	2.50 mL	2.50 mL
10% SDS	0.10 mL	0.10 mL
10% APS	0.05 mL	0.05 mL
TEMED	0.005 mL	0.005 mL
总体积	10.00 mL	10.00 mL

（4）倾去分离胶上方覆盖的水,用吸水纸吸干。

（5）配制浓缩胶:在离心管中按表5.3加入所需试剂,最后加入TEMED并迅速混匀。

表5.3 4%浓缩胶的制备

试 剂	体积
H_2O	3.02 mL
30% acrylamide/bis	0.65 mL
0.5 mol/L Tris-HCl, pH 6.8	1.25 mL
10% SDS	0.05 mL
10% APS	0.025 mL
TEMED	0.005 mL
总体积	5.00 mL

（6）将液体加入到分离胶上方,并插入电泳梳,确保梳齿间缝隙灌满浓缩胶,注意避免气泡。室温垂直静置使胶凝固。

（7）样品的处理:将蛋白样品加入等体积的2×SDS加样缓冲液,并加入适量的DTT（终浓度为100 mmol/L）,水浴煮沸5～10 min使蛋白变性,2000g离心5 s,室温冷却。

（8）取出浓缩胶中的电泳梳,将凝胶固定于电泳支架上,并放入电泳槽中,在上下槽均加入适量的Tris-Glycine电泳缓冲液,应确保液面高过电极。

（9）每孔加样量为10～20 μL。

（10）将电极插入电泳电源,使用稳压90 V开始电泳。

（11）当溴酚蓝进入到分离胶后,再将电压加大到130 V左右,直到溴酚蓝到达分离胶的底部,即可停止电泳。

(12)关闭电泳电源,取出玻璃板,用专用的工具撬开玻璃板,小心取出凝胶。凝胶直接进行免疫印迹或染色。

(13)染色:将凝胶放入染色容器中,加入适量的考马斯亮蓝 R-250 染色液(染色液没过胶面即可),置于平板摇床上,室温下染色 0.5～1 h。

(14)脱色:染色结束后,用水漂洗凝胶 2 次,加入脱色液 50 mL,置于平板摇床上,室温下脱色 1～2 h,中间更换脱色液 1～2 次。当蛋白条带清晰出现,而背景变为透明,即可终止脱色,弃掉脱色液,用水漂洗凝胶,进行扫描并分析检测结果。

(四)注意事项

(1)蛋白的上样量要适量,一般为 10～50 μg,蛋白量过高将出现拖尾或蛋白条带融合。

(2)未聚合的丙烯酰胺是一种皮肤刺激物和神经毒素,操作时必须戴手套。

(3)配制胶的过程中要避免气泡产生。

(4)电泳时的电压要适中,过高产热量大,影响蛋白的分离;过低则样品容易扩散。

(5)上样过程中要避免样品溢出,以免污染其他泳道。

(6)空泳道需要加入 5～10 μL 上样缓冲液,可以防止相邻泳道样品扩散至空泳道。

二、二维电泳

二维电泳(two-dimensional electrophoresis,2-DE)是指第一维等电聚焦电泳(isoelectric focusing gel electrophoresis,IEFE)和第二维 SDS-PAGE 电泳的组合。第一维进行等电聚焦电泳,蛋白质在 pH 梯度中分离至各自的等电点;第二维进行 SDS-PAGE 电泳,即将等电聚焦的胶条放在 SDS-PAGE 凝胶上,相同等电点的蛋白质按分子量的大小再次进行分离(图 5.4)。基于等电点和分子量的不同,用二维电泳把蛋白质在二维平面上分开,从而大大提高了蛋白检测的分辨率。二维电泳于 1975 年由 O'Farrell 首次建立,并成功从 *Escherichia coli* 菌中分离了约 1000 个蛋白质。随着等电聚焦技术的快速发展,大大提高了二维电泳的分辨率和重复性,现已能分离出 10000 个以上蛋白质,蛋白质组研究的发展就是以二维电泳技术作为核心的。

(一)实验材料

试剂:水化液、平衡液、SDS-PAGE 试剂、考马斯亮蓝 R-250 染色液、脱色液、IPG 胶条等。

仪器:IEF 电泳仪、SDS-PAGE 电泳仪、凝胶扫描仪等。

(二)实验流程

主要流程:① 蛋白定量;② 上样;③ 等电聚焦;④ 平衡转移;⑤ SDS-PAGE;⑥ 蛋白染色;⑦ 图像分析。

1. 等电聚焦电泳

等电聚焦(isoelectric focusing,IEF)凝胶电泳技术,是 20 世纪 60 年代建立起来的根据蛋白质的净电荷或等电点进行分离的一种蛋白质分离手段。80 年代初在凝胶等电聚焦技术基础上又建立了一种新型等电聚焦技术,固相 pH 梯度等电聚焦(immobilized pH gradients isoelectric focusing,IPGIEF)电泳,比传统的 IEF 分辨率提高,上样量加大,分辨率可达 0.001 pH。

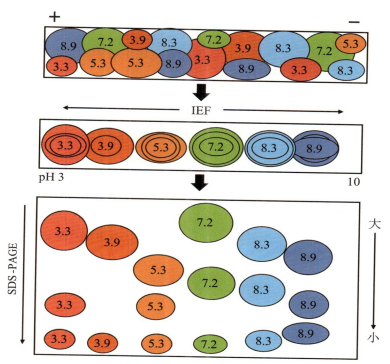

图 5.4　二维电泳原理示意图

(1)实验原理

蛋白质是两性电解质分子,它所携带是正电荷还是负电荷取决于蛋白的等电点(pI)和周围环境的 pH。蛋白质在 pH>pI 的环境中解离成带负电荷的阴离子,向电场的正极泳动;在 pH<pI 的环境中解离成带正由荷的阳离子,向电场的负极泳动;这种泳动只有在 pH=pI 的环境中,即蛋白质所带的净电荷为零时才能停止。如果在一个有 pH 梯度的环境中,各种不同等电点的蛋白质在电场的作用下,将按照它们各自的等电点大小在 pH 梯度中相对应的位置处进行聚焦,不同等电点的蛋白质分子便分别聚焦于不同的位置,从而达到分离的目的。

(2)实验方法

① IPG 胶条:选择实验需求的商品化固相 pH 梯度(IPG)胶条,pH 3～10 非线性。

② 加样:蛋白样品用水化液完全溶解,在胶条槽中加入蛋白样品,为确保样品充分进入胶条中,不要加入过量的水化液。

表 5.4　不同长度 IPG 胶条上样量

IPG 胶长(cm)	7	11	17
水化体积(μL)	125	200	300
蛋白(μg)	50～100	100～200	200～400

③ 电泳：

ⅰ．小心将胶条保护膜撕去，将凝胶面朝下覆盖于槽内样品上。操作时要从一端轻轻放下，注意正负极，避免气泡，使水化液浸湿整个胶条，并确保胶条的两端与槽的两端的电极接触。

ⅱ．在 IPG 胶条上覆盖适量矿物油，防止胶条水化过程中液体的蒸发。

ⅲ．盖好胶条槽的盖子，将胶条槽装入电泳槽内，注意正负极。盖上电泳仪盖子，设置等电聚焦电泳程序。IPG 胶条水化后可自动进行等电聚焦电泳。低电压时水化，有利于高分子量蛋白进入胶中，并减少蛋白形成聚集。

④ 电泳结束。关闭电源，取出胶条槽，进行第二向电泳。

（3）注意事项

① 样品要脱盐和彻底溶解，未彻底溶解的颗粒易引起拖尾，必要时样品溶液可进行 10000g 离心 5 min 以除去蛋白质沉淀。

② 上样量取决于样品中蛋白质的种类及检测方法的灵敏度。进行 IEF 时，蛋白质上样浓度不要超过 10 mg/mL，否则会造成蛋白质的集聚或沉淀。

③ 暂时不进行第二向电泳的 IPG 胶条可夹在两层塑料薄膜中于 -80 ℃ 保存几个月。

④ 每条 IPG 胶条的电流一般不要超过 50 μA，因为这有可能产生过多的热量且有可能损坏胶条和胶条槽。

2. IPG 胶条平衡

等点聚焦电泳结束后，将 IPG 胶条用含 SDS 的 pH 8.8 Tris-HCl 缓冲液立即进行平衡，通常采用两步平衡法，先在平衡液 Ⅰ（含有 Tris 缓冲液、SDS、尿素、甘油和 DTT 等）中平衡 15 min，目的是使蛋白质与 SDS 和 DTT 充分作用，以使蛋白变性和还原；再在平衡液 Ⅱ（含有 Tris 缓冲液、SDS、尿素、甘油和碘乙酰胺等）中平衡 15 min，目的是阻止还原后的自由巯基再次形成二硫键，用碘乙酰胺对巯基进行烷基化封闭。

3. SDS-PAGE 电泳

将平衡后的 IPG 胶条置于垂直平板凝胶的上沿，保证其与凝胶紧密接触，但要防止胶条被拉长，否则蛋白带会歪斜而使二维谱畸变。同时在 SDS 凝胶的一端应加蛋白分子量标准（蛋白 marker），以确定电泳后目的蛋白的分子量。

进行第二向 SDS-PAGE，起始时用的低电流（5 mA/胶），待样品在完全走出 IPG 胶条，浓缩成一条线后，再加大电流（26 mA/胶），待溴酚蓝指示剂达到底部边缘时即可停止电泳。具体电泳方法请参阅 SDS-PAGE 电泳方法。

4. 染色

电泳结束后采用考马斯亮蓝 R-250 染液染色 4 h 以上，用脱色液洗涤至蛋白斑点清晰，由于二维电泳的高分辨率，分离的斑点有时无法用肉眼来比较和辨别，需要用凝胶扫描仪或拍照系统进行图像保存和数据处理。

三、免疫印迹技术

印迹技术（blotting）是指将样品转移到固相载体上，然后利用相应的技术来检测样品的一种方法。1975 年，Southern 建立了将 DNA 转移到硝酸纤维素（NC）膜上，并利用 DNA-

RNA 杂交检测特定的 DNA 片段的方法,称为 Southern 印迹法(Southern blotting),而后人们用类似的方法对 RNA 进行印迹检测,称为 Northern 印迹法(Northern blotting)。1979年 Towbin 等将 SDS-PAGE 分离的蛋白质样品从凝胶中转移到 NC 膜上,根据抗原抗体特异性结合的特点发展起来的一种蛋白质检测技术,因其是在 Southern 创建的 DNA 印迹技术基础上发展起来的免疫生化技术,被称为蛋白质印迹(Western blotting,WB),又称免疫印迹(immunoblotting,IB)。随后又有学者将单向电泳后的蛋白质分子的印迹分析称为 Western 印迹法,将二维电泳后蛋白质分子的印迹分析称为 Eastern 印迹法。由于免疫印迹具有 SDS-PAGE 的高分辨力和固相免疫测定的高特异性和敏感性等优点,已成为用于检测蛋白质特性、表达与分布的一种常规技术。

(一)实验原理

免疫印迹技术采用 SDS-PAGE 或者二维电泳分离蛋白质样品,然后转印到 NC 膜或 PVDF 膜等固相载体上,转印膜以非共价键形式吸附蛋白质,从而固定目的蛋白。使用特异性抗体(一抗)结合目的蛋白,然后使用酶标记的第二抗体(二抗)进行检测,经过底物显色或发光,就可以分析目的蛋白的表达水平(图 5.5)。

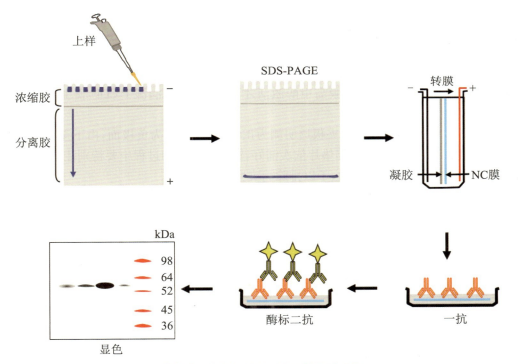

图 5.5　免疫印迹技术实验原理模式图

二抗标记的酶通常为辣根过氧化物酶(HRP)或碱性磷酸酶(AP)。HRP 的底物为 DAB,经酶促反应产生棕色沉淀物;AP 的底物为 5 溴-4 氯-3-吲哚磷酸(5-bromo-4-chloro-3-indole phosphate,BCIP4)和氮蓝四唑(nitroblue tetrazolium,NBT),酶促反应产生深蓝色沉淀物。根据颜色的强弱就可以判断蛋白的相对含量,并可根据 SDS-PAGE 时加入的蛋白分子量标准(marker),确定各组分的分子量。

现在 Western blotting 主要采用增强的化学发光(enhanced chemiluminescence，ECL)技术进行检测，其检测灵敏度可达飞克级，远远超过底物直接显色法。HRP 的发光底物为鲁米诺(luminol)，AP 的发光底物为金刚烷氯代物基-1,2-二氧杂环丁烷磷酸酯(chloro-5-substituted adamantyl-1,2-dioxetane phosphate，CSPD)或 3-(2-螺旋金刚烷)-4-甲氧基-4-(3-磷酰氧基)苯-1,2-二氧杂环丁烷(3-(2-spiroadamantane)-4-methoxy-4-(3-phosphoryloxy) phenyl-1,2-dioxetane，AMPPD)，这些底物所发的光可以通过凝胶成像系统曝光并采集图像。

（二）实验材料

试剂：转移缓冲液、TBS 缓冲液、TBST 洗液、封闭液、0.45 μm NC 膜、ECL 底物发光液。

仪器：电泳装置、湿式转印槽、凝胶成像系统。

（三）实验流程

主要流程：① 蛋白质从凝胶转至 NC 膜；② 封闭空白位点；③ 一抗孵育；④ 洗膜后二抗孵育；⑤ 洗膜后发光检测；⑥ 图像分析。

（四）实验方法

（1）蛋白质从 SDS-PAGE 凝胶转移至 NC 膜。

① 将凝胶放在转印缓冲液中平衡 30 min。将裁剪大小合适的 NC 膜及滤纸放在转移缓冲液中平衡 10～15 min(PVDF 膜需甲醇激活才可使用，甲醇润湿 PVDF 膜 1 min，然后浸入转移缓冲液中平衡)。

② 如图 5.6 所示，多孔塑料夹板透明侧为正极面，黑色侧为负极面，由下至上将海绵垫片、滤纸、凝胶、NC 膜、滤纸、海绵垫片依次铺好，铺凝胶及膜的过程中要特别注意除去气泡。如有气泡可用玻璃试管慢慢滚动，予以排除。夹紧夹板。

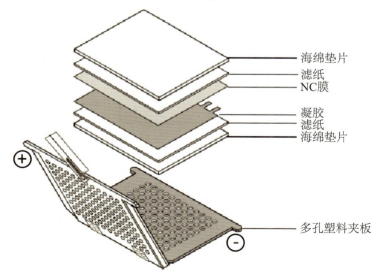

海绵垫片
滤纸
NC膜
凝胶
滤纸
海绵垫片

＋

－

多孔塑料夹板

图 5.6　蛋白转印夹安装顺序示意图

③ 安装转印装置,将多孔塑料夹板放置在湿式电泳转移支架中,将支架放入电泳槽,并灌满转移缓冲液以淹没凝胶,放置于冰浴(盛有碎冰的塑料容器)中,避免过热导致转膜效率降低。插上电极(注意正负极,蛋白质从负极向正极迁移),调整电流为 150 mA,转膜时间为 2~2.5 h。

④ 关闭电源,取出 NC 膜,放入 20 mmol/L Tris-HCl 缓冲液中,室温漂洗 10 min。

(2)封闭:转印膜上存在大量非特异性的蛋白质结合位点,为防止这些位点与抗体的直接结合引起非特异的染色,一般用惰性蛋白质或非离子去污剂封闭膜上的未结合位点来降低抗体的非特异性结合。最常见的封闭剂是 BSA、脱脂奶粉、酪蛋白、明胶、Tween-20 等。

用封闭液(含 5%脱脂奶粉的 TBST)将 NC 膜进行封闭,室温下 1 h,或 4 ℃过夜。

(3)一抗孵育:加入 1~5 mL 抗体稀释液稀释的一抗,室温下孵育 1~4 h,或者 4 ℃孵育过夜。

(4)用 TBST 洗涤液洗膜 3 次,每次 3~5 min。

(5)二抗孵育:加入稀释的酶标二抗,室温下孵育 1 h。

(6)用 TBST 洗涤液洗膜 5 次,每次 3~5 min。

(7)发光:加入适量的 ECL 底物发光液,覆盖整个 NC 膜,在凝胶成像系统中曝光成像并进行图像分析。

(五)注意事项

(1)安装转膜装置、铺凝胶和 NC 膜的过程必须戴手套,防止手指来源的蛋白污染。

(2)在凝胶和 NC 膜可剪掉一角作为方向标记。

(3)铺膜及凝胶时务必把气泡除去,有气泡的位置无法转膜。

(4)转膜时的电流应根据蛋白的分子量而定,一般蛋白分子量越大转膜的所需电流越大。

(5)显色之前需要把膜洗净以减少背景着色。

(6)内参对照(internal control)的设置:在进行 WB 检测时,需要对内参蛋白质进行检测,以校正蛋白定量、上样过程中存在的实验误差,确保实验结果的准确性。常用的蛋白质内参为β-肌动蛋白(β-actin)或β-微管蛋(β-tubulin)、3-磷酸甘油醛脱氢酶(glyceraldehyde-3-phosphate dehydrogenase,GAPDH)。这些蛋白质在各组织和细胞中的表达相对恒定,可以作为在检测蛋白的表达水平变化时的参照物。

(7)为检测转膜是否成功,可用丽春红对转印膜进行染色。丽春红染色为可逆性染色,在清水中漂洗几分钟即可移除染色,且不影响后续实验。

四、蛋白质电泳和免疫印迹技术应用举例

细菌外膜蛋白中具有免疫原性的优势抗原的筛选

(一)目的

通过蛋白质电泳和免疫印迹技术筛选嗜水气单胞菌(*Aeromonas hydrophila*,A.

hydrophila)外膜蛋白(OMPs)中的优势抗原,开发保护性疫苗。使学生学会运用蛋白质电泳和免疫印记技术解决科研中的实际问题。

(二)摘要

背景:微生物引起的疾病可以通过疫苗接种进行预防,而疫苗需要具有免疫原性。因此,寻找高效的免疫原对免疫预防非常重要。**方法**:通过蛋白质电泳和免疫印迹技术从细菌OMPs中筛选优势抗原。**结果**:从 *A. hydrophila* 菌的 OMPs 中分离出 54 种蛋白质,并鉴定出 8 个具有免疫原性的优势抗原,根据 8 个蛋白质的免疫活性评估筛选出作为开发疫苗的备选抗原。**结论**:建立了一种高通量的、快速、高效的筛选致病菌保护性抗原的方法。

(三)研究思路

(1)细菌 OMPs 的分离。

(2)鉴定细菌 OMPs 中具有诱导产生中和抗体能力的抗原。

(3)确定备选抗原的免疫活性。

(四)实验方法

(1) *A. hydrophila* 菌 OMPs 的制备。

① 收取适量的 *A. hydrophila* 菌 LB 培养基,在 4 ℃,6000g 离心 10 min。

② 用 0.65% NaCl 溶液洗涤沉淀,在 4 ℃,6000g 离心 10 min。

③ 用 3 倍体积超声缓冲液(50 mmol/L Tris-HCl,1 mmol/L EDTA,pH 7.4)重悬沉淀,间歇性的超声破碎。

④ 在 4 ℃,2500g 离心 10 min 去除未破碎的细胞和细胞碎片,收集上清,在 4 ℃,100000g 离心 40 min,收集沉淀。

⑤ 用 2%(w/v)十二烷基肌氨酸钠(SLS)重悬沉淀,室温下孵育 20 min。

⑥ 在 4 ℃,100000g 离心 40 min,沉淀即为细菌 OMPs,用超声缓冲液重悬沉淀。

(2) SDS-PAGE 和二维电泳分离 *A. hydrophila* 菌 OMPs。

(3) 免疫印迹鉴定具免疫原性的细菌 OMPs。

(4) OMPs 免疫原活性评估。

二维电泳凝胶在考马斯亮蓝 R-250 染色后对蛋白斑点进行扫描,对 WB 的蛋白质斑点进行扫描,将二维电泳凝胶斑点扫描的灰度值与 WB 的对应点灰度值进行比较,根据二者比值的大小推测出免疫原活性。

(五)实验结果

1. *A. hydrophila* 菌 OMPs 的分离

为了制备抗 *A. hydrophila* 菌的保护性疫苗,首先需要将细菌的 OMPs 进行分离并鉴定,以期找到合适的抗原。

A. hydrophila 菌 OMPs 通过二维电泳分离,结果显示:蛋白点分布在不同的等电点和分子量区间。经考马斯亮蓝 R-250 染色后可检测到大约 54 个蛋白质斑点,表明 20 μg 的 OMPs 中含有至少 54 种蛋白质。大多数蛋白质的等电点在 pI 5.0~8.0 范围内,分子量在

10～140 kDa 之间(图 5.7)。

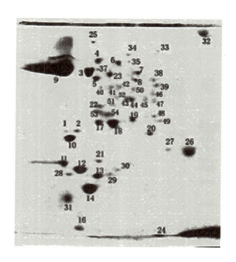

图 5.7　二维电泳分离 *A. hydrophila* 菌 OMPs

二维电泳,第一向采用 12 cm×3 mm 垂直玻璃管 IEF 电泳;上样量 20 μg 蛋白质,IEF 过夜,共进行 10000 Vh;第一向凝胶在平衡缓冲液(0.06 mol/L Tris-HCl,pH 6.8、2% SDS、5% β-巯基乙醇和 10% Glycine)中平衡 15 min;平衡后的第一向凝胶放在 10% 的 SDS-PAGE 凝胶上进行 SDS-PAGE;电泳后进行考马斯亮蓝 R-250 染色,扫描和分析凝胶检测结果。

2. *A. hydrophila* 菌 OMPs 中具有诱导产生中和抗体能力的抗原鉴定

A. hydrophila 菌的 OMPs 通过二维电泳分离得到 54 个蛋白质,为了寻找其中具有免疫原性的蛋白质,研究者通过 WB 技术用小鼠抗 *A. hydrophila* 菌的多克隆抗体(抗血清)检测 OMPs 中具有免疫原性的蛋白质。

细菌 MOPs 在 SDS-PAGE 电泳图谱上显示其中有多条分子量大小各异的蛋白带(图 5.8(a)),进一步分别以小鼠抗 *A. hydrophila* 多克隆抗体和 HRP 标记的兔抗小鼠抗体作为第一和第二抗体,用 WB 法检测 SDS-PAGE 和二维电泳中具有免疫原性的蛋白质。结果发现 SDS-PAGE 图谱上有 7 条蛋白带可与抗体反应(图 5.8(a)、(b));在二维电泳图谱上有 8 个与抗体反应的蛋白点(图 5.8(c)),从二维电泳图谱中提取的 8 种蛋白质被命名为 P1～P8。从二维电泳凝胶中分离这 8 个蛋白,经质谱鉴定后发现,这些蛋白均为细菌外膜或鞭毛蛋白,其理论分子量在 39.3～98.8 kDa 之间,等电点 pI 在 5.30～9.79 之间。这些结果提示在 54 种 OMPs 中有 8 种蛋白质具有免疫原性。

3. 备选抗原的免疫活性确定

为了进一步确证在 8 个具有免疫原性的蛋白质的免疫原活性,分析每个蛋白斑点在考马斯亮蓝 R-250 染色后的灰度值和 WB 中对应点的灰度值,通过计算两者的比值对免疫原活性进行评估。

将二维电泳凝胶中 8 个与抗体反应的蛋白点的灰度值与对应的免疫印迹的灰度值进行比较,根据二者比值的大小推测出免疫原活性。经对比发现 P1～P8 的蛋白点的灰度值在二维电泳凝胶和二维电泳-WB 之间不成比例,斑点 P3 和 P5 分别在二维电泳凝胶和二维电泳-WB 中显示出最高的灰度值,因此,比较它们的比值可以显示免疫原性的差异。免疫原的活性从高到低依次为 P5、P7、P6、P8、P2、P4、P1 和 P3(图 5.9)。根据 P1～P8 蛋白点的免疫活性可以作为开发疫苗的备选抗原。

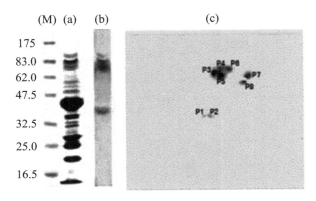

图 5.8　SDS-PAGE 和二维电泳的 WB 结果

OMPs 样本完成一维或二维电泳后,凝胶中的蛋白质在 4 ℃的转印缓冲液中,电流 200 mA 6 h,转印到 NC 膜上;经小鼠抗 *A. hydrophila* 菌的多克隆抗体和 HRP 标记的兔抗小鼠二抗进行 WB,加底物显色,扫描 NC 膜。(a)SDS-PAGE:OMPs 样本上样量为 10 μg。(b)SDS-PAGE 单向和(c)二维电泳的免疫印迹。(M)蛋白分子量标准。

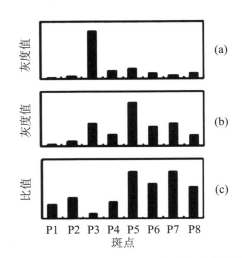

图 5.9　二维电泳凝胶和 WB 中 P1～P8 蛋白的灰度值及其比值的比较

(a) 二维电泳凝胶中 P1～P8 个蛋白质斑点的灰度值;(b) 二维电泳 WB 的 P1～P8 个蛋白质斑点的灰度值;
(c) 二维电泳凝胶和 WB 扫描点灰度值的比值。

(六) 结论

通过蛋白质电泳和免疫印迹技术从 *A. hydrophila* 菌 OMPs 中筛选出 8 个具有免疫原性的备选抗原。

第三节 免疫共沉淀和沉降技术

免疫沉淀(immunoprecipitation, IP)技术主要用于富集纯化目的蛋白,该技术延伸的免疫共沉淀(co-immunoprecipitation, Co-IP)技术与沉降技术(pull down)主要用于蛋白质与蛋白质相互作用的分析,二者在原理上存在少许差异。免疫沉淀技术是以抗体和抗原之间的专一性作用为基础的,通过使用靶蛋白特异性抗体来间接捕获与特定靶蛋白结合的蛋白,从而识别生理相关的蛋白-蛋白相互作用,沉降技术是一种类似于免疫沉淀的亲和层析技术,只是使用"诱饵"蛋白代替抗体。随着对蛋白质研究的不断深入,免疫沉淀和沉降技术已经广泛应用于基因、蛋白质以及其相互作用等研究领域。

一、免疫沉淀与免疫共沉淀技术

免疫沉淀(IP)技术是在经典的沉淀反应(precipitation)基础上发展起来的。经典的沉淀反应是可溶性抗原与相应抗体特异性结合后产生可见沉淀反应的血清学实验。而免疫沉淀是利用固相化细菌蛋白 A 或蛋白 G(protein A/G)偶联的琼脂糖(agarose)或琼脂糖凝胶(sepharose)微球,结合抗原抗体复合物,达到纯化富集目的蛋白的一种方法。

在 IP 的基础上捕获与目的蛋白相互作用的未知蛋白质,称为 Co-IP,是 IP 技术的延伸。Co-IP 是研究天然状态下蛋白质与蛋白质相互作用的技术,其原理与 IP 相同,是与抗原相结合的蛋白质被一起沉淀下来。因此,一个实验被称为 IP 还是 Co-IP,取决于实验的目的是纯化抗原还是寻找与抗原相互作用蛋白质。

Co-IP 技术的优点是捕获的蛋白是在细胞内与已知蛋白结合,符合体内实际情况,得到的相互作用蛋白可信度高;蛋白的相互作用是在自然状态下进行的,可以避免人为的影响,分离得到天然状态的相互作用蛋白复合物。其缺点是两种蛋白质结合可能不是直接的,而由第三者在中间起桥梁作用,还需要其他技术验证;另外,可能检测不到低亲和力和瞬间的蛋白质-蛋白质相互作用。

(一)实验原理

IP 和 Co-IP 均是利用抗原-抗体特异性反应以及抗体 Fc 段可以特异性的与细菌的蛋白 A/G 结合的特点研制出的富集目的蛋白质和研究蛋白质相互作用的方法。首先要使用非离子型表面活性剂(如 NP40, Triton X-100 等)来裂解细胞或组织样品以更好地保留完整的蛋白质与蛋白质相互作用,然后加入抗目的蛋白的特异性抗体与细胞或组织裂解液中相应的抗原特异性的结合后,再与抗体 Fc 段特异结合的蛋白 A/G 微球孵育,就可以形成"目的蛋白-抗目的蛋白抗体-蛋白 A/G 微球"的复合物。若细胞或组织中存在与已知蛋白结合的未知蛋白,此时已知蛋白就成为捕获蛋白,形成"未知的目的蛋白-捕获蛋白-抗捕获蛋白抗体-蛋白 A/G 微球"的复合物。由于蛋白 A/G 微球较大,复合物在离心时很容易被沉淀下来,也就实现共沉淀,经 SDS-PAGE,复合物中各组分被分离(图 5.10)。IP 实验主要用于富集纯化目的蛋白,Co-IP 实验主要用于检测已知的两个蛋白质在体内的相互作用,也可用于检测相互作用的未知蛋白质。

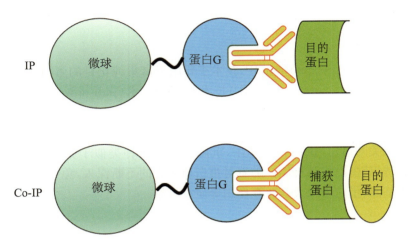

图 5.10   IP 和 Co-IP 技术原理模式图

(二)实验材料

试剂:放射免疫沉淀法裂解缓冲液(radio immunoprecipitation assay lysis buffer,RIPA 裂解缓冲液),0.1% SDS;蛋白 A/G-微球。

由于蛋白酶的抑制剂在室温不稳定,因此在使用前根据实验需要在 RIPA 缓冲液中选择性地加入蛋白酶抑制剂;如果针对蛋白质磷酸化检测,须在使用前加入磷酸酶抑制剂(表 5.5)。

表 5.5   常用的蛋白酶和磷酸酶抑制剂

抑制剂	靶蛋白酶	工作浓度
Aprotinin	纤溶酶、激肽释放酶、胰蛋白酶	$1\sim2$ μg/mL
Pepstatin	胃蛋白酶、组织蛋白酶 D、凝乳酶	1 μg/mL
Leupeptin	胰蛋白酶、木瓜蛋白酶、纤溶酶、组织蛋白酶 B	$1\sim2$ μg/mL
PMSF	胰凝乳蛋白酶、胰蛋白酶、凝血酶	1 mmol/L
EDTA-Na$_2$	金属蛋白酶	1 mmol/L
Na$_3$VO$_4$	磷酸酶	1 mmol/L
NaF	磷酸酯酶	10 mmol/L

仪器:离心机、电泳装置、湿式转印槽、凝胶成像系统等。

(三)实验流程

主要流程:① 样本的制备;② 抗原抗体复合物的沉淀;③ 目的蛋白的 WB 检测(见第二节免疫印迹技术)。

（四）实验方法

1. 样本的制备

（1）样本收集。收集细胞,4 ℃,300g 离心 5 min。预冷的 PBS 洗 2 次,计数后取 $1×10^7$ 个细胞置于 1.5 mL EP 管中,加入 1 mL 含蛋白酶抑制剂的 RIPA 缓冲液裂解细胞,冰浴 30 min。每 10 min 振荡混匀 1 次

（2）取 5～10 mg 组织,匀浆器匀浆,加入 1 mL 含蛋白酶抑制剂的 RIPA 缓冲液裂解组织,冰浴 30 min。蜗旋器涡旋 3～4 次,每次 2～3 s。

（3）4 ℃,12000g 离心 10 min,回收上清,即为细胞或组织蛋白裂解液。

2. 抗原抗体复合物的沉淀

（1）在细胞或组织蛋白裂解液中加入 1～5 μg 的特异性识别捕获蛋白的抗体,在 4 ℃孵育 2 h。

（2）蛋白 A/G-微球的预处理。蛋白 A/G-微球存放于等倍体积的含 1‰叠氮钠的 PBS 中,使用前需要用 RIPA 缓冲液置换 PBS。取蛋白 A/G-微球 3000g 离心 5 min 后弃上清,沉淀用 2 倍体积的 RIPA 缓冲液洗涤 3 次,等倍体积 RIPA 缓冲液重悬蛋白 A/G-微球备用。

（3）加入 10～50 μL 蛋白 A/G-微球到细胞或组织裂解液中,在 4 ℃摇床上温和摇动 2 h。

（4）将反应后的细胞或组织裂解液在 4 ℃,3000g 离心 5 min,使蛋白 A/G-微球沉淀至管底,小心吸除上清。

（5）将蛋白 A/G-微球用 1 mL 预冷的 RIPA 缓冲液重悬,洗涤沉淀物 4 次,弃上清。最后一次离心后彻底吸弃上清液。

3. 对照的设置

（1）阳性对照:即 Input,一般采用未进行免疫沉淀反应的全细胞或组织裂解液,含有细胞内所有的蛋白质,用于证明裂解液中含有目的蛋白。取 100 μL 全细胞裂解液作为 Input（阳性对照）。

（2）阴性对照:用以排除沉淀下来的蛋白不是抗体非特异性结合所导致的。具体操作与步骤 2 相同,只是抗体换用与捕获蛋白无关的同型的 IgG。

4. 目的蛋白的检测

用 20 μL PBS 重悬沉淀,加入等体积含 DTT 的 2×SDS 上样缓冲液,煮沸 10 min,进行 SDS-PAGE。

（1）如果验证某个目的蛋白与捕获蛋白有相互作用,SDS-PAGE 后使用特异性抗目的蛋白抗体进行 WB,验证预测的正确性。

（2）如果与捕获蛋白相互作用的蛋白质是未知的,SDS-PAGE 后对发现的独特的条带进行质谱分析,以明确相互作用的蛋白质。

（五）结果分析

实验分为 3 组:阳性对照组（Input 组）、阴性对照组（IgG 组）、实验组（IP 组）。Input 组应包含捕获蛋白和与捕获蛋白相互作用的目的蛋白的条带,证明在蛋白裂解液中存在捕获蛋白和目的蛋白,说明样本处理、实验步骤均没有任何问题;IgG 组和 IP 组平行进行免疫沉

淀实验,IgG 组不应出现捕获蛋白和目的蛋白条带,说明利用 IgG 抗体不能把捕获蛋白和目的蛋白沉淀下来,证明二者均没有与 IgG 结合,排除了捕获蛋白和目的蛋白与 IgG 非特异性结合的可能性;而实验组出现捕获蛋白和目的蛋白条带,表明利用抗捕获蛋白的特异性抗体进行沉淀实验,可以把捕获蛋白沉淀下来,同时与捕获蛋白相互作用的目的蛋白也被沉淀下来,依据此结果提示捕获蛋白与目的蛋白之间存在相互作用。

（六）注意事项

（1）免疫沉淀的成功依赖于抗原的纯度以及制备抗体的难易,主要受两方面因素的影响,即抗原的丰度以及抗体对抗原的亲和力。

（2）用不与待检抗原结合的非特异性抗体预处理,可以从溶液中除去非特异性结合蛋白,再用特异性抗体结合,这样进行二次免疫沉淀是降低本底的最有效的方法。

（3）在细胞裂解的过程中,会释放出许多蛋白酶,为防止蛋白的分解、修饰,根据目的蛋白的性质在溶解抗原的缓冲液中加入相应的蛋白酶抑制剂。

（4）由于蛋白质在室温下容易降解,所以整个实验过程在冰浴上操作。

（5）单克隆抗体的使用确保共沉淀的蛋白是由所加入的抗体沉淀得到的,而并非外源非特异蛋白。

（6）要确保抗体的特异性,即在不表达抗原的细胞溶解物中添加抗体后不会引起共沉淀。

（7）确定蛋白间的相互作用是发生在细胞中,而不是由于细胞的溶解才发生的,这需要进行蛋白质的定位来确定。

二、沉降技术

在 IP 技术的基础上,又发展出研究蛋白质相互作用的另一项技术——沉降技术（pull down）。沉降技术类似于免疫沉淀,是一种在体外研究蛋白质与蛋白质相互作用的简单而灵敏的技术。在沉降实验中,首先要重组表达蛋白标签与捕获蛋白的融合蛋白,以此融合蛋白捕获目的蛋白,再将融合蛋白固定在某种基质上以吸附细胞裂解液中的能与捕获蛋白相互作用的蛋白,之后再通过洗脱即可得到目的蛋白,最后对目的蛋白进行检测从而实现捕获蛋白与目的蛋白相互作用的分析。捕获蛋白上的亲和标签是沉降实验的基础,常见的捕获蛋白的亲和标签包括谷胱甘肽巯基转移酶（GST）标签、多组氨酸（$6 \times$ His）标签、亲和素和 IgG-Fc 等。沉降技术与 IP 或 Co-IP 的不同之处在于,它不是基于抗体-抗原相互作用,也不是免疫反应,而是用诱饵蛋白代替了特异性抗体,用来检测已知蛋白间的相互作用和筛选未知蛋白的相互作用。该方法不需要预先制备捕获蛋白的抗体,简单易行,操作方便,不需要用到同位素等物质,在蛋白质相互作用研究中被广泛应用。

沉降技术的优点是在无法进行体内相互作用检测、无法获得在体样本或者没有特异性抗体时,可以使用沉降技术;另外体外直接检测 2 个蛋白的相互作用,可以排除其他蛋白的干扰。其缺点是需要重组表达捕获蛋白,很多时候捕获蛋白难以表达;表达载体也需要多次尝试,周期长,价格贵;由于捕获蛋白是人工重组的融合蛋白,沉降技术无法像 Co-IP 那样模拟细胞内天然的互作环境。

　　沉降实验的基本原理是将一种含亲和标签的融合蛋白质作为捕获蛋白,通过非抗体亲和系统固定到固相载体上,这种固定可以通过共价偶联结合到固相载体上,也可以通过亲和标签与固相载体上的受体分子相结合。当与细胞或组织裂解液孵育时,可与捕获蛋白相互作用的"目的蛋白"就会被捕获,最后通过洗脱的方式将"目的蛋白"洗脱后检测,就可以分析蛋白和蛋白相互作用关系。以 Fc 融合蛋白沉降技术为例,将 IgG 的 Fc 段与捕获蛋白融合表达成捕获蛋白-Fc,根据蛋白 A(或蛋白 G)可以特异性地结合到融合蛋白的 Fc 片段的特性,将捕获蛋白固定于蛋白 A/G-微球上,形成捕获蛋白-蛋白 A/G-微球的复合物。当与细胞裂解液孵育时,该复合物可通过捕获蛋白与目的蛋白相结合,形成新的"目的蛋白-捕获蛋白-蛋白 A/G-微球"复合物,新的复合物在离心时很容易被沉淀下来(图 5.11)。经 SDS-PAGE,目标蛋白被分离,通过 WB 或质谱等方法进行鉴定。

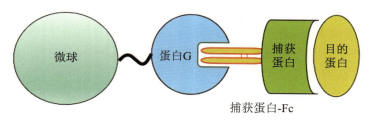

捕获蛋白-Fc

图 5.11　沉降技术原理模式图

实验材料、实验流程、实验方法、注意事项同免疫沉淀技术。

三、IP 技术常见问题和解决方法

IP 技术常见问题和解决方法见表 5.6。

表 5.6　IP 技术常见问题和解决方法

问　题	原　因	解决办法
出现假阳性结果	微球与目的蛋白发生非特异性结合 抗体的非特异性结合	确保实验操作的严谨性,防止交叉污染 选择高特异性的抗体 增加微球沉淀的洗涤次数
实验结果阴性	对于内源性 Co-IP 实验,阴性结果不能完全说明无相互作用,也有可能是蛋白在细胞内表达过低导致的	需要用捕获蛋白过表达细胞系作为 Co-IP 对照
阴性对照 IgG 组出现条带	IgG 和 WB 一抗同源导致的轻重链的干扰条带	排除 IgG 和后续 WB 一抗同源导致的轻重链的干扰条带(25 kD 和 50 kD 附近)
	蛋白 A/G 的非特异性结合	进行预清除实验以排除蛋白 A/G 的非特异性结合
	IgG 的质量问题	可以换用其他品牌 IgG 尝试

四、IP 技术和沉降技术应用举例

探寻介导水痘带状疱疹病毒感染宿主细胞的受体

（一）目的

通过免疫沉淀技术、沉降技术和免疫印记技术寻找与病毒包膜糖蛋白 gE 相结合的宿主细胞受体，学会运用蛋白质的免疫学检测技术解决科研中的问题。

（二）背景知识

水痘-带状疱疹病毒（Varicella-Zoster virus, VZV）：人是 VZV 的唯一自然宿主，VZV 感染人后引起两种不同形式的疾病，即水痘（chickenpox 或 varicella）和带状疱疹（zoster 或 shingles）。儿童初次感染引起水痘，VZV 经呼吸道、结膜、皮肤等处侵入人体，先在局部淋巴结增殖，进入血液散布到各个内脏继续大量增殖，潜伏期 2～3 周，皮肤广泛发生丘疹、水疱疹和脓疱疹。儿童时期患过水痘痊愈后，病毒潜伏在脊髓后根神经节中，当机体免疫力下降时，潜伏体内的病毒就会复发从而引起带状疱疹，即在皮肤沿着感觉神经分布的串联的水疱疹，形似带状，多见于成年人和老年人。

VZV 的包膜蛋白主要有 7 种，分别命名为 gB、gC、gE、gH、gI、gK 和 gL。这些糖蛋白在病毒的进入、侵袭和与宿主细胞的相互作用中起着重要的作用。有研究表明 VZV 通过包膜糖蛋白 gB、gH 和 gI 与宿主细胞表面的硫酸乙酰肝素蛋白聚糖相互作用，并附着在宿主细胞表面，进而介导病毒进入细胞。也有文献报道 gE 是病毒复制所必需的，靶向 gE 的疫苗或中和抗体可以保护动物免受 VSV 的感染。

胰岛素降解酶（insulin-degrading enzyme, IDE）：IDE 是一种降解胰岛素的蛋白酶，属于高度保守的基质金属蛋白酶，在组织和细胞水平广泛表达，具有降解脑内 β 淀粉蛋白（amyloid-β）和胰岛素（insulin）的功能。

（三）摘要

背景：引起水痘和带状疱疹的水痘带状疱疹病毒（VZV），主要是通过细胞-细胞间的传播，而 VZV 包膜糖蛋白 gE 对病毒感染是必需的，推测 gE 可以与宿主细胞膜表面受体结合，介导 VZV 进入到细胞。**方法**：采用 IP、沉降、WB 等技术寻找与 gE 相结合的宿主细胞上的受体。**结果**：宿主细胞的胰岛素降解酶（IDE）与 VZV-gE 之间存在相互作用，VZV 感染的细胞中存在 IDE-gE 复合物，而且 gE 可以与细胞膜上的 IDE 结合。**结论**：IDE 是介导 VZV 感染宿主细胞的受体。

（四）研究思路

（1）确定在宿主细胞上存在可与 VZV-gE 蛋白相互作用的受体（IDE）。
（2）证明 VZV 感染的细胞中存在 IDE-gE 复合物。
（3）证明 gE 与 IDE 的结合是特异性的。

（4）确证 IDE 蛋白存在于细胞膜表面。

（5）证明 gE 与细胞膜上的 IDE 存在相互作用。

（五）实验方法

VZV 病毒株：ROka（由 Oka 株重组衍生而来）；Molly（低传代临床分离株）。

细胞株：MeWo 细胞，人黑色素瘤细胞系；HeLa 细胞，人宫颈癌细胞系；CV-1 细胞，非洲绿猴肾细胞系；CV-1/EBNA，转染了 EBV EBNA 的 CV-1 细胞系。这些细胞均为 VSV 易感细胞。

抗体：兔抗 IDE-1 多克隆抗体、抗 gE 单克隆抗体。

细胞膜蛋白生物素化：肿瘤细胞或 CV-1/EBNA 单层细胞加入 0.5 mg/mL 生物素（biotin），在 25 ℃的 PBS（pH 8.0）中孵育 30 min，使细胞膜膜蛋白生物素化，用预冷的 PBS 洗 3 次。

沉降实验：VZV-gE 的胞外段与人 IgG Fc 段融合表达成 gE-Fc 蛋白，将其固定在蛋白 A-琼脂糖凝胶（sepharose）微球上，然后与 VZV 易感的肿瘤细胞的裂解液孵育，形成"目的蛋白-gE-Fc-蛋白 A-琼脂糖凝胶微球"的复合物，离心沉淀复合物，洗涤，重悬沉淀，进行 SDS-PAGE 分离，用抗 IDE 抗体进行 WB，鉴定与 gE 结合的目的蛋白。

Co-IP 实验：将抗 gE 单克隆抗体固定在蛋白 A-琼脂糖凝胶微球上，与 VZV 感染细胞蛋白裂解液孵育，形成"目的蛋白-gE-抗 gE 抗体-蛋白 A-琼脂糖凝胶微球"的复合物，离心沉淀复合物，洗涤，重悬沉淀，进行 SDS-PAGE 分离，用抗 IDE 抗体进行 WB，鉴定与 gE 结合的目的蛋白。

（六）实验结果

1. 在细胞中存在与 VZV-gE 相互作用的蛋白——IDE

已有研究表明 VZV 的糖蛋白 gE 对病毒感染机体细胞起重要作用。为此研究者构建了 VZV 糖蛋白 gE 胞外结构域与人 IgG-Fc 的融合蛋白（gE-Fc），通过沉降技术，寻找能与 gE-Fc 结合的蛋白。

将 gE-Fc 融合蛋白结合的蛋白 A 琼脂糖凝胶微球与人黑色素瘤细胞的裂解液共孵育，沉降蛋白经 SDS-PAGE 检测，结果发现在细胞裂解液中存在一个分子量约 120 kDa 的蛋白可以被 gE-Fc 融合蛋白所沉降（图 5.12 泳道 2），而不存在于对照样品中（图 5.12 泳道 1）。经质谱鉴定，该蛋白为胰岛素降解酶（insulin-degrading enzyme，IDE）。

2. VZV 感染的细胞中存在 IDE-gE 复合物

通过沉降实验，发现黑色素瘤细胞的 IDE 可与 gE-Fc 融合蛋白相结合，但这只是在体外的蛋白水平上进行的证明，需要在细胞内检测天然环境中是否存在 IDE 与 gE 的相互作用，因此，研究者需要进一步证明在病毒感染的细胞中验证 gE 与 IDE 的结合。选择 2 种 VZV 菌株（ROka 和 Molly）感染人黑色素瘤细胞，通过 Co-IP 实验检测可与病毒的 gE 结合的宿主蛋白。

在不同的 VZV 病毒株感染或未感染的黑色素瘤细胞的裂解液中，用抗 gE 单克隆抗体进行免疫沉淀，结果发现只有在 VZV 感染的黑色素瘤细胞的免疫沉淀物中检测到 120 kD

的 IDE 蛋白(图 5.13,泳道 1、2),而在未感染的黑色素瘤细胞中则检测不到该蛋白(图 5.13,泳道 3)。这些结果提示在 VZV 感染的黑色素瘤细胞中 IDE 可与 gE 蛋白结合形成 IDE-gE 复合物。

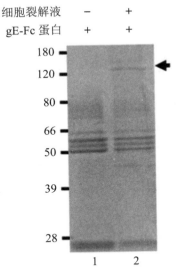

图 5.12　黑色素瘤细胞裂解液中存在与 gE-Fc 结合的蛋白质

将 gE-Fc 融合蛋白结合到蛋白 A-琼脂糖凝胶微球上,与 MeWo 人黑色素瘤细胞的裂解液共孵育(泳道 2),直接与蛋白裂解液共孵育(泳道 1),离心沉降后进行 SDS-PAGE 电泳和考马斯亮蓝染色。

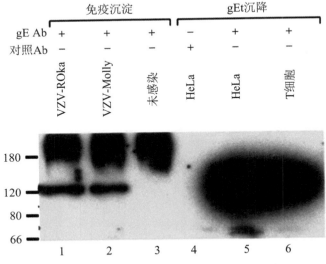

图 5.13　VZV 感染的细胞中存在 IDE-gE 复合物

泳道 1~3:在 VZV ROka(泳道 1)和 Molly(泳道 2)病毒株感染的黑色素瘤细胞或未感染的黑色素瘤细胞(泳道 3)的裂解液中加入抗 gE 抗体孵育,再加入蛋白 A-琼脂糖凝胶微球进行免疫沉淀,经 SDS-PAGE 后,用抗 IDE 抗体进行 WB,检测与 gE 结合的目的蛋白。泳道 4~6:将不含 Fc 标签的截短 gE(gEt)与抗 gE 抗体(泳道 5 和 6)或对照抗体(泳道 4)固定在蛋白 A-琼脂糖凝胶微球上,然后与 HeLa 细胞或人 T 淋巴细胞的裂解液共孵育,在充分洗涤之后,进行 SDS-PAGE 电泳,用抗 IDE 抗体进行 WB 检测。

为了进一步证实 VZV gE 与 IDE 之间的相互作用,排除 IDE 与 gE-Fc 融合蛋白的标签蛋白 Fc(Fc-tag)结合的可能性,需要使用不含 Fc 标签的 gE 进行验证。研究者将剪切掉 Fc 标签的 gE 重组蛋白(gEt)与抗 gE 的单克隆抗体一起固定到蛋白 A-琼脂糖凝胶微球上,再从 HeLa 细胞或人 T 淋巴细胞的裂解液中沉降 IDE。结果表明剪切掉 Fc 标签蛋白的 gEt 仍可与 HeLa 细胞和人 T 淋巴细胞中 IDE 形成复合物(图 5.13,泳道 5、6)。当使用对照抗体代替抗 gE 抗体时,在 HeLa 细胞中就检测不到 IDE(图 5.13,泳道 4),这说明 IDE 与 gEt 的结合是特异性的,不会与抗体发生非特异性结合。上述这些结果证实 IDE 与 VZV gE 之间存在特异性结合,而不与抗体的 Fc 段或其他结构域发生结合。

3. gE 与 IDE 的结合是特异性结合

VZV 细胞有 7 种胞膜蛋白,其中已有文献报道 gB、gH 和 gI 在病毒感染细胞中起重要作用,这 3 种胞膜蛋白是否也能与 IDE 相互作用,即 gE 与 IDE 结合是否具有高度特异性结合? 此外,VZV 同家族病毒 HSV(疱疹病毒)的包膜中也存有 gE 蛋白,HSV-gE 是否也能与 IDE 结合? 为此,研究者在 CV-1 细胞中过表达 VSV gE 和 gI,以及 HSV gE 蛋白,或者用 VZV 感染细胞,然后用相应的抗体进行免疫沉淀,用 WB 检测沉淀中是否存在 IDE。

用表达 VZV gE 和 gI 的胞外结构域或 HSV gE 的质粒转染 CV-1 细胞,再用相应的抗体对细胞裂解物进行免疫沉淀,然后用抗 IDE 抗体进行 WB 检测。结果显示 VZV gI 的胞外结构域,也能与 IDE 相互作用。虽然 gI 作为 gE 的蛋白伴侣,但由于与 gE 无同源序列,因而它与 IDE 的相互作用与 gE 相比非常弱(图 5.14,泳道 1、2);HSV(疱疹病毒)gE 与 VSV 有 32% 的同源性,因此与 IDE 也有非常弱的结合(图 5.14,泳道 4)。来自 VZV 感染细胞的裂解液用抗 gE、抗 gB、抗 gH 抗体进行免疫沉淀,结果显示只有 gE 可与 IDE 共沉淀,但 gB 和 gH 与 IDE 之间不存在相互作用(图 5.14,泳道 7~9)。综上所述,只有 VZV gE 蛋白可与 IDE 结合,gI 蛋白和 HSV gE 蛋白与 IDE 之间有微弱的相互作用,gB 和 gH 蛋白不与 IDE 相互作用,这些结果表明 gE-IDE 的结合是高度特异性的结合。

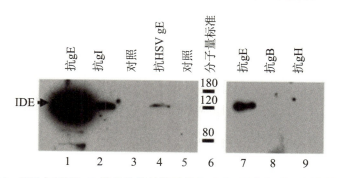

图 5.14 IDE 与 VZV gE 的细胞外结构域相互作用,但不与 gB 或 gH 相互作用

1~5 泳道:将含有 VZV gE(泳道 1)和 gI(泳道 2)的胞外结构域、全长 HSV gE(泳道 4)的质粒或对照质粒(泳道 3 和 5)分别转染的 CV-1 细胞,裂解细胞,裂解液中分别加入抗 gE、抗 gI、抗 HSV gE 的抗体和蛋白 A-琼脂糖凝胶微球进行免疫沉淀,经 SDS-PAGE 电泳,用抗 IDE 抗体进行 WB 检测。7~9 泳道:VZV 感染细胞的裂解液,分别加入抗 gE(泳道 7)、抗 gB(泳道 8)、抗 gH(泳道 9)的抗体和蛋白 A-琼脂糖凝胶微球进行免疫沉淀,经 SDS-PAGE 电泳,用抗 IDE 抗体进行 WB 检测。

4. IDE 存在于细胞表面

IDE 是锌离子金属蛋白酶,已有研究表明 IDE 主要定位在细胞质中。VZV 感染细胞是通过 VZV-gE 与细胞膜表面受体结合进入细胞内,那么 IDE 是否存在于细胞表面? 研究者将 HeLa 细胞和黑色素瘤细胞的表面膜蛋白进行生物素化,然后用链霉亲和素-琼脂糖凝胶微球进行免疫沉淀,用抗 IDE 抗体进行 WB,检测细胞膜表面 IDE。

如果 IDE 蛋白存在于胞膜上,那么它就能被生物素化,就能被亲和素-琼脂糖微球所沉淀。相反,如果 IDE 只存在于胞质内,就无法被生物素化,经亲和素-琼脂糖微球沉淀后,也就无法检测到。结果表明在生物素化的 HeLa 细胞(图 5.15,泳道 1)和黑色素瘤细胞(图 5.15,泳道 2)的沉降物中均存在 120 kDa 的 IDE 蛋白,而未被生物素化的 HeLa 细胞和黑色素瘤细胞(图 5.15,泳道 3 和 4)的沉降物中则检测不到 IDE 蛋白。这些结果表明 IDE 存在于细胞膜表面。

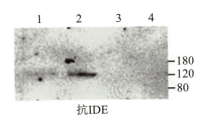

图 5.15 生物素化的细胞膜表面检测到 IDE

用生物素化的 HeLa 细胞(泳道 1)和黑色素瘤细胞(泳道 2)以及未生物素化的 HeLa 细胞(泳道 3)和黑色素瘤细胞(泳道 4)制备细胞蛋白裂解液。在裂解液中加入链霉亲和素包被的琼脂糖微球,形成生物素化膜蛋白-链霉亲和素-琼脂糖微球的复合物,离心沉淀复合物,进行 SDS-PAGE 电泳;用抗 IDE 抗体进行 WB 检测。

5. gE 可以在细胞膜上与 IDE 相互作用

用生物素化 HeLa 细胞和黑色素瘤细胞证明了 IDE 可以存在于细胞膜表面,VZV-gE 是否与细胞膜表面的 IDE 相互作用? 因此研究者在生物素化 CV-1/EBNA 的细胞裂解液中加入 gE 蛋白,以证明 gE 蛋白可以与细胞膜表面的 IDE 结合。

为了证实 gE 与 IDE 的相互作用是在细胞膜上,将生物素化的 CV-1/EBNA 的细胞裂解液与剪切掉 Fc 标签的 gE 蛋白(gEt)共孵育。通过加入抗 gE 抗体和蛋白 A-琼脂糖凝胶微球,将 IDE-gEt 复合物进行沉淀。由于细胞裂解液中同时存在生物素化的胞膜 IDE 蛋白和非生物素化的胞质 IDE 蛋白,两者均可以与 gEt 结合,因而均可以被抗 gE 抗体-蛋白 A-琼脂糖凝胶微球所沉淀。如果用抗 IDE 抗体进行 WB 检测,则可以检测到这两种形式的 IDE 蛋白,即总的 IDE;如果用链霉亲和素-HRP(SA-HRP)进行检测,则只能检测到生物素化的胞膜 IDE 蛋白,这样就可以实现对两种蛋白的区分。

结果表明用 SA-HRP 可以检测到 IDE 蛋白(图 5.16,泳道 2),这说明 IDE 存在于细胞膜上,而且可以与 gE 结合。用抗 IDE 抗体进行 WB 检测,也可以检测到 IDE 蛋白(图5.16,泳道 6),且条带的灰度值与阳性对照(图 5.16,泳道 9)接近,均明显高于用 SA-HRP 检测条带的灰度,说明用 gEt-抗 gE 抗体-蛋白 A-琼脂糖凝胶微球几乎可以将裂解液中所有的 IDE 蛋白沉淀出来,细胞裂解液中总 IDE 蛋白的含量明显高于生物素化的 IDE,即大部分 IDE 蛋白位于胞质中,只有小比例位于胞膜上,这与已有文献所报道的“IDE 蛋白主要位于胞质中”的结果基本一致。为了排除假阳性结果,对未加细胞裂解液的空白对照进行试验,结果未检测到 IDE(图 5.16,泳道 1、5),这说明 IDE 只存在于细胞裂解液中;在试验体系中不加入任何抗体,也检测不到 IDE(图 5.16,泳道 3、7),这说明 gEt-IDE 复合物不会直接与蛋白

A-琼脂糖凝胶微球结合;将抗 gE 抗体换成非特异性的对照抗体,也检测不到 IDE(图 5.16,泳道 4、8),说明 gEt-IDE 复合物是与抗 gE 抗体特异性结合后被沉淀的。上述结果提示 gE 与 IDE 在细胞膜上存在相互作用,VZV-gE 通过其胞外结构域与细胞膜上 IDE 结合,介导病毒的感染。

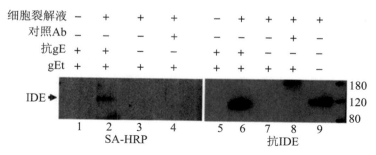

图 5.16 gE 与 IDE 在细胞膜上相互作用

将单层 CV-1/EBNA 细胞在室温进行生物素化 30 min,以标记细胞膜蛋白,再将细胞裂解,与可溶性 gEt(剪切掉 Fc 标签的 gE 蛋白)孵育,然后加入蛋白 A-琼脂糖凝胶微球和抗 gE 抗体,离心沉淀复合物,进行 SDS-PAGE 电泳。分别用链霉亲和素偶联的辣根过氧化物酶(SA-HRP)(泳道 1~4,检测胞膜上 IDE)和抗 IDE 抗体(泳道 5~8,检测总 IDE)进行 WB 检测。泳道 9 表示将细胞裂解液直接用抗 IDE 抗体进行 WB 检测。

(七) 结论

胰岛素降解酶(IDE)是介导水痘带状疱疹病毒(VZV)感染细胞的受体。

参考文献

[1] Uhlen M, Ponten F. Antibody-based proteomics for human tissue profiling[J]. Mol Cell Proteomics, 2005, 4(4): 384-393.

[2] Shapiro A L, Viñuela E, Maizel J V Jr. Molecular weight estimation of polypeptide chains by electrophoresis in SDS-polyacrylamide gels[J]. Biochem Biophys Res Commun, 1967, 28(5): 815-820.

[3] Towbin H, Staehelin T, Gordon J. Electrophoretic transfer of proteins from polyacrylamide gels to nitrocellulose sheets: procedure and some applications[J]. Proc Natl Acad Sci U S A, 1979, 76(9): 4350-4354.

[4] Southern E M. Detection of specific sequences among DNA fragments separated by gel electrophoresis [J]. J Mol Biol, 1975, 98(3): 503-517.

[5] 王家政,范明.蛋白质技术手册[M].北京:科学出版社,2000.

[6] 郭尧君.蛋白质电泳实验技术[M].北京:科学出版社,1999.

[7] 颜真,张英起.蛋白质研究技术[M].西安:第四军医大学出版社,2007.

[8] 柳忠辉,吴雄文.医学免疫学实验技术[M].2 版.北京:人民卫生出版社,2014.

[9] Chen Z, Peng B, Wang S, et al. Rapid screening of highly efficient vaccine candidates by immunoproteomics[J]. Proteomics, 2004, 4(10): 3203-13.

[10] Li Q, Ali M A, Cohen J I. Insulin degrading enzyme is a cellular receptor mediating varicella-zoster virus infection and cell-to-cell spread[J]. Cell, 2006, 127(2): 305-316.

(孙　沐)

第六章　免疫细胞的分离纯化及常用检测技术

第一节　免疫细胞的分离

在免疫学研究中通常需要对各种免疫细胞进行表型及功能检测,这就需要将这些免疫细胞从组织或器官中分离出来。不同细胞的物理学特性(大小、密度等)、生物学特性(吞噬、黏附等)及表型(CD分子的表达谱)均不相同,可以根据这些特性,将免疫细胞进行分离。鉴于磁珠分选和流式细胞分选技术的广泛应用,尼龙毛柱法(分离B淋巴细胞)、E玫瑰花环法(分离T淋巴细胞)等方法因操作复杂或对细胞干扰较大,已经很少使用,目前免疫细胞的分离纯化通常为三步法,即先用机械破碎法或酶解分离法从组织中获得单细胞悬液,然后用离心法进行初步分离,最后用磁珠分选技术或流式细胞分选技术进行纯化。

1. 制备单细胞悬液

（1）机械破碎法

机械破碎是用物理方法分解组织,如切割、挤压或刮擦。通常使用研钵和杵式的工具来破碎和提取样本,获得组织碎片。在这些碎片中,目标细胞松散地漂浮着,从而可进行下一步分离。当处理较为松散的组织样本时,由于处理速度较快,机械破碎法最为有效,但这种方法也存在稳定性较差的缺点,即每次分离获得的细胞产量和存活率相差很大。这种方法常用于分离骨髓、淋巴结、脾脏等较为松散的组织。

（2）酶解分离法

酶解分离是使用特定的蛋白酶来消化组织样品。常使用胰蛋白酶或胶原酶等酶来消化组织碎片,以释放目标细胞。消化酶的选择取决于组织类型,合适的消化酶能大大加快细胞解离速率,也有利于获得更高的细胞产量,例如:胶原酶Ⅰ适用于上皮、肺等组织细胞的分离;胶原酶Ⅳ适用于肝脏、小肠、肿瘤等组织细胞的分离。酶的消化可以减少纤维结缔组织的数量,因此酶解分离法在处理较为紧密的组织,例如肝脏、肿瘤等组织器官,可获得更高的细胞产量,但这种方法较机械破碎法耗时长,且酶的消化也可能会改变目标细胞表面的蛋白质,从而影响其功能。现多采用机械破碎法和酶解分离法的联合使用来提高细胞产量,缩短处理时间。

2. 细胞的初步分离

细胞初步分离常用的离心法有差速离心法(differential centrifugation)和密度梯度离心法(density gradient centrifugation)。

（1）差速离心法是在密度均一的介质中由低速到高速逐级离心,用于分离不同密度的细胞和细胞器。在同一介质中,颗粒的沉淀速度与离心力、颗粒体积大小和密度均呈正相关。当不同细胞或颗粒之间的体积或密度存在较大差异时,可以通过差速离心法,逐步提高离心力,使体积大、密度高的细胞先沉淀出来,然后体积小、密度低的细胞再被沉淀出来(图6.1)。由于各种细胞在大小和密度上相互重叠,而且某些慢沉降颗粒常常被快沉降颗粒裹到沉淀块中,从而影响细胞分离的回收率和纯度,因此,差速离心法只用于分离体积和密度相差悬殊的细胞,例如在组织中分离免疫细胞,通常需要用差速离心法将未完全破碎的组织块与免疫细胞进行分离。

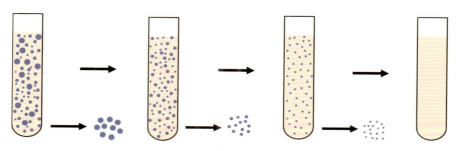

图 6.1　差速离心法示意图

（2）密度梯度离心法是指用一定的介质在离心管内形成连续或不连续的密度梯度,将细胞混悬液置于介质的顶部,通过离心力场的作用使不同密度的细胞悬浮在不同密度的介质中,从而使其分离。免疫细胞一般采用不连续的密度梯度离心法进行分离(图6.2)。

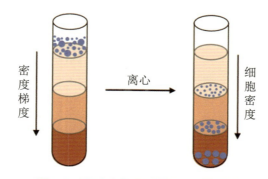

图 6.2　不连续密度梯度离心法示意图

3. 细胞的纯化

根据不同细胞的表面标志不同,用磁珠偶联的抗体或荧光偶联的抗体对目标细胞进行标记,再用磁珠分选系统或流式细胞分选系统将目标细胞纯化出来。

一、人外周血单个核细胞的分离

相对于脾脏和淋巴结,外周血是最容易获得的人源组织样本。人外周血中富含 T 淋巴细胞、B淋巴细胞、NK细胞、单核细胞、粒细胞等各种免疫细胞,适用于进行各种免疫学研究。外周血单个核细胞(peripheral blood mononuclear cell,PBMC)是外周血中具有单个核的细胞的混合细胞群体,主要是淋巴细胞和单核细胞(表6.1)。

表6.1 PBMC组成及各组分的比例

组 分	比 例
单核细胞	10%～30%
淋巴细胞	70%～90%
T淋巴细胞(CD3$^+$)	45%～70%
CD4$^+$T淋巴细胞	占CD3$^+$T淋巴细胞的25%～60%
CD8$^+$T淋巴细胞	占CD3$^+$T淋巴细胞的5%～30%
B淋巴细胞	5%～15%
自然杀伤细胞	5%～10%
树突状细胞	1%～2%
干细胞	0.1%～0.2%

(一)实验原理

人血液中各种细胞成分的密度存在较大差异(表6.2),红细胞密度为1.09～1.11 g/mL,粒细胞为1.080～1.095 g/mL,PBMC的密度为1.050～1.077 g/mL,血小板的密度为1.030～1.060 g/mL。利用一种密度介于1.077～1.092 g/mL之间、等渗的分离液进行不连续密度梯度离心,可使不同种类的血液细胞按其相应密度重新分布,从而将单个核细胞进行分离。

表6.2 人外周血中各细胞亚群的密度

血 液 细 胞	密度(g/mL)
红细胞	1.09～1.11
粒细胞	1.080～1.095
嗜酸性粒细胞	1.090～1.095
嗜中性粒细胞	1.080～1.085
单核细胞	1.050～1.066
血小板	1.030～1.060
淋巴细胞	1.052～1.077
B淋巴细胞	1.062～1.075
T淋巴细胞	1.065～1.077
淋巴母细胞	1.065～1.077
NK细胞	1.050～1.070

1968 年,Boyum 描述了使用多糖和放射造影剂混合物从循环血液和骨髓中分离单个核细胞的方法;70 年代研究人员开发了第一种非离子碘化密度梯度介质——泛影葡胺。现在常用的密度梯度介质 Ficoll 分离液,即 Ficoll-Hypaque 液,为高分子聚蔗糖和泛影葡胺的混合溶液,其密度为 1.077 g/mL,高于单个核细胞的密度,近似等渗,可直接用于人 PBMC 的分离。用 Ficoll 分离液作为介质对人外周血进行不连续密度梯度离心后,血浆和血小板的密度较低,悬浮于分离液的上部;红细胞和粒细胞的密度较大,沉于分离液的底部或位于分离液中;PBMC 密度稍低于分离液,位于分离液界面上,这样就可以将 PBMC 进行分离(图 6.3)。

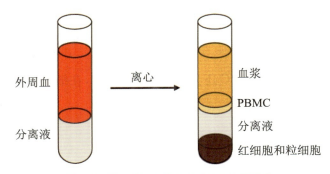

图 6.3 **Ficoll 法分离人 PBMC 的示意图**

(二)实验材料

试剂:人外周血、Ficoll 分离液(在室温放置 30 min 以上)、无菌 PBS、RPMI-1640 完全培养基。

器材:无菌 50 mL 离心管、离心机、废液缸(加入适量 84 消毒液,用于对接触过血液制品材料进行灭活)。

(三)实验步骤

(1) 将盛有抗凝人外周血的血袋和剪刀分别用 75%酒精棉球擦拭,用剪刀剪开血袋,将血液注入已加入适量无菌 PBS 的试剂瓶中,外周血与 PBS 体积比为 1:2,重复混匀。

(2) 取数个 50 mL 无菌离心管,分别加入 15 mL Ficoll 分离液,再将 30 mL 稀释后的外周血轻轻叠加到 Ficoll 液面上,整个过程需保持分离液与血液界面清晰且不晃动。20 ℃,400g 离心 30 min,离心机升速为 1,降速为 0(对于不同品牌的 Ficoll 分离液,其离心转速和时间各不相同,以说明书为准)。

(3) 离心后管内分为三层,上层为血浆和 PBS,下层为富含红细胞和粒细胞的 Ficoll 层,中间层即为单个核细胞层,吸取该层细胞至新的 50 mL 离心管中,用 PBS 加至 50 mL,吹匀,4 ℃,300g 离心 10 min。

(4) 弃上清,轻弹离心管底部,使细胞悬浮,加 PBS 至 40 mL,吹匀,4 ℃,300g 离心 10 min。

(5) 弃上清,加入 3~5 mL RPMI-1640 培养基悬浮细胞,进行细胞计数,备用。

(6) 若进一步纯化淋巴细胞,可将 PBMC 铺于培养皿上,37 ℃的细胞培养箱培养 1~2 h,收集未贴壁的细胞。由于单核细胞易于黏附,未贴壁的细胞主要是淋巴细胞。

（四）注意事项

（1）全血须用 PBS 进行稀释，通常需要稀释 2～3 倍。

（2）Ficoll 分离液与血液之间存在清晰的分界面是保证 PBMC 分离的关键，因此在离心时，必须保证离心管绝对配平，且离心机的升降加速度都要调至最小，以防止离心在升降速过程中所产生的剧烈震动影响液面分层。

（3）未开封的 Ficoll 分离液可以避光储存于室温，开封后建议避光存储于 4～8 ℃，以免染菌，使用时需要先常温放置 30 min 以上。因为在低温中，Ficoll 分离液的密度会上升，离心时粒细胞和红细胞不能进入 Ficoll 层中，致使单个核细胞层中混有较多粒细胞和红细胞。

（4）为彻底去除分离液残留，第一次加入 PBS 洗细胞时，最好加入 5 倍以上体积的 PBS。

（5）因为 Ficoll 法分离的 PBMC 还会存有少量红细胞，在细胞计数时，应用 3% 的冰醋酸（裂解红细胞）稀释细胞。

二、小鼠免疫器官中单个核细胞的分离

（一）原理

小鼠的胸腺、骨髓、脾脏、淋巴结等免疫器官中富含淋巴细胞及少量的树突状细胞（dentritic cell，DC），因此，可以采用组织研磨取得单细胞悬液后，再进行红细胞裂解，即可获得单个核细胞。为了降低单细胞悬液中的红细胞数量，通常采用摘眼球放血，以尽可能排出这些免疫器官中的血液。

（二）实验材料

试剂：PBS，红细胞裂解液，3% 冰醋酸，100 U/mL 肝素钠。

器材：离心机，振荡器，眼科剪，镊子，200 目金属筛网，培养皿，注射器柄，15 mL 离心管，1.5 mL EP 管，吸管。

（三）实验方法

1. 胸腺单个核细胞的分离

（1）小鼠摘眼球放血后脱臼处死小鼠，打开胸腔，摘取两侧胸腺。

（2）将胸腺置于装有 5 mL PBS 的平皿中，用注射器柄将胸腺经 200 目金属筛网研磨过滤，转移至 15 mL 离心管中，在 4 ℃，250g 离心 10 min，收集细胞。

（3）如果红细胞较多，1 mL 红细胞裂解液冰浴裂解红细胞 5～10 min 后，加 10～15 mL PBS 终止裂解反应，在 4 ℃，250g 离心 10 min，收集细胞。

（4）拍打离心管底部，使细胞呈悬浮状态，加入 10～15 mL PBS 重悬细胞，洗涤一次，在 4 ℃，250g 离心 10 min，收集细胞。

（5）收集得到的细胞即为胸腺细胞，拍打离心管底部，使细胞呈悬浮状态，用 3% 冰醋酸稀释计数。

2. 骨髓单个核细胞的分离

（1）小鼠摘眼球放血后脱臼处死小鼠，解剖摘取股骨。

（2）剪断两端股骨头，用注射器吸取 PBS 冲洗髓腔，收集冲洗液于 15 mL 离心管中，在 4 ℃，250g 离心 10 min，收集细胞。

（3）拍打离心管底部，使细胞呈悬浮状态，加 1 mL 红细胞裂解液冰浴裂解红细胞 5～10 min 后，10～15 mL PBS 终止裂解反应，在 4 ℃，250g 离心 10 min，收集细胞。

（4）拍打离心管底部，使细胞呈悬浮状态，加入 10～15 mL PBS 重悬细胞，洗涤 1 次，在 4 ℃，250g 离心 10 min，收集细胞。

（5）收集得到的细胞即为骨髓单个核细胞，拍打离心管底部，使细胞呈悬浮状态，用 3% 冰醋酸稀释计数。

3. 脾脏单个核细胞的分离

（1）小鼠摘眼球放血后脱臼处死小鼠，打开腹腔，摘取脾脏。

（2）将脾脏置于装有 5 mL PBS 的平皿中，用注射器柄将脾脏经 200 目金属筛网研磨过滤，转移至 15 mL 离心管中，在 4 ℃，250g 离心 10 min，收集细胞。

（3）拍打离心管底部，使细胞呈悬浮状态，加 1 mL 红细胞裂解液冰浴裂解红细胞 5～10 min后，加 10～15 mL PBS 终止裂解反应，在 4 ℃，250g 离心 10 min，收集细胞。

（4）拍打离心管底部，使细胞呈悬浮状态，再加入 10～15 mL PBS 重悬细胞，洗涤一次，在 4 ℃，250g 离心 10 min，收集细胞。

（5）收集得到的细胞即为脾脏单个核细胞，拍打离心管底部，使细胞呈悬浮状态，用 3% 冰醋酸进行稀释后计数。

4. 淋巴结单个核细胞的分离

（1）小鼠摘眼球放血后脱臼处死小鼠，解剖摘取淋巴结。

（2）将淋巴结置于装有 1 mL PBS 的平皿中，用注射器柄将淋巴结经 200 目金属筛网研磨过滤，转移至 1.5 mL EP 管中。

（3）在 4 ℃，400g 离心 5 min，收集细胞；拍打 EP 管底部，使细胞呈悬浮状态，用 PBS 再洗涤细胞 1 次。

（4）收集得到的细胞即为淋巴结单个核细胞，拍打离心管底部，使细胞呈悬浮状态，用 3% 冰醋酸进行稀释后计数。

5. 外周血单个核细胞分离

（1）在 1.5 mL EP 管中加入 10 μL 肝素钠。

（2）小鼠尾静脉或眼眶静脉丛采血 100 μL，收集于 EP 管中。

（3）加入 1 mL 红细胞裂解液，并转移至 15 mL 离心管，室温裂解 10 min 后，加入10 mL PBS 终止裂红。

（4）在 4 ℃，250g 离心 10 min，弃上清，收集细胞。

（5）收集得到的细胞即为外周血单个核细胞，拍打离心管底部，使细胞呈悬浮状态，3% 冰醋酸稀释后计数。

（6）如果是整只小鼠采血，采血量超过 1 mL，可以采用 Ficoll 法进行分离，因小鼠单个核细胞的密度高于人类，需要使用小鼠的 Ficoll 分离液（密度约为 1.083 g/mL）。具体分离方法同"人外周血单个核细胞的分离"。

（四）注意事项

（1）为避免血液中的单个核细胞混入从淋巴器官分离的细胞中,眼球放血要充分。

（2）为了维持细胞活力,组织研磨用力不宜过大。

（3）进行红细胞裂解时注意观察细胞悬液的透明度,只要澄清即可终止裂解。如果裂解后还存在较多的红细胞,可以再裂解一次。

（4）虽然分离过程中使用红细胞裂解液,但很难能将所有的红细胞都完全裂解,建议在细胞计数时用3%冰醋酸进行稀释,否则会导致计数不准。

三、小鼠非免疫器官中单个核细胞的分离

（一）原理

小鼠的肝、肺等器官中富含器官实体细胞,淋巴细胞的比例相对较低。由于淋巴细胞的密度与实体细胞存在较大差异,一般采用机械破碎法和酶消化法获得单细胞悬液,再用差速离心法和 Percoll 不连续密度梯度离心法将单个核细胞分离出来。

实体器官经过消化和研磨后,可以获得单细胞悬液,但其中含有大量细小的组织块,可以用差速离心法将这些组织块进行去除,即对细胞悬液先采用低速离心,使未破碎的组织块先沉淀出来,然后采用高速离心,将单个核细胞进行沉淀收获。虽然此时的细胞沉淀中单个核细胞已经被富集,但仍含有大量的实体器官细胞及碎片,可以用 Percoll 不连续密度梯度离心法将单个核细胞与实体器官细胞进行分离。

Percoll 为一种外面包了一层聚乙烯吡咯酮(PVP)的二氧化硅胶体颗粒。它的颗粒稳定,对细胞影响小,因此它的应用范围较广,不仅适于分离细胞,还可分离亚细胞器和病毒,可实现 $1.02\sim1.3$ g/mL 范围内的密度梯度离心分离。由于 Percoll 原液是低渗的,使用前需要先将 Percoll 原液与 $10\times$NaCl 溶液或 $10\times$PBS 按 $9:1$ 的比例混合达到生理性渗透压,此时 Percoll 的浓度为 100%(密度为 1.132 g/mL),然后用生理盐水或 PBS 稀释到所需浓度(表 6.3)。

表 6.3 不同浓度 Percoll 溶液的密度

Percoll 浓度	70%	60%	50%	40%	30%	20%
密度(g/mL)	1.090	1.077	1.067	1.056	1.043	1.031

（二）实验材料

试剂:PBS、红细胞裂解液、3%冰醋酸、胶原酶Ⅰ、胶原酶Ⅳ、DNA 酶Ⅰ、40%和70% Percoll 工作液。

器材:眼科剪刀、200 目金属筛网、培养皿/培养板、离心管、EP 管、离心机、振荡器、摇床。

（三）实验方法

1. 肝脏单个核细胞的分离

（1）小鼠摘眼球放血后脱臼处死小鼠，摘取肝脏。

（2）使用眼科剪刀将肝脏剪碎，200 目金属筛网研磨过滤，转移至 50 mL 离心管中。

（3）在 4 ℃，50g 离心 1 min 后吸取上层液体至新的 50 mL 离心管中，弃沉淀。

（4）在 4 ℃，250g 离心 10 min 后，弃上清。

（5）拍打离心管底部，使细胞呈悬浮状态，加入 3 mL 40% Percoll 溶液重悬沉淀，缓慢加入装有 3 mL 70% Percoll 溶液的 15 mL 离心管中，保持分界面清晰，在 20 ℃，750g 离心，30 min，离心机升速 1，降速 0。

（6）吸取两层 Percoll 溶液界面间的单个核细胞层至 15 mL 离心管中，加入 PBS 至 15 mL，在 20 ℃，400g 离心 10 min，收集细胞。

（7）用 PBS 再洗涤细胞 1 次：在 4 ℃，250g 离心 10 min 后弃上清。

（8）收集得到的细胞即为肝脏单个核细胞，拍打离心管底部，使细胞呈悬浮状态，PBS 稀释计数。

2. 肺脏单个核细胞的分离

（1）小鼠摘眼球放血脱臼处死小鼠，摘取肺脏。

（2）将肺脏浸入装有 5 mL PRMI-1640 培养基（含有 0.1% 胶原酶Ⅰ）的平皿中，用剪刀剪碎至 1 mm³ 左右，转移至 50 mL 离心管中。

（3）将离心管置于摇床上，在 37 ℃，200 转消化 1 h。

（4）消化液过 200 目金属筛网过滤，滤液收集入 50 mL 离心管，加培养基至 30 mL 体积。在 4 ℃，250g 离心 10 min，弃上清。

（5）拍打离心管底部，使细胞呈悬浮状态，加入 3 mL 40% Percoll 溶液重悬沉淀，缓慢加入装有 3 mL 70% Percoll 溶液的 15 mL 离心管中，保持分界面清晰，在 20 ℃，750g 离心 30 min，离心机升速 1，降速 0。

（6）吸取分界面处的单个核细胞层至 15 mL 离心管中，加入 PBS 至 15mL，在 20 ℃，400g 离心 10 min，收集细胞。

（7）用 PBS 洗涤细胞 1 次：在 4 ℃，250g 离心 10 min，弃上清。

（8）收集得到的细胞即为肺脏单个核细胞，拍打离心管底部，使细胞呈悬浮状态，PBS 稀释计数。

3. 小肠上皮内淋巴细胞（intraepithelial lymphocytes，IEL）的分离

（1）小鼠摘眼球放血后脱臼处死小鼠，摘取小肠置于装有适量 PBS 的平皿中，置冰上。

（2）用注射器吸取 PBS 将肠腔的内容物冲洗干净，同时去除肠系膜、脂肪组织以及派氏结。

（3）纵向剪开肠腔，将黏膜暴露在外，在 PBS 中漂洗后，剪成 1 cm 左右的小段，弃掉 PBS。

（4）加入 20 mL DMEM 培养基（含 5%FBS，1 mmol/L DTT）。

（5）置于摇床上，在 37 ℃，300 转，30 min 后收集上清。

（6）重复步骤（4）、（5）两次。

(7) 将三次收集的上清合并,用 200 目金属筛网过滤,置于冰浴,自然沉降 20 min,弃沉淀。

(8) 转移上清至 2 个新的 50 mL 离心管,在 4 ℃,250g 离心 10 min,收集细胞。

(9) 拍打离心管底部,使细胞呈悬浮状态,加入 3 mL 40% Percoll 溶液重悬沉淀,缓慢加入装有 3 mL 70% Percoll 溶液的 15 mL 离心管中,保持分界面清晰,在 20 ℃,750g 离心 30 min,离心机升速 1,降速 0。

(10) 吸取中间界面处的单个核细胞至 15 mL 离心管中,加入 PBS 至 15 mL,室温,400g 离心 10 min,收集细胞。

(11) 拍打离心管底部,使细胞呈悬浮状态,加入 10~15 mL PBS 重悬细胞,洗涤一次,4 ℃,250g 离心 10 min,收集细胞。

(12) 收集得到的细胞即小肠上皮内淋巴细胞,PBS 稀释计数。

4. 小肠固有层淋巴细胞(lamina propria lymphocytes,LPL)的分离

(1) 按前述方法去除 IEL 后,剪碎小肠组织。

(2) 加入 10 mL 预热的 DMEM 培养基(含 0.2% 胶原酶Ⅳ,5% FBS)。

(3) 置于摇床上,在 37 ℃,200 转消化 1 h。

(4) 消化后的细胞经 200 目金属筛网过滤,收集入 50 mL 离心管,在 4 ℃,250g 离心 10 min,收集细胞。

(5) 拍打离心管底部,使细胞呈悬浮状态,加入 3 mL 40% Percoll 溶液重悬沉淀,缓慢加入装有 3 mL 70% Percoll 溶液的 15 mL 离心管中,保持分界面清晰,在 20 ℃,750g 离心 30 min,离心机升速 1,降速 0。

(6) 吸取中间界面处的单个核细胞至 15 mL 离心管中,加入 PBS 至 15 mL,在 20 ℃,400g 离心 10 min,收集细胞。

(7) 拍打离心管底部,使细胞呈悬浮状态,加入 10~15 mL PBS 重悬细胞,在 4 ℃,250g 离心 10 min,收集细胞。

(8) 收集得到的细胞即为小肠固有层淋巴细胞,PBS 稀释计数。

5. 小鼠子宫/蜕膜单个核细胞的分离

(1) 将小鼠摘眼球放血脱臼处死小鼠后,打开腹腔,取出子宫。

(2) 纵向剪开子宫,用 PBS 漂洗子宫内外壁,怀孕中晚期(怀孕天数超过 6.5 天)的小鼠需要去除胎盘及胎儿。

(3) 将漂洗干净的子宫组织浸入装有 5 mL PRMI-1640 培养基(含有 0.2% 胶原酶Ⅳ和 100 μg/mL DNA 酶Ⅰ)的平皿中,用剪刀剪碎至 1 mm³ 左右,转移至 50 mL 离心管。

(4) 置于摇床上,在 37 ℃,200 转消化 45 min。

(5) 将消化后的细胞用 200 目金属筛网过滤至 15 mL 离心管,加入 PRMI-1640 培养基至 15mL,4 ℃,250g 离心 10 min,弃上清。

(6) 拍打离心管底部,使细胞呈悬浮状态,加入 3 mL 40% Percoll 溶液重悬沉淀,缓慢加入装有 3 mL 70% Percoll 溶液的 15 mL 离心管中,保持分界面清晰,在 20 ℃,750g 离心 30 min,离心机升速 1,降速 0。

(7) 吸取分界面处的单个核细胞层至 15 mL 离心管中,加入 PBS 至 15 mL,在 20 ℃,400g 离心 10 min,收集细胞。

（8）如果分离后的单个核细胞中混有较多红细胞，可加入 1 mL 红细胞裂解液，裂解 5 min，再加入 10 mL PBS，在 4 ℃，250g 离心 10 min，弃上清。

（9）收集得到的细胞即为子宫单个核细胞，3% 冰醋酸稀释计数。

6. 肿瘤浸润单个核细胞的分离

（1）小鼠安乐死，随后摘取肿瘤组织。

（2）将肿瘤浸入装有 5 mL PRMI-1640 培养基（含有 0.1% 胶原酶Ⅳ和 100 U/mL DNA 酶Ⅰ）的平皿中，用剪刀剪碎至 1 mm³ 左右，转移至 50 mL 离心管。

（3）将离心管置于摇床上，在 37 ℃，220 转消化 1 h。

（4）将消化后的肿瘤细胞悬液过 200 目金属筛网收集于 50 mL 离心管中，加入 RPMI-1640 完全培养基 10 mL，在 4 ℃，250g 离心 10 min，弃上清。

（5）拍打离心管底部，使细胞呈悬浮状态，加入 3 mL 40% Percoll 溶液重悬沉淀，缓慢加入装有 3 mL 70% Percoll 溶液的 15 mL 离心管中，保持分界面清晰，在 20 ℃，750g 离心 30 min，离心机升速 1，降速 0。

（6）吸取两层界面处的单个核细胞至 15 mL 离心管中，加入 PBS 至 15 mL，在 20 ℃，400g 离心 10 min，弃上清。

（7）收集得到的细胞即为肿瘤浸润单个核细胞，用 PBS 稀释后计数。

（四）注意事项

（1）为避免外周血细胞对实验的影响，眼球放血要充分。

（2）为了维持细胞活力，组织研磨用力不宜过大。

（3）利用 Percoll 分离组织单个核细胞离心时，转速为快升慢降，吸取单个核细胞层时尽量少吸 Percoll 溶液。

（4）裂解红细胞时注意观察细胞悬液的透明度，防止裂解过度。

（5）为了防止 IEL 污染 LPL，分离 IEL 时可多重复步骤 4 和 5。

（6）一般以看到阴栓之日设置为怀孕第 0.5 天。

四、小鼠肝脏驻留巨噬细胞的分离

（一）原理

小鼠肝脏驻留巨噬细胞，又称 Kupffer 细胞。小鼠肝脏富含 Kupffer 细胞，主要位于肝窦内。Kupffer 细胞是全身单核-吞噬细胞系统的重要组成部分，它能够清除血液中的外来抗原、抗原-抗体复合物和细胞碎片等，是肝脏免疫系统主要成员，在全身和肝脏疾病发生发展中起到重要作用。常规机械破碎联合酶消化的分离方法会导致 Kupffer 细胞的大量丢失，一般先用含酶的灌流液进行肝脏灌流，以排出血液，并使肝组织松解，再用机械破碎结合酶消化以及 Percoll 不连续密度梯度离心法分离获得 Kupffer 细胞。

（二）实验材料

试剂：肝脏灌流液Ⅰ、肝脏灌流液Ⅱ、肝脏消化液、戊巴比妥钠。
器材：离心机、摇床、蠕动泵、剪刀、离心管。

（三）实验方法

（1）小鼠腹腔注射戊巴比妥钠（30 mg/kg）麻醉后，打开腹腔，游离肝脏门静脉和下腔静脉。

（2）从门静脉进针，用灌流液Ⅰ进行灌注，待肝脏肿大且略显黄色时剪断下腔静脉，再灌注约 5～10 min。

（3）用 37 ℃ 预热的灌流液Ⅱ灌注约 5 min，待肝脏失去弹性后停止灌注，摘取肝脏。

（4）将肝脏置于装有 5 mL 消化液的平皿中，用剪刀剪碎至 1 mm³ 左右，转移至 50 mL 离心管；置于摇床上，在 37 ℃，100 转振荡 20 min。

（5）室温，50g 离心 1 min，去除含有肝脏实质细胞的沉淀，留上清液。

（6）将上清液移至新的 15 mL 离心管中，在 4 ℃，500g 离心 8 min，弃上清。

（7）PBS 重悬细胞，在 4 ℃，500g 离心 8 min，弃上清。

（8）收集的细胞用 2 mL 20％的 Percoll 重悬，缓慢加入装有 2 mL 50％ Percoll 溶液的 15 mL 离心管中，保持分界面清晰；或者用 2 mL PBS 重悬，轻加在 20％和 50％各 2 mL 的双层 Percoll 之上；在 4 ℃，800g 离心 15 min。

（9）吸取 20％和 50％Percoll 之间的细胞层。

（10）PBS 洗 2 次：在 4 ℃，300g 离心 8 min，弃上清；收集细胞。

（11）收集的细胞即为肝脏 Kupffer 细胞，用 PBS 稀释后进行细胞计数。

（四）注意事项

胶原酶容易失活，其储存液分装后存放于−20 ℃ 冰箱，灌流时现配现用。

第二节　免疫细胞的纯化

不同免疫细胞表达不同的表面标志（即 CD 分子），例如 T 淋巴细胞表达 CD3 分子，B 淋巴细胞表达 CD19 分子等，根据免疫细胞表面的 CD 分子谱，可以用磁珠或荧光偶联的抗体将这些目标细胞进行标记，再用磁珠分选或流式细胞分选技术将其进行分离。

一、磁珠分选

（一）原理

用磁珠偶联的特异性抗体将目标细胞进行标记，从而使目标细胞与磁珠相连，再将细胞置于强磁场中，未标记的细胞无磁性，不会被磁场吸引，就会穿过磁场流出；而被磁珠标记的目标细胞，则会被磁场吸引，无法流出；最后撤掉磁场，标记的细胞就会流出，从而达到分离不同细胞的目的。本节以 Miltenyi Biotec 公司的磁珠分选系统（MACS 系统）为例进行介绍。

（二）分选策略

1. 阳性分选策略

目标细胞直接被磁珠标记后,作为阳性标记组分直接分选出来(图6.4)。分选后的细胞不必去除 MACS 微珠,可直接用于培养或者后续操作。阳性分选具有纯度高、回收率高、操作简便等特点。

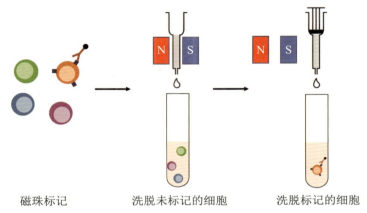

| 磁珠标记 | 洗脱未标记的细胞 | 洗脱标记的细胞 |

图 6.4　磁珠分选的阳性分选策略

2. 阴性分选策略

用磁珠对非目标细胞进行标记,然后从细胞群体中去除,在整个分选过程中目标细胞未被磁珠标记过(图6.5)。阴性分选策略的优势:可以去除不需要的细胞;缺乏针对目标细胞的特异性抗体(如肿瘤细胞)也能进行分选;不需要抗体和目标细胞结合,从而使目标细胞不被激活(如 CD3 抗体对 T 淋巴细胞有活化作用);作为复合分选的一部分。

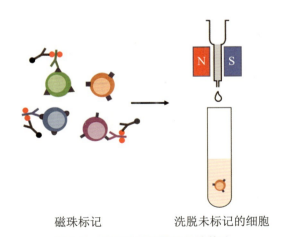

| 磁珠标记 | 洗脱未标记的细胞 |

图 6.5　磁珠分选的阴性分选策略

3. 复合分选策略

联合使用两种以上分选策略,主要用于细胞亚群的分选或者得到高纯度非常稀有的细胞。

（1）先阴性分选再阳性分选：在细胞亚群的分选中，可以先磁性标记非目标细胞，去除阴性分选后对阴性组分再行磁性标记和阳性分选（图6.6）。特别适合分选稀有细胞，先从细胞悬液中去除非目标细胞，在富集细胞的基础上，进行阳性分选，可获得高纯度目标细胞。

例如从PBMC中分选$CD4^+CD25^+$Treg细胞，可以先用阴选磁珠去除$CD8^+$T淋巴细胞、B淋巴细胞、单核细胞、NK细胞等，获得未标记的$CD4^+$T淋巴细胞，再用CD25磁珠进行阳性分选，即可获得Treg细胞。

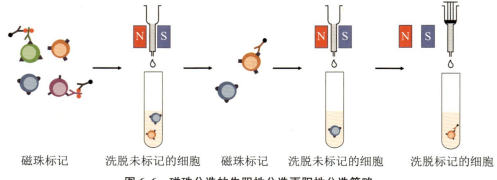

| 磁珠标记 | 洗脱未标记的细胞 | 磁珠标记 | 洗脱未标记的细胞 | 洗脱标记的细胞 |

图6.6　磁珠分选的先阴性分选再阳性分选策略

（2）多重分选策略：首先用针对某一细胞表面标志的磁珠标记细胞，进行第一次阳性分选，然后用解离试剂将磁珠从抗体上解离下来，然后使用针对另一表面标志的磁珠标记目标细胞，再次进行阳性或者阴性分选（图6.7）。

例如从PBMC中分选$CD4^+CD25^+$Treg细胞，可以先用CD4磁珠进行阳性分选以获得$CD4^+$T淋巴细胞，再解离试剂将CD4磁珠从细胞上解离，然后用CD25磁珠进行再次阳性分选，即可获得Treg细胞。

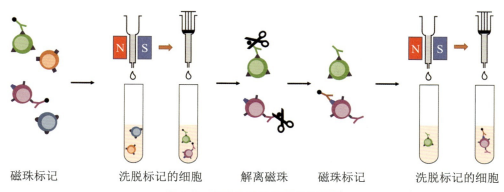

| 磁珠标记 | 洗脱标记的细胞 | 解离磁珠 | 磁珠标记 | 洗脱标记的细胞 |

图6.7　磁珠分选的多重分选策略

（三）标记方式

磁珠分选的关键是高质量的标记，要尽可能地增强阳性细胞的标记，并减弱非特异性干扰。磁珠的标记方式有两种：直接标记和间接标记。

1. 直接标记

就是将磁珠偶联的抗体对细胞进行直接标记,例如磁珠偶联的 anti-CD3 抗体可以对 $CD3^+$ T 淋巴细胞进行直接标记。直接标记具有省时、特异性高的特点。

2. 间接标记

需要联合使用抗体和 MACS 间标磁珠。使用常规抗体、生物素化抗体或者荧光素偶联抗体作为一抗标记细胞,再使用磁珠偶联的抗免疫球蛋白抗体、亲和素、抗荧光素抗体作为二抗对细胞进行磁性标记。

相比于直接标记,间接标记的适用范围更广,标记更灵活。针对任意细胞的任意一种单抗或多抗,均可用于间接标记。但是间接标记也存在操作复杂,分选的细胞纯度较低等缺点,因此间接标记主要在如下情况时选用:没有直标磁珠;需要用几种抗体的混合物同时分选或去除多种类型的细胞;利用间接标记的放大作用,在磁性分选抗原表达弱的目标细胞时使用;使用自备抗体或配体的磁珠分选。

（四）实验材料

试剂:MACS 缓冲液,PE 标记的抗体。

器材:MACS 磁珠(抗 PE 磁珠或者直标磁珠),MACS 分离柱,MACS 磁铁及分离架。

（五）实验步骤

(1) 取 1×10^7 个细胞,用 MACS 缓冲液重悬,在 4 ℃,300g 离心 5 min 洗一次,再用 100 μL MACS 缓冲液重悬。

(2) 加入适量 PE 标记抗体,混匀,在 4 ℃ 避光放置 30 min;其间每 10 min 振荡一次,以保证充分混匀。

(3) 加入 1 mL MACS 缓冲液混匀,在 4 ℃,300g 离心 5 min 弃上清。

(4) 用 80 μL MACS 缓冲液重悬,加入 20 μL 抗 PE 磁珠,混匀,在 4 ℃ 避光放置 30 min;其间每 10 min 振荡一次。

(5) 加入 1 mL MACS 缓冲液,混匀,在 4 ℃,300g 离心 5 min 弃上清。

(6) 用 500 μL MACS 缓冲液重悬细胞(500 μL MACS 缓冲液最大可重悬 10^8 细胞)。

(7) 选择合适的分离柱。

主要有三种类型的分选柱:MS 柱、LS 柱和 LD 柱。

MS 柱的最大上样量为 2×10^8 个细胞,可捕获 10^7 个细胞,适合小量细胞的阳性分选。

LS 柱的最大上样量为 2×10^9 个细胞,可捕获 10^8 个细胞,适合大量细胞的阳性分选或小量细胞的阴性分选。

LD 柱的最大上样量为 5×10^8 个细胞,可吸附 10^8 个细胞,适合大量细胞的阴性分选。

(8) 将分离柱放入磁铁中,加 MACS 缓冲液润洗分离柱(LS 柱用 3 mL,MS 柱用 500 μL),液体流完后再将细胞悬液加入分离柱,收集流出液。

(9) 细胞悬液流完后,加入 MACS 缓冲液洗 3 次(LS 柱为 3 mL/次,MS 柱为 500 μL/次),每次等液体完全流出后再加 MACS 缓冲液。将上述收集的流出液全部合并,即为阴性分选的细胞。

(10) 将分离柱移出磁场,加入适量 MACS 缓冲液(LS 柱用 5 mL,MS 柱用 1 mL),装上栓塞轻轻加压将液体排出,即可得到阳性分选的细胞。

(六) 注意事项

(1) MACS 缓冲液需要无菌配制和保存。

(2) MACS 抗体、磁珠均在 4 ℃避光保存。

(3) MACS 的磁铁有强磁场,避免接近精密仪器。

(4) 抗体和磁珠的标记时间可以根据预实验的结果适当延长。

(5) MACS 分离柱需要根据收集的细胞数量与柱床体积进行选择,一般原则为少量细胞阳性分选用 MS 柱,大量细胞阳性分选及少量细胞阴性分选用 LS 柱,大量细胞阴性分选用 LD 柱。

(6) MACS 的直标磁珠通常只能结合单一细胞表面约 30% 的位点,因此不影响后续荧光抗体标记及流式细胞术的检测。

二、流式细胞分选

利用针对细胞表面或胞内不同标志的荧光抗体,就可以标记不同的细胞亚群,再用流式细胞分选仪将其进行分离。与磁珠分选相比,流式细胞分选的参数更灵活,纯度更高(表 6.4)。但是流式细胞分选对于小比例细胞的分离存在回收率低的缺点,为克服这一缺点,通常将磁珠分选和流式细胞分选相结合的方法,即用磁珠分选的阴性分选策略将目标细胞进行富集,再用流式细胞分选仪进行分选。流式细胞分选的实验方法参见第七章第八节。

表 6.4 磁珠分选与流式细胞分选的比较

	磁珠分选	流式细胞分选
参数	通常是单参数,如果需要多参数就要进行多次;只能针对细胞表面标志进行分选。	只要能被流式细胞仪检测都可以进行分选,可以进行多参数的综合分选
纯度	阳性分选>90%,阴性分选>70%	>95%
回收率	阳性分选低,阴性分选高	单参数高,多参数低;小比例细胞回收率低
优点	阳性分选可用于微量细胞(<5%)的分选;阴性分选可用于富集目标细胞,以便配合流式细胞分选;操作简单,不需要昂贵的仪器	纯度高;可以同时进行多参数分选,也可以进行单克隆分选;分选参数灵活性大,不仅可以针对细胞分子表达的强弱,也可以针对胞内 DNA、细胞因子等进行分选
缺点	可以分选的细胞类型有限	操作复杂,需要昂贵的分选型流式细胞仪

第三节　免疫细胞的培养技术

一、免疫细胞的培养与传代

新鲜分离的免疫细胞可以在体外培养数日至数周,一般按 $10^6/mL$ 的细胞浓度用 PRMI-1640 完全培养基进行培养。淋巴细胞在体外难以长期存活,需要加入一定浓度的细胞因子,如 IL-2(终浓度为 100 U/mL)。如果需要对淋巴细胞进行刺激,可以使用 PHA、ConA 等 T 淋巴细胞丝裂原,或者用抗 CD3/抗 CD28 抗体以及各种细胞因子等。

淋巴细胞通常为悬浮细胞,传代时直接分瓶即可,但 DC、巨噬细胞等为贴壁细胞,需经消化后才能分瓶。

(一) 实验材料

试剂:0.25%胰酶、RPMI-1640 完全培养基。
器材:倒置显微镜,细胞计数仪,细胞培养箱,培养瓶,吸管,废液缸等。

(三) 实验方法

1. 悬浮免疫细胞的换液与传代

(1) 换液

悬浮免疫细胞的换液通常采用离心法,即将免疫细胞与培养基一起转移到离心管内,室温,200g 离心 5 min,弃掉培养上清,加入新鲜的 RPMI-1640 完全培养基,用吸管吹打使之形成细胞悬液,转移至细胞培养板中,并补加适量细胞因子或刺激剂。

(2) 传代

① 用吸管吹打将细胞培养板中的免疫细胞形成细胞悬液。部分淋巴细胞如 NK 细胞可能存在半贴壁的现象,只要对这些细胞吹打几次即可使细胞从板底上脱落下来,一般不需要胰酶消化。

② 取 20 μL 细胞悬液进行细胞计数。

③ 直接按 1:3 传代培养或者根据实验的需求调至适当的细胞浓度进行传代。

④ 如果细胞较少或者碎片较多,为了富集细胞,可采用离心方法传代。方法与换液相同。

⑤ 加入适量的 RPMI-1640 完全培养基,并补加适量的细胞因子或细胞刺激剂后,在 37 ℃,5% CO_2 细胞培养箱中培养。

2. 贴壁免疫细胞的换液与传代

(1) 换液

贴壁免疫细胞的换液只需将培养基倒出或用吸管吸出,加入新鲜的 RPMI-1640 完全培养基,补加适量细胞因子或细胞刺激剂。

（2）传代

① 当贴壁细胞铺满培养板底面积 70%～80% 时，就可以进行细胞传代。

② 将细胞培养基倒出或用吸管吸出，加入无菌 PBS，轻晃培养板，洗细胞 1～2 次，将 PBS 倒出。

③ 加入适量的 0.25% 胰蛋白酶，轻晃培养板，使消化液均匀分布，放入 37 ℃，5% CO_2 细胞培养箱中消化 1～3 min。

④ 用显微镜观察细胞至半脱落状态，即细胞伪足开始收缩，立即加入 5～10 倍体积大的 RPMI-1640 完全培养基终止反应，并用吸管轻轻吹打，使细胞从板底脱离分散，以此细胞悬液作为细胞母液。

⑤ 取 20 μL 细胞悬液用细胞计数仪进行计数。

⑥ 按 1∶3 传代培养或者根据实验的需求调适当的细胞浓度进行传代。

⑦ 加入适量的 RPMI-1640 完全培养基，并补加适量的细胞因子或刺激剂后，在 37 ℃，5% CO_2 细胞培养箱培养。

（四）细胞倍增周期的计算

细胞培养倍增周期的计算公式：

$$DT = t[\lg2/(\lg C_t - \lg C_0)]$$

其中，DT 为倍增时间（h）；t 为细胞培养时间（h）；C_0 为起始细胞浓度；C_t 为 t 时间后所测细胞浓度。

（五）注意事项

（1）严格执行无菌操作。

（2）许多免疫细胞自身可以分泌多种细胞因子，这些细胞因子可以促进免疫细胞的生存和增殖，因此，在细胞换液或传代时，一般采用半量换液法。

（3）细胞因子的半衰期都比较短，通常为几小时至十几小时，因此在体外培养淋巴细胞时，一般需要每隔 2～3 天就要补充一次细胞因子。

二、免疫细胞的冻存

分离纯化后的免疫细胞，特别是人 PBMC，如果细胞数量较大，通常需要用于多次实验，如免疫人源化小鼠模型的构建、不同来源 PBMC 表型和功能比较等，就要求免疫细胞能够稳定保存一段时间。虽然免疫细胞的体外培养可以延长其寿命，但培养后的免疫细胞与初始细胞在表型和功能上都存在一定的差异，不利于前后实验比较，因此，最好的解决方案就是细胞冻存。利用细胞冻存技术将免疫细胞置于 −196 ℃ 液氮中低温保存，可以使细胞暂时脱离生长状态，在需要的时候进行细胞复苏就可以用于实验。

（一）原理

对细胞直接冻存时，细胞内水分都会形成冰晶，从而使细胞膜发生机械损伤，引起细胞裂解死亡。如果在冻存细胞时加入冻存保护剂，可使冰点降低，能使细胞内水分在冻结前渗透到细胞外,减少冰晶的形成,从而避免细胞损伤。目前常用的细胞冻存保护剂为二甲亚砜(DMSO),它对细胞无毒性,分子量小,溶解度大,易穿透细胞。细胞冻存时一般采用先缓慢降温至 −80 ℃左右,再迅速降温至 −196 ℃。

（二）实验材料

试剂:细胞培养基,细胞冻存液。
器材:−80 ℃的冰箱,液氮罐,冻存管,离心管,吸管,离心机,泡沫冻存盒。

（三）实验方法

(1) 将计数后的免疫细胞收集至 15 mL 离心管中。
(2) 室温下,200g 离心 10 min,弃上清液。手指轻弹离心管底部,使细胞悬浮。
(3) 加入适量细胞冻存液,并将细胞浓度调整至 $(0.5～2)×10^7$/mL。
(4) 将细胞悬液分装至数个冻存管中,每管 1 mL,将冻存管的管口封严。
(5) 在冻存管上标明细胞的名称、冻存日期及操作者。
(6) 将冻存管放入泡沫冻存盒,置于 −80 ℃的冰箱(模拟梯度降温过程),24 h 后再移至液氮罐内。

（四）注意事项

(1) 操作时应小心,以免液氮冻伤,液氮应定期检查,随时补充。
(2) 虽然淋巴细胞在 −80 ℃的冰箱中可以冻存数天到几周,但如果后续要进行功能性实验,一般不推荐在冰箱中长期保存;而在液氮中可以保存数个月甚至 1 年以上。

三、免疫细胞的复苏

（一）原理

复苏免疫细胞应采用快速融化的方法,这样可以保证细胞内外冰晶在很短的时间内融化,避免由于缓慢融化使水分渗入细胞内形成胞内再结晶而对细胞造成损伤。冻存的免疫细胞融化后,可直接加入完全培养基进行培养。如果免疫细胞对冻存保护液中的 DMSO 特别敏感,离心去除冻存保护液,然后加入新鲜的完全细胞培养基进行培养。免疫细胞冻存过程中保护剂、细胞密度、降温速度及复苏时温度、融化速度等都对免疫细胞活力有影响。

（二）实验材料

试剂:PRMI-1640 完全细胞培养基。
器材:37 ℃水浴锅,离心管,吸管,离心机等。

（三）方法与步骤

1. 直接培养法

(1) 从液氮罐中取出冻存管,直接浸入 37 ℃的温水中,摇动冻存管令其尽快融化。

（2）从 37 ℃的水浴中取出冻存管,在超净工作台中打开盖子,用吸管吸出细胞悬液,加到装有适量 PRMI-1640 完全细胞培养基的细胞培养板中。

（3）细胞接种浓度应在$(0.5\sim1)\times10^6$个细胞/mL,在 37 ℃,5% CO_2细胞培养箱培养。

（4）细胞培养 12~24 h,更换新鲜的完全细胞培养基,以去除冻存剂。

2. 离心法

（1）从液氮罐中取出冻存管,直接浸入 37 ℃的温水中,摇动冻存管使其尽快融化。

（2）从 37 ℃的水浴中取出冻存管,在超净工作台中打开盖子,用吸管吸出细胞悬液,加到含有 10 mL PRMI-1640 完全细胞培养基的离心管中,轻轻混匀。

（3）室温下,200g 离心 5 min,弃去上清。手指轻弹离心管底部,使细胞悬浮。

（4）用 PRMI-1640 完全细胞培养基重悬细胞,并且进行细胞计数。

（5）调细胞浓度为$(0.5\sim1)\times10^6$个细胞/mL 接种至细胞培养板中。在 37 ℃,5% CO_2细胞培养箱培养。

（6）次日更换一次培养基,继续培养。

（四）注意事项

如果冻存剂不影响后续实验,可以在复苏后直接使用,例如对小鼠进行细胞转输等。

第四节　免疫细胞的体内清除和转输

为了研究免疫应答中发挥关键作用的免疫细胞或细胞亚群,需要将该细胞从小鼠体内清除,以观察免疫应答是否发生改变。通常采用的方法为注射特异性抗体清除细胞或使用免疫缺陷鼠(表 6.5)。

表 6.5　免疫细胞的体内清除策略

细胞	特异性标志	清除策略	
		抗体/药物	小鼠
T 淋巴细胞	CD3,TCRβ	CD3,TCRβ	Nude,SCID,$Rag1^{-/-}$,$Rag2^{-/-}$
CD4$^+$T 淋巴细胞	CD4	CD4	$Cd4^{-/-}$
CD8$^+$T 淋巴细胞	CD8	CD8	$Cd8^{-/-}$
B 淋巴细胞	CD19,CD20	CD19,CD20	$Rag1^{-/-}$,$Rag2^{-/-}$,SCID,$\mu MT^{-/-}$
NK 细胞	NK1.1,NKp46	NK1.1,asGM1	$Nfil3^{-/-}$,NOD-SCID
NKT 淋巴细胞	NK1.1 和 CD3	NK1.1	$Cd1d1^{-/-}$,$J\alpha18^{-/-}$
巨噬细胞	CD11b,F4/80,CSF-1R	Cl$_2$MDP-liposomes,GdCl$_3$,CSF-1R	

一、利用抗体或药物清除免疫细胞

不同免疫细胞都存在特异性表面标志,例如 T 淋巴细胞表达 CD3,B 淋巴细胞表达 CD19,NK 细胞表达 NK1.1 或 NKp46 等。当给小鼠注射针对这些特异性标志的抗体后,利用体内补体依赖的细胞毒效应(complement dependent cytotoxicity,CDC)就可以将目的免疫细胞清除,例如用抗 NK1.1 抗体清除 NK 细胞,用抗 CD8 抗体清除 $CD8^+$T 淋巴细胞等。当免疫细胞被抗体清除后,由于骨髓造血的存在,这些被清除的细胞在一段时间之内就可以得以恢复,因此,在实验中一般需要反复注射清除抗体。清除抗体一般按 200 μg/鼠的剂量通过腹腔或静脉给药,每周 1 次。

氯膦酸盐脂质体(Cl$_2$MDP-liposomes)是一种巨噬细胞清除剂。脂质体封装的氯膦酸盐可被巨噬细胞吞噬并摄入细胞内,此时细胞内的溶酶体磷脂酶会消化磷脂双层,释放其中的氯膦酸盐分子。氯膦酸盐在细胞内可代谢成不可水解的 ATP 类似物,抑制线粒体中的 ADP/ATP 转运机制,从而阻断线粒体呼吸链诱导巨噬细胞凋亡。此外,氯膦酸盐半衰期很短,也难以透过细胞膜,对非吞噬细胞无明显毒性作用,故通过选择给药途径可以获得器官特异性的巨噬细胞消耗,例如,皮下注射氯膦酸盐脂质体能够消除小鼠引流淋巴结中的巨噬细胞;静脉注射氯膦酸盐脂质体可以消除肝脏、脾、骨髓和血液中的巨噬细胞。氯膦酸盐脂质体按 150 μL/鼠的剂量通过腹腔或静脉给药,每 2 周 1 次。

GdCl$_3$(氯化钆)也是一种巨噬细胞清除剂,它在溶酶体中被解离成游离的 Gd^{3+},这些游离的 Gd^{3+} 颗粒能够被巨噬细胞吞噬而促使其自身凋亡。GdCl$_3$ 按 10 mg/kg 的剂量通过静脉注射,每 1~2 周 1 次。

二、利用基因缺陷鼠或转基因鼠缺失免疫细胞

机体内的很多基因都与免疫细胞的发育密切相关,当其中某个基因突变或缺失时会导致某个免疫细胞亚群缺失,因此,利用这些基因缺陷鼠,就可以用来研究机体产生免疫应答的关键细胞亚群(图 6.8)。

1. Nude 鼠

Nude 鼠是一种 T 淋巴细胞缺陷鼠,是由英国科学家 Flanagan 于 1966 年首次报道的。它是由于 11 号染色体上 *Foxn1* 基因的突变或缺失,导致毛发生长发育异常(无毛),并伴有胸腺发育不良,T 淋巴细胞缺失,B 淋巴细胞正常,NK 细胞功能增强。

2. CBA/N 鼠

CBA/N 鼠是一种 B 淋巴细胞功能缺陷鼠,1972 年 Amsbaugh 等证实为 X-连锁的 *Btk*(Bruton's tyrosine kinase)基因发生突变,影响 pre-B 淋巴细胞向成熟 B 淋巴细胞的分化,从而导致 B 淋巴细胞的功能缺陷。CBA/N 小鼠对 T 淋巴细胞非依赖性Ⅱ型抗原(如聚蔗糖 Ficoll、右旋糖酐 Dextran、肺炎球菌多糖体)不能引起应答反应,而对 T 淋巴细胞非依赖性Ⅰ型抗原(如布氏菌脂多糖等)呈正常反应;该鼠分泌 IgM 和 IgG 的 B 淋巴细胞数量减少,T 淋巴细胞功能正常。

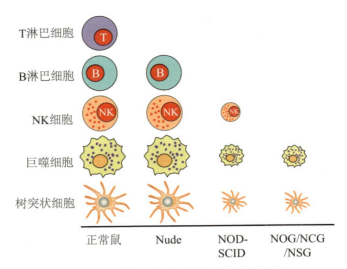

T淋巴细胞
B淋巴细胞
NK细胞
巨噬细胞
树突状细胞

正常鼠　　Nude　　NOD-SCID　　NOG/NCG/NSG

图 6.8　各种免疫缺陷鼠免疫细胞的比较

3. SCID 鼠

重症联合免疫缺陷(severe combined immune-deficiency,SCID)鼠是一种 T 淋巴细胞和 B 淋巴细胞缺陷鼠。1983 年 Bosma 等首次在 CB-17 品系小鼠中发现了 SCID 症状。它是由于 *Prkdc*(protein kinase,DNA activated,catalytic polypeptide)基因发生突变,致使体内 TCR 与 BCR 不能完成 V(D)J 重排。TCR β 链和 BCR H 链的重排依赖于 V(D)J 重排,当 V(D)J 重排受阻时,TCR 和 BCR 的均无法生成,从而导致 T 淋巴细胞和 B 淋巴细胞缺失。SCID 鼠的胸腺、脾、淋巴结的重量均不及正常的 30%。

4. NOD-SCID 小鼠

NOD 鼠是一种胰岛素依赖性非肥胖糖尿病小鼠,它具有正常的 T 淋巴细胞,但 NK 细胞功能缺陷。NOD-SCID 小鼠是将 SCID 小鼠与 NOD/Lt 小鼠杂交而成的一种重度免疫缺陷鼠。NOD-SCID 小鼠既有先天免疫缺陷,又有 T 和 B 淋巴细胞缺乏,各种人源肿瘤细胞均可以成功植入,且较少发生排斥反应。

5. Rag1 和 Rag2 缺陷鼠

1989 年,Schatz 等发现 *Rag1* 基因敲除后,小鼠体内的 V(D)J 重组丧失,T 和 B 淋巴细胞分化、发育被完全阻断,使得小鼠 T 淋巴细胞和 B 淋巴细胞缺失,引起一类严重的联合免疫缺陷。1990 年,Oettinger 等发现 *Rag2* 突变小鼠也存在同样的现象。

一种 BCR 或 TCR 只能特异性地识别一种抗原,因而 BCR 和 TCR 均存在多样性以适应抗原的多样性。而 BCR 和 TCR 的多样性是依靠 V(D)J 重排形成的。V(D)J 重排是通过对可变区(variable,V)、多样区(diversity,D)和连接区(joining,J)基因的重新组合,产生识别不同抗原的多样化 BCR 和 TCR。Rag1 和 Rag2 重组酶会形成复合体参与了 V(D)J 重排,因此,*Rag1* 或/和 *Rag2* 缺失都会导致 T 淋巴细胞和 B 细胞缺失,但天然免疫细胞,例如 NK 细胞,功能正常。

6. NCG 鼠

NCG 鼠是在 NOD-SCID 背景下敲除 IL-2 受体 γ 链基因(IL-2Rγ),也被称为 NOG 或

NSG 鼠。IL-2 受体的 γ 链是 IL-2、IL-4、IL-7、IL-9、IL-15 和 IL-21 高亲和力受体的关键组成部分,为传导这些细胞因子信号所必需的,该基因敲除后机体天然免疫细胞和获得性免疫细胞都会缺失,所以 NCG 鼠既缺乏 T、B 淋巴细胞,也缺乏 NK 细胞,是迄今为止免疫缺陷程度最高的小鼠,同时这种小鼠被公认为是最好的人源异种移植的受体,在此小鼠中人类造血干细胞和外周血单个核细胞的移植成功率明显提高。目前这种小鼠已被广泛用于造血、免疫、药物、病毒和肿瘤等多方面的人源化模型的研究。

7. 其他基因缺陷鼠

除了上述基因的缺陷会导致免疫细胞缺失,还有其他很多基因的缺陷都会影响免疫细胞的发育。例如 *Cd4* 和 *Cd8* 基因在 T 淋巴细胞的胸腺发育中发挥关键作用,它们的缺陷会导致 CD4[+]T 淋巴细胞或 CD8[+]T 淋巴细胞发育障碍;转录因子 Nfil3 在 NK 细胞发育起关键调控作用,它的缺陷会导致 NK 细胞缺失;CD1d 通过递呈脂类抗原来活化 NKT 淋巴细胞,当 *Cd1d1* 缺陷也会影响 NKT 淋巴细胞的发育。

8. DTR 转基因鼠

不同淋巴细胞亚群都存在特异性表面标志或转录因子。白喉毒素受体(diphtheria toxin receptor,DTR)转基因鼠是在小鼠的这些标志性基因位点的后端转入 DTR 基因,这样就会使目标细胞表达 DTR。如果注射白喉毒素将使表达 DTR 的细胞死亡,从而达到剔除目标细胞的目的。例如 Foxp3-DTR 鼠就是在 *Foxp3* 基因后面插入 DTR 基因,从而使 Treg 细胞上表达 DTR,当注射白喉毒素后可以特异性清除 Treg 细胞,而对其他细胞无影响。因此,DTR 工具鼠可以用来建立特异性免疫细胞亚群的清除模型。

三、免疫细胞的转输

分离纯化的免疫细胞可以通过静脉输注给受者小鼠,通常受者小鼠需清除部分免疫细胞,以保证转输的细胞在体内更好地植入和扩增:

(1)受者体内免疫细胞被药物或抗体部分清除,且不存在与转输免疫细胞相同的细胞。

(2)受者为基因敲除鼠,体内部分免疫细胞缺陷,且不存在与转输免疫细胞相同的细胞。

(3)用 γ 或 X 射线进行半致死剂量的辐照,以杀死受者体内的免疫细胞。

第五节　细胞增殖的检测

细胞增殖是生物体重要的生命特征,也是生物体生长发育的基础,生物体以细胞分裂的方式进行增殖。单细胞生物以细胞分裂的方式产生新的个体。多细胞生物以细胞分裂的方式产生新的细胞,用来补充衰老或死亡的细胞。细胞在增殖过程中会导致 DNA 的合成、细胞周期相关蛋白的合成及细胞代谢相关酶的活性的增加,通过检测这些指标可以反映细胞的增殖状况。例如,通过 ³H-TdR、BrdU 法测定细胞的新合成 DNA 的数量来评估细胞的增殖能力;通过 MTT、CCK8 法检测活细胞代谢相关酶的含量,间接地测定活细胞的数量来评估细胞的增殖能力;通过 Ki67、PCNA 法检测细胞周期相关蛋白的含量来评估细胞的增殖能力。

一、^{3}H-TdR 掺入法

(一)原理

免疫细胞增殖时需要大量合成新的 DNA,此时在细胞培养基中加入氚标记的胸腺嘧啶核苷(^{3}H-Thymidine riboside,^{3}H-TdR),就会使 ^{3}H-TdR 代替胸腺嘧啶核苷掺入新合成的 DNA 中,通过检测样品中 β 射线的强度,就可以反映细胞 DNA 的 ^{3}H-TdR 掺入量,进而反映细胞新合成 DNA 的数量,也就是细胞增殖的程度。细胞增殖越旺盛,^{3}H-TdR 掺入量就越多。

(二)实验材料

试剂:完全 RPMI-1640 培养基,50 μCi/mL ^{3}H-TdR(用无血清的 RPMI-1640 培养基稀释),闪烁液。

器材:β-液体闪烁计数仪,多头细胞收集器,烘箱,96 孔平底细胞培养板,玻璃纤维滤纸,闪烁杯。

(三)实验方法

(1)无菌分离细胞,用完全 RPMI-1640 培养基调细胞浓度至 $1×10^6$/mL。

(2)将细胞悬液加入 96 孔细胞培养板内,每孔 100 μL,再加入不同浓度的刺激剂,总体积为 200 μL,每种处理设 3 复孔。同时设 3 复孔为空白对照,每孔加 100 μL 培养基。置于 37 ℃,5% CO_2 细胞培养箱培养合适的时间。

(3)在终止培养前 6 h 或 16 h 每孔加 ^{3}H-TdR 20 μL,即每孔 ^{3}H-TdR 量为 1 μCi,继续培养。

(4)用多头细胞收集器将各孔细胞收集于玻璃纤维滤纸上,每孔对应一个滤纸片。

(5)各孔加入适量的蒸馏水充分洗涤并用多头细胞收集器过滤至玻璃纤维滤纸上,冲洗 3 次。

(6)将玻璃纤维滤纸在烘箱内烘干。

(7)分离每个样品的滤纸片,浸于装有 10 mL 闪烁液的闪烁杯中,用 β-液体闪烁计数器测定每个样品的 CPM 值。

(五)注意事项

(1)^{3}H-TdR 一般在终止培养前 6 h 或者 16 h 加入,以达到最高的掺入量。

(2)由于细胞的培养时间较长,而细菌会严重影响细胞的增殖,因此在整个实验过程中要注意无菌操作。

(3)平行样品之间的误差应小于 20%,否则实验数据不可信。

(4)^{3}H-TdR 掺入到细胞的 DNA 中,为提高检测灵敏度,需要将细胞完全裂解,以释放

DNA,因此需要用蒸馏水(或 5% 三氯乙酸)充分洗涤培养板和玻璃纤维滤纸。

二、BrdU 掺入法

(一)原理

5′-溴脱氧尿嘧啶核苷(bromodeoxyuridine,BrdU)是胸腺嘧啶核苷的类似物,其特点是胸腺嘧啶环上 5 位 C 连接的甲基被溴取代,在细胞增殖合成 DNA 时可以与内源性的胸腺嘧啶核苷竞争,并掺入到新合成的 DNA 中,细胞增殖越旺盛,BrdU 的掺入量就越多,利用 BrdU 特异性抗体(该抗体不与胸腺嘧啶核苷结合)就可以检测细胞中 BrdU 的含量,进而反映细胞的增殖水平。BrdU 的检测可以用免疫组化法进行细胞原位检测,也可以用流式细胞术检测,本节以免疫组化法为例进行介绍。

(二)实验材料

试剂:10 mg/mL BrdU 贮存液,BrdU 原位检测试剂盒,PRMI-1640 完全培养基,0.3% H_2O_2,PBS,链霉亲和素(streptavidin)-HRP,DAB 溶液。

器材:细胞培养皿,盖玻片,显微镜,湿盒。

(三)实验方法

1. 体外标记法

(1) 将细胞以 $1.5×10^5$ 个/mL 的浓度接种于 35 mm 培养皿中(皿内放置一玻片),加入刺激剂或药物,培养适当的时间。

(2) 终止培养前,弃培养基,换用含 BrdU 的培养基(BrdU 的浓度为 10 μmol/L,将 BrdU 贮存液用 PRMI-1640 完全培养基按 1:3200 稀释),在 37 ℃,5% CO_2 细胞培养箱培养 30~45 min。

(3) 弃培养基,将玻片用 PBS 洗涤 3 次。

(4) 用试剂盒中的固定缓冲液(fixation buffer)固定玻片上的细胞 15 min,用 PBS 洗玻片 2 次,每次 5 min。

(5) 加入试剂盒中稀释缓冲液(diluent buffer)到玻片上孵育 30 min,用 PBS 洗玻片 2 次,每次 5 min。

(6) 将 0.3% 的 H_2O_2 滴在玻片上孵育 10 min,去除内源过氧化氢酶的活性,用 PBS 洗玻片 3 次,每次 5 min。

(7) 准备抗原修复液,将玻片放入抗原修复液中,微波或者沸水加热到 89 ℃ 保持 10 min,放在室温 20 min,将其冷却,用 PBS 洗玻片 3 次,每次 5 min。

(8) 用稀释缓冲液按 1:10 稀释生物素标记的抗 BrdU 的抗体,加 100 μL 抗体至玻片上,在 37 ℃ 湿盒内孵育 1 h,用 PBS 洗玻片 3 次,每次 2 min。

(9) 将链霉亲和素-HRP 滴加到玻片上,室温下孵育 30 min,用 PBS 洗玻片 3 次,每次 2 min。

(10) 准备 DAB 溶液,将 1 滴 DAB 显色剂加入 1 mL DAB 缓冲液中,充分混匀,滴加 DAB 溶液到玻片上显色。

（11）用水洗去浮色后苏木精复染 30 s 后，流水冲洗。

（12）依次在 95％、95％、100％、100％的酒精中各 5 min 脱水后，放入二甲苯Ⅰ和二甲苯Ⅱ各 15 min 进行透明处理，用中性树胶封片后镜检。

2. 体内标记法

在检测前 1～24 h，小鼠腹腔注射 1～2 mg BrdU，按实验设计的时间点处死小鼠，分离组织或细胞，用于免疫组化或流式细胞术检测。

（四）注意事项

（1）设置不加入 BrdU 的分组作为阴性对照，以排除假阳性。

（2）不同细胞的细胞周期存在差异，因而 BrdU 孵育的时间需要用预实验进行摸索。

（3）抗原修复后的玻片温度要缓慢冷却到室温。

（4）BrdU 的含量可以用流式细胞术胞内蛋白染色法检测，详细步骤参考第七章第四节。

（5）如果采用体内标记法检测胸腺或骨髓细胞的增殖情况，需要在检测前 1 h 进行腹腔注射。其他组织需要根据增殖情况用预实验进行摸索。

三、PI 染色法

（一）原理

细胞周期是指以有丝分裂方式增殖的细胞从一次分裂结束到下一次分裂结束所经历的过程，它包括 DNA 合成前期（G_1 期），DNA 合成期（S 期），DNA 合成后期（G_2 期），分裂期（M 期）和脱离细胞周期暂停分裂期（G_0 期）。各期细胞内 DNA 的含量各不相同，G_0/G_1 期细胞的 DNA 含量最少（2 倍体，2N），S 期 DNA 的合成量增加（2～4N），G_2/M 期 DNA 含量最多（4N）。当细胞增殖时，DNA 的合成增加，处于 S 期和 G_2/M 期的细胞明显增多，通过检测胞内 DNA 的含量就可以反映细胞处于 S 期和 G_2/M 期的比例，即处于增殖细胞的比例。碘化丙啶（propidine iodide，PI）是一种核酸染料，它可以与双链 DNA 结合，并发出荧光，荧光量强度与胞内 DNA 的含量成正比，通过检测处于 S 期和 G_2/M 期的细胞的比例，就可以反映细胞的增殖状态（图 6.9）。

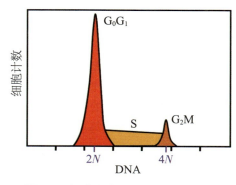

图 6.9 细胞周期及 DNA 含量示意图

（二）实验材料

试剂：500 μg/mL PI 溶液，75％乙醇，100 U/mL RNA 酶。
器材：流式细胞仪，离心机，冰箱，离心管，EP 管。

（三）实验方法

（1）取对数生长期细胞，换液，加入不同的药物进行刺激，再培养合适的时间。

（2）收集 10^6 个细胞于 1.5 mL EP 管中，4 ℃，400g 离心 5 min，收集细胞沉淀用 PBS 洗 2 次。

（3）用 75％的乙醇重悬细胞，在 4 ℃避光放置 1～2 h，其间要多次混匀，以保证细胞充分固定。

（4）4 ℃，800g 离心 10 min，收集细胞沉淀再用 PBS 重悬细胞，4 ℃，600g 离心 10 min 洗 2 次，以去掉乙醇。

（5）加入 50 μL 100 U/mL 的 RNA 酶，在 37 ℃放置 30 min，以去除 RNA 的干扰。

（6）加入适量 PI 溶液，终浓度为 10 μg/mL，室温放置 20 min，用流式细胞仪进行检测。

（四）注意事项

（1）在加入 PI 前，细胞需要用 RNA 酶处理。因为 PI 也可以与 RNA 结合，从而影响检测结果。

（2）乙醇固定后的细胞进行离心时，需要提高转速，因为固定后的细胞的密度会下降，而且细胞在乙醇中不易沉淀。

（3）乙醇固定的样品可以在 4 ℃储存 1～2 周。

（4）75％乙醇兼有穿膜的作用，可以使 PI 穿过细胞膜进入到细胞核内，并对 DNA 进行染色。

四、MTT 法

（一）原理

1983 年美国科学家 Mosmann 首先介绍了 MTT 法检测 T 淋巴细胞的增殖。MTT((3-4,5-二甲基-2-噻唑)-2,5-二苯基溴化四唑)是一种黄色可溶性噻唑盐，掺入细胞后，被线粒体中的琥珀酸脱氢酶还原，形成紫色的甲臜（formazan）沉积于细胞内或细胞周围（图 6.10）。细胞增殖越旺盛，线粒体代谢相关酶的活性就越强，MTT 所形成甲臜的量就越多，而死细胞则无此现象。甲臜经 DMSO 或 SDS 溶解后呈紫蓝色，借助酶标仪测定 OD 值，可反映细胞增殖水平。

（二）实验材料

试剂：5 mg/mL MTT，PRMI-1640 或 DMEM 完全培养基，20％ SDS。
器材：96 孔平底细胞培养板，酶标仪，离心机。

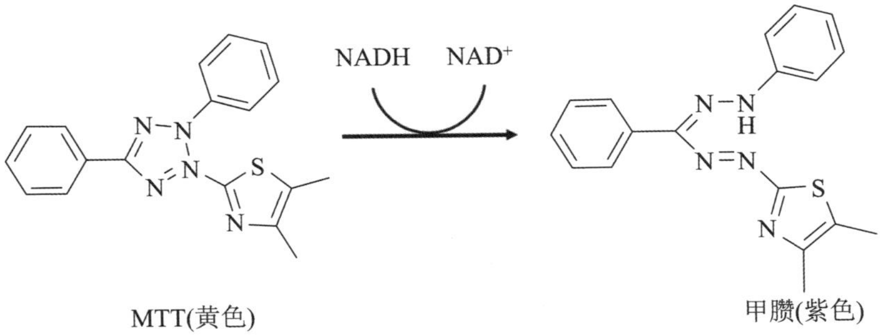

图 6.10   MTT 检测细胞增殖的原理示意图

（三）方法与步骤

（1）取对数生长期细胞，用完全培养基调整细胞浓度为 1×10^5 个/mL，按每孔 100 μL 接种于 96 孔培养板中，每组设 3 个复孔。加入适量的细胞因子或其他刺激剂，每孔终体积为 200 μL。同时设阴性对照组（不加刺激剂）及空白对照组（只加培养基，不加细胞），将 96 孔培养板置于 37 ℃，5% CO_2 细胞培养箱培养合适的时间。

（2）终止培养前每孔中加入 MTT 20 μL（最终浓度约为 0.5 mg/mL），在 37 ℃，5% CO_2 细胞培养箱中培养 4 h。

（3）将 96 孔板置于离心机中，室温，450g 离心 20 min。

（4）每孔弃去 100 μL 上清，加入 20% SDS 100 μL，在 37 ℃，5% CO_2 细胞培养箱中培养过夜。

（5）在平板摇床振荡待甲臜产物充分溶解。

（6）在酶标仪上测定 570 nm 处的吸光值（OD）。

（7）结果计算：细胞增殖率（%）=[（实验组吸光值－空白组吸光值）/（阴性对照组吸光值－空白对照组吸光值）]×100%。

（四）注意事项

（1）选择适当的细胞接种浓度。一般情况下，96 孔培养板内贴壁细胞长满时约有 10^5 个细胞。但由于不同细胞贴壁后面积差异很大，因此，在进行 MTT 实验前，要进行预实验以检测其贴壁率、倍增时间以及不同接种细胞数条件下的生长曲线，确定接种细胞数和培养时间，以保证培养终止时细胞密度不至于过高，使甲臜形成量与细胞数量呈线性关系，否则细胞数太多或太少都会使检测灵敏度下降，导致结果不准确。

（2）细胞加入 96 孔板前可以用无血清的培养基洗涤，以去除在原培养基中的细胞因子或其他刺激剂。

（3）吸弃 100 μL 上清时不要将甲臜颗粒吸出，以免影响检测结果。

（4）检测波长的选择：如果用 DMSO 溶解甲臜，选用 490 nm，而用 SDS 或酸化异丙醇溶解甲臜，则选用 570 nm。

五、CCK-8 法

（一）原理

细胞计数试剂盒-8(cell counting kit-8,CCK-8)是一种基于 WST-8 的广泛应用于细胞增殖和细胞毒性检测的试剂盒。WST-8 是一种类似于 MTT 的化合物,可以被线粒体内的琥珀酸脱氢酶还原生成橙黄色的甲瓒。细胞增殖越快,生成的甲瓒数量就越多,则颜色越深（图 6.11）。

MTT 被线粒体内的脱氢酶还原生成的甲瓒不溶于水,需要有特定的有机溶剂（例如 SDS、DMSO、酸化异丙醇等）进行溶解;而 WST-8 产生的甲瓒是水溶性的,不需要再吸出培养基加入有机溶剂溶解这个步骤。此外,与 MTT 相比,WST-8 对细胞毒性更小,重复性更好,线性范围更宽,灵敏度也更高。

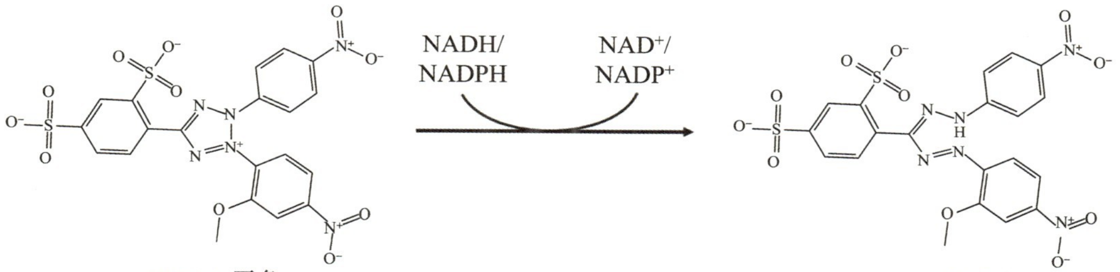

WST-8(无色)　　　NADH/NADPH　　NAD+/NADP+　　　甲瓒(黄色)

图 6.11　CCK8 法检测的原理示意图

（二）实验材料

试剂:CCK-8 试剂盒,PRMI-1640 或 DMEM 完全培养基。
器材:96 孔平底细胞培养板,酶标仪,平板摇床。

（三）方法与步骤

（1）取对数生长期细胞或分离纯化的原代细胞,洗涤后用完全培养基调整细胞浓度为 1×10^5 个/mL,按每孔 100 μL 接种于 96 孔培养板中,每组设 3 个复孔。

（2）加入适量的细胞因子或其他刺激物,每孔最终体积为 200 μL。同时设阴性对照组（不加刺激剂）及空白对照组（只加培养基,不加细胞）,于 37 ℃,5% CO_2 细胞培养箱培养合适的时间。

（3）终止培养前 1～4 h 每孔中加入 CCK-8 溶液 10 μL,继续培养。

（4）将培养板置于平板摇床,振荡 1 min,以确保颜色均匀分布。

（5）在酶标仪上测定 450 nm 处的吸光值。

（6）结果计算:细胞增殖率（%）＝〔(实验组吸光值－空白对照组吸光值)/(阴性对照组吸光值－空白对照组吸光值)〕×100%

（四）注意事项

（1）CCK-8 的反应时间一般为 1～4 h，但在孵育 30 min 左右即可取出观察显色程度，根据细胞种类不同，需要摸索 CCK-8 的最佳反应时间。

（2）CCK-8 的检测依赖于脱氢酶催化的反应，实验中存在的还原剂（例如一些抗氧化剂）或其他干扰脱氢酶活性的试剂都会影响检测结果。如果待检测体系中存在较多的还原剂，需设法去除。

（3）用酶标仪检测前需确保每个孔内没有气泡，否则会干扰测定。

（4）培养基中通常都含有酚红，酚红的吸光值可以通过扣除空白孔中本底的吸光度而消去，因此酚红不会影响实验结果。

六、Ki67

（一）原理

Ki67 蛋白是细胞周期相关的一种核蛋白，在细胞分裂的 S、G_2 和 M 期高表达，而在细胞分裂间期 G_0、G_1 期几乎不表达。通过检测 Ki67 的水平，就可以反映处于分裂期细胞的数量，进而反映细胞的增殖状态（图 6.12）。Ki67 可以用流式细胞术或组织化学法进行检测，本节以流式细胞术进行介绍。

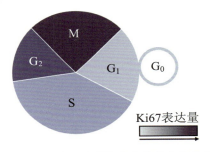

图 6.12　Ki67 在细胞周期中表达的变化示意图

（二）实验材料

试剂：荧光抗体，PBS，完全培养基，固定液，穿膜液。
器材：流式细胞仪，离心管，离心机。

三、方法

（1）常规培养的细胞，收集前 12 h 换液，以保证细胞处于良好的营养状态；分离的外周血单个核细胞培养过夜后即可用于实验。

（2）根据实验设计，加入适量的刺激剂，继续培养合适的时间。

（3）将 1×10^6 个细胞转至 1.5 mL EP 管中，在 4 ℃，400g 离心 5 min，弃上清；重复 1

次,细胞重悬于 100 μL PBS 中。

（4）加入适量 Fc 受体阻断剂以封闭细胞表面 Fc 受体,在 4 ℃放置 30 min。

（5）加入适量荧光标记的表面分子抗体或同型对照抗体,在 4 ℃避光放置 30 min。

（6）加入 1 mL PBS 重悬沉淀,在 4 ℃,400g 离心 5 min,用 PBS 洗 2 遍,加入 100 μL 固定液,4 ℃避光放置 30 min。

（7）加入 1 mL 穿膜液,在 4 ℃,600g 离心 5 min,弃上清,沉淀重悬于 100 μL 穿膜液中,加入 Fc 受体阻断剂,在 4 ℃放置 30 min。

（8）加入荧光标记的 anti-Ki67 抗体,在 4 ℃避光染色 1 h。

（9）加入 1 mL 穿膜液,4 ℃,600g 离心 5 min,弃上清;加入 1 mL PBS,在 4 ℃,600g 离心 5 min。

（10）沉淀重悬于 200～400 μL PBS 中,经 200 目尼龙网过滤至流式细胞检测管中,用流式细胞仪检测。

（四）注意事项

（1）由于实验中离心次数较多,导致细胞损失较多,故每管样品的初始细胞量应不低于 1×10^6。

（2）细胞经固定穿膜后其密度会下降,收集细胞需要提高离心转速。用 EP 管收集细胞推荐的离心条件:加固定液之前为 4 ℃,400g 离心 5 min;加固液后为 4 ℃,600g 离心 5 min。

（3）穿膜液可能会使细胞表面抗原发生脱落,或者已标记的抗体发生脱落,或者已标记的抗体发生荧光淬灭,从而导致细胞表面的荧光量下降,也可以考虑先进行胞内蛋白染色,再进行表面分子染色。

七、CFSE/CTV 法

参见第七章第五节。

第六节　细胞凋亡的检测

细胞凋亡是指为维持内环境稳定,由基因控制的细胞自主的有序的死亡。细胞凋亡是细胞的一种基本生物学现象,在去除不需要的或异常的细胞中起着必要的作用。它也在生物体的进化、内环境的稳定以及生长发育中发挥重要的作用。细胞在凋亡过程中会导致DNA 断裂、细胞膜极性及通透性发生变化、Caspase 酶的活化等,通过检测这些指标就可以反映细胞的凋亡。例如:通过核酸电泳、PI 染色法、TUNEL 法检测 DNA 断裂;通过 Annexin Ⅴ/PI 法检测细胞膜极性的翻转和通透性变化等。

一、Annexin Ⅴ/PI 或 Annexin Ⅴ/7-AAD 法

(一)原理

正常细胞的细胞膜中,磷脂酰丝氨酸(phosphotidylserine,PS)位于细胞膜的内侧,但在早期凋亡细胞中,PS 会从细胞膜的内侧翻转到细胞膜的表面,暴露在细胞外。膜联蛋白Ⅴ(Annexin Ⅴ)是一种 Ca^{2+} 依赖性磷脂结合蛋白,能与 PS 高亲和力结合。用荧光素(FITC、Alexa Fluor 488 等)标记的 Annexin Ⅴ 作为探针,利用流式细胞仪或荧光显微镜可检测细胞凋亡的发生。碘化丙啶(propidine iodide,PI)和 7-氨基放线菌素 D(7-aminoactinomycin D,7-AAD)都是核酸染料,它们都不能穿过完整的细胞膜,但在凋亡中晚期或坏死的细胞,细胞膜的完整性被破坏,PI 或 7-AAD 能够穿过损伤的细胞膜而将细胞核染色。因此将 Anmexin Ⅴ 与 PI(或 7-AAD)结合使用,就可以检测出细胞群体中的活细胞、早期凋亡细胞与晚期凋亡细胞:正常活细胞不被染色,凋亡早期细胞只被 Annexin Ⅴ 染色,凋亡晚期和坏死细胞能被 Annexin Ⅴ 和 PI(或 7-AAD)同时染色(图 6.13)。

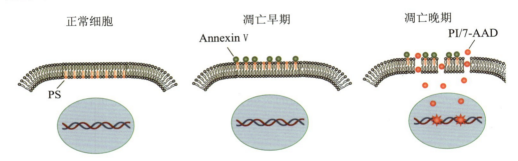

图 6.13　Annexin Ⅴ/PI 或 7-AAD 检测细胞凋亡的原理示意图

(二)实验材料

试剂:FITC-Annexin Ⅴ,7-AAD,Annexin Ⅴ结合缓冲液。
器材:流式细胞仪,离心机。

(三)实验方法

(1) 取 1×10^6 个细胞,用 PBS 洗 2 次,重悬于 100 μL Annexin Ⅴ结合缓冲液中。

(2) 加入 2 μL FITC-Annexin Ⅴ 和 1 μL 7-AAD(或适量的 PI)。

(3) 轻柔振荡混匀,室温避光放置 15 min。

(4) 加入 200~400 μL Annexin Ⅴ结合缓冲液,过 200 目尼龙网至流式细胞检测管中,流式细胞仪检测。

(四)注意事项

(1) Annexin Ⅴ 与 PS 的结合依赖于 Ca^{2+},因此缓冲液中必须含有 Ca^{2+}。

(2) 需要根据细胞类型和数量,通过预实验优化 Annexin Ⅴ 和 7-AAD 的用量。

（3）7-AAD 可以由 488 nm、561 nm 等波长激光激发，最大发射波长为 647 nm，注意避免与发射波长相近的荧光联用（如 PercpCy5.5）。

（4）PI 染料相对 7-AAD 发射光谱更宽，对其他检测通道的干扰更大，因此，在多色流式检测中，推荐用 7-AAD 代替 PI 染料。

（5）细胞长时间放置可能会导致其凋亡增加，因此标记染料后应尽快完成流式细胞检测，不宜超过 1 h。

二、DNA 片段化检测

细胞发生凋亡时其 DNA 会发生断裂，具体为染色质 DNA 在核小体单位之间的连接处断裂，形成 180～200 bp 整数倍的寡核苷酸片段，在凝胶电泳上表现为梯形电泳图谱（DNA ladder），通过检测 DNA 片段化程度就可以反映细胞的凋亡状态（图 6.14）。

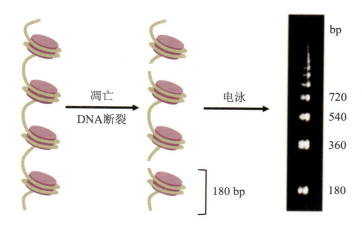

图 6.14　凋亡细胞的 DNA 呈片段化示意图

由于凋亡细胞内 DNA 的断裂降解，使细胞中 DNA 的含量低于正常细胞（即 $<2N$）。用 PI 染色法就可以检测到 DNA 降低含量的凋亡细胞（图 6.15）。

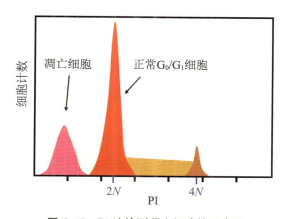

图 6.15　PI 法检测凋亡细胞的示意图

三、TUNEL法

（一）原理

脱氧核苷酸末端转移酶介导的 dUTP 原位切口末端标记（terminal deoxynucleotidyl transferase-mediated dUTP nick-end labeling，TUNEL）法检测细胞凋亡的原理为：细胞发生凋亡后，染色体 DNA 双链或单链断裂而产生大量黏性 3′-OH 末端，可在脱氧核糖核苷酸末端转移酶（terminal deoxynucleotidyl transferase，TdT）的作用下将荧光素、酶等标记的脱氧核糖核苷酸（dUTP）连接到 DNA 的 3′末端，通过检测荧光或酶促反应，就可以反映 DNA 断裂情况（图 6.16），进而反映细胞的凋亡。由于正常的或正在增殖的细胞几乎没有 DNA 的断裂，因而没有 3′-OH 形成，也就很少能被染色。

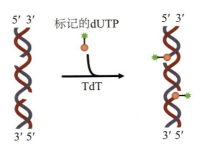

图 6.16　TUNEL 法检测凋亡的实验原理示意图

（二）实验材料

试剂：多聚甲醛，无水乙醇，二甲苯，3% H_2O_2 溶液，PBS，蛋白酶 K，TUNEL 原位检测试剂盒，DAB 显色液，苏木精染液，中性树脂。

器材：恒温培养箱，干燥箱，显微镜，湿盒。

（三）实验方法

（1）标本按照常规步骤包埋、切片、水化（见第四章第一节）。

（2）加入新鲜配制 3% H_2O_2 溶液，室温作用 10 min，蒸馏水洗涤 3 次，每次 5 min。

（3）标本切片加 50 μL 新鲜配制的蛋白酶 K（用 PBS 配制，终浓度为 20 μg/mL），在 37 ℃消化 5～20 min，用 PBS 洗 3 次，每次 5 min（新鲜石蜡切片消化 5～10 min，陈旧石蜡切片消化 10～20 min）。

（4）按每张切片取 5 μL TdT 加入 45 μL Biotin-dUTP 标记液中，充分混匀。

（5）甩去切片上多余液体后加标记液，50 μL/片，置于湿盒中，在 37 ℃标记 2 h。PBS 洗涤 3 次，每次 5 min。

（6）加 50 μL 链霉亲和素-HRP 工作液（用 PBS 按合适的比例稀释），在 37 ℃反应 60 min。用 PBS 洗涤 4 次，每次 5 min。

（7）加适量 DAB 工作液，镜检显色 5～30 min，用水漂洗 2 次。

（8）苏木精染液轻度复染 30 s，镜检（细胞核为鲜艳的蓝色）。

（9）1‰盐酸酒精分化 3 s，80％、90％、95％、100％ Ⅰ、100％ Ⅱ乙醇梯度脱水各 15 s，流水冲洗 15 min。

（10）二甲苯浸泡 2 次，每次 15 min，镜检。

（11）中性树脂封片，显微镜观察细胞凋亡情况，棕色的表示发生凋亡的细胞。

（12）计数每个视野下棕色细胞（TUNEL⁺ 细胞，代表凋亡的细胞）和蓝色细胞（苏木精染色的细胞，代表总细胞）的数量，统计 5～10 个视野中棕色细胞总数与蓝色细胞总数的比例，即为凋亡细胞的比例。

（四）注意事项

（1）蛋白酶 K 不应消化时间过长，否则会出现假阳性。

（2）在操作过程不要使样品干涸。

（3）DAB 显色镜检要密切观察染色情况，如果染色过浅可继续显色，如果过重可用大量水冲洗，然后进行下一步实验。

（4）在浸泡二甲苯透明的时候，应在镜下观察胞质染色情况，时间不能过长，否则由于表面张力，使切片的组织破碎。

（5）TUNEL 阳性核被染成深棕色，但由于各种原因会产生假阳性结果，应结合细胞的凋亡形态确定实验结果，而且在实验中需要有不加入 TdT 的空白对照。

（6）TUNEL 不仅可以通过酶促显色反应来检测，还可以通过荧光染色来检测。

四、Caspase 3 活性检测法

（一）原理

半胱氨酸天冬氨酸蛋白酶（Caspase），通常为无活性的前体，通过抑制因子解离、辅酶结合、蛋白剪切、自催化或其他蛋白酶激活等成为活性 Caspase，进而对含有特殊氨基酸序列的蛋白进行剪切。当细胞接受内源性或外源性凋亡信号刺激时，胞质内的 Caspase 8 或 9 首先被活化，然后级联激活 Caspase 3，活化的 Caspase 3 可特异性剪切多种底物，从而引起了细胞的凋亡，因此可以通过检测 Caspase 3 的活性来反映细胞的凋亡。

活性 Caspase 3 可以特异性识别并剪切的氨基酸序列为 DEVD（Asp-Glu-Val-Asp），根据此特性，将绿色核酸荧光染料与 Caspase 3 底物多肽偶联形成 Green-DEVD，当 DEVD 多肽被活性 Caspase 3 剪切时，荧光染料就会与细胞核中的 DNA 结合，从而发绿色荧光（图 6.17）。偶联的底物多肽 DEVD 本身无荧光，同时其带有负电荷，而 DNA 通常也带有负电荷，两者的电荷互相排斥可以使 DEVD-Green 与 DNA 不会发生结合，也就不会发光，只有当 DEVD 发生降解时导致荧光染料解离并与 DNA 结合后才会发光，因而本方法的特异性较高。利用此方法可以检测出细胞内 Caspase 3 的活性，进而反映细胞的凋亡状态。

（二）实验材料

试剂：细胞完全培养基，凋亡诱导剂，Caspase 3 活性检测试剂盒（包括 Caspase 3 底物

Green-DEVD 和 Caspase 3 抑制剂 Ac-DEVD-CHO)。

器材:流式细胞仪,离心管。

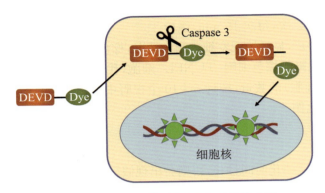

图 6.17　Caspase 3 活性检测的原理示意图

(三)实验方法

(1) 常规培养的细胞,实验前 12 h 换液,以保证细胞处于良好的营养状态。

(2) 加入适量的凋亡诱导剂,在 37 ℃ 5% CO_2 细胞培养箱中培养合适的时间。

(3) 同时设置空白对照组:不加凋亡诱导剂;阴性对照:加入凋亡诱导剂,并在加入底物前加入 Caspase 3 抑制剂 Ac-DEVD-CHO。

(4) 收集细胞,并用 PBS 洗涤一次,PBS 重悬细胞,并调细胞浓度为 $1×10^6$ /mL。

(5) 吸取适量细胞至流式细胞检测管,加入适量的底物 Green-DEVD(终浓度为 5 μmol/L),立即混匀。

(6) 室温避光孵育 30 min。

(7) 加入适量 PBS,不需洗涤,可直接进行流式细胞仪分析。

(四)注意事项

(1) 底物 Green-DEVD 的最大激发和发射波长分别为 500 nm 和 530 nm,它可以被 488 nm 激光激发,检测通道可以用 FITC 或 Alexa Fluor 488 的通道。

(2) Ac-DEVD-CHO 为 Caspase 3 抑制剂,可以与底物竞争 Caspase 3 的活性,从而使细胞无荧光。

(3) 可以将本方法与常规流式细胞术外标染色相结合,从而检测不同细胞的凋亡情况。只需先进行外标流式细胞染色,再进行 Caspase 3 染色。

(4) 底物和抑制剂均可以自由穿过细胞膜,不需对细胞进行穿膜。

(5) 本方法通常与 PI 或 7-AAD 联用,以区分坏死细胞和凋亡细胞。

(6) 不同细胞对不同的凋亡诱导剂的反应存在较大差异,因而 Caspase 3 的活性也存在较大差异,在实验中需要对底物的浓度及反应时间进行优化。

(7) 细胞的固定和透明化过程均不会影响本方法的荧光信号,因此,本方法也可以与其他检测方法如免疫组化、免疫荧光等方法联用。

第七节　细胞杀伤功能的检测

细胞杀伤是指免疫细胞作用于靶细胞的细胞膜或细胞骨架结构以及细胞的新陈代谢、细胞组分或产物的合成、降解或释放等过程，导致靶细胞存活、增殖、功能的紊乱，从而致使细胞死亡的过程。细胞杀伤是免疫细胞特有的功能，可以通过检测靶细胞的死亡裂解、细胞膜极性及膜通透性变化等指标来反映细胞杀伤活性。例如：通过 ^{51}Cr 释放法、EuTDA、LDH 释放法检测靶细胞内容物的释放，来反映靶细胞的死亡裂解情况，进而反应免疫细胞的细胞杀伤活性；也可以通过 Annexin V、CFSE/PI 或 7-AAD 法检测细胞膜极性及通透性的变化来反映靶细胞的凋亡情况，进而反映免疫细胞的细胞杀伤活性；也可通过 RTCA 法检测靶细胞黏附功能的丢失，进而反映免疫细胞杀伤活性；还可以通过检测免疫细胞杀伤相关分子如 CD107a、颗粒酶 B 等的变化，进而直接反映免疫细胞的细胞杀伤活性。

此外，很多细胞增殖的检测方法，例如 MTT 法、CCK-8 法等也被用于检测免疫细胞的杀伤活性。此类方法的原理为：靶细胞被杀伤时活细胞数量会下降，线粒体代谢相关酶的数量也会下降，进而导致 MTT 或 WST-8 所形成甲䐶的数量也会下降。通过比较吸光值的变化来反映免疫细胞杀伤活性。但是 MTT 法和 CCK-8 法用于检测免疫细胞杀伤活性的灵敏度很低，其主要原因为：① MTT 法和 CCK-8 法所检测的是活细胞的数量，而在杀伤过程中，不仅存在靶细胞，而且存在更多数量的效应细胞（大多数情况下，效应细胞的数量远高于靶细胞），靶细胞降低的数量相对于整个杀伤体系中的细胞数量就显得十分微弱，因而很难被检测到；② 效应细胞在杀伤过程中也会自发死亡，MTT 法和 CCK-8 法都无法区分吸光值的降低是靶细胞还是效应细胞的死亡所导致的。因此，MTT 法和 CCK-8 法更适用于检测无效应细胞的杀伤，例如化疗药物、抗体或凋亡诱导剂等对肿瘤细胞的直接杀伤。

一、^{51}Cr 释放法

（一）原理

在免疫细胞杀伤靶细胞的过程中，可以通过测定靶细胞的死亡比例来反映效应细胞的杀伤活性。铬酸钠（Na_2CrO_4）可以被活的靶细胞摄取，如果靶细胞死亡裂解，其将被释放至细胞外，因而可以通过检测培养上清中 Na_2CrO_4 的含量来反映靶细胞死亡与存活的比例，进而反映效应细胞的杀伤活性。如果用放射性同位素 ^{51}Cr 取代 Na_2CrO_4 中的 Cr 元素，那么培养上清中放射性强弱与 Na_2CrO_4 的含量成正比，就是与靶细胞死亡成正比，因此通过测定细胞培养上清液中放射性强弱就可以反映效应细胞的杀伤活性。

（二）实验材料

试剂：效应细胞（E），靶细胞（T），RPMI-1640 完全培养基，1%（体积分数）Triton X-100，$Na_2^{51}CrO_4$。

器材:96 孔圆底细胞培养板,CO_2 细胞培养箱,离心机,倒置显微镜,γ 计数器。

(三) 实验流程

实验流程如图 6.18 所示。

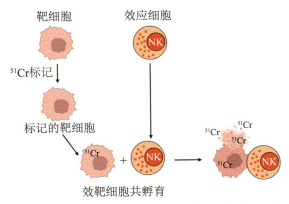

图 6.18 ^{51}Cr 释放法检测细胞杀伤的实验流程

(四) 实验方法

1. 靶细胞和效应细胞的制备

(1) 收集靶细胞并计数,取合适数目的靶细胞于 1 mL EP 管中,在 4 ℃,400g 离心 5 min,收集细胞沉淀。

(2) 将细胞沉淀重悬于 100 μL RPMI-1640 完全培养基中。

(3) 按 200 μCi/10^6 个细胞加入 $Na_2^{51}CrO_4$ 溶液,轻轻混匀。

(4) 置于 37 ℃、5% CO_2 细胞培养箱培养 1 h。

(5) 加入 1 mL RPMI-1640 完全培养基,400g 离心 5 min,收集细胞,重复 3 次,最后用 RPMI-1640 完全培养基调整细胞浓度为 1×10^5/mL,备用。

(6) 收集效应细胞并计数,用 RPMI-1640 完全培养基调至合适的细胞浓度备用。

2. 靶细胞与效应细胞共孵育

(1) 按 100 μL/孔 将 10^4 个靶细胞加入 96 孔圆底细胞培养板中。

(2) 实验组:按设定效靶比（E/T）加入对应数量的效应细胞,总体积保持 200 μL/孔,每组平行设 3 复孔。

(3) 自然释放组:只加靶细胞,用培养基补至 200 μL;最大释放组:加 100 μL 1% Triton X-100 溶液,并充分混匀;每组均平行设 3 复孔。

(4) 将培养板 100g 离心 1 min,以促进效应细胞与靶细胞之间的接触,在 37 ℃,5% CO_2 细胞培养箱培养 4 h。

3. 细胞毒性检测

(1) 将培养板 200g 离心 10 min,每孔取 100 μL 上清置于放射免疫测定管中。

(2) 将放射免疫测定管置于 γ 计数仪中进行 γ 粒子放射性检测。

(3) 记录每管 CPM 值,按下列公式计算出实验组的细胞毒活性或杀伤率:

$$细胞毒活性(\%) = \frac{(实验组\,CPM - 自然释放组\,CPM)}{(最大释放组\,CPM - 自然释放组\,CPM)} \times 100\%$$

（五）注意事项

（1）吸取含 ^{51}Cr 的培养上清时需要从孔的中上部吸取，不能吸入底部的细胞沉淀。

（2）自然释放率（自然释放组 CPM 值与最大释放组 CPM 值的比值）不要超过 20％，最好控制在 15％以内，否则判定为实验失败。

（3）靶细胞应使用对数生长期细胞，细胞活率＞90％，活率低的靶细胞其自发释放较高。

（4）^{51}Cr 的半衰期为 28 天，需要根据 ^{51}Cr 半衰期计算 $Na_2^{51}CrO_4$ 溶液的使用量。

（5）效应细胞与靶细胞 E/T 比值要适当，控制杀伤率的范围在 20％～50％，可先进行梯度实验进行优化。

（6）所有涉及 ^{51}Cr 溶液及 ^{51}Cr 标记细胞的操作应严格遵守同位素操作条例。

二、EuTDA 法

（一）原理

与 ^{51}Cr 释放法形式类似，先利用荧光放大配体 BATDA 特异地标记靶细胞，BATDA 能迅速进入细胞，并水解成亲水的 TDA 留在细胞内。当靶细胞裂解后，TDA 就会释放并与铕（europium）结合形成强荧光、稳定的螯合物 EuTDA 用于检测，通过检测荧光的强弱就可以反映细胞的杀伤活性。与 ^{51}Cr 释放法相比，EuTDA 法不涉及放射性同位素，在常规实验室即可完成。

（二）实验材料

试剂：效应细胞（E），靶细胞（T），RPMI-1640 完全培养基，1％（体积分数）Triton X-100，BATDA，铕显色液。

器材：96 孔圆底细胞培养板，96 孔平底细胞培养板，15 mL 离心管，CO_2 细胞培养箱，离心机，倒置显微镜，平板摇床，时间分辨荧光分析仪。

（三）实验流程

实验流程如图 6.19 所示。

（四）实验方法

（1）收集靶细胞于 15 mL 离心管中，150g 离心 10 min，并用 PBS 洗涤 1 次。

（2）用 RPMI-1640 完全培养基将细胞密度调至 $1 \times 10^6/mL$，加入适量的 BATDA（按每毫升细胞加入 1 mL BATDA）。

（3）置于 37 ℃，5％ CO_2 细胞培养箱培养 30 min。

（4）加满 PBS，150g 离心 10 min，并重复洗涤 3 次。

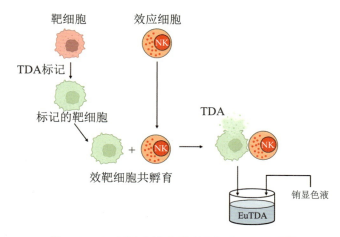

图 6.19　EuTDA 法检测细胞的杀伤的实验流程

（5）加入适量的 RPMI-1640 完全培养基将靶细胞调至 $1×10^5$/mL 备用。

（6）将靶细胞按 100 μL/孔（即 10^4 个细胞）加入到 96 孔圆底细胞培养板中。

（7）实验组：按设定效靶比（E/T）加入对应数量的效应细胞，保持总体积为 200 μL/孔，每组平行设 3 复孔。

（8）自然释放组：只加靶细胞，用培养基补至 200 μL；最大释放组：加 100 μL 1% Triton X-100 溶液，并充分混匀；空白组：加入 200 μL RPMI-1640 完全培养基。每组均平行设 3 复孔。

（9）将培养板 100g 离心 1 min，以促进效应细胞与靶细胞的结合。在 37 ℃，5% CO_2 细胞培养箱培养 4 h。

（10）将培养板 200g 离心 10 min，每孔取 20 μL 上清至新的 96 孔平底细胞培养板中。

（11）在新的 96 孔平底细胞培养板中，每孔加入 200 μL 铕显色液，在平板摇床振荡 5～10 min，放于时间分辨荧光分析仪中读取每孔数值。

（12）计算：

$$细胞毒活性(\%)=\frac{（实验组读值－自然释放组读值）}{（最大释放组读值－自然释放组读值）}×100\%$$

$$自然释放率(\%)=\frac{（自然释放组读值－背景组读值）}{（最大释放组读值－背景组读值）}×100\%$$

（五）注意事项

（1）吸取含 TDA 的培养上清时需要从孔的中上部吸取，不能吸入底部的细胞沉淀。

（2）自然释放率不要超过 20%，最好控制在 15% 以内，否则判定为实验失败。

（3）靶细胞应使用对数生长期细胞，细胞活力＞90%，活力低的靶细胞自然释放率较高。

（4）效应细胞与靶细胞 E/T 比值要适当，控制杀伤率范围在 20%～50%，可预先用梯度试验进行优化。

（5）为了降低自然释放率，可以在 PBS 或细胞培养基中加入丙磺舒（终浓度 2 mmol/L），以抑制细胞将荧光染料转运至细胞外。

（6）由于 EuTDA 法灵敏度较高，可以缩短效靶细胞的共孵育时间。

三、CFSE/PI 或 CFSE/7-AAD 法

（一）原理

核酸染料 PI 或 7-AAD 不能穿过活细胞的细胞膜。当靶细胞被免疫细胞杀伤时，其细胞膜的通透性会增加，PI 或 7-AAD 就能穿过细胞膜与胞内 DNA 结合，从而使靶细胞被染色。利用 CFSE 标记靶细胞，测定 $CFSE^+$ 细胞中 PI^+ 细胞的比例，就可以反映免疫细胞的杀伤活性。

（二）实验材料

试剂：效应细胞，靶细胞，RPMI-1640 完全培养基，PBS，5 mmol/L CFSE 溶液，500 μg/mL PI 溶液。

器材：96 孔圆底细胞培养板，CO_2 细胞培养箱，离心机，倒置显微镜，流式细胞仪。

（三）实验方法

（1）取适量的靶细胞，用培养基调节细胞浓度为 1×10^6/mL。

（2）加入适量的 CFSE 溶液，终浓度为 5 μmol/L。

（3）在 37 ℃ 孵育 10 min，加入 5 倍体积的预冷的 RPMI-1640 完全培养基，终止染色。

（4）室温，150g 离心 10 min，收集细胞沉淀，并用 PBS 洗 3 次。

（5）用 RPMI-1640 完全培养基将靶细胞调至 1×10^5/mL，按 100 μL 每孔加入 96 孔圆底细胞培养板。

（6）收集效应细胞，按设定的效靶比，将适量的效应细胞加入 96 孔圆底细胞培养板，并用培养基补至 200 μL。同时设阴性对照，不加效应细胞，直接加入 100 μL 培养基。每组设 3 个复孔。

（7）将细胞培养板 100g 离心 1 min，以促进效应细胞与靶细胞的结合。在 37 ℃，5% CO_2 细胞培养箱共培养 4～6 h。

（8）收集细胞至流式细胞检测管，用 PBS 洗 2 次，加入适量的 PI 溶液（终浓度为 10 μg/mL），放置 5～10 min 后，流式细胞仪检测。

（9）选取 $CFSE^+$ 细胞，分析其中 PI^+ 细胞的比例，按以下公式计算：

$$细胞毒活性（\%） = \frac{实验组的比例 - 阴性对照组的比例}{1 - 阴性对照组的比例} \times 100\%$$

（四）注意事项

（1）CFSE 对不同细胞的最适染色浓度存在较大差异，需要在实验中优化，CFSE 工作浓度的范围在 0.5～25 μmol/L 之间。

（2）针对不同的效应细胞和靶细胞，其共孵育的时间也各不相同，需要在实验中优化。

（3）PI 染色检测时间不宜过长，一般需要在 30 min 内检测。如果需要检测的样品较多，可分组加入 PI 溶液。

四、LDH 释放法

（一）原理

乳酸脱氢酶(lactate dehydrogenase,LDH)是一种参与细胞糖代谢的关键酶,主要存在于胞质中。当细胞死亡时,由于细胞膜结构的破坏,导致细胞质内的乳酸脱氢酶释放到细胞外。通过检测细胞外 LDH 的活性,就反映靶细胞的死亡情况,进而实现对细胞杀伤活性的定量分析。LDH 释放可以看作细胞膜完整性的重要指标,并被广泛用于细胞毒性的检测。

在 LDH 的作用下,NAD^+ 被还原生成 NADH,NADH 可以将 INT （2-p-iodophenyl-3-nitrophenyl tetrazolium chloride)还原成甲䐶(formazan),甲䐶的生成量与裂解的细胞数成正比,可在 490 nm 波长下产生吸收峰,从而可以通过比色来定量 LDH 的活性。吸光度越高,说明 LDH 活性越高,被裂解的靶细胞就越多,免疫细胞的杀伤功能就越强(图 6.20)。

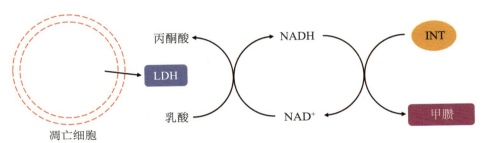

图 6.20　LDH 释放法检测细胞毒性的原理示意图

（二）实验材料

试剂:效应细胞(E),靶细胞(T),LDH 试剂盒,PRMI-1640 或 DMEM 完全培养基。
器材:96 孔平底细胞培养板,96 孔圆底细胞培养板,酶标仪,摇床。

（三）实验方法

(1) 收集效应细胞或靶细胞于 15 mL 离心管中,150g 离心 10 min,并用 PBS 洗涤 1 次。

(2) 用完全培养基将效应细胞调至合适的浓度,备用;用完全培养基将靶细胞浓度调至 1×10^5/mL,按每孔 100 μL 加入 96 孔圆底细胞培养板。

(3) 实验组:按设定的效靶比,将适量的效应细胞加入 96 孔圆底细胞培养板,并用培养基补至 200 μL;自然释放组:不加效应细胞,直接加入 100 μL 完全培养基;最大释放组:不加效应细胞,直接加入 100 μL LDH 释放液或 1% 的 TritonX-100。每组均设 3 个复孔。

(4) 将 96 孔圆底细胞培养板 100g 离心 1 min,以促进效应细胞与靶细胞的结合。在 37 ℃,5% CO_2 细胞培养箱培养 4～6 h。

(5) 将 96 孔圆底细胞培养板 200g 离心 10 min,每孔取 50 μL 移至新的 96 孔平底细胞养板中。

(6) 每孔分别加入 50 μL LDH 检测工作液,室温避光振荡 30 min(可用铝箔包裹后置于水平摇床上缓慢摇动)。

(7) 每孔加入 50 μL 终止液,然后在 490 nm 处测定 OD 值。

(8) 计算:细胞杀伤性(%)=(实验组 OD 值-自然释放组 OD 值)/(最大释放组 OD 值-自然释放组 OD 值)×100%。

(四)注意事项

(1) 效应细胞的胞质中也存在 LDH,在杀伤过程中效应细胞也可能会自发死亡,因而由效应细胞所释放的 LDH 会对检测结果产生一定的干扰。

(2) LDH 检测工作液应在实验前配制,不可长期储存。

五、RTCA 法

(一)原理

实时无标记动态细胞分析技术(real time cell analysis,RTCA)是将微电极列阵整合在细胞培养板的底部,用以实时、动态检测细胞的阻抗。细胞在微电极表面的贴壁生长可以引起贴壁电极的界面阻抗发生改变,这种改变与细胞的实时功能状态改变呈相关性,因此通过检测电极阻抗的变化,可以获得细胞生理功能相关的生物信息,包括细胞生长、形态变化和死亡等。

当贴壁生长的靶细胞附着于微电极上,会导致阻抗的增加。随着细胞的生长,附着于微电极上的细胞就越多,阻抗就会越高。加入效应细胞后,由于其对靶细胞的杀伤导致靶细胞的裂解,黏附特性消失,使其从微电极上脱离,因而阻抗下降。通过实时检测界面阻抗的改变,就可以反映黏附于微电极上的靶细胞的数量,进而反映效应细胞杀伤能力(图 6.21)。RTCA 法检测细胞杀伤活性具有不须标记靶细胞、可连续检测等优点。

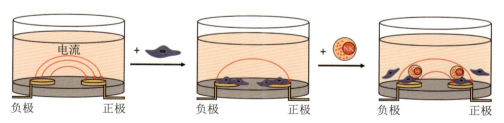

图 6.21 RTCA 技术检测细胞阻抗的原理示意图

(二)实验材料

试剂:效应细胞,靶细胞,PRMI-1640 或 DMEM 完全培养基。
器材:RTCA 仪,微电极板,离心机,离心管。

(三)实验流程

实验流程如图 6.22 所示。

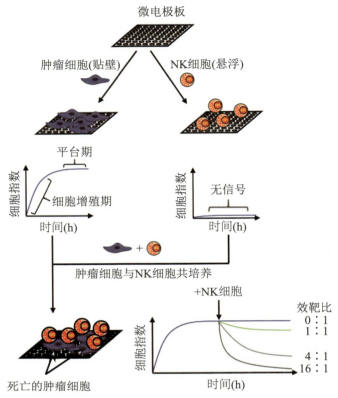

图 6.22 RTCA 法检测细胞杀伤的实验流程示意图

（四）实验方法

（1）收集靶细胞于 15mL 离心管中，4 ℃，250g 离心 10 min，收集细胞沉淀计数，并用完全培养基调至合适的细胞浓度。

（2）将 100 μL 靶细胞加入到微电极板中，并将微电极板安装到 RTCA 仪器上，置于 37 ℃，5％ CO_2 细胞培养箱培养 12 h；期间连续记录细胞指数（cell index，CI）。

（3）收集效应细胞，用完全培养基调至合适的细胞浓度。

（4）实验组：按一定的效靶比加入适量的效应细胞，并用完全培养基补至 200 μL/孔；对照组：加入 100 μL 培养基。

（5）置于 37 ℃，5％ CO_2 细胞培养箱继续培养合适的时间，并记录 CI 值。

（6）计算：细胞毒活性（％）＝［（对照组 CI－实验组 CI）/对照组 CI ］×100％。

（五）注意事项

（1）由于 RTCA 技术的限制，靶细胞必须为贴壁细胞，而效应细胞则必须是悬浮细胞。

（2）接种靶细胞的密度会影响检测的灵敏度，因此，需要用预实验对其进行优化。

六、杀伤相关分子检测法

(一) 原理

当效应细胞杀伤靶细胞时,细胞内含有穿孔素(perforin)和颗粒酶 B(granzyme B)等杀伤相关分子的溶酶体(lysosome)就会转移至免疫突触部位,并将这些杀伤相关分子释放至细胞外,最终导致靶细胞的裂解。随着溶酶体与细胞膜的融合,位于溶酶体内膜的溶酶体相关膜蛋白 1(lysosome-associated membrane protein 1,LAMP1,即 CD107a)也会转移至细胞膜表面。通常情况下,胞内穿孔素和颗粒酶 B 的含量以及细胞膜表面 CD107a 表达的高低与效应细胞的细胞杀伤活性成正比,因此,可以通过检测这些杀伤相关分子,来反映效应细胞的杀伤活性(图 6.23)。

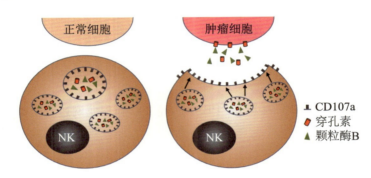

图 6.23　NK 细胞中杀伤相关分子的杀伤原理示意图

(二) 实验材料

细胞:效应细胞,靶细胞。

试剂:各类荧光抗体,PRMI-1640 或 DMEM 完全培养基,PBS,固定液,穿膜液,2.5 mg/mL 莫能霉素。

器材:流式细胞仪、离心管、96 孔圆底细胞培养板、200 目尼龙网、流式细胞检测管。

(三) 实验方法

1. CD107a 检测方法

(1) 将收集的细胞,用 PBS 洗 1 次,150g 离心 10 min,用完全培养基重悬细胞,调整至适当的细胞浓度,取 100 μL 加入 96 孔圆底细胞培养板中。

(2) 按实验设计要求加入适量的刺激剂或靶细胞,终体积为 200 μL。在 37 ℃,5% CO_2 细胞培养箱培养合适时间。

(3) 在结束培养前 4 h,加入荧光标记的抗 CD 107a 抗体,以及终浓度为 2.5 μg/mL 的莫能霉素,继续培养 4 h。

(4) 将细胞转至 1.5 mL EP 管中,在 4 ℃,400g 离心 5 min,弃上清;重复 1 次,将细胞重悬于 100 μL PBS 中。

（5）加入适量 Fc 受体阻断剂以封闭细胞表面 Fc 段受体，在 4 ℃放置 30 min。

（6）加入适量荧光标记的表面分子抗体或同型对照抗体，在 4 ℃避光放置 30 min。

（7）加入 1 mL PBS，4 ℃，400g 离心 5 min，用 PBS 洗 2 次，沉淀重悬于 200～400 μL PBS 中，经 200 目尼龙网过滤至流式细胞检测管中，用流式细胞仪检测。

2. 穿孔素和颗粒酶 B 的检测方法

（1）将收集的细胞，用 PBS 洗 1 次，150g 离心 10 min，用完全培养基重悬细胞，调整至适当的细胞浓度，取 1 mL 加入 24 孔细胞培养板中。

（2）按实验设计要求加入适量的刺激剂或靶细胞，在 37 ℃，5% CO_2 细胞培养箱培养合适时间。

（3）同 CD107a 检测方法第（4）～（6）步。

（4）加入 1 mL PBS，在 4 ℃，400g 离心 5 min，用 PBS 洗 2 次，加入 100 μL 固定液，在 4 ℃避光放置 30 min。

（5）加入 1 mL 穿膜液，在 4 ℃，600g 离心 5 min，弃上清，沉淀重悬于 100 μL 穿膜液中，加入 Fc 受体阻断剂，在 4 ℃放置 30 min。

（6）加入荧光标记的穿孔素或颗粒酶 B 的抗体，在 4 ℃避光染色 1 h。

（7）加入 1 mL 穿膜液，在 4 ℃，600g 离心 5 min，弃上清；加入 1 mL PBS，4 ℃，600g 离心 5 min，收集细胞。

（8）细胞沉淀重悬于 200～400 μL PBS 中，经 200 目尼龙网过滤至流式细胞检测管中，用流式细胞仪检测。

（四）注意事项

（1）效应细胞需要一定强度的刺激，才会脱颗粒。刺激方式包括与靶细胞共孵育、细胞因子、PMA/离子霉素等。

（2）在效应细胞与靶细胞共孵育体系中，效应细胞脱颗粒水平高度依赖于靶细胞，因此需要选择敏感型靶细胞，如对 NK 细胞敏感的 K562 细胞等。也可以向培养基中加入 IL-2，IL-12 等细胞因子，通过激活效应细胞来提高了它们对靶细胞的反应性。

第八节　淋巴细胞分离、纯化、清除、转输、淋巴细胞增殖实验举例

IL-7R$^+$ILC 细胞与 T 淋巴细胞竞争消耗 IL-7 从而抑制 T 淋巴细胞增殖

一、目的

本研究通过淋巴细胞分离、纯化、清除、转输、增殖实验综合应用，证明宿主 IL-7R$^+$ILCs 在体内与 T 淋巴细胞竞争消耗 IL-7，使学生掌握运用细胞学的基本技术来证明某群细胞的功能。

二、背景知识

IL-7：白细胞介素-7(interleukin-7,IL-7)主要由骨髓基质细胞和胸腺基质细胞组成性表达,分子量为 20~28 kDa。IL-7 受体由 IL-7Rα 链(CD127,低亲和力)和细胞因子受体 γ 共有链(common γ chain,γc,CD132)组成异源二聚体的高亲和力受体,属于 I 型细胞因子受体家族,IL-7R 分布于 T 淋巴细胞、前 B 淋巴细胞和骨髓巨噬细胞表面。IL-7 可促进前 B 淋巴细胞和胸腺细胞增殖分化,促进巨核细胞成熟,对外周成熟的 T 淋巴细胞也具有促增殖活性,是成熟 T 淋巴细胞的一种重要生长因子,IL-7 和 T 细胞受体(T cell receptor,TCR)信号是体内 T 淋巴细胞增殖平衡的主要驱动因素。

三、摘要

背景：研究表明转输的 T 淋巴细胞在含有 IL-7 的 $Rag1^{-/-}$ 鼠中无明显增殖,推测可能是由于 $Rag1^{-/-}$ 鼠中存在较高比例的 IL-7R$^+$ ILCs,与转输的 T 淋巴细胞竞争利用 IL-7 所导致。**方法**：通过将 T 淋巴细胞转输到 $Rag1^{-/-}$ 鼠和 $Il7^{-/-}$ 鼠中,同时用抗体清除受者鼠的 ILCs,检测供者 T 淋巴细胞的增殖情况。**结果**：清除 ILCs 后,供者 T 淋巴细胞在 $Rag1^{-/-}$ 鼠中的增殖明显增加。**结论**：受者 IL-7R$^+$ ILCs 与供者 T 淋巴细胞竞争消耗 IL-7 从而抑制 T 淋巴细胞的增殖。

四、研究思路

1. 证明清除受者 ILCs 促进转输的供者 T 淋巴细胞增殖

$Rag1^{-/-}$ 鼠中虽无 T、B 淋巴细胞,但存有较高比例的固有淋巴细胞(innate lymphoid cells,ILCs),这些 ILCs 表达 IL-7R,可能与供者 T 淋巴细胞竞争使用 IL-7,从而抑制 T 淋巴细胞的增殖。推测如果清除这些 ILCs,供者 T 淋巴细胞就能得到丰富的 IL-7,从而促进细胞增殖。

2. 验证清除 $Il7^{-/-}$ 鼠的 ILCs 不能促进转输 T 淋巴细胞的增殖

由于引起供者 T 淋巴细胞增殖的关键因素为 IL-7,如果受者鼠($Il7^{-/-}$ 鼠)中缺失 IL-7,那么清除受者 ILCs 所导致的供者 T 淋巴细胞增殖的现象就会消失。

3. ILCs 清除策略

ILCs 表型为 CD90$^+$ NK1.1$^+$,同时也表达 IL-7R,CD90 分子存在等位基因,即 CD90.1 和 CD90.2,利用供者和受者细胞的 CD90 分子的差异将受者体内 ILCs 进行清除。例如:受者鼠为 CD90.2 背景,而供者鼠为 CD90.1 背景,利用抗 CD90.2 抗体就可以清除受者鼠的 ILCs。

五、实验材料和方法

(一) 实验小鼠

(1) 基因敲除鼠:Rag1 基因敲除鼠($Rag1^{-/-}$ 鼠,该鼠 TCR 和 BCR 的重排受阻,T 淋巴细胞和 B 淋巴细胞缺失);Il7 基因敲除鼠($Il7^{-/-}$ 鼠)。

(2) 转基因鼠:SMARTA 鼠(CD4-TCR-LCMV 鼠),LCMV 抗原特异性 CD4TCR 转基因鼠,该鼠所有的 $CD4^+$ T 淋巴细胞均可以识别 LCMV;P14 鼠(CD8-TCR-LCMV 鼠),LCMV 抗原特异性 CD8TCR 转基因鼠,该鼠所有的 $CD8^+$ T 淋巴细胞均可以识别 LCMV。

实验中使用的所有小鼠均为 C57BL/6 背景,$Rag1^{-/-}$ 鼠和 $Il7^{-/-}$ 鼠的为 CD90.2 背景,SMARTA 鼠和 P14 鼠为 CD90.1 背景,且均为 $Rag1^{-/-}$ 背景的 TCR 转基因鼠。

(二) 实验分组

(1) $Rag1^{-/-}$ 鼠对照组:将 SMARTA 鼠的 $CD4^+$ T 淋巴细胞和 P14 鼠的 $CD8^+$ T 淋巴细胞转输给 $Rag1^{-/-}$ 鼠,供者鼠为 CD90.1 背景,受者鼠为 CD90.2 背景。

(2) $Rag1^{-/-}$ 鼠 ILCs 清除组:将 SMARTA 鼠的 $CD4^+$ T 淋巴细胞和 P14 鼠的 $CD8^+$ T 淋巴细胞转输给 $Rag1^{-/-}$ 鼠,供者鼠为 CD90.1 背景,受者鼠为 CD90.2 背景。转输细胞后注射抗 CD90.2 抗体。

(3) $Il7^{-/-}$ 鼠对照组:将 SMARTA 鼠的 $CD4^+$ T 淋巴细胞和 P14 鼠的 $CD8^+$ T 淋巴细胞转输给 $Il7^{-/-}$ 鼠,供者鼠为 CD90.1 背景,受者鼠为 CD90.2 背景。

(4) $Il7^{-/-}$ 鼠 ILCs 清除组:将 SMARTA 鼠的 $CD4^+$ T 淋巴细胞和 P14 鼠的 $CD8^+$ T 淋巴细胞转输给 $Il7^{-/-}$ 鼠,供者鼠为 CD90.1 背景,受者鼠为 CD90.2 背景。转输细胞后注射抗 CD90.2 抗体。

(三) 实验方法

1. $CD4^+$ 或 $CD8^+$ T 淋巴细胞的分离和纯化

① 从 SMARTA 小鼠和 P14 小鼠的淋巴结中分离单个核细胞。

② 用生物素偶联的抗 B220、CD11c、CD11b、CD19、CD24 以及 CD4(纯化 $CD8^+$ T 淋巴细胞)或 CD8(纯化 $CD4^+$ T 淋巴细胞)抗体进行标记。

③ 加入 IMag 链霉亲和素偶联的磁珠,采用阴选策略分别富集 $CD4^+$ T 或 $CD8^+$ T 淋巴细胞。

2. 供者 T 淋巴细胞的标记和转输

(1) 细胞标记

① 细胞在含有 0.1%牛血清白蛋白(BSA)的冷 PBS 中洗涤,在 8 ℃,200g 离心 10 min,沉淀细胞。

② 用 37 ℃预温的 PBS/BSA 重悬细胞,调细胞浓度为 10^7/mL。

③ 按 1 mL CTV∶1 mL 细胞的比例将浓度为 5 μmol/L CTV 染料加入细胞悬液中,立即漩涡混匀,并在 37 ℃培养箱孵育 10 min。

④ 加入大于一个体积的 4 ℃ 预冷的含有 0.5% FBS 的 DMEM 培养基终止标记反应，并充分洗涤，收获细胞。

（2）细胞转输

将标记的供者小鼠 T 淋巴细胞按 $2.5 \times 10^7 \sim 5 \times 10^7$/mL 重新悬浮于 DMEM/FBS 中，并通过静脉注射给各种受者小鼠。

3. ILCs 的清除

在接受 T 淋巴细胞过继转输之后，对受者小鼠进行腹腔注射 100 μg 抗 CD90.2 抗体（克隆号 30H12），并在第 3 天采用同样的方式和剂量再注射一次。

4. T 淋巴细胞增殖的检测

在小鼠接受 T 淋巴细胞过继转输后的第 8 天，处死小鼠，分离淋巴细胞，用流式细胞仪对供者来源的 P14 CD8$^+$ T 淋巴细胞或 SMARTA CD4$^+$ T 淋巴细胞的增殖情况进行检测。

六、实验结果

研究者已经发现虽然 $Rag1^{-/-}$ 到 $Rag1^{-/-}$ 的骨髓嵌合鼠和 $Rag1^{-/-}$ 鼠都存在 IL-7，但经细胞转输后供者 T 淋巴细胞在前者体内的增殖速率明显高于后者，进而推测其原因为：受者鼠中 ILCs 与供者 T 淋巴细胞竞争使用 IL-7，从而影响转输 T 淋巴细胞的增殖；由于骨髓嵌合鼠的 ILCs 比 $Rag1^{-/-}$ 鼠少，导致前者体内的 IL-7 相对较多（结果未展示）。为此研究者通过将受者 $Rag1^{-/-}$ 鼠和 $Il7^{-/-}$ 鼠体内的 ILCs 清除，对转输的供者 T 淋巴细胞的增殖状况进行了分析。

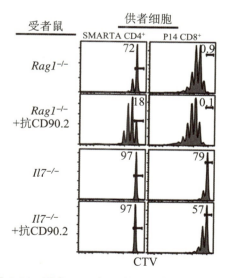

图 6.24　受者 ILCs 与 T 淋巴细胞竞争结合 IL-7

分离纯化的 SMARTA 鼠的 CD4$^+$ T 淋巴细胞或 P14 鼠的 CD8$^+$ T 淋巴细胞，进行 CTV 标记，分别转输给 $Rag1^{-/-}$ 鼠或 $Il7^{-/-}$ 鼠。在转输后的第 0 天和第 3 天，分别腹腔注射 PBS 或抗 CD90.2 抗体，在第 8 天处死小鼠，取小鼠淋巴结，分离单个核细胞，进行流式细胞术检测，分析供者来源的 CD90.1$^+$ T 淋巴细胞的增殖。图中的数字为未分裂细胞的百分比。

1. 清除 $Rag1^{-/-}$ 鼠的 ILCs,促进转输的 T 淋巴细胞的增殖

为了直接明确 ILCs 的作用,用 CD90.2 特异性抗体处理 $CD90.2^{+}$ $Rag1^{-/-}$ 鼠(这是一种已知的清除 ILCs 的方法),分析供者 T 淋巴细胞($CD90.1^{+}$)的增殖情况。在经抗 CD90.2 抗体处理的 $Rag1^{-/-}$ 鼠中,来源于 SMARTA 鼠或 P14 鼠的 CD4^{+}或 CD8^{+}T 淋巴细胞的增殖速度均明显增加(图 6.24 上),未增殖的 SMARTA CD4^{+}T 淋巴细胞的比例由 72% 降为 18%,未增殖的 P14 CD8^{+}T 淋巴细胞的比例由 0.9% 降为 0.1%。CD4^{+}T 淋巴细胞增殖更为明显。

2. 清除 $Il7^{-/-}$ 鼠的 ILCs 对转输的 T 淋巴细胞的增殖无影响

供者 T 淋巴细胞增殖的关键因素为 IL-7。在 $Il7^{-/-}$ 鼠中,CD90.2 ILCs 的清除并没有促进供者 T 淋巴细胞的增殖,特别是转输的 SMARTA CD4^{+}T 淋巴细胞,ILCs 清除的促增殖作用完全消失(图 6.24 下)。这一结果说明供者 T 淋巴细胞增殖的关键因素为 IL-7,ILCs 只是与 T 淋巴细胞竞争 IL-7 的利用。

P14 CD8^{+}T 淋巴细胞在 $Rag1^{-/-}$ 鼠和 $Il7^{-/-}$ 鼠中仍然表现出一定程度的增殖(图 6.24 右下)。经研究发现在 $Rag1^{-/-}$ 鼠和 $Il7^{-/-}$ 鼠体均内存在 IL-15,IL-15 可代偿性地促进 CD8^{+}T 淋巴细胞的增殖,但对 CD4^{+}T 淋巴细胞几乎无促增殖作用(详细结果见第七章第六节)。

七、结论

这些结果提示 IL-7 是促进 T 淋巴细胞增殖的关键因素,ILCs 可以与 T 淋巴细胞竞争 IL-7 的利用,从而抑制 T 淋巴细胞的增殖。

参考文献

[1] Boyum A. Isolation of mononuclear cells and granulocytes from human blood[J]. Scand J Clin Lab Invest Suppl, 1968, 97, 77-89.

[2] Flanagan S P. 'Nude', a new hairless gene with pleiotropic effects in the mouse[J]. Genet Res, 1966, 8(3): 295-309.

[3] Amsbaugh D F, Hansen C T, Prescott B, et al. Genetic control of the antibody response to type 3 pneumococcal polysaccharide in mice. I. Evidence that an X-linked gene plays a decisive role in determining responsiveness[J]. J Exp Med, 1972, 136(4): 931-949.

[4] Schatz D G, Oettinger M A, Baltimore D. The V(D)J recombination activating gene, RAG-1[J]. Cell, 1989, 59(6): 1035-1048.

[5] Oettinger M A, Schatz D G, Gorka C, et al. RAG-1 and RAG-2, adjacent genes that synergistically activate V(D)J recombination[J]. Science, 1990, 248(4962): 1517-1523.

[6] Bosma G C, Custer R P, Bosma M J. A severe combined immunodeficiency mutation in the mouse[J]. Nature, 1983, 301(5900): 527-530.

[7] Mosmann T. Rapid colorimetric assay for cellular growth and survival: application to proliferation and cytotoxicity assays[J]. J Immunol Methods, 1983, 65(1-2): 55-63.

[8] Martin C E, Spasova D S, Frimpong-Boateng K, et al. Interleukin-7 availability is maintained by a hematopoietic cytokine sink comprising innate lymphoid cells and T cells[J]. Immunity, 2017, 47(1): 171-182.

(郑晓东)

第七章　流式细胞检测技术

流式细胞术(flow cytometry)是 20 世纪 60 年代后期开始发展起来的一种细胞检测技术,是以高能量激光照射高速流动状态下的被荧光素标记的细胞或微粒,测量其产生的散射光和荧光的强度,从而对细胞或微粒进行快速多参数检测或分选的技术。其特点是:① 只要样本制备成单个细胞或生物颗粒悬液均可以检测;② 测量速度快,每秒钟可以测量数千个乃至数万个细胞;③ 同时测量每个细胞的多参数特征,包括细胞大小、细胞表面及胞内抗原表达情况等;④ 在进行细胞特征分析的同时可以把指定特征的细胞分选出来,以便对特定细胞做进一步培养、克隆化、转输或进行后续实验(图 7.1)。

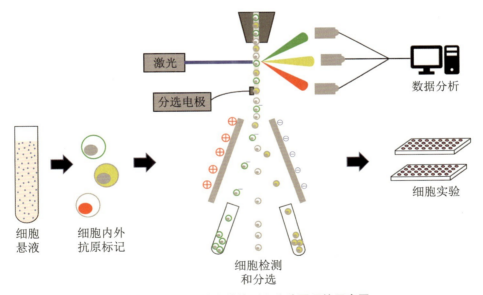

图 7.1　流式细胞术的检测和分选原理的示意图

第一节　流式细胞检测的基本原理

每一种免疫细胞都具有自己独有的特征,不仅形态大小各异,胞内颗粒的多少各不相同,而且细胞表面或胞内的分子特征也各不相同。即使是同一种细胞也可以根据细胞表面分子的特征或胞内细胞因子的分泌谱不同,而细分成不同的亚类,如 T 淋巴细胞根据表面 CD4 和 CD8 分子的表达可以分为 $CD4^+$ Th 细胞和 $CD8^+$ CTL 细胞,Th 细胞也可以根据分泌的细胞因子不同分为 Th1 细胞、Th2 细胞、Th17 细胞等。在对各种细胞特征进行检测时可以采用免疫荧光、免疫组化以及流式细胞术等多种实验技术,但流式细胞术能够快速高效,在单细胞水平上检测这些细胞的各种特征,同时还可以对其中某些特征进行定量分析,这是其他技术所不能比拟的,因此流式细胞术在细胞生物学、免疫学等研究中已得到了广泛的应用。

为了用流式细胞术分析特定靶标细胞,需要对靶标细胞进行荧光标记,这可以使用荧光染料(CFSE、CTV、PI 等细胞染料)或荧光染料标记的抗体(直接偶联抗体或偶联二抗)来完成,因而流式细胞术检测要求具有高度特异性、经验证的抗体以及合适可靠的荧光染料。此外,在流式细胞术检测中,除了制备检测样品外,还需要同时设置多种对照,以保证仪器参数和检测结果的准确性。本节将对抗体和荧光染料的选择以及对照样品的设置进行介绍。

一、抗体的选择

抗体是流式细胞检测中的关键工具,它能够特异性结合细胞表面或胞内的抗原,也就使靶标细胞被标记上荧光分子,通过检测这些荧光,就可以反映靶标细胞上该抗原的丰度或活性,从而评估出各种细胞的类型、发育阶段、静息活化状态、存活和死亡等。

1. 尽量选用单克隆抗体

在大多数情况下,需要对靶标细胞的多种抗原进行标记,为了使与不同抗原结合的抗体不会相互干扰,最好使用单克隆抗体。如果必须使用多克隆抗体,需要验证其特异性。

2. 尽量选用经过验证的单克隆抗体

常规单克隆抗体制备时都采用变性的抗原进行动物免疫,而细胞表面的抗原处于天然状态,其暴露的抗原决定族可能与变性的抗原不一致,用变性抗原制备的单克隆抗体可能无法与天然状态的抗原结合,因此,进行流式细胞检测时需要对单克隆抗体进行筛选和验证。常规的商用流式抗体均是被验证过的。

3. 滴定抗体和优化抗体使用浓度

一般情况下,抗体的生产厂家都会提供流式细胞术检测抗体的推荐使用量,但抗体的最佳使用浓度或"滴度",与检测目标、染色时间以及温度、细胞是否固定等实验条件有关。

由于商业试剂不可能对所有的实验条件进行测试,使用过多或过少的抗体,都会导致非特异性染色增加、信噪比降低、灵敏度降低、表达水平与染色强度之间缺乏线性关系等情况,增加了实验成本。因此,优化抗体使用浓度显得尤为重要。

4. 尽量选用直接标记的抗体

在流式细胞检测中荧光染料会直接与抗体共价结合,形成抗体-荧光染料的偶联物,即直接标记的抗体。由于细胞膜是透光的,细胞内荧光基团所发射的荧光不会显著衰减。当在流式细胞检测中使用直接标记抗体时,荧光基团发射的荧光量可作为衡量细胞表面或胞内存在的抗体量的一个直接指标。由于抗体结合目标抗原的特异性,荧光的强弱也就反映目标抗原的多少。研究人员可以通过检测每个细胞发射的荧光水平,直接量化该细胞中目标抗原的数量,即直接标记检测技术(图 7.2)。

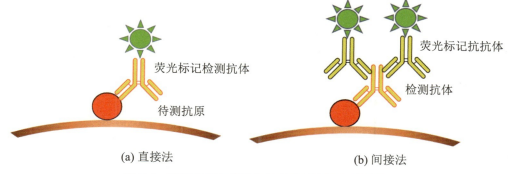

图 7.2　直接标记与间接标记检测技术原理示意图

　　在直接标记的抗体无法获得时,例如部分抗体与荧光基团偶联时会影响抗体特异性或与抗原结合能力,就要用间接标记检测技术。将第二抗体与荧光基团偶联形成荧光标记的二抗,然后用荧光二抗对已经结合抗原的一抗进行检测(图 7.2)。间接标记检测技术可以放大荧光检测信号,即多个荧光二抗可结合同一个第一抗体,从而扩大一抗所结合的每个抗原分子所衍生的荧光信号。间接标记检测技术也存在同一实验中结合的抗体数量有限的缺点,即每种一抗都必须是不同物种,如兔、山羊或小鼠等,以使二抗具有特异性检测功能。例如,在同一实验中不能使用来自小鼠的两种不同一抗,因为抗小鼠的荧光二抗会同时标记这两种一抗,从而无法单独区分每种抗体的荧光。

　　在流式细胞检测中,通常首选直接标记检测技术,因为它可以极大减少实验步骤,以保证实验的真实和准确性。更重要的是,它能够在一次检测中同时使用多种不同的抗体,能最大化所收集的信息量,以便更深入地了解被检测的细胞群。

二、荧光染料的选择

1. 选择斯托克斯位移大的荧光染料

　　荧光染料特性是能够发射比激发光谱的波长更长的光,例如,如果使用蓝色激光器(波长 488 nm)来激发绿色荧光蛋白(GFP),那么 GFP 蛋白会吸收蓝光并发射绿光(510 nm 左右)。荧光激发光谱是荧光物质在不同波长的激发光作用下,测得的某一波长处的荧光强度的变化情况,也就是不同波长的激发光的相对效率。荧光发射光谱则反映了某一固定激发波长下所测量的荧光强度在不同波长处的分布情况。荧光染料最大激发波长(激发光谱峰值)与最大发射波长(发射光谱峰值)之间的差值称为斯托克斯位移(Stokes shift)(图 7.3)。在选择荧光染料时尽量选用斯托克斯位移大的荧光染料。因为荧光染料是通过激发光源激发的,由于存在斯托克斯位移,让人们能够过滤掉来自激发源的光,从而准确测量来自荧光染料的发射光。激发源通常都是激光,其光亮度要远远高于荧光染料的发射光,如果斯托克斯位移太小,激发源的光就无法被完全移除,那么它将会影响荧光染料的检测。

2. 选择能被激发光源激发的荧光染料

　　只要选择合适波长的激光,所有的荧光染料都可以被激发,但流式细胞仪中的激光的波长是固定的,例如 355 nm、405 nm、488 nm、561 nm、640 nm 等。因为荧光染料的激发光谱是连续的,激发光源的波长越接近最大激发波长(波峰),激发效率越高,荧光染料的发射光就越亮,反之则越弱。例如,FITC 的最大激发波长为 498 nm,流式细胞仪通常配置的激光器为 488 nm,该激光对 FITC 的激发效率为 77%(即为 498 nm 激光激发效率的 77%);而 APC 的最大激发波长为 651 nm,488 nm 激光对 APC 的激发效率只有 1%。如果流式细胞仪只有 488 nm 的激光器,那么只能选择可以被激发的 FITC,而不能选择 APC。

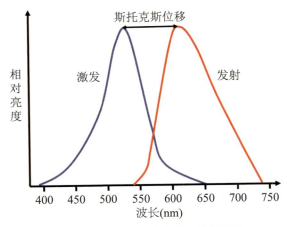

图 7.3　荧光染料的激发与发射波长

3. 选择能被检测器检测的荧光染料

只要选择合适的检测器,所有的荧光染料的发射光都可以被检测,但在流式细胞仪中,每种荧光染料都是在单个目标检测通道中进行检测的,使用固定的带通或长通滤光片收集发射光谱中的波峰处光谱信息,例如检测 FITC 所用带通滤光片为 530/30 nm(以 530 nm 为中心,带宽 30 nm),检测 APC 所用带通滤光片为 660/20 nm 等。如果流式细胞仪未配置这些滤光片,就没法检测相关的荧光染料。此外,被同一检测器检测的不同荧光染料,如 Alexa Fluor 488 和 FITC,因为发射光谱几乎完全重叠,不能同时选用。

4. 选择亮度高的荧光染料

多色标记时尽量选用不同激光激发的荧光染料。在同一激光激发的荧光染料中选择时,优先选择亮度高的荧光染料,以保证最佳分辨率。在流式细胞检测中,荧光染料亮度不仅受荧光染料本身量子产率和消光系数的影响,也受背景亮度的影响,例如来自于非特异性染色、细胞自体荧光和仪器噪声等的背景荧光,都可以影响对阳性细胞群体(荧光染色的细胞群体)和阴性细胞群体(荧光未染色的细胞群体)的分辨能力。

信噪比(signal-to-noise ratio,SN)是衡量检测灵敏度以及对染色和未染色群体差异检测能力的一个指标,为阳性细胞的平均荧光强度与阴性细胞的平均荧光强度之间的比值。但是,荧光染料的亮度不仅由染色与未染色细胞的强度差异决定,还由未染色细胞群体的分布扩散程度决定。2004 年 Maecker 等人提出用染色指数(stain index,SI)来定义荧光染料的相对亮度(图 7.4)。染色指数是指阳性细胞群与阴性细胞群的平均荧光强度之差与 2×阴性细胞群荧光强度稳健标准差之间的比值。SI 越大,该荧光染料越亮,因此流式细胞检测时尽量选用 SI 大的荧光染料,例如 FITC 的 SI 为 56.40,而荧光参数接近的另一种染料 Alexa Fluor 488 的 SI 为 91.72,因此,选 Alexa Fluor 488 的检测分辨率要优于 FITC。常见荧光染料的光学特性及相对亮度见表7.1。

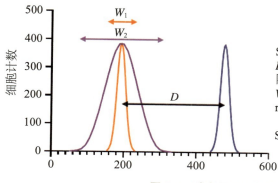

SI=D/W
D表示阳性细胞峰的中位荧光密度(mMFI$_{pos}$)与
阴性细胞峰的中位荧光密度(mMFI$_{neg}$)；
W表示阴性细胞峰的离散度，用2×rSD表示；
rSD为稳健标准差(robust standard deviation, rSD)

SN=mMFI$_{pos}$/mMFI$_{neg}$

图7.4 染色指数(SI)和信噪比(SN)的比较

图中两种荧光染料的信噪比(SN)相同，但染色指数(SI)不同，这是因为它们具有不同宽度的阴性峰(窄W_1和宽W_2)。阴性峰的宽度可影响阳性和阴性信号的分离，因此，染色指数是对比荧光染料亮度的首选统计指标。

表7.1 常见荧光染料的光学特性及相对亮度

荧光染料	最大激发波长（nm）	最大发射波长（nm）	激发激光（nm）	相对亮度
BUV395	348	395	355	++
BUV496	350	496	355	++
BUV563	350	564	355	+++
BUV615	350	615	355	+++
BUV661	350	660	355	+++
BUV737	350	735	355	+++
BUV805	351	803	355	+
Pacific Blue	404	455	405	+
V450	405	450	405	+
BV421	407	423	405	++++
BV510	327,405	512	405	++
V500	415	499	405	+
BV480	440	479	405	+++
BV570	407	573	405	++
BV605	407	605	405	+++
BV650	406	649	355	++++
BV711	407	713	355	++++
BV750	409	754	355	++
BV786	407	786	355	+++

荧光染料	最大激发波长（nm）	最大发射波长（nm）	激发激光（nm）	相对亮度
BB515	490	515	488	++++
FITC	494	518	488	++
Alexa Fluor 488	494	517	488	++
BB630	476	614	488	++++
BB660	476	660	488	++++
BB700	476	695	488	++++
PerCP-Cy5.5	482	676	488	++
PerCP	481	675	488	+
BB755	478	755	488	+++
BB790	484	790	488	++++
BYG584	563	583	561	++++
PE	496,566	576	488,532,561	+++
PE-CF594	496,566	615	488,532,561	++++
PE-Cy5	496,566	670	488,532,561	++++
PE-Cy7	496,566	781	488,532,561	++++
APC	651	660	640	+++
Alexa Fluor 647	653	669	640	+++
APC-R700	651	706	640	+++
Red 718	695	718	640	+++
Alexa Fluor 700	697	719	640	+
APC-Cy7	651	779	640	+++
APC-H7	659	782	640	+

注：荧光染料的染色指数值因不同的仪器或配置（包括激光、激光功率和滤光片等）而发生变化，根据荧光染料在多种抗体和不同仪器上测量的平均染色指数，确定每种染料的相对亮度。+表示暗淡，++表示中度，+++表示明亮，++++表示非常明亮。

5. 平衡抗原表达水平和荧光染料亮度

在单色流式细胞检测实验中，通常会选择亮度最强的几种荧光染料，如 PE、APC 等。但是，在多色流式细胞检测时，有时因为颜色的限制不得不用到一些亮度较弱的荧光染料。为了保证每个通道的分辨率都处于合适的范围内，需要合理搭配检测抗原和荧光染料。一般来说，亮度较弱的荧光染料，如 FITC、PerCP 等，优先分配给表达量高的抗原，如 CD45、CD3、CD4、CD8 分子等，而 PE、APC 等较亮的荧光染料可以分配给表达量低或者分辨率要求比较高的抗原。合理配色的最终结果是让不同表达水平的抗原检测到的信号尽量均衡。

6. 尽量减少各荧光染料的发射光谱的重叠度

由于荧光发射光谱的连续性,两种不同荧光染料的发射光谱会存在重叠,它们的荧光信号将会互相干扰,给数据分析带来麻烦。虽然采用荧光补偿技术可以扣除干扰,但补偿值越大,补偿后的信号分辨率就会越低。在流式细胞检测中,最好选择很少或者没有重叠的荧光基团,以最大限度减少荧光渗漏。不同激光激发的染料是首选,例如同时选择 PE(488 nm 或 561 nm 激发)和 APC(640 nm 激发)。

7. 尽量避免使用串联荧光染料

流式细胞检测的荧光染料大多为单分子,例如 FITC、PE、APC 等。由于流式细胞仪的激发激光的波长是固定的,为了让激光能够激发更多的荧光染料,科学家将两种不同荧光染料串联起来形成串联荧光染料。串联荧光染料是指通过共价键方式将两种染料串联,其中供体染料的发射光谱与受者染料的激发光谱部分重叠,利用荧光共振能量转移(fluorescence resonance energy transfer,FRET),使受者染料被激发。串联荧光染料可以极大地扩展荧光染料在流式细胞检测中的应用范围。例如 488 nm 的激光可以激发 PE,但不能激发 Cy5(最大激发波长为 647 nm),如果将 PE 与 Cy5 串联形成 PE-Cy5,则 Cy5 可以被 488 nm 的激光所激发。由于 FRET 的效率不可能达到 100%,因此可能会观察到部分供体染料的串色激发。同时受者染料也可能被某些波长的激光直接激发,从而会产生较强的干扰,例如 PE-Cy5 中的 Cy5 染料不仅可以通过 FRET 原理被 488 nm 的激光激发,也可以被 640 nm 的激光直接激发,而 Cy5 的发射光谱与 APC 或 Alexa Fluor 647 几乎完全重叠,因此,在流式细胞检测中,一般不同时选择 PE-Cy5 和 APC 或 Alexa Fluor 647。此外,串联荧光染料也容易发生解偶联,重新分解为两个染料分子,从而出现对应两个通道的假阳性。在固定和透化的过程中,串联荧光染料的亮度也可能降低。总之,为了能够进行多色流式的检测,串联荧光染料的使用是不可避免的,但在选择串联荧光染料时,应充分考虑激发光的波长、检测器的检测范围、配伍荧光染料等各种因素(图 7.5)。

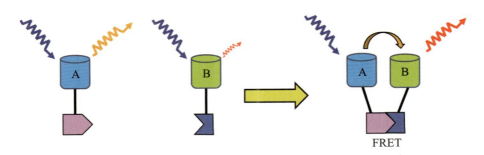

图 7.5　串联荧光染料的激发原理

三、对照样品的设置

在流式细胞术检测中,为了保证仪器电压、补偿、阴阳分界等参数的准确性,除了样品检测管之外,还需要同时制备多种对照样品。对照样品的设置是流式细胞术检测中非常重要的一个步骤,每次流式细胞术检测时都必须设置各种对照,它的缺失会降低检测结果的准确性。

（一）空白对照（unstained control）或自发荧光对照（autofluorescence control）

空白对照是指不加任何荧光偶联抗体的细胞。在流式细胞术检测中，不仅荧光染料能够在激光的激发下产生荧光，细胞表面的某些分子或者结构也能够产生自发荧光，这种荧光相对于荧光染料产生的荧光较弱，而且与细胞表面的特异抗原分子无相关性，被称为非特异性荧光。每一种细胞都会产生非特异性荧光，流式细胞检测时得到的荧光信号是细胞本身的非特异性荧光和来自于细胞表面标记的荧光染料的特异性荧光叠加得到的结果。所以分析流式细胞术检测结果时，不能因为得到了荧光信号就判断细胞表面肯定结合有相应的荧光素，从而判断细胞表达相应的抗原分子，而应该比较该荧光信号与细胞的非特异性荧光，如果得到的荧光信号大于非特异性荧光，说明得到的荧光信号部分来源于荧光素的特异性荧光，就可以判断细胞表达相应的抗原分子。所以，确定与荧光素无关的细胞自身的非特异性荧光的强弱非常重要，此时就需要设立空白对照。

细胞的非特异性荧光的强弱由细胞本身所决定，与细胞的体积大小有关，一般细胞体积越大，其非特异性荧光就越强；体积越小，其非特异性荧光就越弱。如实体脏器细胞或者肿瘤细胞比免疫细胞的非特异性荧光要强；同是免疫细胞，体积较大的巨噬细胞的非特异性荧光要强于体积较小的淋巴细胞；而细胞体积相同的 T 淋巴细胞与 B 淋巴细胞，它们的非特异性荧光强度相差不多。此外，当细胞被处理、激活或固定时，细胞的非特异性荧光都可能发生变化。所以，分析每一种样品细胞时，都需要设定这种样品细胞的空白对照，不能用一种细胞的空白对照值分析另外一种细胞，尤其是在体积相差较大时更不能互相借用空白对照值，如不能将肿瘤细胞的空白对照结果用于分析免疫细胞。

（二）同型对照（isotype control）

很多免疫细胞，包括 B 淋巴细胞、T 淋巴细胞、巨噬细胞等的表面都表达 Fc 受体，可以与抗体的 Fc 段进行结合，这种结合与 Fab 段与抗原的特异性结合不同，是非特异性的，会产生假阳性结果。虽然在流式细胞术检测时，都会加入 Fc 受体封闭剂，但封闭剂只能降低并不能完全阻止抗体与 Fc 受体的结合，就需要加入目标抗体的同型抗体作为同型对照，来排除细胞 Fc 受体造成的假阳性结果。

同型对照是针对在被分析的细胞上不表达的抗原所产生的抗体即 Fab 段不能与被分析的细胞结合，例如小鼠实验的同型对照抗体通常是针对贝类抗原所产生的单抗。为了使同型对照提供更好的参考价值，它需要与目标抗体的物种、免疫球蛋白类、亚类和轻链相匹配，同时还需要偶联与目标抗体相同的荧光基团。然而，即使同型对照和目标抗体的大多数固有特性是一致的，浓度、聚集程度和荧光基团与抗体比率的差异也会影响同型对照所代表的真实的阴阳性，所以同型对照不应该是用于评估背景或非特异性染色的唯一对照。

（三）补偿对照（compensation control）或单阳性对照（single staining control）

流式细胞仪的检测器是通过带通滤光片检测一定波长范围的发射光。但是，当发射光谱重叠时，检测器就会检测到来自一种以上荧光染料发射的荧光，即荧光溢出，为校正这种溢出，需要进行荧光补偿，以确保特定检测器仅检测到目标荧光染料的荧光。补偿/单阳性对照就是在样品中只加入一种荧光标记的抗体，检测中使用几种荧光染料，就要设置这几种荧光的单阳性对照。为了提高补偿的准确性,补偿对照的样品最好与检测样品一致,且同时具有阳性和阴性细胞群。如果补偿对照中的细胞全部被阳性染色,即不具有阴性细胞群,例如外周血淋巴细胞中的 CD45 分子,可以将未染色的细胞掺入样品中以产生阴性群体,反之则掺入阳性细胞。

(四)荧光减一对照(fluorescence-minus-one control,FMO)

FMO 对照是一种特殊的阴性对照,是指在多色(通道)分析时对其中某一个通道特别设置的阴性对照,用于设置阳性和阴性的分界线,多在研究不同细胞亚群表达某些重要的表型分子、细胞因子、信号分子时应用。例如在研究小鼠肝脏淋巴细胞中 CD49a$^+$NK1.1$^+$ 和 CD49a$^-$NK1.1$^+$ 两个细胞亚群表达 CXCR6 分子的情况时,需要同时标记不同荧光素偶联的抗 CD49a、NK1.1 和 CXCR6 抗体,除了设置常规的阴性和同型对照,最好再设置一组 FMO 对照,就是只标记荧光素偶联抗 CD49a 和 NK1.1 抗体,而不标记抗 CXCR6 抗体或替换成同荧光的同型对照抗体,然后将 CD49a$^+$NK1.1$^+$ 和 CD49a$^-$NK1.1$^+$ 细胞亚群分别设门,将两群细胞分别显示于新的直方图中,直方图上的横坐标代表 CXCR6 的荧光信号,这时就可以分别设置这两个细胞亚群表达 CXCR6 的阴阳性界线,然后再分析实验组的样品,以该阴阳性界线为标准分别判定各细胞亚群表达 CXCR6 的情况。这种特殊的阴性对照就是 FMO 对照。因为不同细胞亚群的非特异性荧光可能存在差异,而且不同细胞亚群结合有不同的荧光素偶联抗体从而使它们的最佳补偿值存在差异,当在统一的补偿条件下同时分析时,不同细胞亚群在某一通道的阴阳性界线就可能存在差异,普通阴性对照无法进一步区分这种差异,而 FMO 对照就可以通过只缺少标记这一通道代表的荧光素偶联抗体,精确界定不同细胞亚群各自的这一通道的阴阳性界线,从而使流式细胞术分析结果更加精确。

(五)阴性对照

阴性对照是已知不表达目标抗原的细胞,也可以使用目标抗原敲除的细胞。这些样品应与实验其他样本采用相同的实验处理。流式细胞术检测中,抗体、样本、染色方法、仪器操作等都会导致假阳性结果的产生。采用阴性对照,可以排除实验中上述因素导致的假阳性,从而使结果更可靠。由于实验样品大多为异质性细胞群体,目标抗原通常不可能在所有细胞中表达,存在明显的阳性和阴性细胞群,因此,在大多数情况下阴性对照不是必需的。但是当对检测结果存疑,特别是目标抗原的阳性率为 100% 时,就要使用阴性对照来确认检测结果的可信性,如果此时阴性对照的阳性率为 0,则结果可信,否则就不可信。

(六)阳性对照

阳性对照是指已知表达目标抗原的细胞,或转入目标抗原的细胞。设置阳性对照的目的,就是在使用某种荧光素偶联抗体前先采用一定的方法检测该荧光素偶联抗体是否有效。阳性对照并不是每次进行流式细胞术检测时都必须设置,一般在遇到以下情况时设置:

(1)为检测新的目标抗原而使用新的荧光素偶联抗体时,该荧光素偶联抗体以前没有使用过,而且样品中目标抗原的表达情况不明。

(2)换用不同公司的或者同一公司但不同批号的荧光素偶联抗体时。

(3)使用储存时间较长的荧光素偶联抗体时。

以上三种情况都可能会因为各种原因如生产、运输或者保存不当等导致荧光素偶联抗体失效,从而无法正常标记样品细胞,或实验操作不当导致标记失败,此时即使细胞表达有相应的抗原分子,这种失效的荧光素偶联抗体也有可能无法与抗原分子结合产生特异性的荧光信号,从而得到假阴性的结果。设置阳性对照,检测荧光素偶联抗体是否有效,实验操作是否正确,以排除假阴性。

随着流式细胞术检测技术的进步,新型的全光谱流式细胞术检测技术和质谱流式细胞术检测技术也陆续被推出。全光谱流式细胞术检测与传统流式细胞术检测类似,也是采用荧光标记,不过它是多个检测通道同时检测荧光信号,获得每个激光下荧光染料的全部发射光谱信息,最终通过光谱解析技术从样本光谱中来区别出每个荧光染料。传统流式细胞术检测中有许多荧光染料因发射光谱接近,无法同时在一个实验中使用,而全光谱流式细胞术检测根据光谱差异性区分不同的荧光,即使光谱重叠度很高的两种荧光染料也可以同时使用,这大大提高了流式细胞术检测中所能使用的荧光数量,可以轻松实现大于 20 个荧光参数的检测。质谱流式细胞术检测是通过镧系金属元素作为标签进行标记,用质谱对细胞中的这些金属进行定量分析。由于质谱具有超高的分辨能力,可以精确区分各金属元素,同时细胞中不含有这些金属元素,背景干扰很小,因此,它彻底解决了传统流式细胞术检测中存在的荧光串色的问题,相邻通道间的重叠小于 0.3%,无须进行计算补偿,可以实现大于 50 个参数的同时检测。

第二节　细胞表型的检测

一、原理

细胞表面通常表达多种特异性抗原分子,不同的细胞有着不同的抗原分子表达谱,用荧光标记的抗体与这些抗原分子结合,从而使细胞被标记上多种不同的荧光分子,然后通过用流式细胞仪检测这些荧光分子,就可以反映细胞表面特异性抗原分子表达谱,从而区分不同的细胞,或者同一种细胞的不同状态,如活化、凋亡等。

二、实验材料

荧光抗体以及同型对照,PBS,流式细胞仪。

三、实验方法

(1) 收集约 10^6 个细胞于 1.5 mL EP 管,在 4 ℃,400g 离心 5 min,再用 PBS 洗 1 次,并用 100 μL PBS 重悬细胞。

(2) 加入适量 Fc 受体阻断剂(与抗体同型的动物血清、同型 IgG 或抗 CD16/CD32 抗体等），在 4 ℃ 放置 30 min。此步不需要洗涤。

封闭的目的是降低非特异性吸附。因为许多淋巴细胞表面表达 Fc 受体，可以与 Ig 分子的 Fc 段结合。虽然 Ig 分子的 Fc 段存在种属差异，但此段蛋白质序列高度保守，不能排除跨种属结合的可能性，而且所采用的封闭血清或非特异性的 IgG 要求与所用的特异性抗体同种，例如所用的特异性抗体是鼠抗人的抗体，则用小鼠的血清或非特异性的 IgG 做封闭；若所用的特异性抗体是大鼠抗小鼠的抗体，则用大鼠的血清或非特异性的 IgG 做封闭。

（3）加入适量荧光标记的表面分子抗体或同型对照抗体，在 4 ℃ 避光放置 30 min。

（4）如果被标记分子无对应的荧光抗体，则先加入一抗，在 4 ℃ 孵育 30 min，再加入 1 mL PBS，在 4 ℃，400g 离心 5 min，洗 2 次，然后加入带荧光的二抗，在 4 ℃ 避光放置 30 min。

（5）加入 1 mL PBS，在 4 ℃，400g 离心 5 min，洗 2 次，加入 200～400 μL PBS 重悬细胞，细胞悬液经 200 目尼龙网过滤至流式细胞检测管中，流式细胞仪进行检测。

四、设门流程

（1）设单个核细胞门。用前散射光（forward scatter，FSC）和侧散射光（side scatter，SSC）参数进行设门，通常选取数量最多的细胞群（图 7.6(a)）。

（2）设单细胞门，用于去除粘连细胞。当 2 个细胞发生粘连时，如一个阳性细胞和一个阴性细胞粘连，就会影响检测结果的准确性。通常用 FSC-H(H，height) 和 FSC-A(A，area) 参数进行设门，选取 45°角分布的细胞。当细胞呈单细胞状态时，FSC-H 和 FSC-A 呈正相关，两者呈 45°角分布；当细胞发生粘连时，FSC-A 就会增大，而 FSC-H 保持不变（图 7.6(b)）。

（3）设活细胞门，用于去除濒死细胞。濒死细胞的表型和功能都会发生改变，因而需要在检测中将其去除。由于濒死细胞的细胞膜的通透性会发生改变，导致某些荧光染料可以穿过细胞膜，从而导致细胞被染色；而活细胞则不会被染色（图 7.6(c)）。

（4）设淋巴细胞门。通常根据 CD45 的表达进行设门，CD45$^+$ 即为淋巴细胞（图 7.6(d)）。

（5）设 NK 细胞门。用 NK 细胞特异性标志 NK1.1、CD49b(DX5) 或 NKp46 以及 T 淋巴细胞特异性标志 TCRβ 或 CD3 进行设门，NK1.1$^+$TCRβ$^-$ 即为 NK 细胞（图 7.6(e)）。

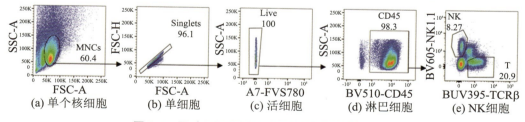

图 7.6 肝脏 NK 细胞流式细胞术检测的设门策略

五、注意事项

（1）在封闭或标记时细胞悬液体积控制在 100 μL 左右，以节省抗体用量。

（2）流式细胞仪的上样针孔只有几十微米，为避免堵塞上样孔，检测前所有样品均需用

200目尼龙网过滤,样品浓度应小于$3×10^6$/mL。

(3)若多色检测中使用了非直标抗体,如亲和素-生物素间接标记抗体、二抗等,则先染间标抗体,再染直标抗体,几种不同荧光的直标抗体可以同时染色。

第三节　胞内细胞因子的检测

一、原理

细胞因子是指主要由免疫细胞分泌的、具有免疫调节和效应功能的低分子量蛋白质或小分子多肽。在免疫应答过程中,细胞因子对于细胞间相互作用、细胞的生长和分化有重要调节作用。细胞因子可分为白细胞介素(interleukin,IL)、干扰素(interferon,IFN)、肿瘤坏死因子(tumor necrosis factor,TNF)、集落刺激因子(colony stimulating factor,CSF)、生长因子、趋化性细胞因子等。

淋巴细胞在受到外界刺激后会分泌多种细胞因子,检测胞内细胞因子的含量,可以反映淋巴细胞的功能。由于在生理条件下,静息的淋巴细胞不产生或产生极低的细胞因子,所以必须采用体外激活来刺激细胞因子的表达。流式细胞术胞内染色中最常用的活化方法是使用一定浓度的PMA和离子霉素来刺激细胞。

刺激后的淋巴细胞可以产生大量细胞因子,但细胞因子会被转运并分泌到胞外从而影响流式细胞术检测结果,因此需要加入蛋白转运阻断剂,将细胞因子阻滞在胞内,有助于细胞因子的聚集使胞内染色信号增强,提高检出率。常用的阻断剂有两种:莫能霉素(monensin)和布雷菲德菌素A(brefeldin A,BFA)。莫能霉素是一种离子载体,可选择性结合单价阳离子,并把这些阳离子转运到细胞膜内,破坏跨膜离子梯度,从而干扰高尔基体到胞外的转运;BFA是一种真菌代谢物,可以干扰囊泡自粗面内质网至高尔基体的转运。

二、实验材料

试剂:荧光标记的抗体,完全培养基,PBS,固定液,穿膜液,1 μg/mL PMA,1 mg/mL 离子霉素,2.5 mg/mL 莫能霉素。

器材:流式细胞仪,离心管,24孔细胞培养板。

三、实验方法

(1)将收集的细胞,150g离心10 min,再用PBS洗1次,用完全培养基重悬细胞,调整至适当的细胞浓度,取1 mL加入24孔细胞培养板中。

(2)加入适量的PMA(终浓度为30 ng/mL),离子霉素(终浓度为1 μg/mL)以及莫能霉素(终浓度为2.5 μg/mL)。在37 ℃,5% CO_2细胞培养箱中培养4 h。

（3）将细胞转移至 1.5 mL EP 管中，在 4 ℃ 400g 离心 5 min，弃上清；重复 1 次，细胞重悬于 100 μL PBS 中。

（4）加入适量 Fc 受体阻断剂以封闭细胞表面 Fc 受体，在 4 ℃ 放置 30 min。

（5）加入适量荧光标记的表面分子抗体或同型对照抗体，在 4 ℃ 避光放置 30 min。

（6）加入 1 mL PBS 洗涤细胞，在 4 ℃，400g 离心 5 min，再用 PBS 洗 1 次，加入 100 μL 固定液，4 ℃ 避光放置 30 min。

（7）加入 1 mL 穿膜液，在 4 ℃，600g 离心 5 min，弃上清，细胞重悬于 100 μL 穿膜液中，加入 Fc 受体阻断剂，在 4 ℃ 避光放置 30 min。

（8）加入荧光标记的抗细胞因子抗体，在 4 ℃ 避光染色 1 h。

（9）加入 1 mL 穿膜液，在 4 ℃，600g 离心 5 min，弃上清；加入 1 mL PBS 重悬细胞，在 4 ℃，600g 离心 5 min；沉淀重悬于 200～400 μL PBS 中，经 200 目尼龙网过滤至流式细胞检测管中，用流式细胞仪检测。

四、注意事项

（1）由于离心次数多会导致细胞量损失，每管样品的初始细胞量不应低于 $1×10^6$ 个。

（2）细胞经固定穿膜后其密度会下降，需要提高离心转速。用 EP 管收集细胞时，推荐的离心条件：加固定液之前为 4 ℃，400g 离心 5 min；加固液后为 4 ℃，600g 离心 5 min。

（3）部分穿膜液可能会使细胞表面抗原脱落，或者已经标记的抗体脱落，或者荧光标记的抗体的荧光发生淬灭，从而导致细胞表面的荧光量下降，可以考虑先进行胞内蛋白染色，再进行表面分子染色。

第四节　胞内信号分子和转录因子的检测

一、原理

当细胞表面的受体和配体结合后，可以活化细胞的相关信号通路，致使信号分子（蛋白激酶）磷酸化，进一步磷酸化转录因子，最终调控目的基因的表达。这些磷酸化信号分子或转录因子被特异性荧光标记抗体标记后，可以被流式细胞仪检测。常用于信号分子/转录因子检测的免疫印迹（WB）法只能检测细胞的整体水平，而流式细胞术检测则可以对单细胞进行定量检测，可以区分是少数细胞的高量表达还是多数细胞的少量表达（图 7.7）。此外，流式细胞术检测速度更快，所需细胞量更小。

二、实验材料

试剂：荧光标记的抗体，完全培养基，无血清培养基，PBS，固定缓冲液，穿膜缓冲液。
器材：流式细胞仪，离心管，细胞培养板。

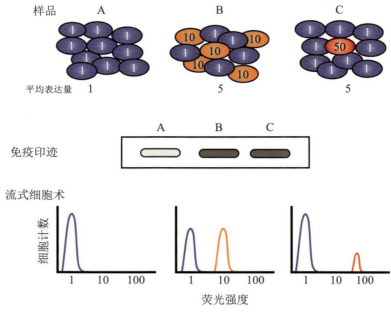

图 7.7　流式细胞术检测与 WB 检测的比较

三、实验方法

（1）常规培养细胞，收集前 12 h 换液，以保证细胞处于良好的营养状态；外周血单个核细胞分离后培养过夜即可用于实验。

（2）用 15 mL 离心管收集细胞，150g 离心 10 min，用 PBS 洗 2 次。

（3）重悬细胞于无血清无细胞因子的新鲜培养基，37 ℃，5％CO_2细胞培养箱中培养 2～4 h。以饥饿细胞降低信号分子的本底水平。饥饿细胞时间不宜过长，以防细胞启动抗凋亡机制，致使相关信号分子活化。

（4）根据实验目的，加入适量的刺激剂，或者抑制剂，继续培养合适的时间。

（5）将细胞转至 1.5 mL EP 管中，在 4 ℃，400g 离心 5 min，弃上清；重复 1 次，细胞重悬于 100 μL PBS 中。

（6）加入适量 Fc 受体阻断剂以封闭细胞表面 Fc 受体，在 4 ℃放置 30 min。

（7）加入适量荧光标记的表面分子抗体或同型对照抗体，在 4 ℃避光放置 30 min。

（8）加入 1 mL PBS 重悬沉淀，在 4 ℃，400g 离心 5 min，用 PBS 洗 2 次，加入 100 μL 固定液，在 4 ℃避光放置 30 min。

（9）加入 1 mL PBS，在 4 ℃，600g 离心 5 min，重复 1 次。

（10）加入 1 mL 穿膜液，在 4 ℃，600g 离心 5 min，弃上清，细胞沉淀重悬于 100 μL 穿膜液中，加入 Fc 受体阻断剂，在 4 ℃避光放置 30 min。

（11）加入荧光标记的抗转录因子或信号分子抗体，在 4 ℃避光染色 1 h。

（12）加入 1 mL 穿膜液，在 4 ℃，600g 离心 5 min，弃上清；加入 1 mL PBS 重悬细胞，4 ℃，600g 离心 5 min；沉淀重悬于 200～400 μL PBS 中，经 200 目尼龙网过滤至流式细胞检测管中，用流式细胞仪检测。

四、注意事项

（1）进行胞内信号分子检测时可以用甲醇作为穿膜剂，但甲醇可能会导致已经标记的抗体脱落或荧光淬灭，通常需要先进行胞内蛋白染色，再进行表面分子染色。

（2）其他注意事项同第七章第三节。

第五节　流式微球阵列技术

长期以来，研究人员都希望可以从单个样本中同时定量检测多个可溶性的蛋白。虽然常规的蛋白检测方法很多，如 ELISA、免疫印迹技术等，但是均不能达到要求。免疫印迹技术只能做到半定量检测；ELISA 虽可以定量检测，但单次检测只能检测一个指标，如果检测多个指标就要消耗大量样本，而且分批操作导致组间差异增大，从而使数据的可靠性降低。2004 年 BD 公司研究人员 Morgan 等发明了一种基于流式细胞仪检测平台的液相多重蛋白定量技术——流式微球阵列技术（cytometric bead array，CBA）。它是利用一系列荧光强度不同的微球，可以同时分析样本中多种可溶性蛋白的检测方法。每种 CBA 微球具有特定的荧光强度，并且包被有特异性抗体，提供了类似 ELISA 孔板的捕获表面，可检测一种目的蛋白。与 ELISA 相比，CBA 最重要的特点是能同时检测单一样本中的多个目的蛋白、检测所需样本量小、灵敏度高。

一、原理

流式细胞术不能直接检测细胞因子，CBA 技术利用人工合成的微球代替细胞，将不同的捕获抗体（capture antibody）包被在不同荧光强度的微球上形成捕获微球（capture beads），捕获微球和待测样品溶液混合后，微球上的特异性抗体就与样品中相应的抗原或蛋白结合，再加入荧光标记的检测抗体，形成"微球-捕获抗体-待测抗原-检测抗体"的复合物，就可以被流式细胞仪检测（图 7.8）。

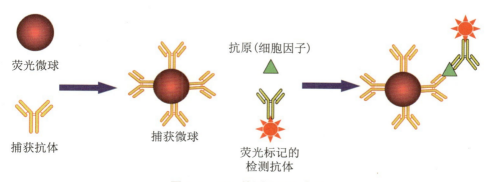

荧光微球

捕获抗体

捕获微球

抗原(细胞因子)

荧光标记的
检测抗体

图 7.8　CBA 检测原理示意图

由于捕获微球的荧光强度不同,在流式细胞仪的荧光检测通道内形成不同的颗粒群,从而区分不同目的蛋白的捕获微球;检测抗体带有不同的荧光,通过检测其荧光信号的强度来定量目的蛋白。如果 CBA 的每种微球带有两种不同强度的荧光,就在流式细胞仪两个荧光检测通道上表现出一系列的颗粒群,从而形成了可同时检测几十种甚至上百种目的蛋白的阵列(图 7.9)。

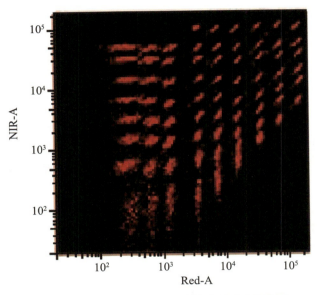

图 7.9　携带 2 种不同荧光的微球所形成的阵列

二、实验材料及仪器

多因子 CBA 检测试剂盒,PBS,流式细胞仪,离心机。

三、检测流程

检测流程如图 7.10 所示。

四、实验方法

(1) 收集细胞培养上清、血清或细胞裂解物,用样品稀释液按合适的比例进行稀释。

(2) 用样品稀释液按一定比例溶解并稀释标准品,配制成不同浓度的标准品。

(3) 将每种捕获微球充分振荡混匀,各吸取 10 μL 至流细胞检测管,并将混合后的捕获微球充分混匀。

(4) 样品管:在流式细胞检测管中加入 50 μL 稀释过的待测样品;标准品管:依次加入不同浓度的混合标准品 50 μL;阴性对照管:直接加入 50 μL 样品稀释液。

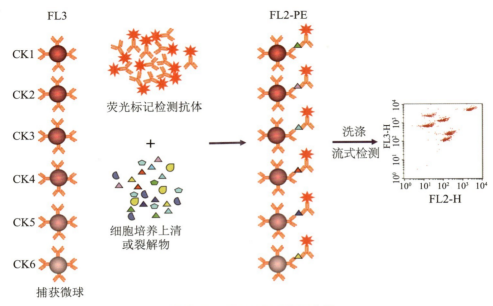

图 7.10　CBA 检测流程示意图

（5）每管加入 50 μL 荧光标记的混合检测抗体，室温下避光孵育 3 h，期间每 30 min 混匀一次。

（6）加入 1 mL 洗液，200g 离心 5 min，用 300 μL 洗液重悬，上机检测。

（7）根据标准品中各微球的几何平均荧光强度（geometric mean fluorescence intensity，gMFI）与浓度（单位：pg/mL）进行直线回归，同时绘制出各细胞因子的标准曲线。

（8）利用各细胞因子的标准曲线，并根据样品管中各微球的荧光强度和样品稀释倍数，计算出样品中各细胞因子的浓度。

五、注意事项

（1）捕获微球使用前要振荡混匀，因为微球常沉于管底。

（2）样品上机前要用标准微球对机器的电压和补偿进行调节。

（3）需要预估样品中细胞因子的浓度，并根据标准品的直线范围确定稀释倍数。

六、数据分析流程举例

CBA 法检测细胞培养上清中 7 种细胞因子的含量

（一）获取数据

按前述实验方法用流式细胞仪检测各浓度（20～5000 pg/mL）标准品管和样品管中 7 种微球的荧光强度（图 7.11）。FL3 为捕获微球的荧光通道，由强到弱（从上到下）依次为 IL-2、

IL-4、IL-6、IL-10、TNF-α、IFN-γ 和 IL-17。FL2 为检测抗体的荧光通道,其荧光强度与细胞因子的含量成正比,可以通过流式细胞数据分析软件计算出各微球在该通道中的 gMFI。表7.2 即为标准品管和样品管中 7 种微球在 FL2 通道中的 gMFI 值。

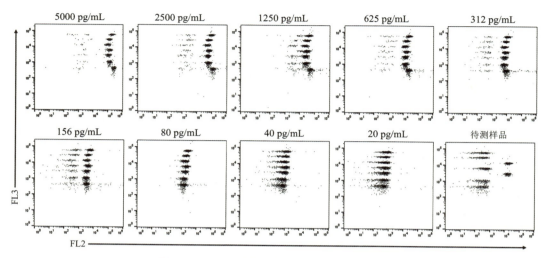

图 7.11　CBA 法检测标准品及样品的结果图

表 7.2　流式细胞术检测数据的分析结果

标准品	FL2 通道中各微球的 gMFI 值						
（pg/mL）	IL-2	IL-4	IL-6	IL-10	TNF-α	IFN-γ	IL-17
5000	139796	108982	81839	111402	92845	101660	158448
2500	74496	52227	38102	51518	40479	51151	86793
1250	37455	26340	19604	26780	19899	21794	40256
625	17682	14940	10554	13808	11552	10779	18182
312	9668	6732	5284	5943	5265	5143	8211
156	4091	2888	2147	2373	1890	1760	2193
80	2717	2059	1684	2005	1698	1339	1408
40	1134	822	710	848	706	470	460
20	693	549	397	522	385	289	215
样品	209	180	17775	320	12867	145	138

（二）绘制标准曲线

根据每种细胞因子标准品的 gMFI 值和浓度进行直线回归,得到各细胞因子的标准曲线及回归方程(图 7.12)。

（三）计算细胞因子的含量

根据样品管中 7 种微球在 FL2 通道中的 gMFI 值及样品的稀释倍数,通过回归方程,计算出样品中各细胞因子的含量(图 7.13)。

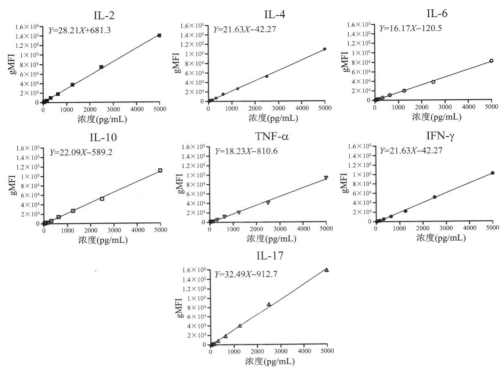

图 7.12 各细胞因子的标准曲线及回归方程

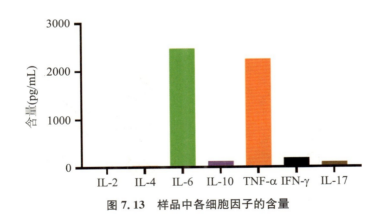

图 7.13 样品中各细胞因子的含量

第六节 多聚体检测技术

主要组织相容性复合物(major histocompatibility complex,MHC)能将抗原短肽递呈到细胞表面并被 T 淋巴细胞表面的 T 细胞受体(T cell receptor,TCR)所识别,这种识别对于胞内病原体和肿瘤的控制以及保持有效的细胞免疫应答起着至关重要的作用,在自身免疫性疾病中也是由于 MHC 递呈了自身抗原肽导致了 T 淋巴细胞对自身细胞的攻击,因此抗原肽-MHC 复合物分子与 TCR 之间相互作用机制的研究对于探究疾病的发展和建立新的治疗策略具有重要意义。1996 年 Altman 等开发出抗原肽-MHC 分子复合物四聚体技术,并将其用于抗原特异性 T 淋巴细胞的流式细胞术检测和分析。随着免疫学的发展,低亲和的抗原肽-MHC 与 TCR 相互作用的检测需求越来越高,对抗原肽-MHC 的多聚体检测技术又提出了新的要求,先后出现了五聚体及十聚体流式细胞术检测技术。

一、原理

(一)四聚体检测技术

大部分 T 淋巴细胞在其细胞表面表达单一的、高度特异性的 TCR,与抗原肽-MHC 分子复合物相结合并识别其中特异的抗原肽,启动特异性免疫应答。由于 TCR 与抗原肽-MHC 分子复合物之间的亲和力低,半衰期短,相互结合后容易快速解离,不能形成稳定的相互作用复合物,因而抗原肽-MHC 分子复合物的单体分子并不适合用于检测抗原特异性 T 淋巴细胞。

1996 年,美国斯坦福大学 Altman 等首次报道了抗原肽-MHC 四聚化,为抗原肽-MHC 分子与 TCR 的结合提供了足够的稳定性,开发出抗原肽-MHC 分子复合物四聚体技术。该技术先将 MHC 分子与抗原肽组装形成抗原肽-MHC 分子复合物单体(monomer);然后将抗原肽-MHC 分子复合物单体用生物素标记并与荧光标记的亲和素结合,由于亲和素能结合 4 个生物素分子,这样将 4 个抗原肽-MHC 分子复合物组装在一起,成为四聚体(tetramer)(图 7.14)。

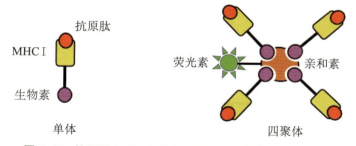

图 7.14　抗原肽-MHC 分子复合物的单体及四聚体的模式图

一个四聚体分子可与同一 T 淋巴细胞表面的 3 个 TCR 相结合,从而大大增强了抗原肽-MHC 分子复合物与 TCR 之间的结合力,通过流式细胞术成功实现对抗原特异性 T 淋巴细胞的检测。利用该技术可以分别将 MHC Ⅰ类、MHC Ⅱ类或 CD1d 分子与抗原肽结合形成四聚体复合物,从而可以实现对抗原特异性 CD8$^+$ T 淋巴细胞、CD4$^+$ T 淋巴细胞和 NKT 淋巴细胞进行检测(图 7.15)。

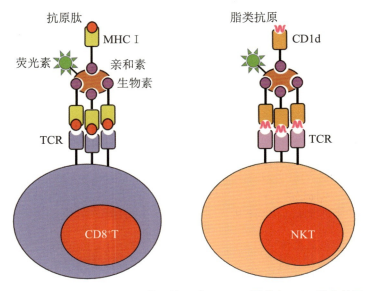

图 7.15　抗原肽-MHC Ⅰ 四聚体和抗原肽-CD1d 四聚体与 TCR 结合的示意图

（二）五聚体检测技术

五聚体（pentamer）是由五个"抗原肽-MHC 分子复合物-卷曲螺旋结构域-荧光素基团"单体通过卷曲螺旋结构域（coiled-coil domain）聚合而成。五聚体构型近似为哑铃形，其一端为五个抗原肽-MHC 分子复合物，另一端为五个荧光素基团，中间为聚合的卷曲螺旋结构域（图 7.16）。借助该构型，五聚体中的所有五个抗原肽-MHC 分子复合物可同时结合 TCR，从而提高了五聚体的亲和力（表 7.13）。

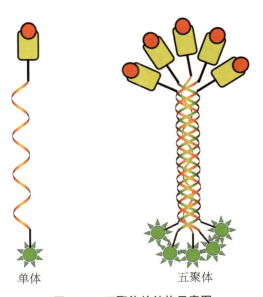

图 7.16　五聚体的结构示意图

表 7-3　五聚体与四聚体的比较

	五　聚　体	四　聚　体
亲和力	每个五聚体中的 5 个抗原肽-MHC 分子复合物都是同一朝向，从而以更高的亲和力与 TCR 相互作用	四聚体的结构通常只能允许 3 个抗原肽-MHC 分子复合物与 TCR 结合
亮度	每个五聚体上能附着有多达 5 个荧光素分子，可产生更明亮的信号	四聚体的性质决定了只有 1 个荧光素标记于复合体中心
标记灵活性	可以生物素标记的五聚体和未标记的五聚体。未标记的五聚体可以用自选的荧光色素进行标记，从而扩大其应用范围	四聚体是将生物素化的 MHC 分子单体与荧光标记的链亲和素多聚化而制成，通常只能以标记好的形式提供
稳定性	未标记的五聚体可以在 $-80\ ℃$ 长期储存，在需要时使用	整合有荧光色素的四聚体必须在 $4\ ℃$ 储存，且储存期限较短

（三）十聚体检测技术

十聚体（dextramer）是在葡聚糖聚合物制成的柔性骨架上，共价偶联 10 个抗原肽-MHC 分子复合物及多个荧光基团。即使抗原肽-MHC 分子复合物单体与 TCR 的相互作用较弱，十聚体也能够通其多个抗原肽-MHC 分子复合物与 TCR 的同时结合，从而大大提高其亲和力。此外，十聚体中含有多个荧光素分子，可以产生更明亮的信号（图 7.17）。与四聚体或五聚体相比，十聚体在亲和力及荧光信号上都有较大的提升，因此其检测灵敏度也明显提高（图 7.18）。

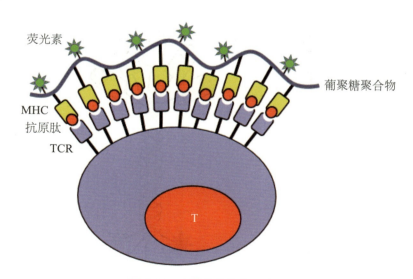

图 7.17　十聚体的结构示意图

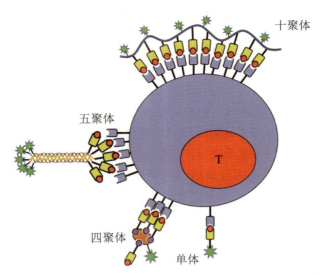

图7.18　MHC-肽复合物单体与多聚体检测抗原特异性 T 淋巴细胞的比较示意图

二、实验材料

荧光标记的抗体,荧光标记的四聚体,PBS,流式细胞仪。

三、实验方法

(1) 收集细胞于 1.5 mL EP 管,在 4 ℃,400g 离心 5 min,再用 PBS 洗一遍,并用 100 μL PBS 重悬细胞。

(2) 加入适量 Fc 受体阻断剂,在 4 ℃放置 30 min。

(3) 加入适量荧光标记的四聚体,在 4 ℃避光放置 30～60 min。

(4) 加入适量荧光标记的表面分子抗体或同型对照抗体,在 4 ℃避光放置 30 min。

(5) 加入 1 mL PBS,在 4 ℃,400g 离心 5 min,洗 2 次,加入 200～400 μL PBS 重悬细胞,细胞悬液经 200 目尼龙网过滤至流式细胞检测管中,用流式细胞仪进行检测。

四、注意事项

通常情况下抗原特异性的 T 淋巴细胞比例极低,为满足检测要求,检测细胞数量最好超过 5×10^6 个。

第七节　荧光染料标记的细胞增殖示踪技术

细胞示踪技术是跟踪复杂环境中细胞的存活、增殖、迁移以及代谢等状态的一种实验方法，起源于 20 世纪初。1905 年 Conklin 等利用柄海鞘胚胎早期分裂球着色差异，对分裂球的发育过程进行观察，提出了"胞质决定子"的理论，开创了细胞示踪技术。1962 年 Shimomura 等首次在维多利亚水母体内分离出绿色荧光蛋白（GFP），随后相继发现 30 多种不同波长的荧光蛋白，使细胞示踪技术成为生命科学研究中的重要的研究工具，已被广泛应用于生物学基础研究、生物治疗、器官移植和新药研发等领域。本章重点介绍荧光染料标记的免疫细胞增殖示踪技术。

一、荧光染料标记的细胞增殖示踪技术特点及原理

细胞示踪是采用荧光染料永久标记细胞，以便在不影响细胞形态和生理特征的前提下跟踪细胞体内分裂或体外传代情况的一项技术，该技术能够监测几代细胞分裂并跟踪共培养中的不同细胞群，通过不同的荧光标记物，研究者可以跟踪同一目标细胞在体内的动态变化，也可以对同一实验对象在不同时间点进行实时对比。这种方法既可减少实验动物的使用数量，符合动物伦理要求，又可以使获得的数据更加可靠、真实和直观。细胞示踪技术已经越来越多地应用于免疫学的研究中。

（一）荧光染料标记的细胞增殖示踪技术的特点

（1）荧光染料是一种对细胞无毒性的染料，化学性质稳定，对细胞增殖能力或细胞生物学影响极小。

（2）荧光标记的静止细胞其荧光可在细胞内长达几个月的时期保持稳定，而且荧光不会转移到未标记细胞群中。

（3）细胞质中偶联到细胞蛋白质上的荧光染料含量减少的唯一途径是通过细胞增殖分裂进入子代细胞，在染色期间每个细胞含有的荧光密度与荧光染料的含量成正比，一个细胞群在相同染色情况下荧光密度是相同的，在分裂中发生对半衰减，因此可以作为细胞分裂的标志物。

（4）荧光染料在开始标记后，染料浓度迅速下降，然后稳定。有些荧光染料标记的未分化细胞在 6 个月后检测仍有初始荧光的 10%，因此可用于体内长期追踪实验。

（5）荧光染料不影响细胞的正常生理活动。例如 CFSE 标记的细胞经紫外线照射诱导其凋亡或经 56 ℃ 孵育导致其坏死后，仍能稳定地存在于细胞中，且不影响细胞凋亡和坏死的发生。

（6）荧光染料可与细胞表面特异性分子同时标记，追踪特殊细胞群体分裂增殖状况以及特殊细胞群体的特性。例如：① 同时标记免疫细胞表型抗体，可以观察不同免疫细胞亚

群的增殖状况；② 同时标记 7-AAD,可以测定示踪细胞的凋亡情况；③ 同时标记 BrdU 抗体,可测定示踪细胞的增殖状况；④ 同时内标细胞因子抗体,可检测增殖细胞的细胞因子表达状况；⑤ 同时内标转录因子抗体,可以测定增殖细胞的转录因子水平；⑥ 同时内标信号分子抗体,可测定增殖细胞的活化水平等。

(二)荧光染料标记细胞的增殖示踪技术工作原理

荧光染料是一种非极性分子,可自由穿透细胞膜并在细胞内与氨基反应形成荧光分子,荧光染料进入细胞后不能从细胞中释放出来,而是不可逆地通过赖氨酸侧链或其他可利用的胺,偶联到细胞蛋白质上(如某些细胞骨架成分),不会被代谢降解,从而使其长期稳定地储留在细胞内。没有偶联到细胞内蛋白质上的荧光染料在短期内被分解代谢。当细胞分裂时偶联到细胞蛋白质上的荧光分子可平均地分配到两个子代细胞中时,其荧光强度是亲代细胞的一半。通过测定单峰细胞的荧光强度可实现多代细胞可视化,细胞的荧光强度水平决定了荧光标记细胞的分裂次数(图 7.19)。细胞示踪活性染料一致、均匀的染色使细胞之间的荧光差异很小,可明显区分细胞代数。多种颜色细胞示踪活性染料可与细胞功能抗体或标志物(如 GFP)结合使用,分析不同的细胞亚群和细胞特征。

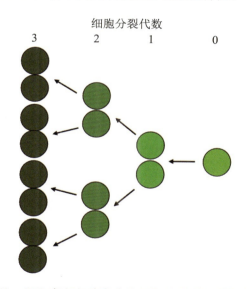

图 7.19 CFSE 标记细胞在分裂中荧光发生对半衰减示意图

(三)常用的细胞增殖示踪荧光染料

检测细胞运动、增殖和定位的有效方法就是使用具有膜通透性的活性染料,其进入细胞后可转变为膜非通透性的产物,并可存留于分裂多代后的子细胞中,且不会通过接触转移到相邻细胞中。荧光细胞示踪染料就是根据这些特性而开发的。其在工作浓度下保持稳定,细胞毒性极小,可稳定存留在细胞中,且在生理 pH 条件下可发出明亮的荧光。目前已经发现有 30 余种不同波长的荧光染料,使研究者可以同时具有多种荧光颜色可供选择,以便与不同的仪器激光波长和滤光片匹配,并能与抗体标记或其他细胞分析标记探针共染色。

1. CFSE 细胞示踪绿色荧光探针

羧基荧光素琥珀酰亚胺酯(carboxy fluorescein succinimidyl ester, CFSE)是羧基荧光素乙酰乙酸琥珀酰亚胺酯(5-[and 6-] carboxyfluorescein diacetate, succinimidyl ester, CFDA-SE)的转化产物, CFDA-SE 是一种非极性分子, 可自由穿透细胞膜并在细胞内被酯酶转化成带负电荷并具有绿色荧光的、氨基反应性强的 CFSE。CFSE 不能从细胞中释出, 长期稳定地驻留在细胞内, 当细胞分裂时, CFSE 可平均地分配到两个子代细胞中, 其荧光强度是亲代细胞的一半。CFSE 的激发波长为 495 nm, 发射波长为 519 nm, 发出绿色荧光, 可以与其他荧光染料一起使用, 实现多重荧光检测。

2. CTV 细胞示踪紫色荧光探针

细胞示踪紫色(cell tracer violet, CTV)荧光探针可自由穿透细胞膜, 与细胞表面和细胞内的所有游离胺共价结合, 且不会被代谢降解。染色后染料可在细胞中保留数天, 没有结合到细胞内蛋白质上的染料在短期内被分解代谢。CTV 的激发波长为 405 nm, 发射波长为 450 nm, 发出紫色荧光, CTV 的发射光谱较窄, 使其与其他常用染料(Alexa Fluor 488、FITC 和 PE)和荧光蛋白(GFP 和 mCherry)的光谱重叠较小, 适用于多重分析。

3. CMTPX 细胞质红色荧光探针

细胞示踪红色(cell tracker red, CMTPX)荧光探针可以轻易穿透活细胞膜进入细胞内, 转变成不具细胞渗透性的反应产物, 发出较强荧光信号。随着细胞的分裂增殖, 该染料会转移到子代细胞, 同时染料荧光信号至少可以保持 72 h, 该染料显示出较理想的示踪性能。CMTPX 染料具有无毒、稳定、荧光信号持续时间长, 且在生理 pH 环境中有明亮的荧光特性。CMTPX 染料的激发波长为 577 nm, 发射波长为 602 nm, 发出红色荧光, 可以很好地与发出绿色荧光蛋白 GFP 一起使用, 实现多重荧光检测。

二、荧光染料标记细胞的方法

荧光染料由于荧光信号强, 便于观察追踪, 已广泛应用于示踪研究中, 其中最常用的是绿色荧光, 本节就以 CFSE 为例对标记细胞的方法进行介绍。

(一) CFSE 标记细胞的主要条件

(1) 标记细胞的选择。静止淋巴细胞适合 CFSE 标记, 而活化淋巴细胞标记后容易发生凋亡, 不宜进行 CFSE 标记; 一些细胞系由于染色范围广, 很难呈现单峰型染色, 所以分辨分裂代数比较困难, 应慎重选择。

(2) CFSE 浓度的选择。由于标记细胞的类型和观察时间的长短不同, CFSE 的工作浓度也各不相同, 最好通过预实验来确定。一般而言, 如果是观察 1 周的细胞增殖实验, 使用 5~10 μmol/L CFSE 进行标记; 如果是在体内进行长期跟踪的细胞体外增殖实验, 使用较高水平即 25~50 μmol/L CFSE 进行标记。

(3) 对照组的设置: 为了正确分析数据, 需要检测未分裂细胞的峰值荧光, 以便于计算前体细胞的百分比。通常体外培养的细胞或体内细胞均会有一定比例的未分裂细胞, 作为内部对照。如果细胞分裂旺盛, 可以使用秋水仙碱阻止其分裂, 作为未分裂细胞的对照。为了排除自发荧光的影响, 需要设置未标记 CFSE 的细胞作为对照, 以确定分裂细胞的自发荧光水平,从而决定可分辨的分裂细胞的数量。所有的对照组必须与标记细胞的孵育时间相同,以确保对照与实验条件的一致性。

(二)CFSE 标记细胞的方法

1. 实验材料

试剂:CFDA-SE(CFSE)染料,PE 标记的抗 CD3 抗体,细胞培养基,0.1%BSA-PBS(含 1% BSA 的 PBS),PBS。

待标记细胞:小鼠脾脏单个核细胞悬液。

仪器:流式细胞仪,离心机。

2. 细胞标记

(1)将 CFSE 染料加入 DMSO 溶解为终浓度 5 mmol/L 的储存液,分装后于-20 ℃避光冻存。临用前用 PBS 将储存液稀释为终浓度 20 μmol/L 的标记工作液。

(2)将 5×10^7 个小鼠脾脏单个核细胞悬浮在 2.5 mL 细胞培养基中,加入等体积 20 μmol/L CFSE 标记工作液,CFSE 染色液终浓度为 10 μmol/L,细胞终浓度为 1×10^7/mL。

(3)在 37 ℃,5% CO_2 细胞培养箱中孵育 10 min。

(4)加入 5 倍体积预冷的 0.1% BSA-PBS 终止染色,300g 离心 5 min,沉淀细胞,弃上清。

(5)0.1% BSA-PBS 重悬细胞,洗涤细胞 3 次。

(6)将细胞浓度调为 2×10^5/mL。

3. 细胞活化及表型染色

(1)小鼠脾脏 T 淋巴细胞活化。将 100 μL CFSE 标记的细胞加到 96 孔细胞培养板中,每孔 2×10^4 细胞,加入终浓度为 2 μg/mL 抗 CD3 单克隆抗体,在 37 ℃,5% CO_2 细胞培养箱培养 4~5 天,收集细胞。

(2)小鼠脾脏 T 淋巴细胞表型分子染色。收获细胞于 EP 管中,0.1% BSA-PBS 洗 2 次,封闭后加入 PE 标记抗 CD3 抗体,避光染色 30 min,PBS 洗 2 次,进行检测。

(三)标记细胞的检测

使用流式细胞仪 FL1 荧光通道检测 CFSE 标记细胞的增殖状况。FL2 荧光通道检测 PE 标记的 CD3$^+$ T 淋巴细胞的增殖状况。

1. 流式细胞仪参数的设置

(1)淋巴细胞设门:由于淋巴细胞活化后,细胞体积变大,胞质颗粒增多,因此在淋巴细胞设门时,不能以未活化的淋巴细胞对照组设门来检测活化的淋巴细胞,设门要以刺激后淋巴细胞为准,以保证能够囊括所有活化后的淋巴细胞(图 7.20)。

(2)仪器的参数设置:仪器参数设置以双色荧光通道 FL1 和 FL2 设置。调整 FL1 和 FL2 增益,使未标记的活化细胞在 X 轴上的第一个刻度内,刚好偏离 Y 轴,而未分化的 CFSE 标记细胞在荧光强度最强的刻度上(图 7.21)。

(3)荧光补偿调整:CFSE 的荧光通道为 FL1,PE 的荧光通道为 FL2,由于这两种荧光染料的发射光谱有重叠,CFSE 的荧光信号进入 FL2 通道,而在 FL1 出现来自 PE 的荧光信

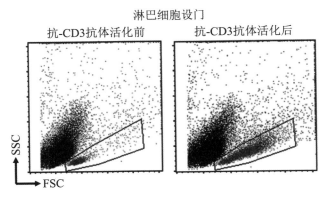

图 7. 20　CFSE 标记淋巴细胞设门示意图

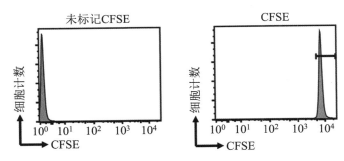

图 7. 21　CFSE 标记和未标记细胞设门示意图

号,通过电补偿方式从 FL1 通道减去来自 PE 的信号,从 FL2 通道减去来自 CFSE 的信号。当 CFSE 光强时,由于来自 CFSE 的信号很像自发荧光,补偿需要慎重调整(图 7.22)。

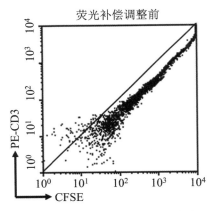

图 7. 22　荧光补偿调整前 CFSE 的信号

设置"FL2-FL1"的补偿值,排除 FITC 对 PE 的荧光信号影响,如果调整幅度在 $60\%\sim$ 80% 以上,需要降低初始染色水平,或者调整 FL1 和 FL2 增益(增加 FL1 增益或减小 FL2 增益)。设置"FL1-FL2"的补偿值,排除 PE 对 FITC 的荧光信号影响,一般调整幅度通常小于 0.5%(图 7.23)。

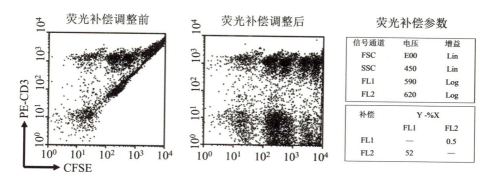

图 7.23 荧光补偿调整前后图形变化及调整参数

检测的第一个时间点,一旦检测仪器被设定,在整个实验期间必须使用同样的设置。每个时间点均需要设置 CFSE 标记的未分裂细胞和 CFSE 未标记细胞对照。

2. 数据分析

(1)增殖实验通常使用未刺激的样品开始分析,以确定第 0 代峰。第 0 代峰表示未分裂的细胞,在增殖实验收集的样本中一般会有一定比例的未分裂细胞,表现为一个相对荧光强度较强的峰,可画一个线性门来设置"0 代"峰,如图 7.24 中的 M1。

(2)数据分析的最基本方法是使用平均未分裂细胞 CFSE 荧光减去自发荧光。在直方图上采用未分裂细胞 CFSE 荧光峰值设定一个标记,作为一个起始点,边界线是每一个细胞分裂峰的每一边 $\pm 0.15 \log_{10}$(图 7.24)。

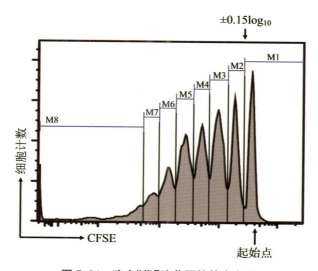

图 7.24 确定"代"峰范围的基本方法

(3)流式细胞仪检测结果的表示方法:一般以点图(dot plot)和直方图(histogram plot)展示(图 7.25)。

(四)注意事项

(1)荧光染料容易淬灭,保存和操作过程中注意避光。

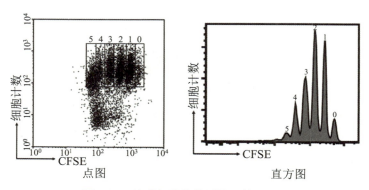

图 7.25　流式细胞仪检测结果的展示图

（2）CSFE 染色时需要避免使用含氨基和巯基的缓冲液。

（3）为了使细胞和标记液的快速混匀,通常将 CFSE 溶液与细胞悬液 1∶1 混合,以达到快速混匀的目的。

（4）孵育的时间和温度需要预实验确定。

（5）CFSE 的荧光波长与 FITC 相近,外标抗体的荧光不能使用 FITC。

三、测定细胞增殖的数据分析整理

CFSE 标记的小鼠脾脏单个核细胞用抗 CD3 单克隆抗体刺激,在 37 ℃,5％ CO_2 细胞培养箱培养 4 天,收集细胞进行 T 淋巴细胞表面 CD3 染色,流式细胞术检测 T 淋巴细胞的增殖(图 7.26)。检测结果还需要进一步计算各种相关指标。

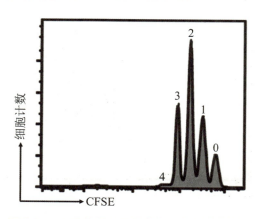

图 7.26　小鼠脾脏 T 淋巴细胞增殖的检测结果

图 7.26 中从右到左第一个峰为未分裂细胞,标记为"0",第二个峰开始每一个峰代表细胞增殖一代。图中可见细胞培养 4 天共增殖 4 代,每个峰的细胞数为增殖细胞数,其细胞增殖指标见表 7.4。

表 7.4　小鼠脾脏 T 淋巴细胞增殖指标

代数	每代细胞数	分裂倍数	原始细胞数	细胞分裂次数
0	560	1	560	0
1	1258	2	629	629
2	2352	4	588	1176
3	1640	8	205	615
4	112	16	7	28
合计	5922		1989	2448

标记为"0"的第一个峰的细胞数为未分裂的原始细胞数,第二个峰开始每个峰的细胞数为增殖细胞数。每代增殖细胞中原始细胞数是通过每代的增殖细胞数除以细胞分裂倍数,计算出每代细胞中来源于原始细胞数。每代分裂次数是通过每代的原始细胞数乘以细胞分裂代数,计算出每代的分裂次数。

例如:小鼠脾脏单个核细胞在抗 CD3 抗体刺激培养 4 天后,流式细胞术检测 T 淋巴细胞增殖,原始细胞总数为 1989 个,细胞分裂的总次数为 2448 次(表 7.4),计算如下:

$$原始细胞总数 = 560 + (1258/2) + (2352/4) + (1640/8) + (112/16)$$
$$= 1989(个)$$
$$细胞分裂总次数 = (560 \times 0) + (629 \times 1) + (588 \times 2) + (205 \times 3) + (7 \times 4)$$
$$= 2448(次)$$

(一)原始细胞分裂百分比(PD)的计算

原始细胞分裂百分比(percent divided,PD)是指在细胞活化增殖过程中进入分裂的原始细胞占原始细胞总数的比例,即进入分裂的细胞总数除以原始细胞总数乘以 100%。进入分裂的细胞总数的计算是原代细胞总数减去未分裂细胞数。

例如:小鼠脾脏单个核细胞在刺激培养 4 天检测 T 淋巴细胞增殖,未分裂的细胞数为 560 个,从第 1 代分裂到第 4 代分裂的细胞中来源于原始细胞的总数为 1442 个,分裂的原始细胞的比例为 71.85%。计算如下:

$$进入分裂的细胞数 = 1989 - 560 = 1442$$
$$原始细胞分裂百分比(PD) = 1442/1989 \times 100\% = 71.85\%$$

(二)细胞增殖指数(PI)的计算

增殖指数(proliferative index,PI)是细胞分裂的总次数除以进入分裂的细胞数。增殖指数的计算去掉了未分裂细胞数,所有细胞经过至少一次分裂,因此只有增殖的细胞才反映在增殖指数中,更真实地反映了样本中增殖细胞的生物学特性,用于比较相同细胞经不同处理后细胞分裂水平等,是进行样本间比较的有效指标。

例如:小鼠脾脏单个核细胞在刺激培养 4 天检测 T 淋巴细胞增殖,进入分裂的细胞数为 1442 个,从第 1 代细胞到第 4 代细胞的总分裂数为 2448 次,细胞增殖指数为 1.71。

$$细胞增殖指数(PI) = 2448/1442 = 1.71$$

（三）分裂指数（DI）的计算

分裂指数（division index,DI）是细胞分裂次数除以原始细胞数,表示原始细胞群中细胞分裂的平均次数,反映了整个样本的状况。分裂指数是测定细胞周期的一个重要指标,也是不同实验研究选择细胞的重要依据,体外培养细胞生长、分裂繁殖的能力可用分裂指数来表示,它与生长曲线有一定的联系,如随着分裂指数的不断提高,细胞也就进入了指数生长期。

例如:小鼠脾脏单个核细胞在刺激培养 4 天检测 T 淋巴细胞增殖,原代细胞总数为1989 个,从第 1 代细胞到第 4 代细胞的总分裂数为 2448 次,细胞分裂指数为 1.23。

$$细胞分裂指数(DI) = 2448/1989 = 1.23$$

（四）细胞扩增指数（EI）的计算

细胞扩增指数（expansion index,EI）是增殖细胞数除以原始细胞数,表示原始细胞群的细胞增殖的倍数。

例如:小鼠脾脏单个核细胞在刺激培养 4 天检测 T 淋巴细胞增殖,原代细胞总数为1989 个,从第 0 代分裂到第 4 代增殖的细胞总数为 5922 个,细胞扩增指数为 2.98。

$$细胞扩增指数(EI) = 5922/1989 = 2.98$$

（五）流式细胞仪自动分析

随着流式细胞仪分析软件的不断更新和发展,BD 公司已经开发出了 FlowJo 细胞增殖分析平台（proliferation platform）,可对获得的实验相关数据进行自动分析处理,以减少手动分析的烦琐等缺点。

四、荧光染料的细胞增殖示踪技术在免疫学研究中应用举例

小鼠体内 IL-7 的稳态平衡的机制研究

（一）目的

本研究通过骨髓嵌合模型、免疫细胞转输技术和细胞增殖示踪技术的综合应用,利用 $Il7r^{-/-}$（IL-7 受体缺陷）鼠对 IL-7 的体内稳态调节机制进行研究,使学生学会灵活运用活细胞示踪技术来解决免疫学研究中的问题。

（二）背景知识

IL-7 诱导的 T 淋巴细胞稳态增殖:外周成熟 T 淋巴细胞库由复杂的稳态机制所调节,初始（Naïve）T 淋巴细胞的稳态是由 IL-7 和 TCR-MHC 信号所维持的,这些信号使 Naïve T 淋巴细胞得以长期存活。当辐照或细胞毒性药物等原因导致淋巴细胞减少（lymphopenia）时,IL-7 就会相对过量（T 淋巴细胞减少,对 IL-7 的消耗量也就下降）,从而导致残存的Naïve T 淋巴细胞发生淋巴细胞减少诱导细胞增殖（lymphopenia-induced proliferation,LIP）,并分化为记忆性 T 淋巴细胞。这种记忆性 T 淋巴细胞是异质的,由来源于对外来抗

原和自身抗原的反应的细胞组成。

（三）摘要

背景：机体 IL-7 的水平决定初始 T 淋巴细胞库的大小和增殖状态，然而调节机体 IL-7 的平衡机制还不清楚。**方法**：采用骨髓嵌合模型、免疫细胞转输技术和细胞示踪技术，通过使用 $Il7r^{-/-}$ 鼠对 IL-7 的利用情况进行体内追踪。**结果**：维持 CD4$^+$T 和 CD8$^+$T 淋巴细胞增殖的 IL-7 主要由基质细胞产生，而不是造血细胞。造血细胞通过表达 IL-7R，消耗 IL-7，从而维持机体 IL-7 的平衡。**结论**：基质细胞产生的 IL-7 促进 T 淋巴细胞增殖，IL-7R$^+$造血细胞维持了 IL-7 的动态平衡。

（四）研究思路

（1）验证 IL-7 受体缺失使 IL-7 在体内蓄积。
（2）确证促进 T 淋巴细胞增殖的 IL-7 来源。
（3）探究调控 IL-7 稳态的 IL7R$^+$细胞的来源。

（五）实验用小鼠

（1）C57BL/6 鼠：CD90.1/Thy1a(Thy1.1)；CD90.2/Thy1b(Thy1.2)。
（2）基因敲除鼠：$Rag1^{-/-}$ 鼠；$Il7^{-/-}$ 鼠；IL-7 受体基因敲除鼠（$Il7r^{-/-}$ 鼠），为 IL-7Rα 链（CD127）敲除；IL-7R 和 IL-7 双基因敲除鼠（$Il7r^{-/-}Il7^{-/-}$ 鼠）为 $Il7r^{-/-}$ 鼠与 $Il7^{-/-}$ 鼠杂交产生；IL-15 基因敲除鼠（$Il15^{-/-}$ 鼠）；IL-7 和 IL-15 双基因敲除鼠（$Il7^{-/-}Il15^{-/-}$ 鼠）为 $Il7^{-/-}$ 鼠与 $Il15^{-/-}$ 鼠杂交产生。
（3）转基因鼠：OT-Ⅰ 鼠（CD8-TCR-OVA），OVA 特异性 CD8 TCR 转基因鼠，该鼠所有的 CD8$^+$T 淋巴细胞的 TCR 均可以识别 OVA；OT-Ⅱ 鼠（CD4-TCR-OVA），OVA 特异性 CD4 TCR 转基因鼠，该鼠的 CD4$^+$T 淋巴细胞的 TCR 均可以识别 OVA；P14 鼠（CD8-TCR-LCMV），LCMV 抗原特异性 CD8 TCR 转基因鼠，该鼠所有的 CD8$^+$T 淋巴细胞的 TCR 均可以识别 LCMV；SMARTA 鼠（CD4-TCR-LCMV），LCMV 抗原特异性 CD4 TCR 转基因鼠，该鼠所有的 CD4$^+$T 淋巴细胞的 TCR 均可以识别 LCMV。实验中使用的所有小鼠均为 C57BL/6 背景，所有 TCR 转基因小鼠均为 $Rag1^{-/-}$ 鼠背景。

（六）实验方法

1. T 淋巴细胞的分离和纯化

（1）从 WT、OT-Ⅰ、OT-Ⅱ、SMARTA、P14 小鼠的淋巴结和脾脏中分离单个核细胞。
（2）用生物素偶联的抗 B220,CD11c,CD11b,CD19,CD24 以及 CD4（纯化 CD8$^+$T 淋巴细胞）或 CD8（纯化 CD4$^+$T 淋巴细胞）抗体进行标记。
（3）加入 IMag 链霉亲和素偶联的磁珠，采用阴选策略分别富集 CD4$^+$T 或 CD8$^+$T 淋巴细胞。

2. 供者 T 淋巴细胞的标记和转输

供者小鼠 T 淋巴细胞直接标记或纯化至特定 T 淋巴细胞亚群，采用 2.5 μmol/L 的 CFSE 或 CTV 进行标记。标记的细胞重悬于 FBS-DMEM 培养基中，并通过小鼠尾静脉注射转输至受者体内。

（1）抗 IL-7Rα mAb 的制备：由克隆号为 A7R34 的杂交瘤接种小鼠产生腹水，经亲和层析纯化所获得。

（2）体内阻断 IL-7Rα：小鼠供者 T 淋巴细胞转输给受者小鼠后当天（d0），受者小鼠立即腹腔注射 PBS 溶解的 50 µg 抗 IL-7Rα mAb（A7R34），然后分别在第 1 天和第 3 天重复给药 2 次，以阻断体内 IL-7 受体（IL-7R）。在第 5 天（d5）测定转输的供者 T 淋巴细胞增殖。如果是在第 7 天（d7）或第 8 天（d8）测定转输的供表 T 淋巴细胞的增殖，受者小鼠需要在 d5 再接受 1 次 A7R34 给药。

（3）骨髓嵌合模型：CD90.2$^+$（Thy1.2$^+$）受者小鼠经 900～1100 cGy 的 γ 射线致死剂量辐照，立刻转输 $3×10^6～10×10^6$ 的供者 CD90.1$^+$（Thy1.1$^+$）骨髓细胞（bone marrow cells, BMC），重建受者小鼠的骨髓，BM 转输 4 周后骨髓嵌合（bone marrow chimeras）小鼠用于实验。

（4）供者 T 淋巴细胞的过继转输：将 $2.5×10^7～5×10^7$ 个 CFSE 或 CTV 标记的供者小鼠 T 淋巴细胞重悬于 FBS-DMEM 中，并于第 0 天尾静脉过继转输至各种受者小鼠或 BM 嵌合鼠中。

（5）转输 T 淋巴细胞增殖检测：在 d5（转输 P14 小鼠或 OT-I 小鼠的 CD8$^+$T 淋巴细胞）、d7（转输多克隆 T 淋巴细胞和 SMARTA 小鼠的 CD4$^+$T 淋巴细胞）或 d8（转输 OT-II 小鼠的 CD4$^+$T 淋巴细胞）检测受者小鼠淋巴结中供者 T 淋巴细胞的增殖。

（6）细胞分裂指数的计算：实验中所有样本均采用以下方程式计算分裂指数（DI）：

$$分裂指数 = \frac{\sum_0^i i × \frac{N_i}{2^i}}{\sum_0^i \frac{N_i}{2^i}}$$

其中 i 是细胞分裂代数，N_i 是 i 代中的细胞数。

统计学分析：使用非配对 t 检验（unpair student's t test）确定统计的显著性，P 值表示差异显著性的程度，$P<0.05$ 差异具有显著性，以"$*$"表示。 $*P<0.05$；$**P<0.005$；$***P<0.0005$；$****P<0.0001$。

（七）实验结果

1. $Il7r^{-/-}$ 鼠体内可利用 IL-7 的水平明显升高

研究已发现 C57BL/6（B6）鼠 T 淋巴细胞过继转输到未经辐照的 $Il7r^{-/-}$ 鼠，其稳态增殖明显高于辐照的 B6 对照鼠。因此研究者分别给 $Il7r^{-/-}$ 鼠、抗 IL-7R 单克隆抗体（A7R34）处理的 $Il7r^{-/-}$ 鼠和 $Il7r^{-/-}Il7^{-/-}$ 鼠以及半致死剂量辐照的 B6（irr-B6）对照鼠转输 T 淋巴细胞，通过检测过继转输 T 淋巴细胞的稳态增殖对其进行验证。

CFSE/CTV 标记的不同供者小鼠 T 淋巴细胞分别转输给不同的受者鼠，检测受者鼠淋巴结中转输的 T 淋巴细胞的增殖。结果发现，与 irr-B6 组相比，供者鼠 T 淋巴细胞过继转输给同基因 $Il7r^{-/-}$ 鼠，无论是多克隆 T 淋巴细胞还是 TCR 转基因的 T 淋巴细胞其稳态增殖明显升高，但 CD4$^+$T 淋巴细胞的总体增殖趋势弱于 CD8$^+$T 淋巴细胞（图 7.27），其原因可能是 TCR 与其配体自身肽-MHCII 分子复合物的亲和力较低。OT-II 和 SMARTA TCR

转基因 CD4⁺T 淋巴细胞在 irr-B6 组中增殖很弱,但在 $Il7r^{-/-}$ 鼠可以稳态地增殖,结果提示在 $Il7r^{-/-}$ 鼠由于 IL-7 受体缺失,导致体内蓄积高浓度的 IL-7,转输的 OT-Ⅱ CD4⁺T 和 SMARTA CD4⁺T 淋巴细胞可以利用更多的 IL-7,从而能够部分克服对 TCR 亲和力的需求而稳态地增殖。

转输的 T 淋巴细胞在 $Il7r^{-/-}$ 小鼠体内的稳态增殖是否受体内高浓度的 IL-7 所调控?为此,研究者从两方面进行验证。首先,给 $Il7r^{-/-}$ 鼠转输 T 淋巴细胞后立即腹腔注射抗 IL-7R 单克隆抗体,阻断转输 T 淋巴细胞的 IL-7R,使其不能利用 IL-7,结果导致转输 T 淋巴细胞增殖明显减少或消失。其次,在 $Il7r^{-/-}$ $Il7^{-/-}$ 鼠中由于缺少 IL-7,转输的 T 淋巴细胞也不能有效增殖。这两种模型得到了近似的结果,这也进一步证实 IL-7R 缺陷鼠中存在的高水平的 IL-7,后者可以促使转输 T 淋巴细胞的稳态增殖(图 7.27)。

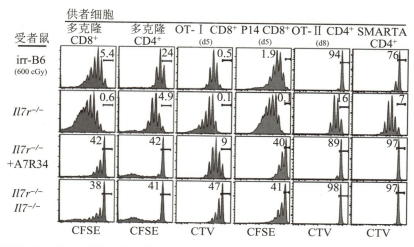

图 7.27 $Il7r^{-/-}$ 鼠中高水平的 IL-7 蓄积促进供者的 $Il7r^{+/+}$ T 淋巴细胞的增殖

将 CFSE/CTV 标记的 B6 鼠多克隆 CD4⁺或 CD8⁺T 淋巴细胞、OT-Ⅰ CD8⁺T 淋巴细胞或 OT-Ⅱ CD4⁺T 淋巴细胞,P14 CD8⁺T 淋巴细胞或 SMARTA CD4⁺T 淋巴细胞分别转输给经半致死剂量照射的 B6 鼠(irr-B6)或未经辐照的 $Il7r^{-/-}$ 鼠、给予腹腔注射抗 IL-7R 的单克隆抗体 A7R34 处理的 $Il7r^{-/-}$ 鼠以及 $Il7r^{-/-}$ $Il7^{-/-}$ 鼠,在不同的时间点取受者鼠淋巴结分离单个核细胞,进行流式细胞术分析。图中的数字为未分裂细胞的百分比。

2. $Il7r^{-/-}$ 鼠骨髓基质细胞产生的 IL-7 促进转输 T 淋巴细胞增殖

上述研究证明在 $Il7r^{-/-}$ 小鼠可提供大量的 IL-7 使供者 T 淋巴细胞稳态增殖。为了确定 $Il7r^{-/-}$ 鼠的 IL-7 来源是基质细胞还是 BM 来源的造血细胞,研究者首先构建了 IL-7 表达仅限于 BM 来源细胞($Il7r^{-/-}$ BM 转输给 $Il7r^{-/-}$ $Il7^{-/-}$ 鼠,嵌合鼠Ⅲ)或 IL-7 表达仅限于宿主基质细胞($Il7r^{-/-}$ $Il7^{-/-}$ BM 转输给 $Il7r^{-/-}$ 鼠,嵌合鼠Ⅳ)的 BM 嵌合鼠,以及二者均表达 IL-7($Il7r^{-/-}$ BM 转输给 $Il7r^{-/-}$ 鼠,嵌合鼠Ⅰ)的 BM 嵌合鼠和二者均缺失 IL-7 表达($Il7r^{-/-}$ $Il7^{-/-}$ BM 转输给 $Il7r^{-/-}$ $Il7^{-/-}$ 鼠,嵌合鼠Ⅱ)的 BM 嵌合鼠。各模型鼠均为 $Il7r^{-/-}$,目的是防止产生的 IL-7 被表达 IL-7R 的细胞所消耗,从而影响结果的判断。通过不同的骨髓嵌合模型进一步验证 IL-7 的含量决定转输 T 淋巴细胞的增殖程度。

4 种 BM 嵌合模型鼠(Ⅰ,Ⅱ,Ⅲ,Ⅳ)过继转输 P14 CD8⁺T 或 SMARTA CD4⁺T 淋巴细胞,用抗 IL-7R 抗体处理以阻断转输 T 淋巴细胞的 IL-7R,并与未用抗 IL-7R 抗体处理的转输 T 淋巴细胞的 BM 嵌合鼠进行比较。

在正常表达 IL-7 的 BM 嵌合鼠(嵌合鼠Ⅰ)中观察到,过继转移的 P14 CD8$^+$ T 或 SMARTA CD4$^+$ T 淋巴细胞均强烈增殖。在完全缺失 IL-7(嵌合鼠Ⅱ)和只有 BM 来源 IL-7(嵌合鼠Ⅲ)的 BM 嵌合鼠过继转输 P14 CD8$^+$ 或 SMARTA CD4$^+$ T 淋巴细胞表现出相似的结果,尽管有 BM 来源的 IL-7 的存在,但是 CD4$^+$ 和 CD8$^+$ T 淋巴细胞的稳态增殖大幅降低或消失,提示 BM 来源的 IL-7 由于水平较低不能够维持转输 T 淋巴细胞的稳态增殖。只给只有基质来源 IL-7(嵌合鼠Ⅳ)的 BM 嵌合鼠转输 CD4$^+$ 或 CD8$^+$ T 淋巴细胞表现出与正常表达 IL-7 的 BM 嵌合鼠(嵌合鼠Ⅰ)相似的结果,提示基质细胞产生 IL-7 的水平与正常水平相当,能够有效地促进转输 T 淋巴细胞的稳态增殖(图 7.28(a))。在 IL-7 正常表达或只在基质细胞表达的 BM 嵌合鼠(嵌合鼠Ⅰ和Ⅳ)中,抗 IL-7R 抗体可以明显抑制转输 T 淋巴细胞的增殖;而在 IL-7 不表达或低表达的 BM 嵌合鼠(嵌合鼠Ⅱ和Ⅲ),由于 IL-7 的缺失,转输 T 淋巴细胞的增殖很弱,因此抗 IL-7R 抗体的抑制作用消失。这些结果提示 IL-7 是 T 淋巴细胞的至关重要的有丝分裂原。

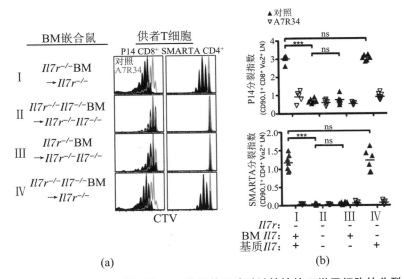

图 7.28　受者鼠基质来源的 IL-7 蓄积并驱动过继转输的 T 淋巴细胞的分裂

CTV 标记的供者 T 淋巴细胞转输给不同的骨髓嵌合鼠,分别经抗 IL-7R 的单克隆抗体 A7R34 处理(灰色空心直方图)或未处理(黑色实心直方图),在转输 T 淋巴细胞后 d5(P14 CD8$^+$)或 d7(SMARTA CD4$^+$),取受者鼠淋巴结分离单个核细胞,进行流式细胞检测并计算分裂指数。(a)转输 T 淋巴细胞的代表性直方图;(b)转输的 T 淋巴细胞分裂指数,水平线表示该组的平均分裂指数。每组小鼠 3~8 只,每个实验重复 2~4 次,统计方法为未配对 t 检验,差异显著性程度为 *** $P<0.0005$;n. s. 表示无显著性差异。

用分裂指数(DI)对转输 T 淋巴细胞增殖程度进行量化分析,多只鼠的统计结果与前面代表性个体的数据基本一致,即 IL-7 正常表达或只在基质细胞表达的 BM 嵌合鼠(嵌合鼠Ⅰ和Ⅳ)中,转输 T 淋巴细胞的分裂指数明显高于其他两种 BM 嵌合鼠(嵌合鼠Ⅱ和Ⅲ),而抗 IL-7R 抗体可以显著降低这些细胞的分裂指数(图 7.28(b))。特别是只在基质细胞表达 IL-7 的 BM 嵌合鼠(嵌合鼠Ⅳ)与正常表达 IL-7 的 BM 嵌合鼠(嵌合鼠Ⅰ)之间,以及只在造血细胞表达 IL-7 的 BM 嵌合鼠(嵌合鼠Ⅲ)与完全缺失 IL-7 的 BM 嵌合鼠(嵌合鼠Ⅱ)之间,转输 T 淋巴细胞的分裂指数几乎相等。这些结果提示小鼠基质细胞产生的 IL-7 是体内 IL-7 的主要来源,可以维持 T 淋巴细胞的稳态增殖,而造血细胞产生的 IL-7 水平较低,不足以维持 T 淋巴细胞的稳态增殖。

意外的是,与转输的 SMART CD4$^+$T 淋巴细胞相比,在完全缺失 IL-7(嵌合鼠 II)或用抗 IL-7R 抗体阻断转输细胞 IL-7R 的 BM 嵌合鼠(嵌合鼠 I~IV 灰色空直方图)中转输的 P14 CD8$^+$T 淋巴细胞仍然表现出一定程度的增殖(图 7.28(a),7.28(b))。根据已有研究分析推测,由于小鼠体内存在 IL-15,而 CD8$^+$T 淋巴细胞对 IL-15 的反应比 CD4$^+$T 淋巴细胞更加敏感,因而 BM 嵌合鼠体内的 IL-15 在 IL-7 缺失的情况下代偿性的促进 CD8$^+$T 淋巴细胞而不是 CD4$^+$T 淋巴细胞的增殖。

为了验证这一推测,在 IL-7 表达完全缺失鼠的基础上,构建了 IL-15 正常表达($Il7^{-/-}$ BM 转输给 $Il7^{-/-}$ 鼠)、IL-15 只表达于 BM 来源细胞($Il7^{-/-}$ BM 转输给 $Il7^{-/-}$ $Il15^{-/-}$ 鼠)、IL-15 只表达于宿主基质细胞($Il7^{-/-}$ $Il15^{-/-}$ BM 转输给 $Il7^{-/-}$ 鼠)以及 IL-15 表达完全缺失($Il7^{-/-}$ $Il15^{-/-}$ BM/转输给 $Il7^{-/-}$ $Il15^{-/-}$ 鼠)的 BM 嵌合鼠,将 P14 CD8$^+$T 或 OT-I CD8$^+$T 淋巴细胞转输至前面 4 种 BM 嵌合鼠以及经半致死剂量照射的 $Il7^{-/-}$ 鼠或 $Il7^{-/-}$ $Il15^{-/-}$ 对照鼠,检测转输 T 淋巴细胞的增殖状况。

结果发现过继转输 P14 或 OT-I CD8$^+$T 淋巴细胞只在完全缺失 IL-7($Il7^{-/-}$ BM 转输给 $Il7^{-/-}$ 和 $Il7^{-/-}$ BM 转输给 $Il7^{-/-}$ $Il15^{-/-}$)的 BM 嵌合鼠中出现增殖,而在其他 BM 嵌合鼠及 $Il7^{-/-}$ 或 $Il7^{-/-}$ $Il15^{-/-}$ 对照鼠中的增殖却不明显(图 7.29(a))。前 2 种 BM 嵌合鼠的特点是造血细胞中表达 IL-15,而其他鼠或者完全缺失 IL-15,或者只在基质细胞表达 IL-15。$Il7^{-/-}$ 对照鼠由于被半致死剂量辐照清除了血液系统细胞,因而 IL-15 也只在基质细胞中表达,转输的 CD8$^+$T 淋巴细胞在其中也无法增殖。用分裂指数(DI)对转输的 T 淋巴细胞增殖程度进行量化分析,多只鼠的统计结果与前面代表性个体的数据基本一致,即转输的 CD8$^+$T 淋巴细胞只在造血细胞表达 IL-15 的 BM 嵌合鼠中出现增殖(图 7.29(b))。这些结果提示在 IL-7 缺失的情况下骨髓嵌合鼠体内的造血细胞来源的 IL-15 可以促进 CD8$^+$T 淋巴细胞的增殖。

尽管结果表明在 BM 嵌合模型中 IL-7 缺失时,IL-15 可促进 CD8$^+$T 淋巴细胞的稳态增殖,但与 IL-7 完全缺陷(图 7.28(a),嵌合鼠 II)或抗 IL-7R 抗体处理的对照组相比,IL-7 对 CD8$^+$T 淋巴细胞的促分裂作用更为明显(图 7.28(a),嵌合鼠 I)。此外,CD4$^+$T 淋巴细胞在 $Il7r^{-/-}$ 鼠的增殖反应完全依赖于 IL-7(图 7.28(a),嵌合鼠 I,II)。

3. 表达 IL-7R 的造血细胞调控 IL-7 的动态平衡

上述实验证明在体内 IL-7 主要是由辐照抗性的基质细胞而不是造血细胞所产生,而 IL-7R$^+$ 细胞可以通过消耗 IL-7 来维持其动态平衡。为了分析基质细胞和造血细胞 IL-7R 表达在调节 IL-7 稳态中的作用和在 BM 重建小鼠中更好的观察 IL-7R 对 T 淋巴细胞的影响,研究者采用 $Rag1^{-/-}$ 小鼠作为 BM 供者或受者,构建了 IL-7R 表达仅限于 BM 来源细胞($Rag1^{-/-}$ BM 转输给 $Il7r^{-/-}$ 鼠,嵌合鼠 VI)的 BM 嵌合鼠、IL-7R 表达仅限于宿主基质细胞($Il7r^{-/-}$ BM 转输给 $Rag1^{-/-}$ 鼠,嵌合鼠 VII)的 BM 嵌合鼠,以及 BM 来源细胞和宿主基质细胞均表达 IL-7R($Rag1^{-/-}$ BM 转输给 $Rag1^{-/-}$ 鼠,嵌合鼠 V)的 BM 嵌合鼠和二者均不表达 IL-7R($Il7r^{-/-}$ BM 转输给 $Il7r^{-/-}$ 鼠,嵌合鼠 I)的对照 BM 嵌合鼠。将 SMART CD4$^+$ 和 OT-I CD8$^+$T 淋巴细胞转输至 4 种 BM 嵌合鼠(I,V,VI,VII),用抗 IL-7R 抗体进行处理

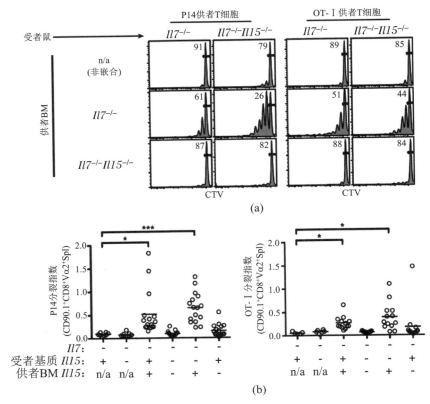

图 7.29 在 $Il7^{-/-}$ BM 嵌合模型中 IL-15 调控 CD8$^+$T 淋巴细胞的增殖

$Il7^{-/-}$ 和 $Il7^{-/-}/Il15^{-/-}$ 鼠,二者均为 CD90.2$^+$,分别作为供受者构建骨髓嵌合模型。骨髓重建后,将 CTV 标记的供者鼠 P14 或 OT-I CD8$^+$ 淋巴细胞(CD90.1$^+$)转输给不同的骨髓嵌合模型鼠以及 $Il7^{-/-}$ 或 $Il7^{-/-}$/$Il15^{-/-}$ 对照鼠,在转输淋巴细胞 5 天后,取宿主脾脏分离单个核细胞,进行流式细胞检测并计算分裂指数。(a) 转输 T 淋巴细胞的代表性直方图,n/a 表示不是 BM 嵌合鼠,图中的数字为未分裂细胞的百分比;(b) 转输的 T 淋巴细胞分裂指数,横线表示该组的平均分裂指数。每组小鼠 5～16 只,统计方法为未配对 t 检验,差异显著性程度为 * $P<0.05$;*** $P<0.0005$。

或不处理,用 CTV 法检测转输的 T 淋巴细胞的增殖情况。

结果表明在 IL-7R 完全缺陷的 BM 嵌合鼠(嵌合鼠 I)中转输的 CD4$^+$T 和 CD8$^+$T 淋巴细胞的增殖明显高于 IL-7R 正常的 BM 嵌合鼠(嵌合鼠 V),这种促增殖作用可以通过抗 IL-7R 抗体阻断而明显减弱(嵌合鼠 I 和 V)。在 BM 来源的造血细胞表达 IL-7R 的 BM 嵌合鼠(嵌合鼠 VI)中,转输的 T 淋巴细胞的增殖最弱,而在宿主基质细胞表达 IL-7R 的 BM 嵌合鼠(嵌合鼠 VII)中,转输的 T 淋巴细胞的增殖则不受影响(图 7.30(a))。用分裂指数(DI)对转输的 T 淋巴细胞增殖程度进行量化分析,多只鼠的统计结果与前面代表性个体的数据基本一致(图 7.30(b))。这些结果提示在 $Il7r^{-/-}$ 鼠中,由于表达 IL-7R 的 BM 来源的造血细胞而非基质细胞,与转输的 T 淋巴细胞竞争利用 IL-7,从而使增殖减弱。这也表明在稳态下造血细胞通过消耗 IL-7 来维持着体内 IL-7 的动态平衡。

总之,无论 T 淋巴细胞的 IL-7R 是否表达,BM 来源的造血细胞都不能产生足够量的 IL-7 来促进 T 淋巴细胞的稳态增殖,相反,BM 来源的 IL-7R$^+$ 造血细胞通过受体介导的 IL-7 的消耗来控制 IL-7 的可利用水平,即基质细胞产生的 IL-7 促进转输 T 淋巴细胞增殖,

IL-7R$^+$BM 细胞维持体内 IL-7 的平衡。

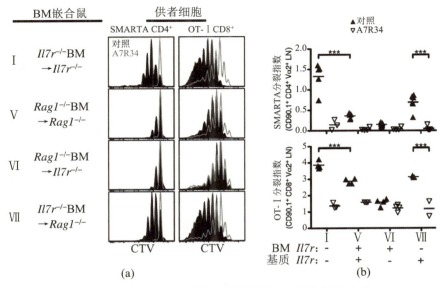

(a)　　　　　　　　(b)

图 7.30　表达 IL-7R 的造血细胞调控 IL-7 的可利用水平

构建 4 种不同的 BM 嵌合鼠,将 CTV 标记的供者鼠(CD90.1$^+$)T 淋巴细胞转输给不同的 BM 嵌合鼠,并用抗 IL-7 的单克隆抗体 A7R34 处理(灰色空心直方图)或未处理(黑色实心直方图),在转输 T 淋巴细胞后 d5(OT-Ⅰ CD8$^+$)或 d7(SMARTA CD4$^+$),分离受者淋巴结分离单个核细胞,进行流式细胞检测并计算分裂指数。(a) 转输 T 淋巴细胞的增殖情况的代表性直方图;(b) 转输的 T 淋巴细胞的分裂指数,横线表示该组的平均分裂指数。每组小鼠 2～7 只,每个实验重复 2 次,统计方法为未配对 t 检验,差异显著性程度为 *** $P < 0.0005$。

(八) 结论

基质细胞产生的 IL-7 促进 T 淋巴细胞增殖,IL-7R$^+$BM 细胞维持体内 IL-7 的平衡。

第八节　流式细胞分选技术

　　免疫学研究中,研究者常常需要对单一淋巴细胞的特性进行分析,这就需要将该群细胞从混合的细胞群体中分离纯化出来。分离纯化的淋巴细胞要有较高的纯度(> 95%)而且基本保持原有的活性,能够在进一步的功能实验中使用。常规的密度梯度离心法不可能达到较高的纯度,抗体清除等方法不仅纯度低而且对细胞活性有损,磁分选虽然可以在纯度和细胞活性上可以达到要求,但它无法对多参数限定的细胞亚群分选。流式细胞分选相对于其他方法具有高速(最大可超过 7×10^4/s),高纯度(>98%),多参数(流式细胞仪能检测的所有参数都可以用来作分选指标,可以将其进行多种组合,从而分选出不同的细胞)等特点。

一、原理

在鞘液的包裹和推动下，荧光标记的细胞被排成单列，以一定速度从流动室的喷口流出。安装于流动室的喷口上的压电晶体通过产生高频振动，使喷出的液流断裂为均匀的液滴，荧光标记的细胞就分散在这些液滴之中。加电电极会将含有目标细胞的液滴充以正或负电荷，其他液滴则不充电。当液滴流经过带有几千伏电压的偏转板时，充有电荷的液滴在高压电场的作用下就会发生偏转，落入左右两侧的收集器中；没有充电的液滴会垂直落入中间的废液容器，从而实现对目标细胞的分选(图7.1)。加电电极也可以对液滴充以不同数量的正或负电荷，这样液滴在高压电场中的偏转角度就会存在差异，电荷越多的偏转角度越大，从而实现不同细胞的同时分选。

由于部分液滴中会含有多个细胞，特别是当液滴中同时含有目标细胞和非目标细胞时，流式细胞分选就需要采用不同策略以决定这种液滴的去留。流式细胞分选通常存在三种模式：富集(yield)、纯化(purify)、单细胞(single cell)。单细胞模式的细胞得率最低，纯度最高；富集模式的纯度最低，细胞得率最高；纯化模式的细胞得率和纯度鉴于两者之间(表7.6)。

表7.6　三种分选模式的比较

液滴中的细胞数量(是否收集)		富集	纯化	单细胞
0个		否	否	否
1个	目标细胞	是	是	是
	非目标细胞	否	否	否
2个及以上	均是目标细胞	是	是	否
	同时含有目标和非目标细胞	是	否	否
	均是非目标细胞	否	否	否

二、实验材料

试剂：无菌的荧光标记的抗体、无菌PBS、完全培养基。
仪器：流式细胞分选仪、离心机。

三、实验方法

（1）在无菌条件下收集细胞并进行荧光抗体标记(见本章第二节)，用适当体积的PBS重悬细胞。

（2）按操作流程调整流式细胞仪的各参数，将目的细胞群进行分选至15 mL离心管。

（3）250g离心10 min，将细胞用含2倍浓度双抗的完全培养基重悬进行后续实验。

四、注意事项

（1）整个过程中必须严格执行无菌操作。

（2）为提高细胞分选后的细胞活率，可以先在目的细胞收集管（15 mL 离心管）中加入 3～5 mL 完全培养基。

参考文献

［1］ Cossarizza A，Chang H D，Radbruch A，et al. Guidelines for the use of flow cytometry and cell sorting in immunological studies (third edition)［J］. Eur J Immunol，2021，51(12)：2708-3145.

［2］ Maecker H T，Frey T，Nomura L E，et al. Selecting fluorochrome conjugates for maximum sensitivity ［J］. Cytometry A，2004，62(2)：169-73.

［3］ Lyons A B. Analysing cell division in vivo and in vitro using flow cytometric measurement of CFSE dye dilution［J］. J Immunol Methods，2000，243(1-2)：147-54.

［4］ Baumgarth N，Roederer M. A practical approach to multicolor flow cytometry for immunophenotyping ［J］. J Immunol Methods，2000，243(1-2)：77-97.

［5］ Shimomura O，Johnson F H，Saiga Y. Extraction, purification and properties of aequorin, a bioluminescent protein from the luminous hydromedusan, Aequorea［J］. J Cell Comp Physiol，1962，59：223-239.

［6］ Venken K，Thewissen M，Hellings N，et al. A CFSE based assay for measuring CD4[+]CD25[+] regulatory T cell mediated suppression of auto-antigen specific and polyclonal T cell responses［J］. J Immunol Methods，2007，322(1-2)：1-11.

［7］ Surh C D，Sprent J. Homeostasis of naive and memory T cells［J］. Immunity，2008，29(6)：848-862.

［8］ Martin C E，Spasova D S，Frimpong-Boateng K，et al. Interleukin-7 availability is maintained by a hematopoietic cytokine sink comprising innate lymphoid cells and T cells［J］. Immunity，2017，47(1)：171-182.

（郑晓东）

第八章　常用实验动物模型

实验动物模型，是用人为的方法，使动物在一定的致病因素（物理的、化学的、生物的）作用下，造成动物组织、器官或全身一定程度损害，出现各种疾病或者某些类似疾病的功能、代谢、形态结构方面的变化。人类疾病的发生发展过程十分复杂，以人体作为实验对象探讨疾病发生发展机制，不仅在时间和空间上存在局限性，而且许多实验在伦理和实验方法上也受到限制。通过动物模型的研究，可以人为地改变那些自然条件下不可能或不容易排除的因素，以便更加准确地观察模型的实验结果，并将研究结果推及人类疾病，从而有助于更方便、更有效地认识人类疾病的发生、发展规律和研究防治措施，推动生物医药学的发展。

一、动物疾病模型的特点

（1）再现性好。动物应再现所要研究的人类疾病，动物疾病表现应与人类疾病相似。但是任何一种动物模型都不能全部复制出人类疾病的所有表现，模型实验只是一种间接性研究，只可能在一个局部或一个方面与人类疾病相似。所以，模型实验结论的正确性是相对的，最终还必须在人体上得到验证。

（2）动物背景资料完整，质量合格，生命周期满足实验需要。

（3）复制率高。动物能重复产生该疾病，最好能在两种动物体内复制该病。

（4）专一性高，即一种方法只能复制出一种模型。

（5）动物价廉、来源充足、便于运送。

（6）尽可能选用小动物。

因此，小鼠模型是最常见的动物模型，主要包括肿瘤模型、传染性疾病模型、糖尿病动物模型等。其中与免疫学研究密切相关的动物模型主要有骨髓嵌合模型、肿瘤模型、自身免疫性疾病模型等。

二、建立实验动物模型的意义

（1）提供发病率较低或发病时间较长的疾病材料：临床上存在大量罕见疾病，很难在短时间内获得足够的病例进行观察；还有一些如遗传性、免疫性、代谢性和内分泌、血液等疾病，发生发展缓慢、潜伏期长，病程也长，可能几年或几十年，在人体很难进行三代以上的连续观察。研究人员通过选用动物种群中发病率高的动物，采取不同手段复制出这些疾病模型,不仅在短时间内获得大量样本,还可以在人为设计的实验条件下反复观察和研究,甚至可进行几十代的观察。

(2)按研究人员的需要获得实验材料:动物模型作为人类疾病的"复制品",可按研究人员的需要随时采集各种样品或分批处死动物收集标本,以了解疾病对各组织和器官的影响,这是在人体实验中不可能进行的。

(3)提高研究的准确性:一般疾病多为零散发生,每个疾病的发病过程受到多种正向和负向因素影响(如年龄、性别、家族史、吸烟、饮酒、肥胖等),在临床研究中为了降低这些影响因素,需要设立较为严格的排除标准。模型动物不仅在群体数量上容易得到满足,而且可以在实验方法上严格控制实验条件,在对饲养条件、遗传、营养、微生物等因素严格控制的情况下,通过物理、化学或生物因素的作用,限制实验的可变因素,排除研究过程中非实验因素的干扰,取得条件一致的、数量较大的模型样本,从而提高实验结果的可比性和重复性,使得到的结果更准确。

(4)替代人类进行药物实验:在新药研发过程中,实验动物可以作为人类的替代品,对药物进行疗效和安全性的测试,从而确保新药在临床试验中的安全性和有效性。

因此,在生物医学研究中建立实验动物模型具有极其重要的意义。

第一节 小鼠骨髓嵌合模型

小鼠骨髓嵌合模型(bone marrow chimera)指骨髓细胞为异基因的嵌合体小鼠,通常用于免疫、造血系统有关的研究。

一、原理

从供者小鼠中采取骨髓细胞,通过静脉输注给经致死剂量辐照的受者小鼠,此时移入骨髓细胞,骨髓造血干细胞在受者鼠体内增殖分化,生成包括红系、髓系、淋巴系在内的全谱系血液细胞。结果使受者鼠体内的所有血液细胞均被供者小鼠所取代。由于这些细胞的作用,受者小鼠免除放射线的致死。因此,骨髓嵌合模型可以用来研究血液细胞特别是免疫细胞的发育分化,是免疫研究中的常规实验技术。如果供者小鼠与受者小鼠的基因背景差异较大,骨髓移植后嵌合小鼠经常会发生移植物抗宿主病(graft versus host disease,GVHD)。为了降低 GVHD 的发生,延长异基因骨髓嵌合小鼠生存期,通常需要将骨髓细胞中的 T 淋巴细胞进行清除。

二、实验材料

动物及试剂:供者小鼠,受者小鼠,无血清 RPMI-1640 培养基,红细胞裂解液。
器材:小鼠辐照仪,超净工作台,离心机,细胞计数仪。

三、实验方法

（1）辐照受者小鼠：将受者小鼠放入无菌辐照盒内，将辐照盒放入辐照仪中，用 γ 射线或 X 射线对小鼠进行全身辐照，辐照剂量为 1000～1200 cGy。辐照完毕，将小鼠放回饲养笼内，观察小鼠状态，4～24 h 内进行移植骨髓。

（2）制备供者小鼠的骨髓单细胞悬液：将供者小鼠安乐死，在超净工作台中无菌取出小鼠胫骨和股骨，用无菌注射器吸取细胞培养基，冲出胫骨和股骨中的骨髓，收集骨髓细胞，裂解红细胞后用培养基重悬细胞，制成单细胞悬液，细胞计数后调整细胞浓度。

（3）转输骨髓给受者小鼠：将制备好的骨髓单细胞悬液按实验设计的细胞浓度，以每只鼠 100～200 μL 体积经尾静脉转输给受者小鼠，阴性对照只转输同等体积的细胞培养基。

（4）观察和检测受者小鼠：将转输骨髓细胞后的受者小鼠放回饲养笼内，观察小鼠的活动状态、体重变化和生存情况，3～8 周后检测受者小鼠中由供者骨髓细胞发育形成的各种血液细胞。

四、注意事项

（1）根据受者和供者的基因型分为同基因骨髓移植和异基因骨髓移植。

（2）为保证细胞的活性，细胞需要全过程冰浴，离心温度为 4 ℃。

（3）胫骨和股骨（1 只腿）共可分离得到大约 2×10^7 个细胞。

（4）未转输骨髓的致死辐照小鼠在 7～10 天死亡，如一直未死亡，则说明辐照失败。

（5）致死辐照剂量：BalB/c 小鼠为 1000 cGy；C57BL/6 小鼠为 1200 cGy。

（6）一般在辐照 4～24 h 后进行骨髓细胞转输，以便骨髓可腾出空间容纳迁移进去的细胞，最长不可超过 48 h。

（7）转输骨髓细胞剂量：一般为每只鼠 $(1～2) \times 10^6$ 细胞，转输体积为 100～200 μL。

五、小鼠骨髓嵌合模型的举例

$Il7r^{-/-}$ 小鼠体内 IL-7 主要来源于基质细胞

（一）目的

通过骨髓嵌合模型证明小鼠体内免疫效应分子的主要来源是造血细胞还是基质细胞，让学生掌握如何利用骨髓嵌合模型解释一个具体的免疫学问题。

（二）摘要

背景：IL-7 对 T 淋巴细胞的增殖至关重要，但体内维持 T 淋巴细胞的增殖的 IL-7 的来源尚未定论。**方法**：本研究通过构建不同的骨髓嵌合模型，用 qPCR 方法检测骨髓嵌合小鼠淋巴结中 IL-7 的水平。**结果**：发现当骨髓嵌合小鼠体内基质细胞缺失 IL-7 时，淋巴结中检测不到 IL-7,而当造血细胞缺失 IL-7 时,淋巴结中能检测到较高水平的 IL-7。**结论**:$Il7r^{-/-}$ 小鼠体内 IL-7 主要来源于基质细胞,而不是造血细胞。

（三）研究思路

由于供者的骨髓细胞可以在受者小鼠体内发育成全谱系血液细胞,而且这些血液细胞带有供者的遗传特性,因此,可以分别将 $Il7^{-/-}$ 小鼠作为骨髓嵌合模型的供者和受者,这样就可以分别使小鼠的基质细胞和造血细胞缺失 IL-7,然后检测体内 IL-7 的水平,就可以判断 IL7 的来源。

（四）实验材料和方法

（1）实验小鼠

$Il7^{-/-}$ 鼠,$Il7r^{-/-}$ 鼠,$Il7r^{-/-}Il7^{-/-}$ 鼠均为 C57BL/6 背景。

（2）4 种骨髓嵌合模型鼠

嵌合鼠Ⅰ:$Il7r^{-/-}$ 小鼠骨髓转输给 $Il7r^{-/-}$ 小鼠。

嵌合鼠Ⅱ:$Il7^{-/-}Il7r^{-/-}$ 小鼠骨髓转输给 $Il7^{-/-}Il7r^{-/-}$ 小鼠。

嵌合鼠Ⅲ:$Il7r^{-/-}$ 小鼠骨髓转输给 $Il7^{-/-}Il7r^{-/-}$ 小鼠。

嵌合鼠Ⅳ:$Il7^{-/-}Il7r^{-/-}$ 小鼠骨髓转输给 $Il7r^{-/-}$ 小鼠。

（3）构建方法

① 取不同来源供者小鼠的骨髓细胞,用磁分选的阴选策略去除 T 淋巴细胞。

② 将受者小鼠进行致死剂量的辐照,剂量为 900～1100 cGy。

③ 将$(3～10)\times10^6$ 的供者骨髓细胞转输给辐照后受者小鼠进行重建,受者小鼠在骨髓重建 4 周后进行后续实验。

④ 取受者小鼠腹股沟淋巴结,用 qPCR 检测其 IL7 的表达水平。

（五）实验结果

为了在 $Il7r^{-/-}$ 小鼠体内明确产生 IL-7 的细胞是基质细胞还是骨髓造血细胞,研究者构建了 4 种骨髓嵌合模型(图 8.1(a)),模型Ⅰ为阳性对照,骨髓嵌合小鼠体内基质细胞和造血细胞的 IL-7 均正常;模型Ⅱ为阴性对照,骨髓嵌合小鼠体内基质细胞和造血细胞的 IL-7 均缺失;模型Ⅲ为来源于供者的造血细胞的 IL-7 正常,受者的基质细胞的 IL-7 缺失,骨髓嵌合小鼠体内只在基质细胞中缺失 IL-7;模型Ⅳ为来源于供者的造血细胞的 IL-7 缺失,受者的基质细胞的 IL-7 正常,骨髓嵌合小鼠体内只在造血细胞中缺失 IL-7。

骨髓重建 4 周后,取小鼠腹股沟淋巴结,用 qPCR 法检测淋巴结中 IL-7 的水平。结果发现阳性对照的模型Ⅰ小鼠体内,其淋巴结中能够检测到高水平 IL-7 的转录。阴性对照的模型Ⅱ小鼠,因 IL-7 缺失,则无法在淋巴结中检测到 IL-7。在造血细胞中表达 IL-7 的模型Ⅲ小鼠体内,只能检测到微量的 IL-7;而在基质细胞中表达 IL-7 的模型Ⅳ小鼠体内,则能够检测到正常水平的 IL-7(图 8.1(b))。这些结果提示 $Il7r^{-/-}$ 小鼠体内造血细胞为机体提供的 IL-7 含量很少,IL-7 主要来源于基质细胞。

（六）结论

$Il7r^{-/-}$ 小鼠体内 IL-7 主要来源于基质细胞。

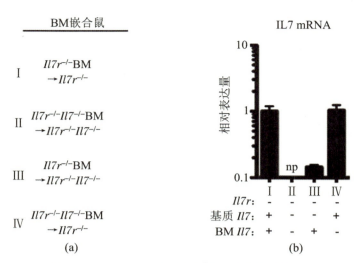

图 8.1 $Il7r^{-/-}$ **小鼠中 IL7 主要由基质细胞产生**

(a) 4 种骨髓嵌合模型的构建方案；(b) 骨髓转输 4 周后，用 qPCR 法在转录水平检测各骨髓嵌合模型的淋巴结中 $Il7$ 基因的表达情况。以模型 I 的表达水平设为 1，其他各模型的展示为与之相比的相对值。每组小鼠 3～8 只，每个实验重复 2 次。展示数据为平均值±标准误；np 表示未检测到 qPCR 产物。

第二节 常用肿瘤模型

肿瘤动物模型的建立为研究肿瘤发生发展与转移的机制、筛选和评价抗肿瘤药物的药效提供了有力的工具。啮齿类动物小鼠，因为具有繁育速度快，成本低，可进行基因修饰等诸多优点，基于小鼠构建的各类肿瘤模型成为肿瘤免疫学研究的主要工具。主要包括：自发肿瘤模型、诱发肿瘤模型、同种和异种移植肿瘤模型等。

一、自发肿瘤模型

致癌基因（如 $Kras$ 等）的突变活化或抑癌基因（如 $Trp53$ 等）的失活都会导致正常细胞的恶性转化，因此利用基因工程的方法激活致癌基因（如 $Kras^{G12D}$）或失活抑癌基因（如 $Trp53^{R172H}$）都可以使小鼠在自然生长过程中自发肿瘤。这种小鼠特别适于研究肿瘤发生发展中遗传因素的作用以及肿瘤免疫逃避的机理。

二、诱发肿瘤模型

诱发肿瘤模型是指利用化学致癌物诱发的小鼠肿瘤模型。实验室常用的诱导化合物包括甲基亚硝基脲（methylnitrosourea，MNU）、二乙基亚硝胺（diethylnirtosamine，DEN）等，可诱导小鼠发生肝癌、胃癌等多种肿瘤，为研究癌症的发生机理及肿瘤预防等提供了有用的模型。其优点为诱发因素和条件可人为控制,诱发率相对较高(高于自然发病率)。其缺点为诱导时间较长,通常为数月,肿瘤出现的时间、部位、病灶数等在个体之间表型不均一。

(一)肝癌诱导模型

2 周龄 C57BL/6 小鼠腹腔(i. p.)注射 100 mg/kg 的 DEN,6 周后再进行腹腔注射 0.2 mL/kg 四氯化碳(CCl_4)每周 2 次,持续 14 周(图 8.2),在第 22 周后检测肿瘤的发生率可以达 100%。

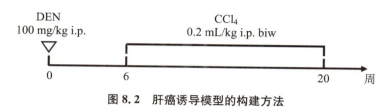

图 8.2　肝癌诱导模型的构建方法

(二)结肠癌诱导模型

6～8 周龄 C57BL/6 鼠尾静脉(i. v.)注射偶氮氧甲烷(azoxymethane,AOM)10 mg/kg,第 1、4、7 周分别用含 3% 葡聚糖硫酸钠(dextan sulfate sodium,DSS)的水进行 3 轮饲喂,每次 1 周,中间各间隔 2 周进行正常水饲喂(图 8.3),10 周后大部分小鼠都会发生肿瘤。

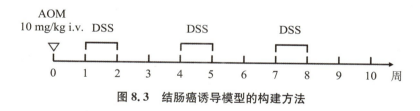

图 8.3　结肠癌诱导模型的构建方法

三、同种移植肿瘤模型

将鼠源的肿瘤细胞接种到小鼠的皮下、肝脏、脾脏等器官,使其形成肿瘤,即为同种移植肿瘤模型。该模型为肿瘤免疫学研究中最常用的模型。

(一)移植瘤模型成败的关键因素

同种移植肿瘤模型,小鼠品系的选择、接种细胞株以及实验操作的熟练度是成功构建同种移植肿瘤模型的关键。

1. 肿瘤细胞株的选择

接种肿瘤之前,选择合适的细胞株是非常重要的,例如小鼠结肠癌细胞株 CT26 和 MC38,乳腺癌细胞株 4T1,黑色素瘤细胞株 B16 等。不同癌种的细胞株成瘤能力存在较大差异,即便是同一个癌种,不同细胞株的成瘤能力也存在较大差异。接种肿瘤细胞株要选择生长状态良好,无病毒、细菌或支原体等污染,处于对数生长期的细胞。

细胞接种量也是构建同种移植肿瘤模型的关键因素。接种细胞数量过少可能出现未处理小鼠不能成瘤或成瘤后出现肿瘤消退,导致无法判断实验因素是否起效;如果接种量过多则可能引起肿瘤生长过快,实验因素来不及发挥作用。因此,肿瘤细胞株的选择和接种剂量一般都需要查阅文献或者通过预实验确定。一般细胞接种量在 $1×10^5～1×10^7$ 之间设置数个梯度,连续观察小鼠成瘤情况,以确认最佳接种量。

如果肿瘤细胞难以成瘤,可以采用与基质胶混合接种。基质胶为肿瘤细胞在接受宿主营养之前提供充足营养环境,起到桥梁的作用,因此包被基质胶的肿瘤细胞种植比单纯的肿瘤细胞种植更易成瘤。

皮下接种由于可以直接观测肿瘤生长情况,一般采用野生型细胞株。转移瘤或原位接种由于无法直接进行观测,一般需要将细胞株转入荧光蛋白或萤光素酶,如 MC38-GFP、MC38-Luciferase 等,用小动物成像仪进行测量。

2. 小鼠品系的选择

选择了合适的细胞株后,就要考虑用合适品系的小鼠来接种,即要保持肿瘤细胞株的基因背景与小鼠一致。如果将肿瘤细胞株接种到背景品系不同的小鼠上,由于免疫系统的攻击,则很难成瘤。例如 MC38 是来自 C57BL/6 小鼠的结肠癌细胞系,所以适于接种的小鼠背景是 C57BL/6 鼠;CT26 是来自 BLAB/c 小鼠的结肠癌细胞系,所以适于接种的小鼠背景是 BLAB/c 鼠。

3. 实验操作

实验人员的接种经验及熟练程度极为重要,如实验前准备不够充分,接种过程中进针的稳定性差、操作速度较慢致使接种时间过长导致细胞活性下降等,都会影响成瘤率。

(二)同种移植肿瘤模型的分类及构建方法

根据接种的部位不同,同种移植肿瘤模型可以分为皮下瘤模型、转移瘤模型、原位肿瘤模型等。

1. 皮下瘤模型

皮下接种通常选择血管丰富的区域进行接种,如腹部腋下、腹股沟或颈后方的肩胛骨上侧皮下等。只需将适量的肿瘤细胞直接注射至小鼠的皮下。该模型可以直接观测肿瘤的生长情况,不需要处死小鼠,是最容易操作、最常用的模型。接种方法:

(1)收集对数生长期的肿瘤细胞,用无菌 PBS 重悬,并调整至合适的浓度。

(2)用酒精棉擦拭小鼠腋下/腹股沟的皮肤进行消毒,将注射器连 4.5 号细针头,进针时先用针头刺破皮肤,紧贴皮肤表层持平注射器使针头在皮下行进一段距离,然后再向上挑起并再稍刺入,针在皮下左右晃动没有阻力,此时即可注射 100 μL 细胞悬液,可见皮肤表面鼓起小包。注射过程中需要保持针头稳定,不可使针头移动。注射结束后压着针头快速拔出,同时用棉签轻压进针孔处以免细胞液流出。

(3)接种肿瘤细胞 6～8 天后,接种处肉眼可见白色肿瘤结节,此后每 2 天测量肿瘤长与宽,计算并记录肿瘤体积。一般采用的计算公式为:肿瘤体积=0.5×长×宽×宽。根据动物伦理相关规定,一般皮下瘤体积不超过 2500 mm³(最大直径不超过 17 mm),重量不超过体重的 10%。

2. 转移瘤模型

将肿瘤细胞通过静脉注入小鼠体内,以模拟肿瘤细胞通过血液转移至血供丰富的器官,如肝脏、肺脏等。由于肿瘤生长于体内的实体器官,只有处死小鼠取出实体器官才能观测肿瘤,为了能连续观察肿瘤的生长情况,一般用转入荧光蛋白或萤光素酶的细胞株进行接种,再用小动物成像仪进行肿瘤测量。

(1)尾静脉注射的肺转移模型

① 先将小鼠在灯光源下照射,使血管扩张,将动物固定在小鼠固定器中,暴露尾巴,用75%的酒精消毒小鼠尾静脉。

② 以左手拇指和食指捏住鼠尾两侧,使静脉充盈,用中指从下面托起尾巴,以无名指和小指夹住尾巴的末梢,右手持注射器连 4.5 号细针头,使针头与静脉平行(小于 30°),从尾下四分之一(距尾尖 2~3 cm,此处皮薄易于刺入)处进针,先缓注少量细胞悬液,如无阻力,表示针头已进入静脉,可继续注入。

③ 注射完毕后把尾部向注射侧弯曲以止血。

④ 如需反复注射,应尽可能从末端开始,之后向尾根部方向移动注射。

(2)脾内注射的肝转移模型

① 将小鼠用乙醚麻醉后,固定在泡沫板上,在小鼠鼻子一侧放置装有蘸有乙醚棉球的离心管,使小鼠在手术过程中一直处于麻醉状态,避免小鼠中途清醒挣扎。

② 皮肤消毒后在小鼠左上腹皮肤开口约 1 cm,剪开腹膜,暴露脾脏,用弯镊夹住脾脏一端以固定,用注射器沿弯镊固定的一端刺入脾脏,注射肿瘤细胞悬液 25~50 μL。

③ 注射后立即用棉签按压住注射点 1~2 min,避免大量出血,将脾脏送回原位后即可将缝合切口,内皮和外皮各缝一层,防止小鼠咬断手术线暴露脾脏。

3. 原位肿瘤模型

原位肿瘤模型指将不同组织来源的肿瘤细胞接种于小鼠的原发器官,如将肝癌细胞接种至肝脏,结肠癌细胞接种至肠等。虽然皮下瘤模型是最常用的肿瘤模型,但皮下移植瘤并不能充分代表临床癌症,许多研究已经证实肿瘤原发器官微环境会影响肿瘤细胞的生物学特征,而皮下瘤脱离了原发组织的微环境,其发生发展与临床相差甚远,同时该模型还存在对药物反应性差、转移发生率较低、生存曲线数据与临床脱节等缺点。近年来随着免疫肿瘤治疗的蓬勃发展,皮下移植瘤模型已经很难满足药物研发的需求,因此与人类疾病具有更强生物学和药理学相关性的一系列原位移植瘤模型应运而生,以期能够更好地模拟临床实际情况。原位肿瘤模型也需要用转入荧光蛋白或萤光素酶的细胞株进行接种,用小动物成像仪进行肿瘤测量。

(1)肝原位肿瘤模型

① 小鼠麻醉和术前准备同脾内注射的肝转移模型。

② 皮肤消毒后在腹腔肝侧靠开口约 1 cm,剪开腹膜,用手按压挤出肝脏,固定肝叶,注射肝脏肿瘤细胞 25~50 μL,用棉球按压注射点 1~2 min 复位肝脏后缝合腹腔。

(2)结肠癌原位模型

① 小鼠麻醉和术前准备同脾内注射的肝转移模型。

② 皮肤消毒后,在下腹部正中开口进入腹腔,找到并拖出盲肠,将 25~50 μL 结肠肿瘤细胞注射至盲肠中部浆膜下层,用棉球按压注射点 1~2 min 后,将盲肠回纳腹中逐层缝合腹腔。

（三）注意事项

（1）为方便皮下肿瘤的观察和测量，可提前将小鼠腋下被毛剔除。

（2）尾静脉注射前小鼠用强光源照射，不宜时间过长，以免使小鼠受热出汗，影响注射。

（3）鼠尾静脉有三根，左右两侧及背侧各一根，多采用左右两侧尾静脉，因其较浅且比较容易固定；背侧一根也可采用，虽容易固定，但难以掌握深浅。

（4）尾静脉注射时针头一定要与静脉平行。

（5）为防止小鼠出现术后感染，手术器械应进行灭菌或消毒。

四、异种移植肿瘤模型

将人源的肿瘤细胞或组织移植给小鼠，构建人源肿瘤细胞来源的异种移植（cell derived xenograft，CDX）模型和病人肿瘤组织来源的异种移植（patient derived xenograft，PDX）模型，最大程度模拟人源肿瘤的发生发展情况，以用于药物筛选、治疗方法的评价等。由于异种细胞可以诱发小鼠的免疫排斥反应，因此需要将人源的肿瘤细胞接种于免疫缺陷鼠，例如 SCID 鼠、NOD-SCID 鼠（NOD 与 SCID 杂交鼠）、NOG 鼠（NOD-SCID 鼠中缺失 IL-2 受体 γ 链）、NRG 鼠（NOD-SCID 鼠中缺失 Rag1 和 IL-2 受体 γ 链）等。

（一）CDX 模型

以体外培养的人源肿瘤细胞株在免疫缺陷鼠体内接种而建立，接种部位常为皮下，静脉或原位。接种方法与同种移植模型相同。由于细胞体外长期传代而呈现有高同源性特点，因而 CDX 模型建立容易，重复性好，是肿瘤药物研发中最常用的动物模型，但在体外长期培养传代过程中，肿瘤异质性与原始肿瘤组织存在较大的差异，从而在预测临床药效方面不如 PDX 模型。

（二）PDX 模型

通过将患者新鲜的肿瘤组织直接移植到免疫缺陷小鼠体内而建立的肿瘤模型，常见接种部位为皮下、静脉、原位（图 8.4）。与 CDX 模型相比，PDX 模型移植所用标本直接来源于人体肿瘤组织，未经过体外培养，稳定地保留了肿瘤的遗传特性、组织学和表型特征，即肿瘤异质性，肿瘤的生长微环境更接近人体实际情况，筛药试验结果也具有较好的临床预见性。

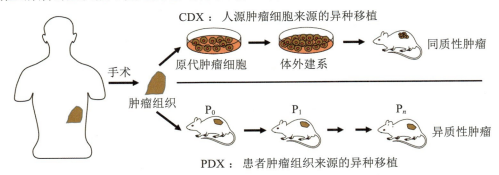

图 8.4　CDX 模型和 PDX 模型的构建示意图

（三）免疫重建的肿瘤模型

CDX、PDX 构建的模型必须使用免疫缺陷小鼠,而患者的肿瘤并不是在免疫缺失的情况下发生的。为了更好地模拟肿瘤患者,通常需要在免疫缺陷鼠中重建人免疫系统(图8.5)。此外,对免疫治疗进行疗效评估时,也必须依赖于相对健全的免疫系统。目前常用的免疫系统重建技术主要有两种:PBMC 模型和 HSC 模型。

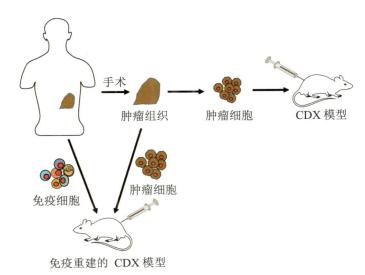

图 8.5　免疫重建的肿瘤模型示意图

1. Hu-PBMC 小鼠模型

人外周血单个核细胞(human peripheral blood mononuclear cell,Hu-PBMC)主要由淋巴细胞(T、B、NK 细胞)、单核细胞、巨噬细胞、树突状细胞和其他少量细胞类型组成,是机体免疫应答功能的重要细胞组成。Hu-PBMC 模型是一种构建较为简单和经济的免疫系统人源化小鼠模型,其构建方式是将适量的 Hu-PBMC 经腹腔(i. p.)或静脉(i. v.)注射到免疫缺陷小鼠体内(图 8.6)。

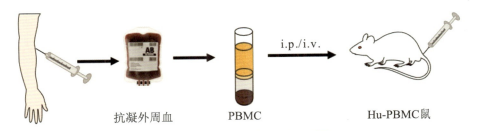

图 8.6　Hu-PBMC 模型构建示意图

Hu-PBMC 模型的准备期较短。在移植 PBMC 后,一周就可以检测到人 CD3$^+$T 淋巴细胞;2 周后,免疫细胞就会重建;4 周后,小鼠外周血淋巴细胞中人源细胞占 30％～50％,其中约 90％为 CD3$^+$T 淋巴细胞,CD4$^+$：CD8$^+$T 淋巴细胞比率约为 1：1。但是,Hu-PBMC 模型会发生致死性的移植物抗宿主病(GVHD),疾病严重程度与人 T 淋巴细胞的植入直接相关,可以通过小鼠体重的减轻来评估。一般移植后4周左右就会出现严重的GVHD,并在6周左右死亡,因此实验观察的窗口期较短。

2. Hu-HSC 小鼠模型

将人造血干细胞(human hematopoietic stem cell,Hu-HSC)注射到免疫缺陷宿主小鼠体内,以重建完整的人免疫系统。该方法首先需要对宿主小鼠进行亚致死剂量的辐照,以清除小鼠HSC并促进人HSC的植入。此类模型已经被广泛应用于研究人类造血发育、细胞介导的免疫反应以及HIV、EBV等病毒感染性疾病中。

将来自人脐带血、骨髓、G-CSF动员的外周血或胎肝的人$CD34^+$ HSCs通过静脉(i. v.)或腹腔(i. p.)注射到成年免疫缺陷小鼠中,可以产生多种免疫细胞,但T淋巴细胞产生量少,且不具备功能性。将人$CD34^+$ HSCs通过股骨内(i. f.)移植到小于4周龄的幼龄鼠或新生鼠中,能得到良好的人类细胞移植,并且产生T淋巴细胞、B淋巴细胞、巨噬细胞、NK细胞和DCs。胚胎肝脏和脐带血是最常用的人$CD34^+$ HSCs来源,较成年人HSCs更易定植于免疫缺陷小鼠(图8.7)。

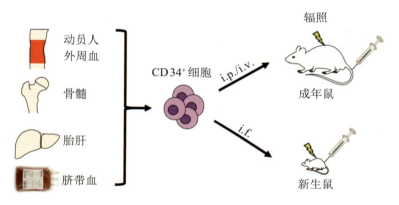

图 8.7　Hu-HSC 模型构建的示意图

目前认为Hu-HSC模型是最适于研究免疫治疗的动物模型之一,能建立人的固有免疫系统和获得性免疫系统,不易发生或轻微发生GVHD,可用于长期研究。但该模型也存在一定的局限性,例如,小鼠的主要组织相容性抗原(MHC)为H2系统,不表达人类白细胞抗原(HLA),因而人T淋巴细胞难以在小鼠的胸腺内发育成熟。另外,由于人和小鼠之间的种属差异,小鼠体内所产生的部分细胞因子对人的细胞不具有活性或活性较低,人类干细胞在小鼠体内发育受限,通常需要转入或外源补充人源细胞因子(表8.1)。

表 8.1　Hu-PBMC 与 Hu-HSC 模型的比较

特点	Hu-PBMC 模型	Hu-HSC 模型
细胞来源	人外周血单核细胞	人脐带血、骨髓、G-CSF 动员后外周血或胎肝
注射方式	腹腔或静脉	成年鼠:静脉或腹腔;新生鼠:股骨内
宿主辐照清髓	不需要	亚致死剂量辐照

特点	Hu-PBMC 模型	Hu-HSC 模型
重建的免疫细胞	主要为 T 淋巴细胞。B 淋巴细胞和 NK 细胞比例较低	全谱系重建:T、B、NK 细胞及髓系细胞均能重建
免疫重建时间	时间短,约在移植后 2 周	时间长,12～16 周
移植成功的标志	4 周后小鼠外周血中人 CD45$^+$ 细胞的比例超过 20%	12 周后小鼠外周血中人 CD45$^+$ 细胞的比例超过 25%
移植成功率	高	较低
GVHD	严重,在移植后 4～6 周	几乎不发生
实验观察窗口	短,2～4 周	长,可超过 12 个月
成本	低	高

五、小动物活体光学成像技术

动物活体成像技术是指应用影像学方法,对活体状态下的生物过程进行组织、细胞和分子水平的定性和定量检测的技术。为了长期动态观察动物模型,传统的实验方法需要在不同的时间点处死实验动物以获得数据,才能得到多个时间点的实验结果。相比之下,活体成像技术是在不损伤动物的前提下对其进行长期动态观察,它通过对同一实验对象在不同时间点进行连续检测,可以跟踪同一观察目标(标记细胞及基因)的变化,所得的数据也更加真实可信。另外,由于这一技术具有操作简单,所得结果直观,灵敏度高等特点,已广泛应用于生命科学、医学研究及药物开发等领域。动物活体成像技术主要分为光学成像(optical imaging)、核素成像(radionuclide imaging)、核磁共振成像(magnetic resonance imaging,MRI)、计算机断层摄影成像(computed tomography,CT)和超声成像(ultrasound imaging)五大类。其中光学成像技术由于具有检测灵敏度极高,不涉及放射性物质和方法,操作简单,所得结果直观,因而被广泛应用于生命科学、医学研究及药物开发等各个领域。

(一) 原理

光学成像包括生物发光与荧光两种技术。生物发光是利用萤光素酶报告基因在活体内表达产生的萤光素酶与体外注射的萤光素酶底物发生化学反应产生荧光信号,生物发光成像是酶促反应,不需要激发光源,但需要萤光素酶底物。荧光成像则是采用荧光报告基因在活体内表达荧光蛋白(如 GFP、RFP)或直接用荧光染料进行标记,通过激光激发产生荧光信号。荧光成像不需要萤光素酶底物,但需要外源激光进行激发(图 8.8)。生物发光成像和荧光成像的特点见表 8.2。

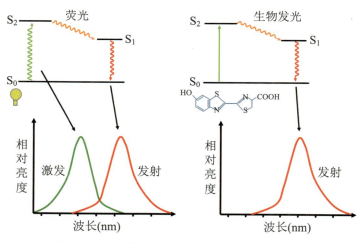

图 8.8　生物发光成像与荧光成像的原理示意图

表 8.2　生物发光成像和荧光成像优缺点

	生物发光成像	荧光成像
优点	**1. 特异性强,无自发荧光** 以萤光素酶作为体内报告源的生物发光方法,特异性极强。由于动物本身没有任何自发光,生物发光具有极低的背景和极高的信噪比	**1. 荧光蛋白及荧光染料标记能力强** 荧光标记分子种类繁多,包括荧光蛋白、荧光染料、量子点标记等,可以对基因、蛋白、抗体、化合药物等进行标记。应用范围极广,可以对样本进行多色标记,一个样本同时获得多种细胞或药物的分布
	2. 高灵敏度 生物体内很多物质在激发光的照射下,也会发出荧光,这些非特异性荧光背景会影响检测灵敏度。荧光成像的灵敏度最高可在动物体内检测到约 10^4 数量级细胞,而生物发光具有在动物体内检测 10^2 数量级细胞的灵敏度	**2. 信号强度高** 荧光成像的光子强度较生物发光更强,持续时间长,对 CCD 的灵敏度要求相对较低,无需必配低温冷 CCD,即可获得清晰成像结果
	3. 检测深度更高 对于需要在深部组织进行的研究(检测深度在 3～4 cm),应用生物发光是最佳选择	**3. 实验成本低,成像过程简单** 相比生物发光成像,成像前无需注射萤光素酶底物。有合适的激发光源照射,就可发出特定波长的发射光。只要荧光基团稳定,就可实现随时激发、发光、检测

续表

	生物发光成像	荧光成像
优点	**4. 可精确定量** 由于萤光素酶基因是插入细胞染色体中稳定表达的,单位细胞的发光数量、发光条件相对稳定。即使标记细胞在动物体内有复杂的定位,亦可从动物体表的信号水平测量出发光细胞的相对数量	**4. 应用范围广** 相比生物发光只能在活细胞内才会发光。荧光蛋白或荧光染料只需保持荧光基团稳定即可稳定发光,并可在活体或离体组织器官进行观察。在实验前期荧光材料制备阶段,可以直接在 EP 管中进行成像观察
缺点	1. 信号较弱,检测时间较长,需要灵敏的 CCD 镜头,仪器较贵 2. 需要注射萤光素,实验成本高 3. 只能标记活细胞,应用范围窄	1. 荧光发光需要激发光,但生物体内很多物质在受到激发光激发后,也会发出荧光,产生的非特异性荧光会影响到检测灵敏度。特别是当发光细胞深藏于组织内部,则需要较高能量的激发光源,也就会产生很强的背景噪声 2. 荧光信号水平取决于激发光的强度、发光细胞的数量、靶点的深度,光线穿过的组织对其的吸收及散射等因素,使得荧光强度很难定量

2. 生物发光

通常将萤火虫萤光素酶(firefly luciferase)基因转入到需观察细胞的基因组中,以培养出能稳定表达萤光素酶的细胞株。萤光素酶蛋白可以与底物萤光素在氧、Mg^{2+} 存在的条件下消耗 ATP 发生氧化反应,将部分化学能转化为光能释放。萤光素酶只有在活细胞内才会产生发光现象,并且发光强度与被转染的活细胞的数目呈线性相关。

除萤火虫萤光素酶外,海肾萤光素酶(renilla luciferase)也是一种常用的萤光素酶。但二者有较大的不同:首先,底物不一样,萤火虫萤光素酶的底物是萤光素(D-luciferin),海肾萤光素酶的底物是腔肠素(coelentarizine);其次,发光波长不一样,前者发光波长在 560 nm 左右,后者发光波长在 480 nm 左右。萤火虫萤光素酶所发的光由于波长较长更容易透过组织,在体内的代谢较海肾萤光素酶慢,而且特异性好。所以,大部分活体实验都使用萤火虫萤光素酶,如果需要双标记或特殊的实验,也可采用海肾萤光素酶作为备选方案。

3. 荧光成像

荧光成像需要先对检测的细胞或分子进行荧光标记,再用激光激发,并进行检测。荧光标记可以利用内源荧光信号,即将荧光素蛋白基因转入细胞中,使其在细胞中表达荧光蛋白,从而将细胞进行标记;也可以在体外利用荧光分子对细胞、抗体、药物或纳米颗粒等分子进行标记,再将其注射到体内进行检测。

选择合适荧光蛋白进行标记是荧光成像的关键。

(1)激发波长/发射波长:每一种荧光蛋白都有其独特的激发波长和发射波长。因此,选择的荧光蛋白必须是所用成像系统能够激发和检测到的。比如,使用的成像系统只有两个激发光源:488 nm 和 561 nm。那就不可以选择远红外荧光蛋白。同时使用超过一个荧光蛋白时,必须确保发射波长没有重叠。

荧光蛋白应用于活体成像实验时,尽量选择红色或近红外的荧光蛋白,这类荧光蛋白的发射波长较长,具有更好的组织穿透能力。

(2)寡聚反应:部分荧光蛋白易于寡聚化,与目的基因融合表达时,可能会使目的蛋白寡聚,从而影响目的蛋白的生物学功能。建议使用单体的荧光蛋白。

(3)亮度:由于生物体通常存在一定强度的自发荧光或非特异荧光,如果荧光蛋白非常暗淡将无法与背景荧光进行区分,不利于活体成像。

(4)避免与自发荧光重叠:生物体自身的很多物质具有较强的自发荧光,如指甲、毛发具有强烈的绿色背景信号。因此对这些器官或组织进行活体成像时,需要对动物进行完全脱毛处理,或者尽量避免使用绿色荧光蛋白,例如选择 RFP、dsRed、mCherry、mTomato 等荧光蛋白。

(二)实验材料及仪器

试剂及动物:小鼠,15 mg/mL D-萤光素,异氟烷。
仪器:活体成像系统,气体麻醉系统,超净工作台。

(三)实验方法

(1)如果是黑、灰等深颜色毛皮小鼠,需剃除成像器官外表的毛发;白鼠和裸鼠可以不进行剃毛处理。

(2)成像前 10~15 min,通过尾静脉注射 D-萤光素,剂量为 150 mg/kg。如果是荧光蛋白或荧光染料,不需要执行此步骤。

(3)麻醉:把动物放置在感应箱内,关上并锁紧箱子。打开麻醉气体(异氟烷)对小鼠进行预麻醉。

(4)拍照:把动物从感应箱中拿出来,转移至暗箱内。打开暗箱上的麻醉气体的开关,维持小鼠麻醉同时进行拍照。

(5)利用活体成像软件进行图像分析。

(四)注意事项

(1)在活体成像系统中,成像效果最佳的是萤光素成像,DsRed 次之,FITC 只适用于皮下局部成像。

(2)小鼠状态较差时,需适当降低麻醉剂的剂量,否则会导致小鼠死亡。

(3)一旦停止麻醉气体的吸入,小鼠会在几分钟内苏醒,不利于拍照,因此在整个拍照过程中要维持麻醉气体的吸入。

(4)对同一只小鼠来说,注射不同量的萤光素,发光强度不同,随着萤光素注射量的增多,发光增强。一般来说,萤光素腹腔注射后约 1 min 后表达萤光酶的细胞开始发光,10 min 后强度达到最高。在最高点持续 20~30 min 后开始衰落,约 3 h 后荧光素排出,发光全部消失,所以最好的检测时间是在注射后 15~25 min 之间,但需要注意的是,对于不同的动物模型,发光动力学过程并不完全一致,最好先进行预实验确定何时发光信号最强。

六、常用肿瘤模型应用举例

免疫原性化疗可提高肿瘤对免疫检查点阻断治疗的敏感性

（一）目的

本研究通过构建多种肿瘤模型验证免疫原性化疗对肿瘤生长的抑制作用，使学生学会如何在不同的肿瘤模型中研究化疗对肿瘤免疫治疗的致敏作用。

（二）背景知识

免疫原性化疗：过去，人们一直认为化疗药物对肿瘤的清除是通过诱导肿瘤细胞凋亡来实现的，这种凋亡不会激活机体的免疫系统。由于化疗药物也可以直接杀伤免疫细胞，因此，化疗通常被认为会造成免疫抑制。但也有学者发现，阿霉素处理后的肿瘤细胞，可以作为肿瘤疫苗，激活机体的抗肿瘤免疫应答，并建立免疫记忆，这种现象称为免疫原性化疗。此后，研究人员发现其他数种化疗药物，如硼替佐米、环磷酰胺、表柔比星、依达比星、米托蒽醌和奥沙利铂等，也可以通过诱导肿瘤细胞发生免疫原性死亡而激活免疫应答，因而这些药物被称为免疫原性化疗药物。而临床上所用的大部分化疗药物，如紫杉醇、卡铂、顺铂等均为非免疫原性化疗药物。

免疫检查点阻断疗法：是一种新兴的肿瘤免疫疗法，其原理基于"肿瘤免疫监视学说"，通过阻断免疫细胞上抑制性受体与配体结合，逆转免疫细胞耗竭状态，打破肿瘤耐受，使机体的免疫系统可以杀伤肿瘤。2011年，靶向CTLA-4分子免疫检查点抑制剂依匹单抗（Ipilimumab）被批准用于治疗转移性黑素瘤。随后靶向PD-1分子的免疫检查点抑制剂帕博利珠单抗（Pembrolizumab）和纳武单抗（Nivolumab）、靶向PD-L1分子的免疫检查点抑制剂阿替利珠单抗（Atezolizumab）和阿维鲁单抗（Avelumab）等也陆续被批准用于治疗多种肿瘤，并取得了极佳的疗效。

由于淋巴细胞无法有效浸润肿瘤等原因，免疫检查点阻断疗法在许多肿瘤中只有十分微弱的疗效，其总体有效率只有20%，因此如何提高免疫检查点阻断疗法的疗效，扩大其应用范围，成为一个迫切需要解决的难题。

（三）摘要

背景：虽然免疫检查点阻断疗法在多种肿瘤中取得了较好的疗效，但在许多肿瘤中只有十分微弱的疗效，因此需要与其他疗法联用以提高其疗效。**方法**：构建KP小鼠自发肺癌模型、KP1.9原位肺癌模型、KP-OVA自发肺癌模型和MCA205皮下纤维肉瘤模型，对荷瘤小鼠进行免疫原性化疗联合免疫检查点阻断治疗。**结果**：发现免疫原性化疗联合免疫检查点阻断治疗可以明显抑制肿瘤生长，而常规化疗则不能。**结论**：免疫原性化疗可以提高免疫检查点阻断治疗的疗效。

（四）研究思路

（1）验证免疫原性化疗在多种肿瘤中的有效性。

（2）验证免疫原性化疗对免疫检查点阻断治疗的增效作用。

（五）实验材料

（1）肿瘤细胞系：① MCA205，小鼠纤维肉瘤细胞系，为 C57BL/6 背景；② KP1.9，小鼠肺癌细胞系，来自 KP 鼠的肿瘤，为 C57BL/6 背景。

（2）实验动物：$Kras^{LSL-G12D/+}$；$Trp53^{flox/flox}$ 鼠（KP 鼠）为条件性自发肿瘤鼠。致癌基因 $Kras$ 的 G12D 突变会导致 KRAS 异常活化，从而刺激细胞异常增殖，最终促成肿瘤发生。LSL（LoxP-Stop-LoxP）表达盒为条件性基因调控序列，通常情况下不会导致其下游序列表达，如果细胞中存在 Cre 酶，则可以将 Stop 序列切除，从而使下游序列得以表达。将 LSL 与 $Kras^{G12D}$ 基因相连，则可以通过 Cre 酶来调控 $Kras^{G12D}$ 蛋白的表达。$Trp53$ 是肿瘤抑制基因，其编码蛋白 p53 可以抑制肿瘤的发生发展，通过 Cre/Loxp 系统条件性敲除 $Trp53$，则会导致小鼠患自发性肿瘤。用表达 Cre 酶的腺病毒通过滴鼻或气管吸入感染 $Kras^{LSL-G12D/+}$；$Trp53^{flox/flox}$ 鼠，就可以让肺脏上皮细胞表达 Cre 酶，在 7～9 周后小鼠就会自发肺癌。KP 鼠的背景为 129 或 C57BL/6。

如果用同时表达 Cre 酶、两种 OVA 肽（$OVA_{257-264}$，为 CD8 抗原肽；$OVA_{323-339}$，为 CD4 抗原肽）以及萤光素酶（Luc）的慢病毒（LucOS）感染 $Kras^{LSL-G12D/+}$；$Trp53^{flox/flox}$ 鼠，就可以让肺脏上皮细胞癌变的同时表达 OVA 抗原肽，从而构建 KP-OVA 自发肺癌模型。

（六）实验方法

1. 小鼠肿瘤模型的构建

（1）KP 鼠自发肺癌模型的构建

① 收集表达 Cre 酶的腺病毒（Ad-Cre），调至合适的滴度；② 麻醉小鼠，经气管（intratracheal，i. t.）注入 75 μL Ad-Cre，每只小鼠接种 2.5×10^7 PFU 的病毒；③ 7 周后通过微型计算机断层扫描（μCT）可以检测到肺癌的生成。

（2）KP-OVA 自发肺癌模型构建

① 收集 LucOS 的慢病毒，调至合适的滴度；② 麻醉小鼠，经气管（intratracheal，i. t.）注入 75 μL LucOS，每只小鼠接种 $10^4\sim10^5$ PFU 的病毒；③ 19 周后通过微型计算机断层扫描（μCT）可以检测到肺癌的生成。

（3）KP1.9 肺癌原位模型的构建

① 收集 KP1.9 肿瘤细胞，PBS 洗涤后调整细胞浓度为 2×10^6/mL；② C57BL/6 鼠尾静脉注射 100 μL KP1.9 肿瘤细胞悬液，每只鼠接种细胞数为 2×10^5 个；③ 3 周后小鼠肺部可见肿瘤结节。

（4）MCA205 皮下瘤模型的构建

① 收集 MCA205 肿瘤细胞，PBS 洗涤后调整细胞浓度为 8×10^6/mL；② C57BL/6 鼠皮下注射 100 μL MCA205 结肠癌细胞悬液，每只鼠接种细胞数为 8×10^5 个；③ 8 天后会形成肿瘤结节；④ 成瘤后每 4 天用游标卡尺测量肿瘤的直径，并按（长×宽）计算肿瘤大小。

2. 抗体及药物处理小鼠

在肺癌模型中小鼠腹腔注射紫杉醇（Ptax，10 mg/kg）＋卡铂（Carbo，10 mg/kg）或奥沙利铂（Oxa，2.5 mg/kg）＋环磷酰胺（Cyc，50 mg/kg）。

在 MCA205 皮下瘤模型中小鼠瘤内注射阿霉素(Doxorubicin,2.9 mg/kg)或顺铂(Cisplatin,0.25 mg/kg)。

在免疫检查点阻断治疗中小鼠腹腔注射抗 PD-1 抗体(200 μg/鼠,MCA205 模型中为 250 μg/鼠)以及抗 CTLA-4 抗体(100 μg/鼠)或同型对照 IgG(100 μg/鼠)。

3. 肺脏 HE 染色

处死荷瘤小鼠,取出肺脏,用多聚甲醛进行固定,制备石蜡切片,然后用 HE 进行染色,计算出肿瘤区域面积占整个肺脏的百分比。

4. 微型计算机断层扫描(μCT)

用 AdCre 或 LucOS 病毒感染的小鼠,在合适的时间点用异氟烷麻醉小鼠,利用μCT 进行肺部成像,并通过相关软件计算出肿瘤体积。

5. 统计分析

数据以平均值±标准误(mean±s. e. m)表示。使用的统计学方法有:未配对 t 检验(unpair student's t test)、单因素方差分析(one-way ANOVA),确定统计的显著性,P 值表明差异显著性的程度,$P<0.05$ 差异具有显著性,以"＊"表示。＊$P<0.05$;＊＊$P<0.01$;＊＊＊$P<0.001$;＊＊＊＊$P<0.0001$;ns,$P>0.05$ 差异无显著性。

(七)实验结果

1. 免疫原性化疗可以抑制自发肺癌的生长

KP 小鼠气管内滴注 Ad-Cre 病毒构建自发肺癌模型,7 周后腹腔注射紫杉醇＋卡铂(最常用的肺癌化疗方案之一)或奥沙利铂＋环磷酰胺进行治疗,每周给药一次,共给药 3 次。66 天后处死小鼠,取出肺脏进行 HE 染色,并计算出肿瘤区域占整个肺脏的面积比(图 8.9(a))。结果如图 8.9(b)所示,未治疗小鼠的肺脏存在较多的肿瘤结节,紫杉醇＋卡铂的治疗也并不能降低肿瘤结节的大小和数量,而奥沙利铂＋环磷酰胺的治疗则使肿瘤结节明显减少。统计多只小鼠肺脏肿瘤区域的面积占比也与前面的结果一致,与治疗前(第 45 天)小鼠相比,未治疗和紫杉醇＋卡铂治疗小鼠肺脏肿瘤区域的面积明显增加,而且两者无显著差异;而奥沙利铂＋环磷酰胺治疗则可以抑制肿瘤生长,达到与治疗前近似水平。这些结果提示免疫原性化疗可以明显抑制 KP 鼠自发肺癌的进展,而常规化疗药物则几乎无效。

2. 免疫原性化疗可以抑制原位肺癌的生长

在前面的研究中,研究者发现在 KP 鼠中免疫原性化疗药物的疗效明显优于常规化疗药物,因此,他们希望在原位肺癌模型中进一步验证这一结论。C57BL/6 小鼠静脉注射 KP1.9 肺癌肿瘤细胞,25 天后腹腔注射紫杉醇＋卡铂,或奥沙利铂＋环磷酰胺进行治疗,每周给药一次,共给药 3 次。42 天后处死小鼠,取出肺脏进行 HE 染色,并计算出肿瘤区域占整个肺脏的面积比(图 8.10(a))。结果如图 8.10(b)所示,与紫杉醇＋卡铂的治疗相比,奥沙利铂＋环磷酰胺的治疗则使肿瘤结节大小和数量明显降低。统计多只小鼠肺脏肿瘤区域的面积占比也与前面的结果一致,奥沙利铂＋环磷酰胺治疗小鼠肺脏肿瘤区域的面积明显低于紫杉醇＋卡铂的治疗小鼠,两者存在显著差异。这些结果提示免疫原性化疗可以明显抑制原位肺癌的进展,而常规化疗药物则几乎无效。

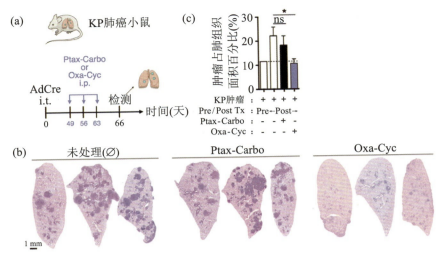

图 8.9　免疫原性化疗抑制 KP 小鼠自发肺癌的进展

(a) KP 自发肺癌模型的构建及免疫原性化疗的给药模式图。6～12 周龄的 KP 小鼠气管内注入 2.5×10^7 PFU 的 Ad-Cre 病毒,构建自发肺癌模型。在病毒注入 7 周后每只小鼠分别腹腔注射紫杉醇(Ptax,10 mg/kg) ＋卡铂(Carbo,10 mg/kg),或奥沙利铂(Oxa,2.5 mg/kg)＋环磷酰胺(Cyc,50 mg/kg),每周给药 1 次,共给药 3 次。(b,c)在病毒注入 66 天后处死小鼠,取出肺脏进行 HE 染色,并计算出肿瘤区域面积占整个肺脏的百分比。(b) 为 3 个代表性 HE 染色结果。(c) 为多只小鼠的统计结果(每组 10～34 鼠),其中处理前(Pre Tx)为病毒注入后 45 天检测结果,处理后(Post Tx)为第 66 天检测结果。统计方法为非配对 t 检验,数据展现为平均值±标准误,差异显著性程度为: $^* P<0.05$;ns, $P>0.05$,无显著性差异。

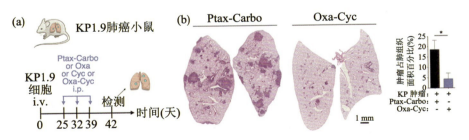

图 8.10　免疫原性化疗抑制 KP1.9 原位肺癌的进展

(a) 原位肺癌模型的构建及免疫原性化疗的给药模式图。6～8 周龄的 C57BL/6 小鼠尾静脉注射 2×10^5 个 KP1.9 细胞,构建原位肺癌模型。在荷瘤后第 25 天每只小鼠分别腹腔注射在病毒注入 7 周后每只小鼠分别腹腔注射紫杉醇(Ptax,10 mg/kg)＋卡铂(Carbo,10 mg/kg),或奥沙利铂(Oxa,2.5 mg/kg),或环磷酰胺(Cyc,50 mg/kg),或奥沙利铂(Oxa,2.5 mg/kg)＋环磷酰胺(Cyc,50 mg/kg),每周给药一次,共给药 3 次。(b) 在荷瘤后第 42 天处死小鼠,取出肺脏进行 HE 染色,并计算出肿瘤区域面积占整个肺脏的百分比。左图为 2 个代表性 HE 染色结果。右图为多只小鼠的统计结果(每组 3～4 鼠)。数据展现为平均值±标准误,统计方法为非配对 t 检验,差异显著性程度为: $^* P<0.05$。

3. 免疫原性化疗可以提高免疫检查点阻断治疗的疗效

在前面的研究中,研究者发现在自发肺癌以及原位肺癌中,免疫原性化疗药物的疗效明显优于常规化疗药物,而化疗与免疫检查点阻断治疗联用是目前最常用的治疗策略,因此,研究者希望进一步明确免疫原性化疗药物能否增强免疫检查点阻断治疗的疗效。在 KP-C57BL/6 小鼠气管内注入 LucOS 病毒,构建 KP-OVA 自发肺癌模型。在病毒注入 122、

146、193 天后,用 μCT 进行肺部肿瘤检测,并计算肿瘤体积。从第 130 天开始每只小鼠分别腹腔注射奥沙利铂＋环磷酰胺进行治疗,每 1～2 周给药一次。从第 133 天开始每只小鼠分别腹腔注射抗 PD-1 抗体＋抗 CTLA-4 抗体进行联合治疗,每 2～3 天给药一次。在第 234 天处死小鼠,取出肺脏进行 HE 染色,并计算出肿瘤区域面积占整个肺脏的百分比(图 8.11(a))。

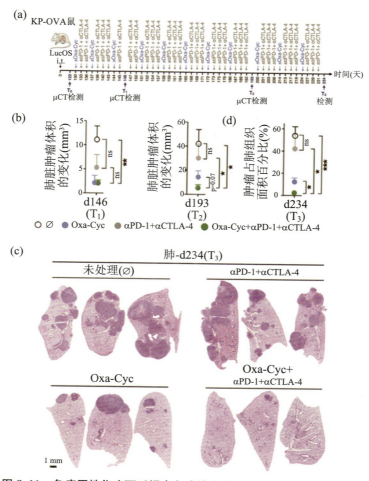

图 8.11　免疫原性化疗可以提高免疫检查点阻断治疗自发肺癌的疗效

(a) KP-OVA 自发肺癌模型的构建及免疫原性化疗联合免疫检查点阻断治疗的给药模式图。6～12 周龄的 KP-C57BL/6 小鼠气管内注入 10^4～10^5 PFU 的 LucOS 病毒,构建自发肺癌模型。在病毒注入122(T_0)、146(T_1)、193(T_2)天后,用μCT 进行肺部肿瘤检测,并计算肿瘤体积。从第 130 天开始每只小鼠分别腹腔注射奥沙利铂(Oxa,2.5 mg/kg)＋环磷酰胺(Cyc,50 mg/kg)或 PBS,每 1～2 周给药一次,共给药 11 次。从第 133 天开始每只小鼠分别腹腔注射抗 PD-1 抗体(200 μg/鼠)＋抗 CTLA-4 抗体(100 μg/鼠)或同种型 IgG (100 μg/鼠),每 2～3 天给药一次,共给药 32 次。(b) 根据 122 天(T_0)、146 天(T_1)、193 天(T_2)检测结果,以 122 天(T_0)为基准,计算出 146 天(T_1)、193 天(T_2)每种处理小鼠的肿瘤体积变化情况。(c,d)在第 234 天(T_3)处死小鼠,取出肺脏进行 HE 染色,计算出肿瘤区域面积占整个肺脏的百分比。(c) 为每种处理小鼠的 3 个代表性肺脏肿瘤 HE 染色结果,(d)为多只小鼠的统计结果。每种处理小鼠各有 5 只,数据展示为平均值±标准误,统计方法为非配对 t 检验,差异显著性程度为:* $P<0.05$;** $P<0.01$;*** $P<0.001$;ns,$P>0.05$,无显著性差异。

结果发现,与第122天检测到的肿瘤体积相比,在第146天和第193天未治疗鼠以及抗PD-1抗体+抗CTLA-4抗体治疗鼠的肿瘤生长明显加快,且两者之间未见明显差异,这说明KP-OVA肺癌对免疫检测点治疗不敏感。用奥沙利铂+环磷酰胺治疗则肿瘤生长速度较慢,而奥沙利铂+环磷酰胺与抗PD-1抗体+抗CTLA-4抗体联合治疗则导致肿瘤生长几乎停滞(图8.11(b)),这说明联合治疗取得了更优异的疗效。通过统计肿瘤区域面积占整个肺脏的百分比也可以发现,联合治疗小鼠肺脏几乎无肿瘤结节,且明显低于其他3种处理(图8.11(c)、(d))。以上这些结果说明免疫原性化疗可以增强免疫检查点治疗的疗效。

在前面的研究中发现在肺癌中免疫原性化疗药物可以增强免疫检查点阻断治疗的疗效,研究者希望进一步在其他肿瘤中验证是否也存在这种现象?常规化疗药物是否也能增强免疫检查点阻断治疗的疗效?在治疗前第8天给C57BL/6小鼠皮下注射MCA205纤维肉瘤细胞,构建皮下瘤模型,8天后(第0天)给小鼠瘤内注射阿霉素或顺铂进行治疗,在第8、12、16天腹腔注射抗PD-1抗体+抗CTLA-4抗体。从第0天开始,每4天测量一次肿瘤大小,并计算肿瘤大小。结果如图8.12所示,与未治疗小鼠相比(PBS+同型抗体),用抗PD-1抗体+抗CTLA-4抗体治疗(PBS+αPD-1+αCTLA-4)小鼠未见明显疗效,这说明MCA205对免疫检查点阻断疗法不敏感;虽然单用顺铂治疗(顺铂+同型抗体)小鼠有轻微疗效,但顺铂与抗PD-1抗体+抗CTLA-4抗体联用(顺铂+αPD-1+αCTLA-4)与前者相比并未显示出更佳的疗效;单用阿霉素治疗(新霉素+同型抗体)与未治疗相比有着较好的疗效,而且阿霉素与抗PD-1抗体+抗CTLA-4抗体联用(新霉素+αPD-1+αCTLA-4)显示出更优异的疗效。这些结果提示在纤维肉瘤中免疫原性化疗也可以提高免疫检查点阻断疗法的疗效,而非免疫原性化疗则不能。

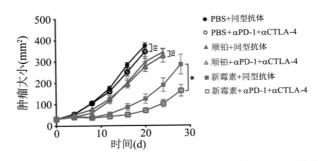

图8.12　免疫原性化疗可以提高免疫检查点阻断治疗 MCA205 肿瘤的疗效

在第 -8 天,给 $6\sim8$ 周龄的 C57BL/6 小鼠皮下注射 8×10^5 个 MCA205 纤维肉瘤细胞,在第 0 天给小鼠瘤内注射阿霉素(Doxorubicin,2.9 mg/kg)或顺铂(Cisplatin,0.25 mg/kg)或 PBS,在第 8、12 和 16 天给小鼠腹腔注射抗 PD-1 抗体(250 μg/鼠)+抗 CTLA-4 抗体(100 μg/鼠)或同种型 IgG(100 μg/鼠)。从第 0 天开始,每 4 天测量一次肿瘤大小。每种处理小鼠各有 $7\sim8$ 只,数据展示为平均值±标准误,统计方法为单因素方差分选,差异显著性程度为:$*\ P<0.05$;$**\ P<0.01$;$***\ P<0.001$;ns,$P>0.05$,无显著性差异。

(八)结论

在肺癌、纤维肉瘤等多种肿瘤中,免疫原性化疗均可以提高免疫检查点阻断疗法的疗效。

第三节　自身免疫病模型

自身免疫病(autoimmune disease)是机体对自身抗原发生免疫应答而攻击自身组织、器官所引起的疾病,疾病往往病程长、顽固且难以根治,对患者生存质量有极大的影响。大部分自身免疫病的发病机制尚不明确,可能与遗传、环境、性别、免疫等多种因素有关,已经确定的自身免疫病达80多种,其中19种常见自身免疫病的发病率高达11%,包括系统性红斑狼疮、类风湿性关节炎、炎性肠病、哮喘及特应性皮炎等。为了探究自身免疫病的发病机制、研发治疗药物、预防疾病的发生等均需要合适的动物模型,目前已有多种自身免疫病动物模型用于探究疾病的发病机理或临床前药效测试。

一、系统性红斑狼疮(SLE)小鼠模型

系统性红斑狼疮(systemic lupus erythematosus,SLE)是一种累及全身多系统和器官的自身免疫病,其肾脏并发症狼疮性肾炎,是死亡风险增加的最强关联因素之一。与死亡率相关的其他因素,包括免疫抑制治疗后造成的感染以及心血管疾病风险的增加。SLE的发病机制复杂,与遗传、性激素异常、环境因素相关,其发病常在细胞受损之后发生,如感染或严重日晒造成的细胞损伤,而Ⅰ型干扰素(IFN-Ⅰ)通路的激活和靶向核酸及核酸结合蛋白的自身抗体的产生,是SLE发病的起始事件。

(一)SLE 自发模型

1. NZB/NZW F1 鼠

NZB/NZW F1鼠是由NZB(New Zealand Black)鼠和NZW(New Zealand White)交配后的第一代(F1)鼠,自发出现严重的狼疮样表型。该模型由Helyer和Howie在1963年建立,疾病病程为第4~5个月开始发病,第5~6个月出现明显的肾小球肾炎的症状,第10~12个月进展为严重的狼疮,因肾衰竭而死亡。此类小鼠发病症状与人类SLE高度相似,性激素对该鼠有明显的影响,雌鼠比雄鼠发病早且严重。特征是高滴度抗dsDNA和抗ssDNA抗体,高丙种球蛋白血症等。

2. MRL/*lpr* 鼠

雌性MRL/*lpr*小鼠为经典的SEL模型,由Andrews等于1978年建立,是由LG/J、AKR/J、C3H/HeDi和C57BL/6J品系小鼠经数代交配所产生的。该模型小鼠由于19号染色体上的淋巴细胞增生(lymphoproliferation,*lpr*)基因隐性突变而导致Fas受体分子表达缺陷,致使T淋巴细胞死亡率降低,自身反应性T淋巴细胞不能通过凋亡途径清除,表现出SLE样特征的淋巴结病,即显著的淋巴增生,淋巴结肿大,脾大,高浓度的循环免疫球蛋白,并产生自身免疫病症状,特征是大量的抗dsDNA、抗核抗体(antinuclear antibody,ANA)和严重的肾小球肾炎等,与人类SLE十分相似。MRL/*lpr*鼠通常在第9~10周发病,并持续发展7~9周,多在5~7月龄时因肾小球肾炎死亡。

3. Trex1-KO 鼠

Trex1 为 DNA 核酸外切酶,敲除后会导致小鼠自身 DNA 积累,组成性激活 cGAS-STING 信号通路,诱发多器官炎症。该小鼠抗 dsDNA 抗体的水平显著高于普通小鼠,是 SLE 疾病机制研究和 I 型干扰素通路靶点药物筛选的理想模型。

4. hBAFF 转基因鼠

转基因过表达人源 B 细胞激活因子(B-cell activating factor,BAFF),该小鼠抗 dsDNA 水平显著高于普通小鼠,B 淋巴细胞显著激活和 IgA、IgG、IgM 等抗体水平升高,并且具有典型的狼疮肾炎表型。其可应用于 B 细胞相关研究,亦适用于评价靶向 B 细胞的治疗药物。

5. SXSB/Yaa 鼠

SXSB 小鼠是 Murphy 和 Roths 于 1979 年通过 C57BL6/J 和 SB/Le 杂交得到的 F1 代雄性小鼠再与 SB/Le 回交得到的,100% 会出现狼疮样病变,该疾病模型可出现次级淋巴组织增生、单核细胞增多、抗核抗体、抗红细胞自身抗体、免疫复合物介导的肾小球肾炎、高丙球蛋白血症等。其雄性小鼠因带有 Y 染色体上的 Y 染色体自身免疫加速因子(Y chromo-some-liked autoimmune accelerator,Yaa)基因而发病较雌性更早更重,平均生存期雄性为 5 个月,雌性为 14 个月,主要因增殖性肾小球肾炎导致死亡。

(二)诱发模型

1. 降植烷诱导 SLE 小鼠

降植烷(pristane)是中等长度的烷链,通常作为免疫佐剂,可引起炎症和增强免疫反应。小鼠腹腔注射降植烷后,降植烷油滴可被单核吞噬细胞吞噬,T、B 淋巴细胞增殖聚集形成肉芽肿。T 淋巴细胞高度活化,B 淋巴细胞反应性增高,进而产生多种自身抗体。也有研究认为降植烷可通过线粒体损伤途径诱发细胞凋亡,暴露的核抗原诱导了自身免疫反应。该模型小鼠外周血循环产生大量的 ANA、抗 dsDNA 抗体等,能引起肾小球肾炎、蛋白尿等病变,与人类系统性红斑狼疮有较好的相关性,可作为较理想的诱发 SLE 疾病研究模型,也是唯一可以模拟 SLE 患者体内 IFN-I 过表达的小鼠模型。该模型价格低廉,操作简单,造模成功率高,但耗时长,需 6~8 个月才能诱导出狼疮性肾炎。

造模方法:对 6~8 周 BALB/c(或 C57BL/6)雌性小鼠(雌性较雄性易诱导出狼疮样病变)一次性腹腔注射 0.5 mL 降植烷。每周定期观察小鼠生长状况和症状体征改变,记录小鼠存活率、体重及尿蛋白(每月测一次)。注射前及注射后每 2 周采小鼠外周血,检测血清中自身抗体,如抗 dsDNA、抗核糖核蛋白(ribonucleoprotein,RNP)等。

2. 活化淋巴细胞染色质诱导模型

以活化的小鼠淋巴细胞的染色质作为抗原免疫同系小鼠,可诱导宿主产生自身抗 dsDNA 抗体、ANA 等,抗原抗体复合物沉积于肾组织,引起免疫复合物性肾小球肾炎,类似于人类的狼疮性肾炎。该模型具有制作简便、时间短、发病迅速、病变特征典型、造模成功率高等特点。

造模方法:无菌分离 BALB/c 鼠的脾脏淋巴细胞,按 10^6/mL 的浓度重悬于完全 DMEM 培养基中,用终浓度 5 mg/L 的 ConA 刺激 48 h。收集细胞提取染色质,分别于第 0 天、14 天、21 天和 28 天在 BALB/c 小鼠背部皮内注射 100 μg(0.2 mL)染色质,共免疫 4 次。末次免疫后采血,分离血清,检测其中自身抗体的含量。

二、特应性皮炎小鼠模型

特应性皮炎(atopic dermatitis,AD)又称特应性湿疹,是最常见的慢性疾病之一,其发病率高、病程慢、反复发作且难以根治。其中最突出的临床特征是反复发作的局部瘙痒及湿疹,使患者陷入"越抓越痒"的恶性循环。此外还可能伴随皮肤干燥和干皮症等其他皮肤病,或合并全身过敏性疾病,如伴有过敏性鼻炎、哮喘等疾病,因此 AD 通常被认为是一种系统性的自身免疫病。AD 发病的直接诱因有很多种,包括遗传和环境因素、皮肤屏障功能障碍、微生物失衡、免疫失调、皮肤炎症与环境间的互作等,均在特应性皮炎的发病中发挥重要作用。

1. 卡泊三醇诱导的 AD 模型

卡泊三醇(MC903)是一种维生素 D_3 的低钙类似物,广泛用于治疗银屑病。研究发现,局部使用 MC903 可激发小鼠上皮角质细胞高表达胸腺基质淋巴细胞生成素(thymic stromal lymphopoietin,TSLP),促进 $CD4^+$ T 淋巴细胞向 Th2 细胞分化及激活并释放炎症细胞因子,引起小鼠产生特应性皮炎样表型。

建模方法:用 1 nmol/L MC903 的乙醇溶液涂抹于 6~8 周小鼠(C57BL/6 或 BALB/c 鼠)的耳朵皮肤,腹侧、背侧或双面均可,每面 10 μL,每天 1 次,连续 12 天;或者用 2 nmol/L MC903 的乙醇溶液 10 μL 涂抹于小鼠的耳朵皮肤,每天 1 次,连续 6 天。

2. 半抗原诱导 AD 模型

恶唑酮(oxazolone,OXA)、二硝基氟苯(1,2,4-dinitrofluorobenzene,DNFB)、三硝基氯苯(2,4,6-trinitrochlorobenzene,TNCB)等化合物属于半抗原,能与皮肤组织蛋白结合成为完全抗原,进而激活 T 淋巴细胞成为致敏细胞,当半抗原再次进入机体,与致敏的 T 淋巴细胞接触就会引发过敏反应。

建模方法:将小鼠背部剃毛暴露约 2 cm^2 大的皮肤,用合适浓度半抗原涂抹进行致敏,5 天后,再在耳朵皮肤上涂抹合适浓度半抗原进行激发(表 8.3)。

表 8.3 半抗原诱导 AD 模型的构建方法

半抗原	致 敏 阶 段			激 发 阶 段		
	浓度	溶剂	剂量(μL)	浓度	溶剂	剂量(μL)
DNFB	0.5%	丙酮-玉米油(4∶1)	25	0.3%	丙酮-玉米油(4∶1)	20
TNCB	1.0%	丙酮-玉米油(4∶1)	100	0.5%	丙酮-玉米油(4∶1)	20
OXA	3.0%	乙醇	150	1.0%	乙醇	20
FITC	0.5%	丙酮-邻苯二甲酸二丁酯(1∶1)	100	0.5%	丙酮-邻苯二甲酸二丁酯(1∶1)	20

三、哮喘小鼠模型

哮喘(asthma)是一种异质的、高度复杂的呼吸道慢性炎症性疾病,可引起患者咳嗽、喘息、呼吸急促和胸闷等症状,严重时可危及生命。哮喘是由各种上皮损伤,如病毒、过敏原、细菌、空气污染物和其他环境刺激物等引起的。常在幼年发病(早发型哮喘),但也有些在成年发病(迟发型哮喘)。过敏性哮喘往往始于幼年时期,与Th2细胞反应有关。当接触过敏原后,过敏原特异性Th2细胞产生Ⅱ型细胞因子(如IL-4、IL-5、IL-9、IL-13),导致气道壁上大量嗜酸性粒细胞积累,黏液分泌增多,过敏原特异性B淋巴细胞合成免疫球蛋白E(IgE)增加。

1. 卵清蛋白(OVA)诱导的哮喘模型

经典的小鼠哮喘模型是用卵清蛋白(ovalbumin,OVA)诱导的。先用OVA致敏小鼠,使小鼠免疫系统获得对OVA反应的能力,再通过滴鼻或雾化吸入的方式使动物再次暴露于OVA,诱导肺脏产生炎症反应,该模型以嗜酸性粒细胞浸润、上皮细胞增厚和气道高反应性为特征。

建模方法:对6～8周龄BALB/c鼠在第0天、7天、14天腹腔注射OVA与氢氧化铝(Al(OH)$_3$)混合溶液(含OVA 100 μg,Al(OH)$_3$ 1 mg),在第21～25天,每天使用20 mg/mL的OVA溶液雾化小鼠30 min。末次激发完成后24 h,可进行相关检测分析(图8.13)。

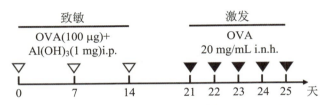

图8.13 OVA诱导的哮喘模型的构建示意图

2. 屋尘螨(HDM)诱导的哮喘模型

屋尘螨(house dust mite,HDM)是一种重要的环境气源性过敏原,已被确定为人类持续性哮喘的危险因素。该模型的特征为气道嗜酸性粒细胞聚集,Th2细胞因子产生增加,HDM特异性IgE的存在,气道重塑和支气管高反应性,与人类过敏性哮喘有许多相似之处。

建模方法:对6～8周BALB/c小鼠在第0天、1天、2天滴鼻吸入5 μg HDM进行致敏,第8～12天鼻腔滴注5 μg HDM激发,第14天进行相关检测分析(图8.14)。

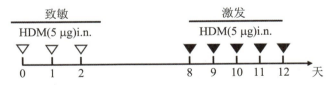

图8.14 HDM诱导的哮喘模型的构建示意图

四、多发性硬化症小鼠模型

多发性硬化(multiple sclerosis,MS)是一种罕见的、具有时间和空间多发性特点的渐进性中枢神经系统炎性脱髓鞘疾病,其发生和发展伴随着运动、感觉、认知功能障碍等临床症状反复发作和缓解。神经纤维外包裹有髓鞘,免疫系统攻击自身髓鞘,可导致神经功能受损,进而影响神经信号的正常传递,出现相应的症状。多发性硬化症常累及大脑、脊髓白质、皮质下结构、脑干、小脑和视神经等。如果不进行及时有效的治疗,随着病情的发展,最终可导致患者肌肉协调性丧失,视力减弱、运动功能丧失。

实验性自身免疫性脑脊髓炎(experimental autoimmune encephalomyelitis,EAE)模型是最早出现和最常用的 MS 模型。EAE 模型是通过注射各种中枢神经系统组织抗原激活免疫系统而引发的,动物的病理表现与人类 MS 具有一些共同关键特征,如炎症、脱髓鞘、轴突损失和胶质增生。

除了 EAE 模型外还有双环己酮草酰二腙(cuprizone,CPZ)诱导脱髓鞘模型。CPZ 是一种铜螯合剂,可以诱导少突胶质细胞的死亡而引发脱髓鞘反应,该模型不涉及免疫系统的活化,因而炎症反应较轻。

1. EAE 模型

在小鼠、大鼠等啮齿类动物中,可使用脊髓匀浆、纯化的髓鞘、髓鞘蛋白(如髓磷脂碱性蛋白(myelin basic protein,MBP)、髓鞘蛋白脂质蛋白(myelin proteolipid protein,PLP)、髓鞘少突胶质细胞糖蛋白(myelin oligodendrocyte glycoprotein,MOG))或这些蛋白的肽段免疫诱导产生 EAE 模型。可能是由于这些抗原特异性 T 淋巴细胞在外周被致敏,穿过血脑屏障进入中枢神经系统并被重新激发,引发一系列炎症反应,导致脱髓鞘和轴突细胞凋亡,最终导致神经损伤和失去功能。使用标准化评分系统评估临床症状,可衡量疾病的诱导发生程度(表 8.4),在病理组织染色切片中可见局部脱髓鞘和炎性白细胞浸润。

表 8.4 EAE 严重程度评分

评分	临床体征	具 体 表 现
0	无临床症状	正常步态,尾巴可以移动并抬起,如果将鼠标固定在尾巴底部,尾巴会缠绕在圆形物体上
1	部分软尾	正常步态,尾尖下垂
2	瘫痪的尾巴	正常步态,尾巴下垂
3	后肢轻瘫,运动不协调	步态不协调,尾巴跛行,后肢对挤压有反应
4	单后肢瘫痪	步态不协调,一条后肢拖拉,尾巴跛行,一条后肢对挤压没有反应
5	双后肢瘫痪	步态不协调,双后肢拖拉,尾巴跛行,双后肢对挤压没有反应
6	双后肢瘫痪,前肢无力	步态不协调,前肢用力拉扯身体,前肢在挤压后反射,尾巴跛行
7	双后肢瘫痪,单前肢瘫痪	小鼠不能移动,一个前肢对脚趾挤压做出反应,尾巴跛行
8	双后肢瘫痪,双前肢瘫痪	小鼠不能移动,两个前肢对脚趾挤压没有反应,尾巴跛行
9	垂死	没有动静,呼吸迟缓
10	死亡	

MOG 是一种表达在中枢少突胶质细胞和髓鞘膜表面的跨膜糖蛋白,可诱发补体依赖性细胞毒性反应,是导致中枢神经系统脱髓鞘的关键成分。一般采用 MOG_{35-55} 肽段致敏 C57BL/6 小鼠,同时腹腔注射百日咳毒素(pertussis toxin,PTX)建立 EAE 模型,PTX 可使

血管通透性增加,T 淋巴细胞更易穿过血脑屏障作用于神经髓鞘。

2. 建模方法

(1) 抗原乳化:将 2 mg/mL 的弗氏完全佐剂和 2 mg/mL 的 MOG_{35-55} 肽段按等体积混合,用高速搅拌器,在 4 ℃搅拌 2 min,重复 3～5 次,使抗原呈完全乳化状态。

(2) 每只小鼠尾静脉注射 2 μg/mL PTX 溶液 100 μL。

(3) 在小鼠背部皮下多点注射 MOG_{35-55} 抗原乳化液,至少 4 处,每处 50 μL。

(4) 48 h 后,每只小鼠再次尾静脉注射 2 μg/mL PTX 溶液 100 μL。

(5) 模型诱导首天开始统计小鼠体重,观察并进行 EAE 严重程度评分(表 8.4)。

五、炎症性肠病小鼠模型

炎症性肠病(inflammatory bowel disease,IBD)是一类病因尚不明确的慢性、特发性消化道疑难杂症,具有无法治愈、病程反复、治疗困难、好发于青壮年的特点,主要包括溃疡性结肠炎(ulcerative colitis,UC)和克罗恩病(Crohn's disease,CD)两种疾病表型,临床上,IBD 患者普遍存在腹痛、腹泻、低热、营养不良等症状。其中,UC 患者会普遍出现脓血便和局限于结肠黏膜上层的炎症、溃疡等症状;而 CD 患者可在整个消化道内出现慢性炎症反应,具有肠腔狭窄、瘘管、肠梗阻等疾病表现。目前,针对 IBD 的致病机制仍然没有统一的结论,普遍认为遗传、免疫、环境、微生物是诱发 IBD 发病的四大因素。如果 IBD 患者不能实现有效的疾病控制,肠道癌变的风险将随着患病年限的推移而快速上升,最终将诱发小肠和结肠癌变。

1. DSS 诱导模型

葡聚糖硫酸钠(dextran sulfate sodium,DSS)诱导的小鼠肠炎模型是使用最广泛的化学诱导小鼠 IBD 模型。通过将 DSS 溶于饮用水中诱发急性溃疡性肠炎或者慢性结肠炎,破坏小鼠肠上皮细胞,非特异性免疫细胞释放细胞因子,最终导致黏膜屏障的完整性遭到破坏,动物表现出明显的体重减轻、稀便、便血以及粒细胞浸润现象,在临床症状和病理特征上与人类的 UC 极其相似。

建模方法:急性模型,连续 7 天用含有 3%～5% DSS 的饮用水进行饲喂,观察小鼠排便情况,并进行疾病活跃指数评分(disease activity index,DAI)(表 8.5),第 9 天后可进行相关的检测分析。慢性模型,用含有 1%～3% DSS 的饮用水进行饲喂 1 周,更换为普通饮用水饲喂 2 周,再用含 DSS 饲喂,反复 3 次;每天称量小鼠体重,观察小鼠排便情况,并进行 DAI(表 8.5)。第 9 周可进行相关的检测分析。

2. TNBS 诱导模型

2,4,6-三硝基苯磺酸(2,4,6-trinitrobenzenesufonic acid,TNBS)是一种小分子半抗原,可以与宿主蛋白结合后引起免疫反应。TNBS 诱导模型与人类 CD 病相似,其免疫反应是 Th1 细胞介导的,表现为 $CD4^+$ T 淋巴细胞、中性粒细胞和巨噬细胞的浸润,形成横向进展的结肠炎。

建模方法:用含有 2% TNBS 的 45% 的乙醇溶液灌肠,每天 1 次,共进行 5 次。每天称量小鼠体重,观察观察小鼠排便情况,并进行疾病活跃指数评分(表 8.5)。IBD 评分为体重下降百分比、粪便黏稠度、粪便隐血三个指标之和。

表 8.5　IBD 疾病活跃指数评分标准

评分	体重下降百分比	粪便黏稠度	粪便隐血
0	0	正常	阴性
1	1%~5%	软便	浅蓝
2	5%~10%	黏液样便	蓝色
3	10%~20%	稀液状便	深蓝
4	>20%	—	肉眼血便

六、类风湿性关节炎小鼠模型

类风湿性关节炎(rheumatoidarthritis,RA)是一种不可治愈的系统性自身免疫性疾病。RA 主要影响小关节,表现为关节炎症、肿胀、发热、疼痛和僵硬,除关节症状外,还可出现关节周围或内脏的类风湿结节,并可有心、肺、眼、肾、周围神经等病变。

1. 胶原诱导模型

胶原诱导性关节炎(collagen induced arthritis,CIA),是 Trentham 等于 1977 年首先建立的实验性关节炎动物模型,是目前研究 RA 的金标准模型。胶原蛋白是细胞外间质成分,分为 Ⅰ 型、Ⅱ 型和 Ⅲ 型,其中 Ⅱ 型胶原大量存在于关节软骨中。当用异源性 Ⅱ 型胶原来免疫小鼠时,可诱导体内产生针对关节软骨中的 Ⅱ 型胶原的自身免疫反应。

建模方法:

(1)将异种 Ⅱ 型胶原蛋白溶于 0.1 mol/L 的醋酸中,在 4 ℃ 下搅拌充分溶解,浓度为 2 mg/mL。

(2)将 Ⅱ 型胶原蛋白溶液与弗氏完全佐剂等体积混合,用高速搅拌器乳化,制成 1 mg/mL Ⅱ 型胶原乳化剂。

(3)在第 0 天时将 0.1 mL 胶原乳化剂于 C57BL/6 或 DBA/1 小鼠的尾根部皮内注射,进行致敏。

(4)在第 21 天往腹腔注射 0.1 mL 胶原乳化剂进行激发,连续观察小鼠四肢关节状况,并进行评分(表 8.6)。一般在 2 次免疫后第 7~12 天,80% 以上小鼠会出现关节炎症状。

表 8.6　RA 疾病严重程度评分标准

评分	发 病 情 况
0	正常
1	脚部皮肤发红,无明显肿胀
2	轻度的踝关节、腕关节发红、肿胀
3	踝关节或腕关节中度发红肿胀
4	脚趾及关节红肿严重,强直或畸形

2. 抗体诱导模型

胶原抗体诱导的关节炎(collagen antibody induced arthritis,CAIA)属于 CIA 模型的扩展,通过靶向Ⅱ型胶原蛋白各种表位的抗体混合物来诱导关节炎的发生,可在短时间快速发病,发病率、可重复性及稳定性较高,是胶原抗体诱导型关节炎模型中最常见的模型之一。与 CIA 依赖的 MHC 单体型易感品系相比,CAIA 在不同品系小鼠上均可以诱导关节炎,如 DBA/1、BALB/c、C57BL/6、C57BL/10 等小鼠。

建模方法:6～8 周龄小鼠,在第 0 天时腹腔注射抗鼠Ⅱ型胶原抗体,第 3 天后腹腔注射细菌脂多糖(LPS)。从第 0 天开始,连续观察小鼠四肢关节状况,并进行 RA 疾病严重程度评分(表 8.6)。初次免疫后第 4 天有炎症迹象,第 6～8 天关节炎达到最严重,出现炎症细胞浸润和血管翳形成,表现为足踝和足趾明显红肿等症状。

七、银屑病小鼠模型

银屑病(psoriasis)俗称牛皮癣,是一种由遗传、免疫、感染等多种因素诱发的慢性自身免疫性皮肤疾病。感染和物理损伤等触发因素活化 DCs 释放促炎因子,并促进产生大量的银屑病细胞因子。此外,皮肤浸润细胞通过产生 IL-17 参与疾病的发展,Treg 细胞和 Th17/Treg 平衡也在银屑病的发病过程中发挥重要作用。

1. 银屑病自发模型

利用基因工程技术,使小鼠角质细胞中特异性表达炎性因子,如 K14-IL-17A,K5-IL-17C,K5-TGFβ1,K5-STAT3C,K14-VEGF 等,从而导致小鼠有明显的皮肤炎症,在免疫学上与人类银屑病较为相似,也具有人类银屑病的许多标志性特征。

2. 咪喹莫特诱导模型

临床前研究中最常用的动物模型是咪喹莫特(imiquimod,IMQ)诱导的皮肤损伤和皮肤炎症模型,其表型与人银屑病相似。IMQ 是 Toll 样受体(TLRs)的配体,能够激活免疫系统,引起小鼠皮肤损伤,皮疹和脱屑程度增加,皮肤表皮增厚,组织病理学上可见以角化不全和炎症性白细胞浸润为主的真皮。研究认为 IL-17 是银屑病的关键致病因素。在 IMQ 诱导的银屑病模型中,IL-17 的水平也显著升高。

建模方法:

(1) 选取 6～8 周龄的雄性 BALB/c 小鼠,进行背部剃毛,剃毛面积约为 2.5 cm×2.5 cm。

(2) 将 5% 的咪喹莫特软膏连续涂抹于小鼠背部皮肤 5 天,构建银屑病小鼠模型,对照组给予同等剂量的凡士林软膏。

从涂药开始,每天观察皮肤状况,并进行评分。银屑病模型评分为皮肤厚度、鳞屑、红斑等三个指标之和(表 8.7)。

八、自身免疫性肝炎模型

肝脏作为人体最大的实体性器官,拥有门静脉和肝动脉双重供血系统,长期暴露于肠道吸收而来的潜在病原体、食物性抗原、内毒素及循环系统中的药物代谢产物、肿瘤细胞等,建立了复杂的局部免疫系统,维持肝脏及机体内环境的免疫稳态。

表 8.7　银屑病模型评分标准

评分	皮　肤　厚　度	鳞　　屑	红　　斑
0	涂药区与正常皮肤平齐	涂药区皮肤光滑无鳞屑	涂药区皮肤无红斑
1	皮损轻微高出于正常皮肤表面	部分皮损表面上覆有鳞屑,以细微的鳞屑为主	呈淡红色
2	皮损中等程度隆起,斑块的边缘为圆或斜坡形	大多数皮损表面完全或不完全覆有鳞屑,鳞屑呈片状	红色
3	皮损肥厚,隆起明显	几乎全部皮损表面覆有鳞屑,鳞屑较厚成层	深红色
4	皮损高度增厚,隆起极为明显	全部皮损表面均覆有鳞屑,鳞屑很厚成层	红色极深

人肝脏含有大量固有免疫细胞,如约占肝脏非实质细胞 20% 的 Kupffer 细胞,占肝内淋巴细胞 30%～50% 的 NK 细胞和 10%～20% 的 NKT 细胞等。在内源性或外源性抗原的刺激下固有免疫细胞最先被激活,分泌大量炎性细胞因子(IFN-γ、TNF-α、IL-1β 等),非特异性引起肝细胞及组织损伤,同时将抗原提呈给 T 淋巴细胞,进一步激活适应性免疫应答。激活的免疫系统,在一系列的细胞因子及补体介导下,引起肝脏局部或全身免疫炎症反应,进而导致肝实质细胞的损伤。

1. 刀豆蛋白诱导的肝炎模型

刀豆蛋白 A(concanavalin A,ConA)可引起 T 淋巴细胞活化和增殖。在 ConA 诱导的肝炎模型中,CD4$^+$T 淋巴细胞的活化产生大量的 TNF-α、IFN-γ、IL-1β 等炎性细胞因子,高水平的 TNF-α、INF-γ 导致肝内炎症、肝细胞凋亡直至急性肝功能衰竭。以地塞米松、环孢素等免疫抑制剂预处理对 ConA 诱导的肝损伤具有保护作用,以 CD4 单克隆抗体预处理可完全阻断 ConA 诱导的肝损伤。也有研究显示,ConA 在缺乏 NKT 细胞的 CD1d$^{-/-}$ 小鼠中不能诱导肝炎,给予 CD1d$^{-/-}$ 小鼠过继转输 FasL$^+$ NKT 细胞后,ConA 可诱导肝炎,提示 NKT 细胞表面表达的 FasL 是 ConA 模型肝炎发病机制中的关键因素。

建模方法:选取 6～8 周龄的 C57BL/6 小鼠,按 15 mg/kg 的剂量尾静脉注射 ConA。给药 3 h 后 IFN-γ、TNF-α 和 IL-6 等促炎相关细胞因子的水平显著升高,9 h 后血清转氨酶 ALT 和 AST 明显升高,同时伴大面积的肝内炎症反应及坏死。

2. LPS 联合 D-GalN 诱导的肝炎型

肝脏 Kupffer 细胞高表达 TLR4,而细菌脂多糖(LPS)是 TLR4 的配体,因此,LPS 导致肝脏巨噬细胞活化,分泌的 TNF-α 导致急性肝损伤。D-半乳糖胺(D-GalN)作为一种特异性的肝脏致敏剂,能够参与肝细胞代谢并特异地消耗尿嘧啶,从而抑制细胞的转录活性,导致肝细胞容易发生凋亡,从而加重 LPS 诱导的肝损伤。腹腔联合注射 LPS 和 D-GalN 常作为研究巨噬细胞介导急性肝炎的经典模型,被广泛应用于肝炎的发生机制及保肝药物的研究。

建模方法:选取 6～8 周龄的 C57BL/6 鼠,按 LPS 100 μg/kg 和 D-GalN 700 mg/kg 的剂量经腹腔注入小鼠体内。给药 12 h 后血清 ALT、AST 明显升高,同时组织学检查示肝小叶内大量巨噬细胞浸润并出现大片肝坏死,24 h 后超过 80% 的小鼠出现死亡。

3. α-GalCer 诱导的肝炎模型

α-半乳糖神经酰胺（α-Galactosylceramide，α-GalCer 或 αGC）是一种合成的糖脂，是 NKT 细胞激动剂，可与 CD1d 有效结合特异性活化 NKT 细胞，使其产生 IFN-γ、TNF-α 等多种促炎细胞因子，进而诱导急性肝炎的发生。α-GalCer 为 NKT 细胞内源性配体鞘糖脂（isoglobotrihexosylceramide，iGb3 ）的替代抗原，依赖于 MHC Ⅰ 类样分子 CD1d 的呈递，类似于自身抗原被抗原特异性 T 细胞识别而激活免疫应答，与自身免疫性疾病的发病机制更为接近。但 α-GalCer 诱导的肝内炎症为急性炎症反应，血清 ALT 水平上升轻微，所产生的炎症因子维持时间亦较短，炎症反应较轻，因而无法模拟慢性自身免疫性肝炎的病程。

造模方法：选取 6～8 周龄的 C57BL/6 鼠，静脉注射 100 μg/kg 的 α-GalCer。给药 24 h 后，血清 ALT 可达顶峰，为 300～500 U/L，然后降低，一般不会出现小鼠死亡。

4. Poly I:C 联合 D-GalN 诱导的肝炎模型

NK 细胞高表达 TLR3，而聚肌苷酸胞苷酸（polyinosinic polycytidylic acid，Poly I:C）是一种双链 RNA 病毒模拟物，可以与 TLR3 结合活化 NK 细胞，活化的 NK 细胞通过分泌 IFN-γ 和 TNF-α 等细胞因子导致肝细胞的损伤。Poly I:C 本身导致肝脏损伤较轻，但联合 D-GalN 则损伤明显加重。

建模方法：选取 6～8 周龄的 C57BL/6 鼠，腹腔注射 75 μg/kg Poly I:C 和 500 mg/kg D-GalN，血清 ALT 和 AST 在 18～24 h 明显升高，同时小鼠肝脏 NK 细胞的比例及分泌 IFN-γ 的水平也显著上升，肝脏出现严重的炎症反应和坏死。

参考文献

［1］ Martin C E，Spasova D S，Frimpong-Boateng K，et al. Interleukin-7 Availability Is Maintained by a Hematopoietic Cytokine Sink Comprising Innate Lymphoid Cells and T Cells［J］. Immunity，2017，47 (1)：171-182. e4.

［2］ Uehara T，Pogribny I P，Rusyn I. The DEN and CCl₄-Induced Mouse Model of Fibrosis and Inflammation-Associated Hepatocellular Carcinoma［J］. Curr Protoc Pharmacol，2014，66：14-30.

［3］ Jones-Bolin S，Ruggeri B. Metastatic model of colon carcinoma in mice：utility in the study of tumor growth and progression［J］. Curr Protoc Pharmacol，2007，14：14-15.

［4］ Trentham D E，Townes A S，Kang A H. Autoimmunity to type Ⅱ collagen an experimental model of arthritis［J］. J Exp Med，1977，146(3)：857-868.

［5］ Murphy E D，Roths J B. A Y chromosome associated factor in strain BXSB producing accelerated autoimmunity and lymphoproliferation［J］. Arthritis Rheum，1979，22：1188-1194.

［6］ Helyer B J，Howie J B. Renal disease associated with positive lupus erythematosus tests in a crossbred strain of mice［J］. Nature，1963，197：197.

［7］ Andrews B S，Eisenberg R A，Theofilopoulos A N，et al. Spontaneous murine lupus-like syndromes. Clinical and immunopathological manifestations in several strains［J］. J Exp Med，1978，148：1198-1215.

［8］ 张连峰，秦川. 常见和新发传染病动物模型［M］. 北京：中国协和医科大学出版社，2012.

（郑晓东）

第九章 免疫细胞功能检测的免疫学实验技术综合应用举例

我们已经介绍了常用的免疫学技术，如何应用这些技术进行某一专项课题的研究，是每个学生所面临的实际问题。本章我们从细胞到分子的角度选择 3 个应用实例：① 免疫细胞选择 T 淋巴细胞的功能检测；② 细胞内分子选择免疫细胞信号分子的检测；③ 体液分子选择细胞因子的检测。这些实例涵盖了我们学习的免疫学技术，包括 ELISA、ELISPOT、免疫组化、免疫荧光、免疫印迹、细胞的分离和纯化、抗体清除淋巴细胞、流式细胞检术、肿瘤模型等，可使学生进一步理解和掌握免疫学技术的综合应用。

第一节 T 淋巴细胞功能检测的免疫学技术综合应用举例

Dectin-1 信号抑制 PDA 肿瘤中 T 淋巴细胞的活化和功能

一、目的

本研究通过淋巴结、肿瘤浸润单个核细胞的分离、流式细胞术、五聚体（pentramer）法、自发肿瘤模型、原位肿瘤模型、T 淋巴细胞清除等技术对 T 淋巴细胞的活化和功能以及肿瘤特异性 T 淋巴细胞检测，探讨胰腺导管腺癌（PDA）肿瘤微环境（TME）Dectin-1 分子 T 淋巴细胞功能的影响，使学生掌握利用各种免疫学技术检测 T 淋巴细胞功能。

二、摘要

背景：Dectin-1 分子缺失抑制 PDA 肿瘤生长，推测 Dectin-1 分子缺失的 PDA-TME 中 T 淋巴细胞在抗肿瘤效应中发挥重要作用。**方法**：采用不同肿瘤模型，通过流式细胞术、淋巴细胞清除等技术检测 T 淋巴细胞的活化和功能。**结果**：Dectin-1 分子缺失促进 PDA-TME 中 T 淋巴细胞的活化和功能，肿瘤特异性 $CD8^+$ T 淋巴细胞升高，与 PD-1 阻断协同促进 CD4$^+$ T 淋巴细胞向 Th1 极化,清除 T 淋巴细胞抗肿瘤效应明显减弱。**结论**:在 PDA 中 Dectin-1 分子抑制 T 淋巴细胞的活化和抗瘤效应。

三、研究思路

(1) Dectin-1 分子缺失促进 PDA 中 T 淋巴细胞活化。

(2) Dectin-1 分子缺失导致肿瘤特异性 CD8$^+$ T 淋巴细胞增多。

(3) 活化 Dectin-1 分子可抑制 T 淋巴细胞功能。

(4) Dectin-1 分子缺失联合 PD-1 阻断可协同促进 T 淋巴细胞功能。

(5) Dectin-1 分子缺失导致的抗肿瘤效应依赖于 T 淋巴细胞。

四、实验用特殊小鼠和肿瘤模型

同第四章第六节免疫组织化学技术应用举例。所有使用实验动物的设计方案均通过纽约大学医学院动物护理和使用委员会批准使用。

五、实验方法

(1) 小鼠体内 T 淋巴细胞清除:清除 CD4$^+$ T 淋巴细胞使用抗 CD4 抗体,清除 CD8$^+$ T 淋巴细胞使用抗 CD8 抗体。小鼠腹腔注射 6 mg/kg。每周给药 2 次,连续给药 3 周。

(2) Dectin-1 分子活化 Dectin-1 激动剂,d-酵母多糖(d-zymosan),每只小鼠腹腔注射 500 μg,每周给药 5 次,连续给药 3 周。

(3) 流式细胞术:小鼠单细胞悬浮液制备,进行流式细胞术检测。细胞标记:1×10^6 个细胞用抗 CD16/CD32 单克隆抗体孵育,阻断 Fc 受体的非特异性结合,然后加入荧光标记抗体孵育。细胞内染色使用固定/穿膜试剂盒。所有的细胞使用 LSR-Ⅱ 流式细胞仪进行检测,流式数据分析使用 FlowJo v. 10.1。

(4) 肿瘤特异性 CD8$^+$ T 淋巴细胞的检测:采用 KPC 鼠来源的 PDA 肿瘤分离肿瘤细胞,体外建系,使用 pCI-neo-cOVA 质粒转染 KPC-PDA 肿瘤细胞系,构建过表达 OVA 的 PDA 肿瘤细胞系。将表达 OVA 的肿瘤细胞系原位移植小鼠胰腺,21 天后分离肿瘤浸润淋巴细胞,OVA-Pentamer 进行染色,流式细胞术对 OVA 特异性 CD8$^+$ T 淋巴细胞进行检测。

(5) 统计学分析:数据以平均值±标准误表示。使用未配对 t 检验(unpair student's t test)确定统计的显著性,P 值表明差异显著性的程度,$P < 0.05$ 差异具有显著性,以"$*$"表示。$* P < 0.05$;$** P < 0.01$;$*** P < 0.001$;$**** P < 0.0001$。n. s. 表示无显著性差异。

六、实验结果

1. Dectin-1 分子缺失可促进 T 淋巴细胞活化

（1）Dectin-1 分子缺失促进肿瘤引流淋巴结中 T 淋巴细胞的活化

已获得的实验结果证明 Dectin-1 信号活化肿瘤相关巨噬细胞（TAMs）促进 PDA 发展，Dectin-1 分子缺失可诱导 TAMs 向 M1 样巨噬细胞分化（结果未展示）。研究者推测由 Dectin-1 分子缺失引起的 TAMs 重编程可恢复肿瘤浸润的 T 淋巴细胞的抗肿瘤功能。为了验证这一假设，首先对 Dectin-1$^{+/+}$KC 鼠和 Dectin-1$^{-/-}$KC 鼠胰腺引流淋巴结中 CD4$^+$T 和 CD8$^+$T 淋巴细胞的活化进行了检测。

对 Dect＋in-1$^{+/+}$KC 鼠和 Dectin-1$^{-/-}$KC 鼠胰腺引流淋巴结 CD4$^+$T 淋巴细胞和 CD8$^+$T 淋巴细胞的表型进行检测，结果表明，引流淋巴结 CD4$^+$T 淋巴细胞和 CD8$^+$T 淋巴细胞的 CD44、OX40 和 PD-1 表达均显著上调，提示引流淋巴结 T 淋巴细胞处于活化状态（图 9.1(a)～(c)）。Dectin-1 的缺失也增加了肿瘤引流淋巴结中的 CD8∶CD4 T 淋巴细胞的比率（图 9.1(d)），提示 CD8$^+$T 淋巴细胞数量增多。

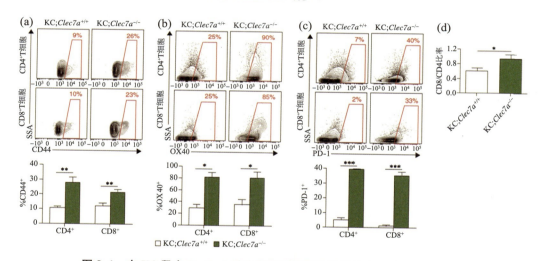

图 9.1　在 KC 鼠中 Dectin-1 缺失导致胰腺引流淋巴结中 T 淋巴细胞活化

6 月龄 Dectin-1$^{+/+}$KC 鼠和 Dectin-1$^{-/-}$KC 鼠的自发 PDA 肿瘤模型，取胰腺引流淋巴结，分离单个核细胞，流式细胞术检测小鼠引流淋巴结中 CD4$^+$T 淋巴细胞和 CD8$^+$T 淋巴细胞表面 CD44(a)、OX40(b)、PD-1(c)分子的表达。(a)～(c)上图为代表性流式细胞术检测图；(a)～(c)下图为多次检测的统计结果；(d) 流式细胞术检测小鼠胰腺引流淋巴结中 CD8$^+$T 淋巴细胞和 CD4$^+$T 淋巴细胞的比率。每组 5 只小鼠，实验至少重复 2 次。统计方法为非配对 t 检验，数据展现为平均值±标准误，差异显著性程度为 * $P<0.05$；** $P<0.01$；*** $P<0.001$。

（2）Dectin-1 分子缺失可增强肿瘤浸润 T 淋巴细胞的功能

前述实验结果证明 Dectin-1 分子缺失导致肿瘤引流淋巴结中 T 淋巴细胞活化，CD8$^+$T 淋巴细胞数量升高，为了进一步探究 Dectin-1 分子对肿瘤浸润 T 淋巴细胞功能的影响，研究者构建了 KPC 鼠来源的 PDA 原位肿瘤模型，分离肿瘤浸润单个核细胞，检测了肿瘤浸润 T 淋巴细胞功能相关分子的表达。

结果发现在 PDA 原位肿瘤模型中，肿瘤浸润的 CD8$^+$T 淋巴细胞在 Dectin-1 分子缺失鼠表现为活化表型,即 PD-1、T-bet、TNF-α、CD107a、Granzyme B 表达均显著升高,提示 CD8$^+$T 淋巴细胞处于活化状态,细胞毒功能增强(图 9.2(a))。肿瘤浸润的 CD4$^+$T 淋巴细胞在 Dectin-1 分子缺失鼠中表现为高水平的 CD44、CD107a、ICOS、T-bet 和 TNF-α 表达,提示 CD4$^+$T 淋巴细胞向 Th1 细胞极化(图 9.2(b))。Dectin-1 分子缺失的原位 PDA 肿瘤模型中肿瘤浸润 CD8:CD4 T 淋巴细胞比率增加(图 9.2(c)),提示肿瘤浸润 CD8$^+$T 淋巴细胞增多。

上述结果提示 Dectin-1 分子缺失导致肿瘤引流淋巴结和肿瘤浸润的 CD4$^+$T 和 CD8$^+$T 淋巴细胞活化,CD4$^+$T 淋巴细胞向 Th1 细胞极化,CD8$^+$T 淋巴细胞增多和细胞毒功能增强。

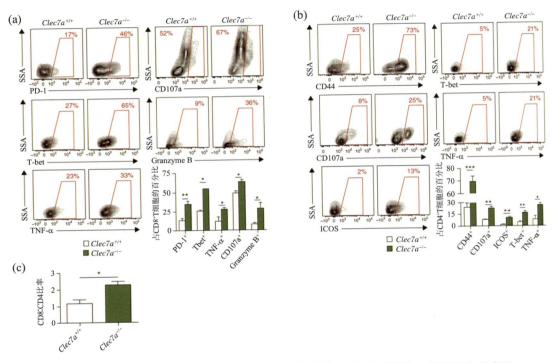

图 9.2　在 PDA 原位肿瘤模型中 Dectin-1 缺失胰腺可以增强肿瘤浸润 T 淋巴细胞的功能

将 8~12 周龄 Dectin-1$^{+/+}$鼠和 Dectin-1$^{-/-}$鼠的胰腺内植入 KPC 鼠来源的 PDA 肿瘤细胞,构建原位移植肿瘤模型。21 天后取胰腺肿瘤组织,分离肿瘤浸润淋巴细胞,流式细胞术(a)检测 CD8$^+$T 淋巴细胞 PD-1、T-bet、TNF-α、CD107a、颗粒酶 B 的表达水平,并进行统计;(b)检测 CD4$^+$T 淋巴细胞 CD44、T-bet、CD107a、TNF-α、ICOS 的表达水平,并进行统计;(c)计算肿瘤浸润淋巴细胞中 CD8$^+$T 淋巴细胞与 CD4$^+$T 淋巴细胞的比率。每组 5 只小鼠,实验至少重复 2 次。统计方法为非配对 t 检验,数据展现为平均值±标准误,差异显著性程度为 * $P<0.05$;** $P<0.01$;*** $P<0.001$。

2. Dectin-1 分子缺失导致 PDA 肿瘤特异性 CD8$^+$T 淋巴细胞增多

前述结果提示 Dectin-1 分子缺失导致肿瘤浸润 T 淋巴细胞活化,CD8$^+$T 淋巴细胞数量增多,细胞毒功能增强。这种细胞功能的增强是否为肿瘤特异性的呢? 研究者采用基因工程技术在 KPC 肿瘤细胞中过表达 OVA,建立原位 OVA 过表达肿瘤模型,检测 OVA 特异性 CD8$^+$T 淋巴细胞的比例。

通过对 OVA 过表达的原位 PDA 肿瘤模型中 CD8$^+$T 淋巴细胞的比例分析,发现与

WT 原位 PDA 肿瘤模型鼠相比，Dectin-1 分子缺失小鼠肿瘤浸润 $CD8^+$ T 淋巴细胞占肿瘤浸润 $CD3^+$ T 淋巴细胞的比明显增加（图 9.3(a)）。用 Pentamer 法检测 OVA 特异性 $CD8^+$ T 淋巴细胞的比例，结果发现，Dectin-1 分子缺失小鼠的肿瘤浸润 $CD8^+$ T 淋巴细胞中 OVA Pentamer$^+$ 细胞占 $CD8^+$ T 淋巴细胞中的比例显著上升（图 9.3(b)），这些结果提示 Dectin-1 分子缺失，导致 $CD8^+$ T 淋巴细胞的活化，针对肿瘤特异性 $CD8^+$ T 淋巴细胞增多，抗瘤效应增强。

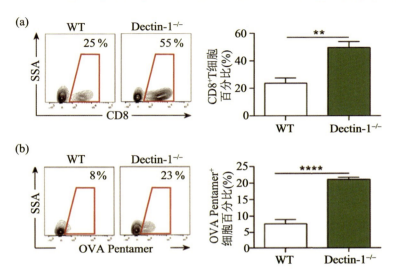

图 9.3　在 PDA 原位肿瘤模型中 Dectin-1 分子缺失导致肿瘤特异性 $CD8^+$ T 淋巴细胞的升高

WT 或 Dectin-1$^{-/-}$ 的小鼠原位移植 KPC 来源的 OVA 过表达肿瘤细胞，构建原位 OVA 过表达 PDA 肿瘤模型。在移植第 21 天取胰腺肿瘤，分离肿瘤浸润淋巴细胞，通过流式细胞术检测(a)$CD8^+$ T 淋巴细胞在 $CD3^+$ T 淋巴细胞中的比例；(b)OVA Pentamer$^+$ 细胞在 $CD8^+$ T 淋巴细胞中的比例。左图为代表性流式细胞术检测结果，右图为多次检测的统计结果。每组 4～5 只小鼠，实验至少重复两次。统计方法为非配对 t 检验，数据展现为平均值±标准误，差异显著性程度为 $^{**}P<0.01$；$^{****}P<0.0001$。

3. Dectin-1 分子的活化可抑制 T 淋巴细胞功能

根据 Dectin-1 分子缺失导致肿瘤引流淋巴结和肿瘤浸润的 T 淋巴细胞活化，研究者推测 Dectin-1 分子活化会抑制 T 淋巴细胞的功能，为此使用外源性 Dectin-1 配体 d-酵母多糖（d-zymosan）活化 Dectin-1 分子，检测 Dectin-1 分子活化对 T 淋巴细胞功能的影响。

与对照组相比，Dectin-1 激动剂处理的原位 PDA 肿瘤小鼠中肿瘤浸润的 $CD4^+$ T 和 $CD8^+$ T 淋巴细胞转录因子 T-bet 和细胞因子 TNF-α 表达均显著降低，表明 T 淋巴细胞的活化程度降低（图 9.4(a)、(b)）。肿瘤浸润的 $CD4^+$ T 淋巴细胞分泌细胞因子 IL-5、IL-10 和 IL-13 水平升高（图 9.4(a)）。T-bet 表达降低，Th2 类细胞因子表达升高，提示肿瘤浸润的 $CD4^+$ T 淋巴细胞向 Th2 表型转化，进一步证明 Dectin-1 分子抑制肿瘤浸润 T 淋巴细胞的活化和功能。

4. Dectin-1 分子缺失联合 PD-1 阻断促进 T 细胞的活化抑制肿瘤生长

由于在 Dectin-1$^{-/-}$ 鼠 PDA 肿瘤 T 淋巴细胞活化，同时 PD-1 分子高表达，而 PD-1 分子可与肿瘤细胞表面的 PD-L1 分子结合，抑制活化的 T 淋巴细胞的免疫应答。研究者推测 Dectin-1 分子缺失联合 PD-1 阻断可以协同促进 T 淋巴细胞的抗肿瘤效应，从而抑制肿瘤的生长。

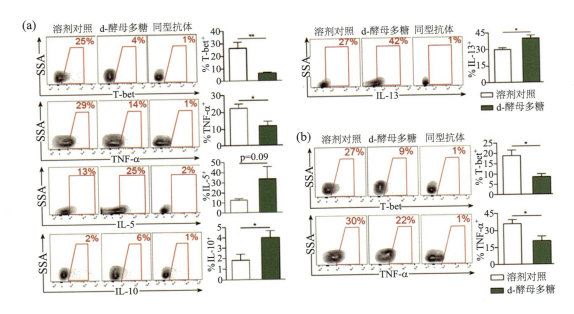

图 9.4 外源性 Dectin-1 激动剂可以抑制肿瘤浸润 T 淋巴细胞的功能

原位 PDA 肿瘤模型鼠腹腔注射 500 μg d-酵母多糖或溶剂对照,每周给药 5 次,连续给药 3 周后小鼠实行安乐死。取小鼠胰腺肿瘤组织分离肿瘤浸润的单个核细胞,用流式细胞术检测(a)肿瘤浸润的 CD4+T 淋巴细胞中 T-bet、TNF-α、IL-5、IL-10 和 IL-13 的表达;(b)肿瘤浸润 CD8+T 淋巴细胞中 T-bet 和 TNF-α 的表达。左图为代表性流式细胞术检测结果,右图为多次检测的统计结果。实验重复 3 次,每组 5 只小鼠。统计方法为未配对 t 检验,数据展示为平均值±标准误;差异显著性程度为* P<0.05;** P<0.01。

　　用抗 PD-1 抗体处理原位 PDA 肿瘤模型鼠,取小鼠胰腺肿瘤组织进行拍照并测量肿瘤重量。肿瘤重量统计结果显示,Dectin-1 分子缺失组肿瘤重量显著降低,Dectin-1 分子缺失联合 PD-1 分子阻断后,与单独 Dectin-1 分子缺失组相比肿瘤重量进一步降低,表明 Dectin-1 分子缺失联合 PD-1 阻断,可以协同抑制 PDA 肿瘤生长(图 9.5(a))。分离 PDA 肿瘤浸润 T 淋巴细胞,检测 CD4+T 淋巴细胞产生细胞因子 IFN-γ 的能力,结果表明 Dectin-1 分子缺失组产生细胞因子 IFN-γ 的能力显著增强,Dectin-1 分子缺失联合 PD-1 分子阻断组 IFN-γ 产生进一步增强,提示 Dectin-1 分子缺失联合 PD-1 分子阻断增强肿瘤浸润 CD4+T 淋巴细胞 IFN-γ 产生能力,说明肿瘤浸润的 CD4+T 淋巴细胞向 Th1 细胞极化,而单独抗 PD-1 抗体处理组肿瘤生长和产生 IFN-γ 的能力与 WT 对照组无显著差异(图 9.5(b))。

5. Dectin-1 分子缺失导致的抗肿瘤效应依赖于 T 淋巴细胞

　　前述结果已经证明 Dectin-1 分子缺失促进 T 淋巴细胞的活化并抑制肿瘤生长,推测 Dectin-1 分子缺失的 PDA 中 T 淋巴细胞在抗肿瘤效应中发挥重要作用。为此在 Dectin-1 分子缺失的原位 PDA 肿瘤模型鼠清除体内 T 淋巴细胞,观察肿瘤的生长情况。

　　Dectin-1 分子缺失的原位 PDA 肿瘤模型鼠分别用抗 CD4 抗体和抗 CD8 抗体清除体内 CD4+T、CD8+T 淋巴细胞,然后进行 PDA 肿瘤重量的测量。结果表明,无论是单独清除 CD4+T 淋巴细胞还是单独清除 CD8+T 淋巴细胞,肿瘤重量显著升高,T 淋巴细胞清除后 Dectin-1 分子缺失抑制肿瘤生长的作用被削弱,提示在 Dectin-1 分子缺失的抗 PDA 的效应中 T 淋巴细胞是不可或缺的(图 9.6)。

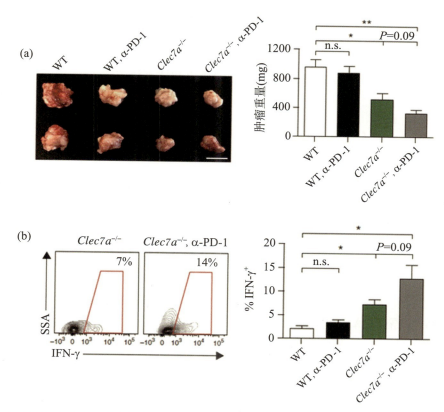

图 9.5　Dectin-1 分子缺失联合 PD-1 分子阻断抑制肿瘤生长并促进 CD4⁺ T 淋巴细胞产生 IFN-γ

原位 KPC 肿瘤模型鼠腹腔注射抗 PD-1 阻断抗体(6 mg/kg)或同型抗体对照,每周给药 2 次,连续给药 3 周后对小鼠实行安乐死。(a)取小鼠胰腺肿瘤组织,测量肿瘤重量。左图为代表性肿瘤实物图,右图为多次测量肿瘤重量的统计结果。(b)小鼠胰腺 PDA 肿瘤组织分离肿瘤浸润的单个核细胞,流式细胞术检测表达 IFN-γ 的 CD4⁺ T 淋巴细胞的比例。左图为代表性流式细胞术检测结果,右图为多次检测的统计结果。实验重复 2 次,每组 5 只小鼠。统计方法为未配对 t 检验,数据展示为平均值±标准误;差异显著性程度为 * $P<0.05$;n. s. 表示无显著性差异。

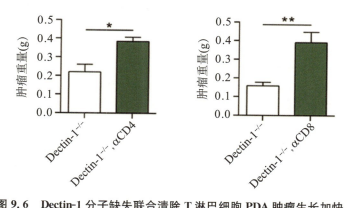

图 9.6　Dectin-1 分子缺失联合清除 T 淋巴细胞 PDA 肿瘤生长加快

原位 PDA 肿瘤模型鼠腹腔注射抗 CD4 单克隆抗体(6 mg/kg)或抗 CD8 单克隆抗体(6mg/kg)或同型抗体对照,每周给药 2 次,连续给药 3 周后小鼠实行安乐死。取小鼠胰腺肿瘤组织,测量肿瘤重量。(a)清除 CD4⁺ T 淋巴细胞小鼠测量肿瘤重量的统计结果;(b)清除 CD8⁺ T 淋巴细胞小鼠测量肿瘤重量的统计结果。每组 5 只小鼠。统计方法为未配对 t 检验,数据展示为平均值±标准误;差异显著性程度为 * $P<0.05$;** $P<0.01$。

七、结论

在 PDA 中 Dectin-1 分子抑制 T 淋巴细胞的活化和抗瘤效应。

第二节　信号分子检测的免疫学技术综合应用举例

Dectin-1 分子与配体相互作用的信号促进 PDA 发生发展

一、目的

本研究通过免疫印迹技术、免疫组织化学染色技术、流式细胞术、肿瘤模型构建等技术验证胰腺导管腺癌(PDA)的肿瘤微环境(TME)中,Dectin-1 分子与配体相互作用的信号促进 PDA 发生发展,使学生学会综合应用不同的免疫学技术研究同一个分子。

二、背景知识

Dectin-1 分子的信号通路:Dectin-1 分子是免疫受体酪氨酸的活化基序(ITAM)偶联的 C 型凝集素受体(CLR),Dectin-1 分子作为真菌的主要模式识别受体,对 β-葡聚糖的识别会触发有效的免疫应答,包括吞噬作用和促炎因子的产生,以消除感染真菌。细胞表面 Dectin-1 受体与 β-葡聚糖结合募集下游分子脾酪氨酸激酶(spleen tyrosine kinase,Syk),使细胞内 Syk 磷酸化,继而磷酸化磷脂酶 Cγ(p-phospholipase C,PLCγ),募集接头蛋白 CARD9 分子,激活核转录因子 NF-κB(nuclear factor κB,NF-κB)信号,同时 c-Jun N-末端激酶(c-Jun N-terminal kinase,JNK)途径激活,诱导机体产生一系列的细胞因子和趋化因子,在抗病原体的固有免疫应答中发挥着重要作用。

半乳糖凝集素-9(galectin-9,Gal-9):Gal-9 分子是半乳糖凝集素家族成员之一,具有 β 半乳糖结合活性。Gal-9 分子在人体中广泛存在于胰腺、肝脏、肺脏、扁桃体及一些肿瘤细胞,在小鼠中则分布在肝脏、小肠、胸腺、脾脏、肺脏及骨骼肌中。Gal-9 分子具有多种生物学特性,参与细胞分化成熟、黏附和聚集、趋化、激活及凋亡等,在急性炎症、肿瘤、自身免疫病等中发挥重要作用。Gal-9 分子是 T 淋巴细胞免疫球蛋白及黏蛋白-3(T-cell Ig-mucin-3,Tim-3)的天然配体,Gal-9/Tim-3 信号通路通过诱导 T 淋巴细胞凋亡在免疫耐受的诱导及自身免疫病防治中发挥重要作用。Gal-9 分子结合细胞表面 CD137 分子,能够促进淋巴细胞和髓系细胞的活性。因此,Gal-9 分子可能在免疫调节中发挥多重作用。

三、摘要

背景：研究表明 TME Dectin-1 分子的表达促进 PDA 的发展，Dectin-1 分子与配体相互作用的信号是否能促进 PDA 肿瘤的发展。**方法**：采用免疫印迹、免疫组化、流式细胞术等技术验证 PDA-TME 中 Dectin-1 分子与配体相互作用的信号通路。**结果**：证明 PDA-TME 中存在 Dectin-1 信号通路，抑制 Dectin-1 信号可延缓 PDA 的进展。Gal-9 分子可活化 Dectin-1 信号通路从而加速 PDA 的进展。**结论**：在肿瘤的进程中 Dectin-1-Gal-9 信号轴促进 PDA 肿瘤的发展。

四、研究思路

(1) 在 PDA 中存在 Dectin-1 信号通路的活化。

(2) 抑制 Dectin-1 信号延缓 PDA 进展。

(3) 活化 Dectin-1 信号促进 PDA 进展。

(4) Gal-9 以 Dectin-1 分子依赖的方式活化 Syk 信号通路。

五、实验用特殊小鼠和肿瘤模型

同第四章第六节免疫组织化学技术应用举例。所有使用实验动物的设计方案均通过纽约大学医学院动物护理和使用委员会批准使用。

六、实验方法

(1) Dectin-1 分子外源性配体：d-酵母聚糖（d-zymosan）、热灭活的白色念珠菌（heat-killed *Candida albicans*，HKCA）、细菌凝胶多糖（curdlan）。

(2) 流式细胞术：制备小鼠单细胞悬浮液，进行流式细胞术检测。细胞标记：1×10^6 个细胞用抗 CD16/CD32 单克隆抗体孵育，阻断 Fc 受体（FcγRⅢ/Ⅱ）的非特异性结合，然后加入荧光标记抗体孵育。抗体浓度为 2 μg/mL，主要包括抗 CD45 抗体（克隆号 30-F11）、抗 CD11b 抗体（克隆号 M1/70）、抗 Gr1 抗体（克隆号 RB6-8C5）、抗 CD11c 抗体（克隆号 N418）、抗 MHC Ⅱ 抗体（克隆号 M5/114.15.2）、抗 F4/80 抗体（克隆号 BM8）、抗 p-Syk 抗体（moch1ct）、抗 Dectin-1 抗体（克隆号 2A11）。细胞内染色使用固定/穿膜试剂盒，使用 LSR-Ⅱ流式细胞仪检测，流式数据分析使用 FlowJo v.10.1。

(3) 免疫印迹技术：胰腺组织在预冷的 RIPA 缓冲液中进行匀浆，提取蛋白质并进行总蛋白定量。SDS-PAGE 上样 10～30 μg 蛋白质，在 200 V 下电泳并电转移到 PVDF 膜上。用 5% 牛血清白蛋白（BSA）封闭后，加抗 β-actin 抗体（克隆号 8H10D10）、抗 PLCγ 抗体（多克隆抗体）、抗 p-PLCγ 抗体（多克隆抗体）、抗 JNK 抗体（克隆号 2C6）、抗 p-JNK 抗体（克隆号 G9）、抗 CARD9 抗体（多克隆抗体）、抗 Syk 抗体（多克隆抗体）、抗 p-Syk 抗体（多克隆抗体），用 ECL 进行显色。

（4）IHC 和 HE 染色：小鼠胰腺组织石蜡切片进行 IHC 染色。使用的检测抗体为抗 p-Syk 抗体（多克隆，浓度 10 μg/mL）。小鼠胰腺组织石蜡切片进行常规 HE 染色。

（5）统计学分析：数据以平均值±标准误表示。使用未配对 t 检验（unpair student's t test）确定统计的显著性，P 值表明差异显著性的程度，$P<0.05$ 差异具有显著性，以"＊"表示。＊$P<0.05$；＊＊$P<0.01$；＊＊＊$P<0.001$；＊＊＊＊$P<0.0001$。n.s. 表示无显著性差异。

六、实验结果

1. 在 PDA 中存在 Dectin-1 信号通路的活化

Dectin-1 分子是固有免疫模式识别受体，识别真菌细胞壁的 β-葡聚糖多糖。Dectin-1 分子与真菌 β-葡聚糖多糖的结合，使 Syk 磷酸化，募集 CARD9 接头蛋白，活化 NF-κB 信号通路，从而启动抗真菌免疫应答。以 Dectin-1 为靶点对小鼠 PDA 模型进行的相关研究表明 Dectin-1 分子高表达与胰腺导管腺癌（PDA）的发生发展密切相关，Dectin-1 信号通路的活化是否能促进 PDA 的发展？研究者对野生型小鼠（WT）和 KC 鼠胰腺组织中 Dectin-1 信号通路的活化水平进行了检测。

对 3 月龄和 6 月龄的 WT 鼠和 KC 鼠的胰腺中 Dectin-1 信号通路的下游信号分子进行检测，结果发现，与年龄匹配的 WT 鼠的胰腺相比，KC 鼠胰腺磷酸化的 p-Syk 和 p-磷脂酶 Cγ（PLCγ）水平显著升高，其下游的 CARD9 分子高表达，同时 JNK 途径也被激活（图 9.7(a)）。免疫组织化学染色分析证实了 Dectin-1$^{+/+}$ KC 鼠胰腺组织高表达p-Syk，而 Dectin-1$^{-/-}$ KC 鼠胰腺 Syk 磷酸化明显降低（图 9.7(b)）。这一结果表明在 KC 鼠胰腺组织中 Dectin-1 分子信号通路处于活化状态，Dectin-1 分子的表达与 Syk 的磷酸化呈正相关。

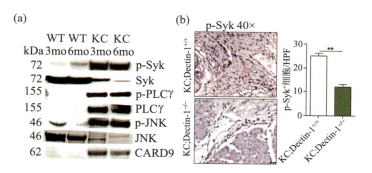

图 9.7　KC 鼠胰腺组织中 Dectin-1 信号通路被活化

（a）分别取 3 月龄和 6 月龄 WT 鼠和 KC 鼠的胰腺组织裂解液 2 mg，进行免疫印迹，对 Dectin-1 信号通路的中下游分子进行检测。各样本蛋白质上样量相同。（b）6 月龄的 Dectin-1$^{+/+}$ KC 鼠和 Dectin-1$^{-/-}$ KC 鼠胰腺组织通过免疫组织化学染色（IHC）检测 p-Syk 的表达。每张 IHC 片子读取 10 个高倍视野（HPF），根据读取的阳性细胞数计算每个高倍视野中平均 p-Syk 阳性细胞数（比例尺=100 μm）。每组 3 只鼠，统计方法为未配对 t 检验，数据展示为平均值±标准误；差异显著性程度为＊＊$P<0.01$。

分离同一只 KPC 肿瘤模型鼠的 PDA 肿瘤和脾脏的髓系细胞，进行流式细胞术分析，结果表明 KPC 鼠 PDA 肿瘤中的巨噬细胞、中性粒细胞和炎症单核细胞以及 DC 的 Syk 的磷酸化均显著高于脾脏对照（图 9.8）。这一结果提示在 PDA 组织的髓系细胞中 Dectin-1 分子信号通路被活化。

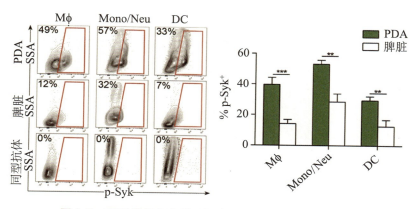

图 9.8　KPC 鼠组织中髓系细胞的 Dectin-1 信号通路被活化

分离 KPC 鼠的胰腺 PDA 组织或脾脏的单个核细胞,通过流式细胞术检测 CD11c$^-$Gr1$^-$CD11b$^+$巨噬细胞(Mφ)、Gr1$^+$CD11b$^+$单核细胞(Mono)和中性粒细胞(Neu)、Gr1$^-$CD11c$^+$MHC Ⅱ$^+$DC 中 Syk 的磷酸化水平,每组 5 只鼠,统计方法为未配对 t 检验,数据展示为平均值±标准误;差异显著性程度为** $P<0.01$;*** $P<0.001$。

2. 抑制 Dectin-1 信号通路延缓 PDA 的进展

在胰腺 PDA 组织的髓系细胞中 Dectin-1 分子高表达,且 Syk 信号通路活化,推测 Syk 信号通路与肿瘤的进展有关。如果阻断 Syk 信号通路是否可以抑制肿瘤的发展？研究者用 p-Syk 抑制剂白皮杉醇(piceatannol)处理 Dectin-1$^{+/+}$KC 鼠和 Dectin-1$^{-/-}$KC 鼠,然后对 PDA 肿瘤的进程进行了检测。

KC 小鼠在出生后 6～14 周期间接受 p-Syk 抑制剂白皮杉醇处理,并对胰腺组织进行 HE 染色,检测肿瘤进展情况。结果发现,与对照组相比,给予抑制剂白皮杉醇处理的 Dectin-1$^{+/+}$的 KC 鼠胰腺组织的病变程度明显减轻,与 Dectin-1$^{-/-}$的 KC 鼠胰腺组织相当(图 9.9(a)),这说明白皮杉醇能有效地抑制 Syk 磷酸化,减缓 KC 鼠 PDA 的进展。胰腺重量结果显示 Dectin-1$^{+/+}$的 KC 鼠胰腺重量显著高于白皮杉醇处理的 Dectin-1$^{+/+}$的 KC 鼠和 Dectin-1$^{-/-}$的 KC 鼠,而白皮杉醇处理的 Dectin-1$^{+/+}$的 KC 鼠与 Dectin-1$^{-/-}$的 KC 鼠之间胰腺重量没有显著性差异(图 9.9(b)),这一结果证明在体内抑制 Syk 信号可以抑制 PDA 的生长。

原位 PDA 肿瘤模型鼠给予 p-Syk 抑制剂白皮杉醇处理,流式细胞术检测 PDA 肿瘤浸润的巨噬细胞 p-Syk 的表达,结果发现 Syk 信号通路的阻断可以显著降低 KPC 鼠肿瘤巨噬细胞的活化(图 9.10),结果提示阻断 Dectin-1 的 Syk 信号,可以减缓 PDA 的发展。

3. 活化肿瘤相关巨噬细胞的 Dectin-1 信号,可加速 PDA 的进程

研究结果表明抑制 Syk 信号可降低 PDA 肿瘤生长,减缓其进展。研究者推测活化 Dectin-1 信号通路,可以加速肿瘤生长。使用外源性 Dectin-1 分子的配体 d-酵母多糖(d-zymosan)处理原位 KPC 肿瘤模型鼠,检测巨噬细胞 Dectin-1 信号通路的 Syk 信号的活化。

用流式细胞仪对 d-酵母多糖活化的 PDA 肿瘤相关巨噬细胞的 Syk 信号进行检测,结果发现,d-酵母多糖可显著活化肿瘤相关巨噬细胞的 Syk 信号(图 9.11)。已有结果表明 Dectin-1 信号可以调节 PDA 中的巨噬细胞浸润和表型,与 Dectin-1$^{-/-}$KC 缺失鼠相比 Dectin-1$^{+/+}$KC 鼠表现出明显的肿瘤浸润 F4/80$^+$巨噬细胞,特别是 Arg1$^+$巨噬细胞(M2 型巨噬细

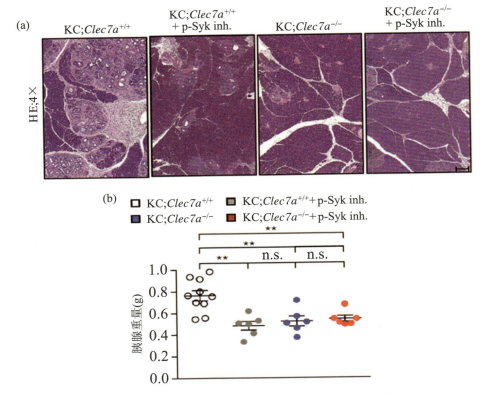

图 9.9　Syk 抑制剂可减轻胰腺组织异常改变和降低 KC 鼠肿瘤生长

6 周龄的 Dectin-1$^{+/+}$ KC 鼠（$n=10$）和 Dectin-1$^{-/-}$ KC 鼠（$n=5$）给予腹腔注射 20 mg/kg p-Syk 抑制剂白皮杉醇（p-Syk inh.）或溶剂对照进行处理，每周 5 次，连续给药 8 周后小鼠行安乐死，取胰腺组织。（a）进行 HE 染色，结果展示为具有代表性的 HE 染色图（比例尺：200 μm）；（b）胰腺称重，每一个点代表一只小鼠。统计方法为未配对 t 检验，数据展示为均值±标准误；差异显著性程度为** $P<0.01$；n. s. 表示无显著性差异。

胞）的显著升高，而且用 d-酵母多糖活化 Dectin-1 信号通路后，可加重胰腺胆管上皮内瘤变程度，加速 PDA 肿瘤细胞的增殖（见第四章第六节），这些结果提示通过活化肿瘤相关巨噬细胞的 Dectin-1 信号通路可以加速 PDA 的进展。

4. 内源性 Dectin-1 配体 Gal-9 可活化 Dectin-1 信号通路

外源性配体活化 Dectin-1 信号加速肿瘤的进程，但非病原体衍生的内源性 Dectin-1 配体尚未得到确证，研究者通过免疫沉降、质谱等技术鉴定出半乳糖凝集素 9（Gal-9）分子是 Dectin-1 分子的内源性配体（结果未展示）。Gal-9 分子是否可以活化 Dectin-1 信号通路？研究者对 Gal-9 体外刺激的 WT 鼠或 Dectin-1$^{-/-}$ 鼠的脾脏巨噬细胞以及 Dectin-1 报告的人类胚胎肾脏（HEK）293 细胞的活化信号进行了检测。

为了确定 Gal-9 分子是一种功能性 Dectin-1 分子的配体，研究者将 WT 和 Dectin-1$^{-/-}$ 鼠脾脏巨噬细胞与重组 Gal-9 分子孵育，测定 Syk 的磷酸化。结果表明与对照组相比，重组 Gal-9 分子处理的 WT 鼠脾脏巨噬细胞 Syk 的磷酸化明显升高，而 Dectin-1$^{-/-}$ 鼠脾脏巨噬细胞 Syk 的磷酸化没有显著性变化，提示 Gal-9 分子是以 Dectin-1 分子依赖的方式激活 Syk 信号的（图 9.12）。

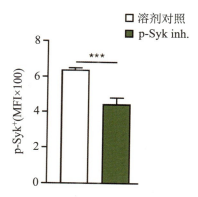

图 9.10　Syk 抑制剂可抑制原位 PDA 肿瘤中巨噬细胞的活化

给予原位 PDA 肿瘤模型鼠腹腔注射 20 mg/kg p-Syk 抑制剂(p-Syk inh)或溶剂对照(Vehicle),每周给药 5 次,连续处理 3 周后小鼠行安乐死。取小鼠胰腺分离 PDA 浸润的单个核细胞(MNCs),流式细胞术检测肿瘤浸润的巨噬细胞(CD45$^+$ CD11c$^-$ Gr1$^-$ CD11b$^+$ F4/80$^+$)p-Syk 的表达,并与对照组比较,每组样本 $n=5$,统计方法为未配对 t 检验,数据展示为平均值±标准误;差异显著性程度为*** $P<0.001$。

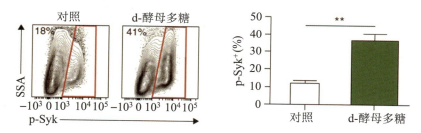

图 9.11　外源性的 Dectin-1 激动剂可以活化 PDA 浸润巨噬细胞 Syk 信号

用 500 μg d-酵母多糖或溶剂对照腹腔注射原位 KPC 肿瘤模型鼠,每周给药 5 次,连续给药 3 周后小鼠实行安乐死。取小鼠胰腺组织分离肿瘤浸润的单个核细胞,流式细胞术检测肿瘤浸润的巨噬细胞(CD45$^+$ CD11c$^-$ Gr1$^-$ CD11b$^+$ F4/80$^+$)p-Syk 的表达。左图为代表性流式检测结果,右图为多次检测的统计结果。每组 5 只鼠,统计方法为未配对 t 检验,数据展示为平均值±标准误;差异显著性程度为** $P<0.01$。

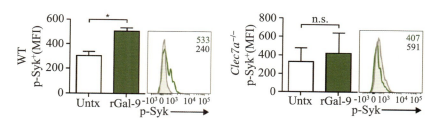

图 9.12　内源性的 Gal-9 活化胰腺巨噬细胞的 Syk 信号

取 WT 鼠和 Dectin-1$^{-/-}$ 鼠的脾脏分离巨噬细胞,加入重组 Gal-9(10 μg/mL)孵育 3 h,通过流式细胞术检测巨噬细胞 Syk 的磷酸化。数据展示为来源于 5 次独立实验中的代表性直方图和 5 次的实验结果统计。统计方法为未配对 t 检验,数据展示为平均值±标准误;差异显著性程度为* $P<0.05$;n.s. 表示无显著性差异。

Dectin-1 报告的 HEK293 细胞是含有由 NF-κB 转录因子诱导的分泌型胚胎碱性磷酸酶(SEAP)基因的细胞。当 NF-κB 活化时,该细胞分泌 SEAP,通过检测 SEAP 的水平就可以确定 Dectin-1 信号通路的活化程度。为了确定 Gal-9 分子是否可以诱导 Dectin-1 信号的转导,Dectin-1 报告的 HEK293 细胞经高低剂量的 Gal-9 或不同剂量的 Dectin-1 分子的外源配体细菌凝胶多糖和 d-酵母多糖处理,通过检测分泌的胚胎碱性磷酸酶水平确定 NF-κB 信号通路的活化程度,并与空白对照进行比较。结果发现与外源性 Dectin-1 激动剂活化 NF-κB 信号通路的结果一致,10 μg/mL 的 Gal-9 分子可以明显提高 SEAP 的分泌,以上结果表明内源性的 Gal-9 分子以剂量依赖的方式活化 Dectin-1 报告细胞的 NF-κB 信号(图 9.13)。

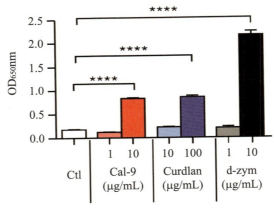

图 9.13　Gal-9 可以活化 Dectin-1 信号通路

用 1～10 μg/mL 重组 Gal-9、10～100 μg/mL 细菌凝胶多糖(Curdlan)、1～10 μg/mL d-酵母多糖(d-zym)或者溶剂(Ctl)分别处理 Dectin-1 报告的人类胚胎肾脏(HEK)293 细胞系,检测 HEK293 细胞分泌胚胎碱性磷酸酶的水平(OD$_{650}$)。实验重复 3 次。统计方法为未配对 t 检验,数据展示为平均值±标准误;差异显著性程度为 **** $P<0.0001$。

八、结论

巨噬细胞的 Dectin-1-Gal-9 信号轴促进 PDA 肿瘤的发展。

第三节　细胞因子检测的免疫学技术综合应用举例

iNKT 细胞的分泌功能受细胞因子 Csf-2 调控

一、目的

本研究通过 ELISA、ELISpot、免疫细胞的分离和纯化、细胞传输、流式细胞术、免疫荧光等技术研究 Csf-2 对 iNKT 细胞分泌细胞因子功能发育的调控,使学生学会通过运用不同的免疫学技术检测细胞因子,从不同角度证明相同的问题。

二、背景知识

NKT 细胞:NKT 细胞是一类固有样免疫细胞,同时表达 T 细胞受体(T cell receptor,TCR)和 NK 细胞受体(B6 小鼠为 NK 细胞表面活化性受体 NK1.1 分子)。因 TCR 识别抗原递呈细胞 CD1d 分子递呈的抗原,被定义为 CD1d 分子限制性的 T 细胞。其包括 I 型和 II 型 NKT 细胞。其中 I 型 NKT 细胞表达恒定的 TCR 链(人类为 Vα24Jα18/Vβ11,小鼠为 Vα14Jα18),也称为恒定 NKT(invariant NKT,iNKT)细胞。iNKT 细胞能够识别 CD1d 递呈的脂类抗原 αGC(α-galactosylceramide,α-GalCer 或 αGC,一种从海绵动物中提取的鞘糖脂抗原),而被迅速活化,产生大量细胞因子,其中代表性细胞因子为 IL-4 和 IFN-γ。在 iNKT 细胞活化后 2 h 即产生高水平的 IL-4 和少量 IFN-γ,在 6 h 产生 IFN-γ 水平明显升高,这种细胞因子的产生能力可持续几天,iNKT 细胞来源的细胞因子参与固有免疫和适应性免疫调控,是免疫系统重要的调节细胞,在炎症、宿主防御和免疫调节中起重要作用。利用 αGC-CD1d 四聚体(αGC-CD1d-tetramer)抗体标记 iNKT 细胞是研究 NKT 细胞的最有效工具。

集落刺激因子-2(colony-stimulating factor-2,Csf-2):Csf-2 是能刺激粒细胞和巨噬细胞形成集落的细胞因子,Csf-2 基因编码粒细胞-巨噬细胞集落刺激因子(granulocyte-macrophage colony-stimulating factor,GM-CSF)。Csf-2 是一种单体糖蛋白,由巨噬细胞、T 淋巴细胞、肥大细胞、自然杀伤细胞、内皮细胞和成纤维细胞等多种细胞分泌。Csf-2 主要功能为促进粒细胞和巨噬细胞的增殖和成熟,Csf-2 也可以作用于多种细胞,影响这些细胞的发育、分化和功能。

三、摘要

背景:Csf-2 可以促进 iNKT 细胞的发育成熟,然而,赋予 iNKT 细胞迅速分泌细胞因子能力的时期和因素尚不清楚。**方法**:采用 ELISA、ELISport、流式细胞术、免疫荧光等技术对 iNKT 细胞分泌细胞因子功能形成的时期进行研究。**结果**:发现 $Csf-2^{-/-}$ 鼠脾脏 iNKT 细胞功能缺陷是在发育早期形成的固有缺陷;$Csf-2^{-/-}$ 鼠 iNKT 细胞产生细胞因子的能力和极化正常,但细胞分泌囊泡与胞膜融合异常,使 iNKT 细胞分泌细胞因子功能缺陷。**结论**:iNKT 细胞分泌细胞因子的功能受 Csf-2 调控。

四、实验思路

(1) $Csf-2^{-/-}$ 鼠脾脏 iNKT 细胞功能存在缺陷。

(2) $Csf-2^{-/-}$ iNKT 细胞的功能缺陷是内在的。

(3) Csf-2 调控 iNKT 细胞的效应功能是在发育早期。

(4) Csf-2 调控 iNKT 细胞分泌细胞因子功能的发育。

(5) Csf-2 缺失导致 iNKT 细胞的细胞因子分泌囊泡与胞膜融合功能受损。

五、实验用特殊小鼠

（1）B6.129-Csf-$2^{-/-}$（Csf-$2^{-/-}$）鼠，为 GM-CSF 缺陷鼠，通过与 C57BL/6 回交 5～6 代产生。

（2）B6.129-$CD1d1^{-/-}$（CD1d$^{-/-}$）和 B6.129-$Ja18^{-/-}$（$Ja18^{-/-}$）鼠，均为 iNKT 细胞缺陷鼠。

（3）BALB/c-$4get$（$4get$）：转入 eGFP 基因的 IL-4 报告鼠，该鼠体内 eGFP$^+$细胞可以认为是表达 IL-4 的细胞。

（4）为了分选不同程度缺陷 Csf-2 的 iNKT 细胞，将 $4get$ 鼠与 Csf-$2^{-/-}$ 鼠回交一次，并将 F_1（第一代）动物自身交配；产生的 Csf-$2^{+/+}$、Csf-$2^{+/-}$ 和 Csf-$2^{-/-}$ 同窝小鼠用于实验。

六、实验方法

1. 细胞内细胞因子染色

鼠脾脏单个核细胞用抗 CD16 和抗 CD32 抗体（Fcγ III / II R）阻断非特异结合，再用抗 B220、CD3 和 CD1d-tetramer（四聚体）抗体对细胞表面分子染色，然后使用固定/渗透试剂盒进行固定和穿膜，再进行细胞内 IFN-γ、IL-4 的染色。脾脏单个核细胞中 B220^{lo}CD3$^+$ tetramer$^+$细胞为 iNKT 细胞。

2. 双抗体夹心 ELISA

常规双抗体夹心 ELISA 方法，按试剂盒说明书操作。

3. ELISpot 法

将鼠脾脏单个核细胞 $2.5×10^5$ 个细胞置入预先包被抗 IFN-γ 单克隆抗体（4 μg/mL）的 NC 膜微孔板中。分别加入 100 ng/mL αGC（NKT 细胞的外源性激动剂），或 100 ng/mL αGC＋100 ng/mL 重组鼠 Csf-2（rmCsf-2）或溶剂对照培养 24 h，用含有 0.05% 吐温的 PBS 清洗微孔板，并在 37 ℃下用生物素化抗 IFN-γ 单克隆抗体（2 μg/mL）孵育 4 h。清洗后，通过 ABC-HRP（辣根过氧化物酶）和 3-氨基-9-乙基咔唑系统显色，并用 ELISpot 读板仪计数。

4. 细胞纯化

DCs 的纯化：通过自动 MACS 分选纯化脾脏 DCs。

iNKT 细胞的纯化：利用初始 $4get$ 鼠带有 GFP 荧光的优势，通过流式细胞术分选 iNKT 细胞。Csf-$2^{+/-}$ $4get$ 和 Csf-2^- $4get^-$ 鼠的脾脏单个核细胞，与抗 H2IA^b、B220、CD8α 和 CD11c 抗体孵育，用 MACS 系统进行阴性分选，将阴性分选细胞立即进行 eGFP$^+$细胞的流式细胞分选，并通过设门单个核细胞去除粒细胞。用 CD1d-tetramer 和抗 CD3 抗体检测分选的 iNKT 细胞，纯度在 95%～99% 之间。

5. 共焦显微镜

Csf-$2^{+/-}$ $4get$ 或 Csf-$2^{-/-}$ $4get$ 鼠纯化的 iNKT 细胞，加入 10 ng/mL 重组人 IL-7 和 100 ng/mL 重组人 IL-15，在体外扩增 3～5 天，收集 $(1～2)×10^6$ iNKT 细胞加入到预先与 αGC 或溶剂孵育的 10^4 DCs 中，在 37 ℃放置 30 min 使 iNKT 细胞和 αGC-DCs 结合，加盖包被多聚赖氨酸的玻璃盖玻片，再孵育 20～30 min 使细胞黏附于盖玻片。在室温下将细胞爬

片用 3.7% 多聚甲醛固定 10 min，PBS 洗涤后，细胞穿膜，用抗 IFN-γ-Alexa647 和 phalloidin-罗丹明进行细胞内染色。室温下放置 1 h，用 2% 多聚甲醛固定盖玻片上的细胞 10 min 后清洗，盖玻片细胞面朝下放在载玻片上并用防淬灭剂密封。将玻片置于共聚焦显微镜（confocal microscopy）上用 63× 油物镜观察，并用图像软件拍摄。每次实验对每个样本的 20～30 张图像进行分析。iNKT 细胞-DC 接触的图片是用图像软件进行三维立体重构的。

七、实验结果

1. $Csf\text{-}2^{-/-}$ 鼠脾脏 iNKT 细胞的功能存在缺陷

已有研究报道 Csf-2 在 iNKT 细胞个体发育中发挥关键作用，体外实验发现 Csf-2 可促进 iNKT 细胞的成熟，缺失 β 链小鼠（Csf-2、IL-3 和 IL-5 共享相同的受体亚单位 β 链）的 iNKT 细胞不能发育。为此研究者聚焦于研究 Csf-2 在 iNKT 细胞的功能发育中的作用及其机制，并首先检测 $Csf\text{-}2^{-/-}$ 鼠中脾脏 iNKT 细胞是否存在功能受损。

分离 6～8 周龄 $J\alpha18^{-/-}$（iNKT 细胞缺失鼠）、$Csf\text{-}2^{-/-}$ 或 C57BL/6 小鼠的脾脏单个核细胞，加入 αGC 体外刺激 4 天。iNKT 细胞识别抗原递呈细胞递呈的 αGC 后迅速活化，分泌 IFN-γ 和 IL-4 等细胞因子，因此通过对培养上清中 IL-4 的含量进行检测，以确定 Csf-2 的缺失对 iNKT 细胞功能的影响。结果显示 $Csf\text{-}2^{-/-}$ iNKT 细胞在 αGC 活化后分泌 IL-4 的能力显著低于 C57BL/6 对照鼠，即使在体外延长刺激时间到 4 天，其功能也不能恢复（图 9.14）。这个结果证明 αGC 不能激活 $Csf\text{-}2^{-/-}$ iNKT 细胞，提示 Csf-2 的缺失导致 iNKT 细胞的功能受损。

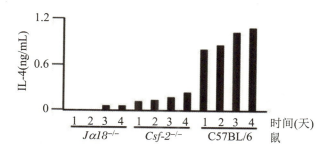

图 9.14　$Csf\text{-}2^{-/-}$ iNKT 细胞功能受损

取 6～8 周龄 $Ja18^{-/-}$、$Csf\text{-}2^{-/-}$ 或 C57BL/6 小鼠脾脏，分离脾脏单个核细胞，加入终浓度为 100 ng/mL αGC，在 37 ℃、5% CO_2 孵箱中培养，分别在培养 1、2、3 和 4 天采用 ELISA 法检测培养上清中 IL-4 的水平。图中显示为 3 次独立重复实验的一个代表图，直方图表示 1 次实验的 3 次检测的平均值。

2. $Csf\text{-}2^{-/-}$ iNKT 细胞的功能缺陷是内在的

Csf-2 的缺失使 iNKT 细胞对 αGC 的刺激无应答，由于 iNKT 细胞的 TCR 识别 CD1d 分子递呈的 αGC，因此，iNKT 细胞的功能受损是由于 DC 细胞递呈抗原功能缺失还是 iNKT 细胞本身的功能受损？

将 C57BL/6 和 $Csf\text{-}2^{-/-}$ 供者鼠纯化的 DCs 经 αGC 或溶剂刺激后分别过继转输至 C57BL/6 或 $Csf\text{-}2^{-/-}$ 受者鼠体内，6 h 后 ELISA 检测受者鼠血清中 IFN-γ 的含量。结果表明接受 C57BL/6 或 $Csf\text{-}2^{-/-}$ 鼠的 αGC-DCs 的 C57BL/6 鼠血清 IFN-γ 的分泌水平明显高于溶剂-DCs 转输组，表明 $Csf\text{-}2^{-/-}$ DC 与 C57BL/6 鼠的 DCs 一样，在 αGC 存在下均可以活化

C57BL/6 鼠 iNKT 细胞;但 C57BL/6 或 $Csf\text{-}2^{-/-}$ 鼠的 αGC-DCs 却不能激活 $Csf\text{-}2^{-/-}$ iNKT 细胞(图 9.15(a))。体内实验的数据提示 $Csf\text{-}2^{-/-}$ iNKT 细胞的功能受损与 DC 是否缺失 Csf-2 无关。为了进一步验证这一结果,将从 $Csf\text{-}2^{-/-}$ 和 C57BL/6 鼠纯化的 DCs 在 αGC 存在条件下与经 iNKT 细胞富集的 $Csf\text{-}2^{-/-}$ 或 C57BL/6 鼠的脾脏单个核细胞进行共培养,检测培养上清中 IFN-γ 和 IL-4 的含量。结果表明不论 DC 是否缺失 Csf-2,只要 iNKT 表达正常的 Csf-2,就可以分泌较高水平的 IFN-γ 和 IL-4;如果 iNKT 缺失 Csf-2,无论用何种 DC 刺激,均不能使其分泌细胞因子(图 9.15(b))。体外实验的数据与体内基本一致,DC 缺失 Csf-2 不影响 iNKT 细胞的功能。上述体内外实验结果均提示 $Csf\text{-}2^{-/-}$ iNKT 细胞的功能缺陷是 iNKT 细胞内在的。

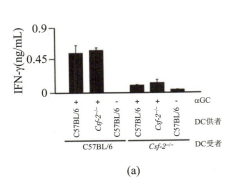
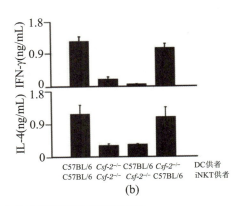

(a)　　　　　　　　　　　　(b)

图 9.15　Csf-2 缺陷 iNKT 细胞的功能受损是细胞固有的

分离 6~8 周龄 C57BL/6 鼠或 $Csf\text{-}2^{-/-}$ 鼠的脾脏单个核细胞,通过自动 MACS 分选纯化 DCs,其纯度约为 95%。(a) 加 0.1~1 μg/mL αGC 或对照溶剂培养过夜(αGC-DCs 和溶剂-DCs),DCs 经充分洗涤后,将(6~10)×10^5 αGC-DCs 通过尾静脉过继转输至 C57BL/6 鼠和 $Csf\text{-}2^{-/-}$ 鼠体内,对照组小鼠接受相同数量的溶剂-DCs。6 h 后,ELISA 检测血清 IFNγ 含量。图中显示为 2 次独立实验的代表性统计图,数据展示为平均值±标准误。(b) 纯化的 DCs 与经 iNKT 细胞富集(约 15%)的 C57BL/6 鼠或 $Csf\text{-}2^{-/-}$ 鼠的脾脏单个核细胞以 1:100 的比例混合,加入 αGC 体外刺激 4 天。检测培养上清中 IFN-γ 和 IL-4 的水平。图中显示为 3 次独立实验的代表性统计图,数据展示为平均值±标准误。

3. Csf-2 在 iNKT 细胞发育的早期阶段调控其功能

体内 iNKT 细胞对 αGC 的应答是 DC 与 iNKT 细胞相互作用的结果,包括细胞-细胞间的直接作用和效应分子的释放等,也有研究表明 Csf-2 可以促进 iNKT 细胞的功能成熟,因此造成 $Csf\text{-}2^{-/-}$ iNKT 细胞的功能受损是由于效应阶段(即 DC-iNKT 细胞相互作用阶段)还是胸腺发育阶段缺乏 Csf-2 所致? $Csf\text{-}2^{-/-}$ 鼠外源性补充 Csf-2 是否能够逆转 iNKT 细胞的受损功能?

6~8 周龄 C57BL/6 鼠、$Csf\text{-}2^{-/-}$ 鼠和 $CD1d1^{-/-}$ 鼠分别给予腹腔注射 αGC 和/或重组小鼠 Csf-2 蛋白,2 h 后,检测小鼠血清 IL-4 水平,结果发现与 C57BL/6 鼠相比,$Csf\text{-}2^{-/-}$ 鼠给予外源性 Csf-2 补充,血清 IL-4 并未达到相近的水平(图 9.16(a))。体内实验的数据证明补充 Csf-2 不能恢复 $Csf\text{-}2^{-/-}$ iNKT 细胞对 αGC 的应答。为了进一步验证这一结果,分离 6~8 周龄 C57BL/6 鼠、$Csf\text{-}2^{-/-}$ 鼠和 $CD1d^{-/-}$ 鼠脾脏单个核细胞,分别加入 αGC 和 Csf-2 培养 2 天,检测培养上清中细胞因子的水平,结果表明 $Csf\text{-}2^{-/-}$ iNKT 细胞在体外给予 Csf-2,αGC 的刺激也不能上调 IFN-γ 和 IL-4 的分泌水平(图 9.16(b))。体外实验的数据与体内基本一致,说明外源给予 Csf-2 不能逆转 $Csf\text{-}2^{-/-}$ iNKT 细胞的功能受损。上述体内外实验结果均提示 $Csf\text{-}2^{-/-}$ iNKT 细胞的功能缺陷不是发生在 iNKT 细胞的效应阶段。

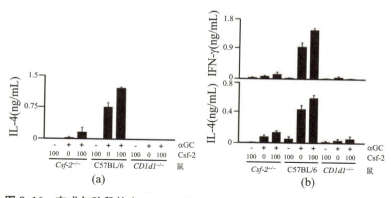

图 9.16　在成年阶段补充 Csf-2 不能逆转 $Csf\text{-}2^{-/-}$ iNKT 细胞的功能受损

(a) 给 6～8 周龄 C57BL/6 鼠、$Csf\text{-}2^{-/-}$ 鼠和 $CD1d1^{-/-}$ 鼠腹腔注射 5 μg αGC 和/或 100 ng rmCsf-2 或对照溶剂。2 h 后,ELISA 检测小鼠血清 IL-4 的水平。图中显示为 2 次独立实验的代表性统计图,数据展示为平均值±标准误。(b) 分离 6～8 周龄 C57BL/6 鼠、$Csf\text{-}2^{-/-}$ 鼠和 $CD1d^{-/-}$ 鼠的脾脏单个核细胞,分别加入 100 ng/mLαGC 和/或 100 ng/mL rmCsf-2 或溶剂对照,培养 2 天后,ELISA 检测培养上清 IFN-γ 和 IL-4 的水平。图中显示为 2 次独立实验的代表性统计图,数据展示为平均值±标准误。

由于 iNKT 细胞谱系的发育始于出生后的胸腺,因此在出生后的发育早期阶段体外补充 Csf-2 是否可以恢复 $Csf\text{-}2^{-/-}$ 鼠 iNKT 细胞的功能?分离 1～21 天龄的 C57BL/6 鼠、$Csf\text{-}2^{-/-}$ 鼠或 $J\alpha18^{-/-}$ 鼠的胸腺细胞,加入重组人 IL-7、重组人 IL-15 和/或重组鼠 Csf-2 诱导 iNKT 细胞的发育分化。体外培养 14 天,再加入 αGC-DCs 进行刺激,检测培养上清中 IFN-γ 的含量。结果发现从出生后 3 天开始 IL-7、IL-15 和 IL-7＋IL-15 均可以促进 C57BL/6 鼠的胸腺细胞发育分化为 iNKT 细胞,并具有分泌较高水平 IFN-γ 的能力;但这些细胞因子却不能将 $Csf\text{-}2^{-/-}$ 鼠的胸腺细胞诱导分化为功能正常的 iNKT 细胞。如果外源性补充 Csf-2,3～8 天的 $Csf\text{-}2^{-/-}$ 鼠的胸腺细胞可以恢复 IFN-γ 分泌能力,但是 21 天的 $Csf\text{-}2^{-/-}$ 鼠的胸腺细胞则不能(图 9.17)。这些结果表明,Csf-2 对 iNKT 细胞获得分泌细胞因子的能力是至关重要的,它作用于 iNKT 细胞发育的早期阶段,一旦 iNKT 细胞在胸腺发育成熟并到达外周免疫器官,其分泌细胞因子的能力就不能获得。

4. Csf-2 调控 iNKT 细胞的分泌功能

已有研究已证实 iNKT 细胞对抗原的应答主要是引起预存细胞因子 mRNA 的瞬时翻译和快速的细胞因子分泌。研究者在前面的研究中发现 Csf-2 对 iNKT 细胞获得分泌细胞因子的能力是至关重要的;同时还发现抗原的刺激可以诱导 $Csf\text{-}2^{-/-}$ iNKT 细胞的增殖,即 Csf-2 缺失不影响 iNKT 细胞的 TCR 信号,因此,研究者推测由于 Csf-2 的缺陷导致细胞因子的转录、翻译和/或分泌阶段受损,进而抑制了 iNKT 的功能。为了验证这一推测,研究者对 $Csf\text{-}2^{-/-}$ 细胞鼠脾脏 iNKT 细胞产生和分泌细胞因子的能力进行了检测。

通过 αGC 激活 iNKT 细胞的体内外实验,检测细胞内 IL-4 和 IFN-γ 的水平。结果发现,在体内(图 9.18(a))和体外(图 9.18(b))实验中,$Csf\text{-}2^{-/-}$ iNKT 细胞可对 αGC 迅速应答,产生 IL-4 和 IFN-γ 的水平与对照组没有明显差异。这一结果表明在 $Csf\text{-}2^{-/-}$ iNKT 细

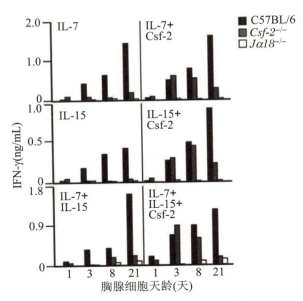

图 9.17　在发育早期补充 Csf-2 可以恢复 *Csf-2$^{-/-}$* iNKT 细胞的功能

取 1、3、8 和 21 天龄的 C57BL/6 鼠、*Csf-2$^{-/-}$* 鼠或 Jα18$^{-/-}$ 鼠胸腺,分离胸腺细胞,加入 10 ng/mL rhIL-7、100 ng/mL rhIL-15 和/或 100 ng/mL rmCsf-2,体外培养 14 天,每两天补充一次新鲜培养基和细胞因子。14 天后加入 αGC-DCs,αGC-DCs 与胸腺细胞的比例为 1∶100,培养过夜,ELISA 检测培养上清中 IFN-γ 的含量。图中显示为 2 次独立实验的代表图;直方图表示每种实验条件下 3 次检测的平均值。

胞中细胞因子的转录和翻译是健全的。研究者推测 Csf-2 缺陷使 iNKT 细胞的分泌能力受损,为此对 *Csf-2$^{-/-}$* iNKT 细胞的分泌能力进行了检测。分离 C57BL/6 和 *Csf-2$^{-/-}$* 鼠的脾脏单个核细胞,加入 αGC 或 αGC＋Csf-2 刺激 24 h,ELISpot 法检测分泌 IFN-γ 的细胞数。结果表明无论是 αGC 单独还是联合 Csf-2 刺激,*Csf-2$^{-/-}$* iNKT 细胞均不能分泌 IFN-γ,而 C57BL/6 鼠 iNKT 细胞则能较高水平分泌 IFN-γ(图 9.19)。这些结果提示 *Csf-2$^{-/-}$* iNKT 细胞功能受损是由于细胞因子分泌功能障碍,而不是由于产生下降。

5. Csf-2 缺失导致 iNKT 细胞的分泌小泡与胞膜融合受损

前期的研究已经证明,当 T 淋巴细胞被活化后,胞内细胞因子囊泡就会向免疫突触部位极化并释放,为此研究者推测 Csf-2 缺失可能影响了囊泡的转运和/或释放。为此研究者检测了 *Csf-2$^{-/-}$* iNKT 细胞分泌囊泡的定位以及与胞膜融合的情况,探究 iNKT 细胞分泌功能缺陷的机制。

利用 4get 鼠的 IL-4 带有 GFP 荧光的特点,通过流式细胞术从 *Csf-2$^{+/-}$* 4get 鼠或 *Csf-2$^{-/-}$* 4get 鼠分选出脾脏 iNKT 细胞,在体外扩增 3～5 天后,加入 αGC-DC 或溶剂-DC,共聚焦显微镜观察 iNKT 细胞与 DC 形成的免疫突触。结果发现,*Csf-2$^{-/-}$* iNKT 细胞与 *Csf-2$^{+/-}$* NKT 细胞一样,IFN-γ 囊泡可以快速极化至免疫突触(图 9.20(a)第 2、3 排),三维图像也显示 IFN-γ 囊泡位于免疫突触的中心部位。这一结果说明在 *Csf-2$^{-/-}$* NKT 细胞中细胞因子分泌囊泡的形成和极化是正常的。分泌囊泡中细胞因子的最终释放需要囊泡膜和细胞膜的融合,这是一个受严格调控的过程,研究者推测 Csf-2 调控 iNKT 细胞的分泌囊泡与细胞膜的融合。研究表明 T 淋巴细胞的分泌囊泡表达溶酶体标志蛋白 Lamp-1,在静息状态下 Lamp-1 位于囊泡的内膜;当 T 淋巴细胞活化后,由于囊泡的释放,囊泡内膜上的

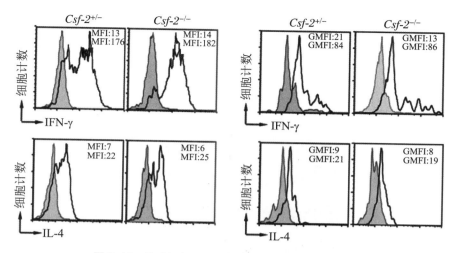

图 9.18 *Csf-2*$^{-/-}$ **iNKT 细胞可正常产生细胞因子**

胞内细胞因子染色法检测脾脏单个核细胞中 B220^{lo}CD3$^+$CD1d-tetramer$^+$ NKT 细胞内 IFN-γ 和 IL-4 的水平。图中显示为 3 次独立重复实验的代表性流式细胞检测图,数字代表平均荧光密度(MFI)或几何平均荧光密度(GMFI)。(a) 6~8 周龄 *Csf-2*$^{+/-}$鼠和 *Csf-2*$^{-/-}$鼠腹腔注射 5 μg αGC(空心直方图)或溶剂对照(灰色直方图),2 h 后分离脾脏单个核细胞进行流式细胞术检测。(b) 分离 6~8 周龄 *Csf-2*$^{+/-}$鼠和 *Csf-2*$^{-/-}$鼠的脾脏单个核细胞与 100 ng/mL αGC(空心直方图)或溶剂对照(灰色直方图)共孵育 5 天,然后进行流式细胞术检测。

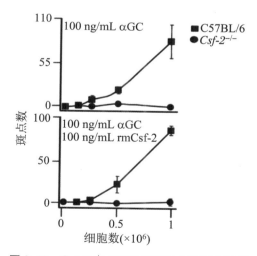

图 9.19 *Csf-2*$^{-/-}$ **iNKT 细胞的分泌能力受损**

分离 6~8 周龄 C57BL/6 鼠和 *Csf-2*$^{-/-}$鼠脾脏单个核细胞,将不同数量细胞置入预先包被抗 IFN-γ 单克隆抗体(4 μg/mL)的 NC 膜微孔板中,再分别加入 100 ng/mL αGC 或 100 ng/mL αGC+100 ng/mL rmCsf-2,培养 24 h,ELISpot 法检测 IFN-γ 的分泌水平。图中显示为 2 次独立实验的代表性统计图。数据展示为平均值±标准误。

Lamp-1 可转移细胞膜上,因此可以通过检测细胞膜表面 Lamp-1 的表达水平来反映囊泡与细胞膜的融合情况。分离 *Csf-2*$^{+/-}$ 和 *Csf-2*$^{-/-}$ 鼠的脾脏单个核细胞,加入 αGC 进行刺激,检测 CD1d-tetramer$^+$ iNKT 细胞表面 Lamp-1 的表达情况。结果发现,经 αGC 刺激后

$Csf\text{-}2^{+/-}$ iNKT 细胞表面高表达 Lamp-1 分子,但在 $Csf\text{-}2^{-/-}$ iNKT 细胞表面则几乎检测不到 Lamp-1 (图 9.20(b))。活化的 $Csf\text{-}2^{-/-}$ iNKT 细胞表面缺乏 Lamp-1 分子表达与 $Csf\text{-}2^{-/-}$ iNKT 细胞的分泌功能缺失相一致,这个结果提示 Csf-2 缺陷导致 iNKT 细胞的分泌功能缺陷可能是含有细胞因子的分泌囊泡不能与细胞膜融合所致。

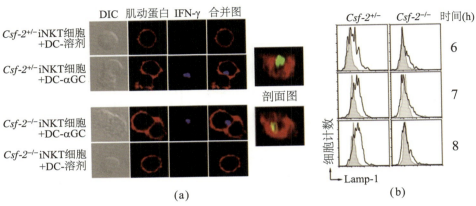

图 9.20 $Csf\text{-}2^{-/-}$ iNKT 细胞的分泌囊泡与浆膜融合受阻

(a) 纯化(1~2)×10^6 个 $Csf\text{-}2^{+/-}$ 4get 鼠或 $Csf\text{-}2^{-/-}$ 4get 鼠的脾脏 iNKT 细胞,加入 10 ng/mL rhIL-7 和 100 ng/mL rhIL-15 在体外扩增 3~5 天,再加入 10^4 个 C57BL/6 鼠的 DC-αGC(第 2、3 排)或 DC-溶剂(第 1、4 排)。在 37 ℃ 放置 30 min,使 NKT 细胞和 DC-αGC 结合。细胞穿膜,加入抗 IFNγ-Alexa 647 和罗丹明-phalloidin 进行细胞内染色。蔡司 LSM 图像软件拍摄。图中显示为 3 次独立实验中获得的代表性图像。(b) 6~8 周龄 $Csf\text{-}2^{+/-}$ 鼠和 $Csf\text{-}2^{-/-}$ 鼠的脾脏单个核细胞与溶剂对照(灰色直方图)或 100 ng/mL αGC(开放直方图)共孵育 6~8 h,流式细胞术检测 $CD3^+CD1d\text{-}tetramer^+$ NKT 细胞表面 Lamp-1 的表达。图中显示为 3 次独立实验的代表性流式细胞检测图。

八、结论

iNKT 细胞的细胞因子分泌功能受 Csf-2 调控。

参考文献

[1] Daley D, Mani V R, Mohan N, et al. Dectin-1 activation on macrophages by galectin 9 promotes pancreatic carcinoma and peritumoral immune tolerance[J]. Nature Medicine, 2017; 23(5): 556.

[2] Bezbradica J S, Gordy L E, Stanic A K, et al. Granulocyte-macrophage colony-stimulating factor regulates effector differentiation of invariant natural killer T cells during thymic ontogeny[J]. Immunity, 2006, 25(3): 487-497.

(孙　沲)

第十章　免疫学实验设计

实验设计(experimental design)是科学研究计划内关于研究方法与步骤的一项内容。在免疫学科研工作中,制订研究计划时,应根据实验的目的和规则,结合统计学的要求,针对实验的全过程,认真考虑实验设计问题。一个周密而完善的实验设计,能合理地安排各种实验因素,严格地控制实验误差,从而用较少的人力、物力和时间,最大限度地获得丰富而可靠的资料。反之,如果实验设计存在着缺点,就可能造成不应有的浪费,且足以减损研究结果的价值。总之,实验设计是实验过程的依据,是实验数据处理的前提,也是提高科研成果质量的一个重要保证。

第一节　实验设计的"三要素"

实验设计的三大基本要素是实验对象、实验因素和实验效应,构成完整的实验设计,任何科学研究都需要确定这三个基本要素,才能保证实验准确顺利地进行。

一、实验因素

实验因素也称处理因素,是指外界施加于实验对象的因素,是在实验中需观察并阐明其效应功能的因素,通过实验设计和实施,能够科学地观察其作用大小的因素。实验因素通常包括生物因素(如细菌、病毒、寄生虫、生物制品等)、物理因素(如温度、射线、手术等)、化学因素(如药物、激素等)等。可以根据施加于实验对象的实验因素的多少,可将实验研究分为单因素研究与多因素研究。

科学研究中除实验因素外,其他能影响实验对象效果评价指标的因素称为非实验因素,也称非处理因素或非影响因素。对评价实验因素作用大小有一定干扰性且研究者并不想观察的因素称为区组因素,例如动物的体重、窝别等。某些非实验因素也可产生与实验因素相似的效应,从而可能掩盖或混淆实验因素的作用。因此对非实验因素的控制至关重要。

(一)实验因素确定的注意问题

(1)实验因素的设计:即在提出的某些假设的基础上,根据研究目的的需要与实施的可能性而确定。实验中施加于实验对象的实验因素的剂量、浓度、频率、持续时间及施加方法等,均应通过查阅文献和预实验确定其最佳条件。

(2)非实验因素的控制:非实验因素可产生混杂效应,影响实验因素效应的对比和分析。因此,实验设计时应设法控制这些非实验因素,消除其干扰作用,减小实验误差(experimental error)。对非实验因素的控制一般通过设立对照组而实现。每种处理因素均须设相应对照,实验组与对照组间除实验因素不同外,其他条件须尽量一致,以排除非实验因素产生的效应。对照组的作用是控制实验因素与非实验因素之间的差异,确认实验因素效应的真实性。准确找出非实验因素才能设计好实验对照组,合理均衡的对照可使组间的非实验因素处于相等或相互抵消的状态,使组间基线特征具有均衡性或可比性,从而提高实验结论的真实性和可靠性。

(3)实验因素的标准化:即确保实验因素在实验全过程中始终如一,保持不变,按照同一标准进行,以消除其对评价实验结果产生影响的可能性。

(二)实验因素的标准化

施加于实验对象的实验因素须在整个实验过程中保持不变,全部实验条件应一致。故在实验开始前,须对实验因素制定统一标准,保证实验因素在整个实验过程中恒定。

(1)实验因素若是药品,则应规定药品的名称、性质、成分、批号、出厂日期、保存方法等。

(2)实验因素的施加方法、强度、频率和持续时间等,均须制订合理条件,确定相对固定的条件和方法。

通过实验因素的标准化,保证每个实验都按照统一标准进行,减少因标准不一致造成的误差或失败。

例如:为观察不同浓度细菌脂多糖(lipopolysaccharide,LPS)对小鼠脾脏单个核细胞(mononuclear cell,MNC)增殖的影响,需要统一以下事项:① 所用 LPS 的厂家、批号、配制、分装及储存方法;② LPS 的浓度、刺激时间、小鼠的品系、周龄;③ 对选定的实验指标如细胞增殖实验,应确定实验方法,并建立统一标准的操作流程,全部实验条件须保持一致。

在研究过程中如果对实验因素的标准化不够重视,实验中经常更换不同厂家生产的细胞因子或单克隆抗体,由于厂家、批号不一致,生物活性、克隆结合位点不同,会导致实验效应不稳定,结果混乱,甚至出现假阳性或假阴性结果,因此对实验因素的标准化必须给予足够重视。

二、实验对象

实验因素施加的对象称为实验对象,亦称受试对象或研究对象。实验对象主要包括人、动物、器官、细胞、分子或基因等。实验对象选择的合适与否直接关系到实验实施的难度,以及对实验新颖性和创新性的评价,是实验成功的关键。

(一)实验对象选择的基本条件

(1)对实验因素敏感:根据不同研究目的,对实验动物的选择有不同要求。应有针对性地注意实验动物的品系、年龄(周龄)、性别、体重、窝别、营养状况及生活环境等因素,选择敏感性高的动物。

(2) 反应稳定:如果实验对象为患者,务必尽量使组间均衡化。首先诊断明确、具有典型的临床表现、病史记录全面,包括年龄、性别、职业、生活习惯、个人嗜好、营养状况、家族史、疾病分级、病程等。这些因素均可能不同程度地影响研究药物的作用,应严格加以控制,才能真实地反映药物对疾病的疗效。

(3) 经伦理审查通过:临床研究(人体观察)和动物实验研究均受伦理道德的约束,必须通过科研道德伦理委员会的审批才可进行实验。

(二) 实验动物选择的一般原则

以动物作为研究对象的实验称为动物实验(animal experiment)。动物实验对生命科学研究不可或缺,已逐渐成为许多学科发展的基础,在实验动物的选择中要遵循以下原则:

(1) 遵循 3R 原则:随着科学技术发展和社会进步,动物实验研究所涉及的道德问题引起广泛关注,科研工作者应严格遵循国际及我国相应动物福利及伦理要求,严格执行所提出的动物实验研究的国际通用 3R 原则:减少动物用量(reduction);善待动物(refinement);尽量采用替代物(replacement)。

(2) 符合实验目的:实验动物选择中要充分利用不同品种、品系实验动物存在的某些特殊反应,选择生理特点符合本实验目的要求的实验动物。

(3) 与人类接近:尽可能选用与人的生理特征相似的动物,利用实验动物与人类某些相近的特性,通过动物实验对人类免疫系统的形成及发育、疾病的发生、发展及规律进行推断和探索。

(4) 结构简单:首先选择结构简单且能反映研究指标的动物。

(5) 适龄实验动物:如研究免疫细胞的发育,需要选择胚胎期动物开始观察,另外许多疾病模型的建立对动物年龄有要求,若选择不当,则不能成功建模。

三、实验效应

实验效应是实验因素取不同水平时在实验对象上所产生的反应,是生物学研究的核心内容。实验效应是反映实验因素作用强弱的标志,它必须通过具体的指标来体现。实验因素水平的变化往往引起实验效应指标的改变,须确定剂量与效应间的关系。

例如:研究细胞因子对免疫细胞的活化作用时,免疫细胞对细胞因子的反应常出现"S"形曲线,即细胞因子浓度低于某一剂量无法检测出细胞活化效应,随着细胞因子浓度增加,细胞逐渐活化,检出的相关指标也随之升高并逐渐达到最高峰,达到饱和时,出现一个平台期,其效应指标将不再随之改变,此后若继续增加细胞因子浓度,过量的细胞因子浓度可能导致细胞活化效应出现下降趋势。说明实验因素和实验效应在两个阈值之间才存在剂量依赖性关系。因此要结合专业知识,尽可能多地选用客观性强的指标,在仪器和试剂允许的条件下,应尽可能多选用灵敏度高、特异性强、准确可靠的客观指标。

（一）指标选择的原则

实验效应须通过具体检测指标来体现，即可被仪器检测或研究者感知的特征或现象，可通过定性或定量方式体现实验因素作用前后实验对象某些生理、病理或生化指标的变化，故正确选择检测指标对评价效果反应至关重要。

（1）客观性（objectivity）：根据数据的来源，可将检测指标分为：① 客观指标，其数据通过设备或仪器测定而获得，能真实反映实验效果大小或性质，不受人为主观因素干扰；② 主观指标，来自主观判断或感受。一定要事先规定读取数值的严格标准，只有这样才能准确地分析所做实验的实验结果，从而大大提高实验结果的可信度。

（2）特异性（specificity）：指所选择的检测指标应能特异性反映某一特定现象，且不易受其他因素干扰。指标的特异性越高，即越能体现实验因素的作用效果。

（3）灵敏度（sensitivity）：指实验因素的作用水平发生变化时，指标效应量的增减幅度。选择灵敏度高的指标对外界反应灵敏，能显示实验因素的微小效应，从而降低假阴性的发生。

（4）精密度（precision）：即检测指标的可重复性。指同一现象重复观察时，各次测定值与平均值的接近程度，反映随机误差的大小。

（5）准确性（accuracy）：指测定值与真实值接近的程度，体现所观察结果的真实程度，主要受系统误差影响。

（6）耐用性（durability）：指在测定条件有小的变动时，测定结果不受影响的承受程度。例如因不同的实验室、不同的分析员、不同的仪器、不同的试剂批次等，对相同样品进行分析时可能出现的差异和波动。

（7）关联性（relevance）：即检测指标与实验目的应具有本质的相关性，能正确反映实验因素的效应，应选择关联性高的检测指标。例如，研究 NK 细胞的抗肿瘤作用，应选择与 NK 细胞活化、迁移相关的分子作为检测指标，包括 NK 细胞活化性受体和趋化因子受体、NK 细胞分泌的细胞因子等。

（8）可比性（comparability）：可比性包括两个方面：① 纵向可比性，指从时间上可通过检测指标来分析实验因素的实验效应；② 横向可比性，指可通过检测指标分析比较各组实验因素的效果反应。

（9）可行性（feasibility）：可行性也包括两个方面：① 检测指标的设置应尽可能明确易懂，指标数据易于采集，采集的数据须进行标准化、规范化处理，方便各项指标的定量处理，尽量避免实际操作中难以采集的指标；② 获得检测指标的实验方法和各项指标的计算方法均须简便、科学、易于掌握。

（二）指标的选择

实验设计中观察指标需要根据实验目的、指标性质和实验条件进行选择。多数情况下，仅选一个指标并不能准确反映相应的实验效应，往往需要多个指标的结合。

第二节　实验设计的"六原则"

实验设计是科研中至关重要的环节,除需注意其科学性、创新性、逻辑性、规范性、伦理性等一般原则外,还需做到"六原则",即对照、随机化、重复、均衡、弹性、最经济原则,以期用较少的人力、物力和时间获得相对多的数据,最大限度地减少误差,保证实验的科学性、可靠性和准确性,从而达到高效、快速、经济的目的。

一、随机化原则

随机化(randomization)是指在对某研究总体的抽样或实验研究过程中,使总体中每一个研究对象都以概率均等的原则被随机地分配到实验组和对照组。随机化是实验分组和抽样研究时须遵守的重要原则。

(一)随机化的意义

随机化原则是实验研究中保证取得无偏估计的重要措施。在实验对象的抽样、分组和实施过程中均应随机化,以避免研究人员在对实验对象分组时,由于主观选择实验对象,导致已知或未知影响因素产生的偏差所引起组间的不均衡,进而影响实验结果的真实性。

(1)抽样随机,即每个符合条件的实验对象参加实验的机会均等,从而保证所获样本具有代表性。

(2)分组随机,即每个实验对象分到实验组和对照组的机会相同,以保证各实验组间实验对象均衡一致,以提高各组间的可比性。

(3)实验顺序随机,即每个实验对象接受处理先后的机会相同,以消除不平衡的实验顺序所产生的偏差。

(4)统计学分析结论,获得统计学分析结论所用的各种数理统计方法(如抽样误差、假设检验等),均以所比较的样本是从总体中随机抽取或随机分配的这一假设为前提。

(二)随机化的方法

采用随机数字表、随机排列表或用计算机产生随机数。

(三)随机化中常见的问题

1. 分组随便

随机并非随便。常见问题如下:

(1)忽略动物个体差异:实验分组时将鼠随便分到各组笼中。例如小鼠分笼的随机化:30 只小鼠分为 6 组,每组 5 只鼠,分组时每次将先抓到的小鼠放在第一笼,第二个抓到的小鼠放在第二笼,第六个抓到的小鼠放在第六笼,以此类推,循环 5 次。表面上未进行挑选,但实际上第一笼均为每轮第一个抓到的小鼠,多为不活泼的鼠,而最后一笼为每轮最后一个抓到的小鼠,多为活泼的鼠。这不是随机,而是随意,随意往往导致系统误差。

(2)忽略细胞生长状态。例如二瓶不同时间传代的细胞,用一瓶细胞作实验组,另一瓶细胞作对照组,两瓶细胞换液时间不同,细胞生长的状态及倍增周期可能存在不同,使两组细胞测定指标就存在时间、生长状态等因素的差异,导致结果出现偏差。

(3)忽略样本保存时间和方式。例如取-80 ℃、-20 ℃下冻存的和新鲜的饲喂酒精小鼠肝脏和正常肝脏,作为实验组和对照组,免疫印迹方法比较饲喂酒精后某种细胞因子的表达水平。三种保存状态的样本分别进行实验,然后作为3次独立实验合并进行结果统计。在这个实验设计中,统计结果时存在保存温度、时间因素的差异,为非随机化分组,无统计学意义。

2. 分组不合理

分组须按随机化原则进行,使各组间已知因素(非观察因素)和未知因素(观察因素)均匀地分布于各组间,以防止选择偏差并增强可比性。例如研究一种药物的抗癌效果,实验动物全部荷瘤,荷瘤后第7天进行分组。由于个体差异,肿瘤的大小也存在差异,选择肿瘤大的鼠为对照组,肿瘤小的鼠作为实验组,然后给药观察疗效。其疗效经过显著性检验,与对照组比较差异有显著性($P<0.05$),得出该药物具有明显的抑制肿瘤效应。上述分组的不合理之处在于按照主观意向选取对照组,而非随机化,无可比性,是人为造成了假象。

3. 未做均衡检验

对照组的设立是使非实验因素尽可能达到一致,使实验因素的作用达到最大化,但在实验设计中很难达到实验因素的一致。因此,需要做均衡检验,把非实验因素逐个进行显著性检验,若差异不显著即为均衡,差异显著则需改进使之达到均衡,如此才具可比性。例如,实验动物全部荷瘤,荷瘤后第7天进行分组,分组后各组小鼠的肿瘤大小需要做均衡检验,若差异显著,需要剔除肿瘤过大或过小的鼠,再进行重新分组并进行均衡检验,直到差异不显著,才可以进行给药观察疗效。

二、对照原则

对照(control)是在实验中所设置可与实验组相互比较的组别,以排除非实验因素的影响,因此除观察研究的实验因素外,实验组与对照组的一切条件均应尽量一致,均衡一致性越好,实验组与对照组的可比性就越强,从而消除非实验因素所致误差,对实验观察的项目得出正确的科学结论。因此,对照的原则应贯穿于所有实验。

实验中有很多无关变量(irrelevant variable),要避免无关变量的干扰,就要平衡和消除无关变量对实验结果的影响,对照组的实验设计就是消除无关变量影响的有效方法。通过对照的设立能清楚地看出实验因素在当中所起的作用。当多种实验因素同时进行时,根据单一变量原则,还需设立含有非实验因素的实验组为实验对照组,多种对照形式同时并存。

(一)对照的意义

对照的目的是消除非实验因素所致误差,使实验更具可比性、可靠性,对实验观察的指标得出正确的科学结论。其主要意义如下:

(1)鉴别实验因素与非实验因素的差异。实验因素的实验效应大小通过对比得到结论。例如,临床上有些自限性疾病(如感冒等),不经药物治疗也可自愈,如何证明药物的治疗作用? 需要设置对照组(给安慰剂),且与实验组的非实验因素相等或接近,通过比较实验组与对照组的差异,得出药物疗效的结论。

(2)消除和减少实验误差。实验研究的对象主要是动物或人。如果是动物实验,实验所用的小鼠需要有相同或相近的鼠龄或体重,减少由于小鼠体重或鼠龄的差异造成的实验误差。如果研究的对象是人,人的生命现象和疾病规律极其复杂,不仅受自然环境、社会、文化、经济等外在因素影响,还受遗传、健康、心理素质、营养等内在因素的影响,而且实验条件受到限制,因此在实验设计中尽量使实验组和对照组的非实验因素保持一致,以使实验误差得到相应的减少或抵消。

(二)对照原则

(1)单一变量原则,指一个实验变量对应观测一个反应变量。

(2)同步实验,即对照组与实验组设立后,在整个实验进程中始终保持二者处于同一时间和空间。

(3)专设对照组:任何一个对照组均为相应实验组而专门设立,对照组不能使用以往实验结果或其他实验室研究资料,也不能借用文献记载。

(4)非实验因素对等,对照组与实验组除实验因素外,非实验因素必须完全相同。

(三)对照设置的主要形式与方法

(1)空白对照(blank control):严格地讲是指不做任何处理或干预措施的"空白"条件下进行观察的对照,但在实验中常把 PBS 处理组作为空白对照。

(2)实验对照(experimental control or vehicle):与实验组操作条件一致的前提下进行观察的对照,即针对可能对实验结果产生影响的操作、溶媒等所设立的对照组,也称条件对照。例如实验组进行药物处理,对照组给予药物的溶媒处理,以排除药物溶媒对动物的影响。

(3)相互对照(cross-reference):即不单独设置对照组,而是几个实验组相互为对照。例如,对不同剂量药效的研究,低剂量、中剂量和高剂量组之间进行比较。

(4)自身对照(self-control):指对照组和实验组均在同一实验对象上进行。例如给药前后的比较。

(5)阴性对照(negative control)与阳性对照(positive control):在免疫学研究中通常要设立阴性对照与阳性对照组。阴性对照指用已知不含相应检测指标的样本作为对照进行实验,结果为阴性。阳性对照指用已知含有相应检测指标的样本作为对照进行实验,结果为阳性。例如进行免疫组织化学染色,用已知不含相应抗原的组织切片作为阴性对照,用已知含有相应抗原的组织切片作为阳性对照,与待测组织切片同时染色,从而根据阴性对照与阳性对照的结果分析待测样本的结果。

(6)标准对照(standard control):指以现有标准值或正常值作为对照,例如正常人血液中红细胞数、正常血压值等。

(7)历史对照(historical control):是将研究者以往的研究结果或文献上的研究结果与本次研究结果作对照。这种对照缺乏实验条件一致性,即使同一实验室的实验结果也难以均衡,很少使用。

(四)常见不当对照

(1)未设置对照组:若不设对照组,则无法排除许多非实验因素对实验结果的影响,其研究结果缺乏可信度。

(2)对照组中样本量太少:实验组与对照组应具有统计学认可的足够样本量,才对总体样本有代表性。例如小鼠实验,每组小鼠少于 3 只,样本量太小,不能进行统计学分析。

(3)对照组设置不足:指已设对照组,但不足以说明问题,还应补加对照。例如治疗肿瘤的抗体药物研究,小鼠荷瘤后,实验组进行抗体药物处理,而对照组只设置荷瘤鼠的空白对照或溶媒对照,未设同型抗体的对照组,则不能排除同型抗体对肿瘤的非特异影响,应该补加同型抗体对照。

(4)对照重叠:已经有相互比较的对照,又设置空白对照。例如:小鼠 Poly I:C 的体内实验观察给药前后外周血单个核细胞的变化,设置了给药前后的自身对照,给药前后相互对照进行比较即可,再设置不给 Poly I:C 的空白对照组,就与给药前的鼠重复,为对照重叠。

(5)对照不当:虽有对照组,但与实验组在非实验因素上未达到一致,以致非实验因素干扰了实验因素的作用。例如用缺陷鼠进行药物研究时,空白对照使用了正常小鼠而不是缺陷鼠,由于 2 种小鼠存在遗传学差异,可能会导致个体发育、免疫功能等出现明显差异,因而得出的结论可能会出现偏差。空白对照应为缺陷鼠。

(6)多余对照:例如用缺陷鼠进行药物研究时,使用未处理的缺陷鼠作为空白对照,若再设置正常小鼠作为空白对照,即属于多余对照。

三、重复原则

随机原则和对照原则在很大程度上排除了非实验因素对实验结果所造成的偏差,但还不能完全消除非实验因素的影响。因此,重复又是一个很重要的原则。

(一)重复原则

(1)重复(replication)原则就是在相同实验条件下,每组实验的最小样本含量和每次实验的重复次数均应满足统计学的要求。每组样本含量指在相同实验条件下每组要有足够的重复观察次数的样本量(例如小鼠只数),以避免由于个体差异或偶然性造成实验结果的偏差。实验重复次数指实验结果经过多次独立实验检验,得到一致结果。重复实验是检查实验结果可靠性的唯一方法。例如动物实验,一般每组 5 只鼠,重复 3~5 次以上,实验结果才具有较高的可信度。

(2)重复的目的是准确地显示实验组与对照组的差异,即稳定标准差(standard deviation,SD),获得实验误差估计值,使均值接近真实值。只有在了解组间差异和正确估计实验误差的基础上,才能科学地做出统计推断,得出较为可靠的结论,因此正确估计样本含量和重复次数十分重要,需根据实验设计的类型估计出合适的样本含量和重复次数,过大或过小都有弊端。

（二）重复原则的注意事项

（1）样本含量的确定条件：① 实验对象均一，个体差异小，具有较好同质性；② 组间样本量相同，各组实验对象的数量最好相等或相近；③ 根据检测指标的正常范围确定样本含量；④ 确定可信区间：即要有百分之几的机会能发现这样的差异；⑤ 确定统计学方法和显著性检验的显著性水平。

（2）实验对象的差异：实验样本量与实验对象的均一性密切相关。在实验中，如果实验动物间个体差异大，所需样本量就大，如果实验动物个体差异小，所需样本就少。

（3）选择合适的实验样本量和重复次数：样本含量过小或重复次数少，不具有统计学意义，难以显示应有的差别，容易出现假阴性错误；样本含量大或重复次数太多，使研究周期延长，会造成人力、物力、时间的浪费，需要根据以往的研究结果和预实验以确定合适的样本量。

四、均衡原则

实验组和对照组或各实验组间，除所观察的实验因素外，其他一切条件应尽可能一致。例如动物的种属、品系、窝别、性别、体重、年龄、健康状况、饲养环境等都要保持均衡一致。

（一）均衡原则

均衡（blocking）原则是指在实验过程中实验对象受到的非实验因素的影响完全均衡，最大限度排除非实验因素在各组间的干扰和影响，真实地反映实验因素在不同水平或条件下对实验结果的影响。均衡原则与实验设计的随机化原则、对照原则和重复原则密切相关，且均衡原则是核心，贯穿于随机化、对照和重复原则中，相互补充，相辅相成。

（二）均衡的方法

1. 分层均衡法

分层均衡法是将非实验因素按不同水平划分为若干个层，然后在每个层内安排实验因素，目的是使各实验组的非实验因素均衡一致，从而达到消除非实验因素对实验结果的影响。例如：研究一种药物的抗癌效果，实验动物需要先荷瘤，然后给药观察疗效。按照分层均衡法，先给所有小鼠接种肿瘤（第一层），然后对荷瘤小鼠进行随机分组（第二层），再给各组小鼠不同剂量的药物进行疗效观察。若不分层，先分组后荷瘤，接种肿瘤时间有先有后，肿瘤细胞在体外留置的时间有长有短，这样组间基线不平衡，其结果的可信度受到影响。再如研究药物对自身免疫病系统性红斑狼疮的疗效，因为系统性红斑狼疮有轻度、中度、重度之分，即使完全随机分组，也可能导致有的组重度多，有的组轻度多，故应先把轻、中、重度的系统性红斑狼疮分层，然后在每一层内再随机分组，如此才能做到组间均衡。

2. 交叉均衡法

交叉均衡是在各组中又各设立实验组和对照组的方法，以使两组的非实验因素均衡一致。例如验证一种抗体是否具有抗肿瘤作用，选用小鼠作为实验对象进行药物疗效的鉴定，小鼠荷瘤后分组，一组小鼠给予抗体药物，一组小鼠给予同型抗体作为对照，由于小鼠数量较大,一名实验者不能在规定时间内完成两组小鼠的尾静脉注射给药,需两人操作,此时不能每人承担一组,而应每人各承担一半对照组一半实验组,交叉进行操作,以均衡操作者操作手法不同的影响因素。

(三) 均衡检查

按影响因素分层,然后在层内随机抽样,例如把荷瘤小鼠进行分组后,对每组小鼠的体重进行组间显著性检验,若差异不显著即为均衡,差异显著则需改进;如剔除体重过大或过小的小鼠,并重新分组,使之达到均衡,这样组间均衡性较好,如此才具可比性。

五、弹性原则

弹性(flexibility)原则指的是在时间分配上留有空缺。适当的空缺是非常必要的,只有这样才能富有弹性地实施实验计划,并不断地调整自己的实验进度。在实验设计的过程中要注意时间上的分配,只有在时间上分配好了,才不会出现一段时间特别忙而一段时间特别闲的情况。

六、最经济原则

最经济(economy)原则指实验的最优选择方案,包括在资金的使用,人力和时间的损耗等方面,可以根据实验条件的基础,预测一下实验的产出和投入的比值,比值越大越好。

第三节　实验设计的基本方法

免疫学研究贯穿于基因、分子、细胞、器官到机体,观察方法和实验技术多样,一种实验设计模式不能涵盖全面的免疫学研究实验设计。好的实验设计应符合如下标准:目的明确、依据充分、思路清晰、指标具体、措施合理,以保证可靠数据的获取,使科学研究少走弯路。

实验设计的目的就是通过科学实践验证科学假说,主要是实验和观察(直接或间接观察)。实验观察内容的安排、实验方案和实验方法与步骤的设计首先要从专业理论技术角度考虑,选择合适的统计学方法,二者互相配合,才能保证研究方案的科学性、有效性和可行性,使验证假说的结果和结论具有可靠性。一个周密的实验设计,能合理安排各项实验因素,正确估计样本含量大小,严格控制实验误差,从而用较少的人力、物力、时间,最大限度地获得丰富而可靠的资料。

一、目的明确、依据充分

(1) 明确实验目的。实验设计须与实验目的和实验假设紧密相连,实验者应明确实验要达到的目的和解决的问题,一个实验设计只针对整个科研的一个环节,只有明确目的才能少走弯路。

（2）依据充分。① 实验设计须从课题现状出发,根据前期工作基础,确实需要开展本实验;② 根据国内外进展的现状,确定开展本实验有意义和必要性;③ 根据实验室的仪器设备、人力、物力条件,确定完成实验的可行性。总之,实验设计是立足于现实基础。必要的前期工作可决定实验设计的成败,细致周密的调查,包括查阅国内外文献、向相关专家请教、开展必要的探索性预实验等,因此依据充分是做好科研设计的重要前提。

二、确定实验思路

对课题进行周密思考,并将课题按逻辑关系分成若干关键问题,然后精心设计解决每一个问题所采用的实验方法。一个关键性实验应能获得符合一种假说而不符合另一种假说的结果,并对可能产生的现象做出预期。

（1）明确实验原理。只有明确实验原理,才能充分利用实验材料设计实验思路。了解实验中材料和试剂的作用,才能选择出正确的实验方法,才能在实验出现问题时分析问题、寻找原因并尽快解决问题。

（2）根据实验目的和原理,对课题要解决的问题做出实验假设。

（3）根据实验假设设计研究思路,一个研究假设需要从不同角度、不同层面证明,因此各独立实验之间的逻辑关系非常重要,根据研究目的逻辑关系将研究内容分为不同层次,针对每一层次设计实验方案,通过实现所有的各层次目标而达到最终目标。各层次目标间相辅相成,与总研究目的密切相关。

三、设计实验方案

实验方案设计是根据实验目的、实验原理、可行性的实验方法、实验内在相关性等综合因素而设计完成的,可围绕一个较大目标设计技术路线,也可根据一个具体目标设计实验操作流程。

（1）框架式实验方案设计:一般用于课题启动阶段或课题阶段性目标的规划设计,在阅读大量文献、书籍、实验方法及原理等基础上形成课题研究的总体思路,按照课题基本思路,围绕课题整体目标,首先整理出若干阶段性目标,然后以各阶段性目标作为实验方案的框架题目,根据课题的逻辑关系,用连线和箭头方式将各个实验相连接,并针对具体实验逐个进行实验操作方案设计。

（2）实验操作方案设计:是指根据一个具体实验目的、选择一种具体实验方法所进行的实验设计。主要包括:实验名称、实验材料、试剂或仪器;使用动物、细胞株、细菌菌株、质粒;实验条件、实验分组、检测指标、实验流程、实验结果分析方法等。

根据实验目的、实验原理和实验思路,设计出合理的实验方案和实验操作步骤。要明确实验中所用的实验材料和试剂分别起什么作用? 怎样运用? 这样才能在实验出现问题时分析问题、寻找原因并尽快解决问题。由于实验设计是开放性的,可能存在多种实验步骤,但一般应遵循以下几个原则:简便性、可行性、安全性和精确性。

实验方案分为多种类型,选择哪种方案最佳,主要取决于研究目的与内容。无论采用哪种方案,均须依据实验设计的"三要素""六原则",设计出合理的方案。

(一)实验因素的设计

实验因素的设计包括实验因素的特性、强度、质量、实验中施加于实验对象的剂量、频率、持续时间、施加方法以及对非实验因素的控制等。同时要确保实验因素的标准化,使实验因素在实验全过程保持不变,按同一标准进行。在研究复杂的生物学现象中,我们可以设计一次仅变化一个实验因素的单因素实验,以排除其他因素的干扰,并利于观察和判断该因素本身的作用,从而使复杂的现象简单化,但结果单一;也可以设计一个包括若干变数的多因素实验,同时检测几个变量,观察各因素间的相互作用,不仅能节省时间和精力,且提供更多的数据。

1. 单实验因素(single experimental factor)

单实验因素指设计实验时仅设置一个实验因素。

(1)单因素单水平:指设计实验时仅设置一个实验因素,一个处理剂量。例如细菌脂多糖(LPS)对小鼠脾脏单个核细胞(MNCs)增殖影响的体外实验,在这个实验中只有 LPS 一个实验因素,剂量为 1 μg/mL 一个组。为了排除非处实验素的影响,针对相应实验组设立 2 个对照组(表 10.1)。

表 10.1　LPS 在体外对小鼠脾脏 MNCs 增殖的影响

组　别	处理因素	组别设置意义
实验组	LPS(1 μg/mL)	观察 LPS 对脾脏 MNCs 数量的影响
对照组	PBS	排除 LPS 溶媒对实验的影响
空白对照	—	小鼠脾脏 MNCs 数量的正常水平

(2)单因素多水平:指将实验设置的一个因素分为不同水平,观察该因素对实验对象的影响。例如不同剂量 LPS 对小鼠脾脏 MNCs 增殖影响的体外实验,一个实验因素为 LPS,设置了高(10 μg/mL)、中(1 μg/mL)、低(0.1 μg/mL)三个剂量组。前边实验已经证明实验对照组 PBS 对小鼠脾脏 MNCs 作用与空白对照组没有显著性差异,因此在这组实验中可不设空白对组(表 10.2)。

表 10.2　不同浓度 LPS 在体外对小鼠脾脏 MNCs 增殖的影响

组　别	处理因素	组别设置意义
实验组	LPS(0.1 μg/mL)	低剂量 LPS 对小鼠脾脏 MNCs 的影响
实验组	LPS(1 μg/mL)	中剂量 LPS 对小鼠脾脏 MNCs 的影响
实验组	LPS(10 μg/mL)	高剂量 LPS 对小鼠脾脏 MNCs 的影响
对照组	PBS	排除 LPS 溶媒对实验结果的影响

2. 多实验因素(multiple experimental factors)

一个实验包括若干实验因素,同时检测几个变数,因为每个因素均从不同角度考察,且可观察到各因素间的相互作用,使实验条件更接近实际。例如抗癌药物的单独和联合应用实验。

（1）多因素单水平：设计实验时设置多个实验因素，每个实验因素仅设置一个水平。例如 Poly I:C 对小鼠肝再生影响的体内实验，两个实验因素分别为肝切除和 Poly I:C 处理，设置了每只鼠给予 2 μg Poly I:C 一个剂量组（表 10.3）。每种处理因素均须设相应对照，实验组与实验对照组间除处理因素不同外，其他条件须尽量一致，以排除非处理因素产生的干扰，缩小误差。

表 10.3　Poly I:C 对小鼠肝再生的影响

组　别	处理因素 A	处理因素 B	组别设置意义
实验组	肝切除	Poly I:C(2 μg/只)	Poly I:C 对肝再生的抑制作用
对照组	肝切除	PBS	排除肝切除造成的影响
对照组	假手术	Poly I:C(2 μg/只)	排除开腹手术刺激与 Poly I:C 联合造成的影响
对照组	假手术	PBS	排除开腹手术刺激造成的影响
对照组	不手术	Poly I:C(2 μg/只)	排除 Poly I:C 本身造成的影响
对照组	不手术	PBS	排除 Poly I:C 溶媒对实验的影响
空白对照	—	—	正常对照可以用 PBS 组代替

（2）多因素多水平：设计实验时设置多个实验因素，每个实验因素又设置不同水平。例如不同剂量 LPS 对小鼠肝再生影响的体内实验，两个实验因素分别为肝切除和 PolyI：C，设置了给予 2 μg Poly I:C 和 5 μg Poly I:C 两个剂量组。前面的实验已经证明假手术和不手术对肝再生的影响没有显著性差异，因此在这组实验中可不设不手术组或 PBS 假手术组（表 10.4）。

表 10.4　不同剂量 Poly I:C 对小鼠肝再生的影响

组　别	处理因素 A	处理因素 B	组别设置意义
实验组 A	肝切除	Poly I:C(2 μg/只)	低剂量 Poly I:C 对肝再生的抑制作用
实验组 B	肝切除	Poly I:C(5 μg/只)	高剂量 Poly I:C 对肝再生的抑制作用
对照组 A	肝切除	PBS	排除肝切除造成的影响
对照组 B	假手术	Poly I:C(2 μg/只)	排除 Poly I:C 本身造成的影响
对照组 C	假手术	Poly I:C(5 μg/只)	排除 Poly I:C 本身造成的影响

（二）实验对象的设计

无论是动物实验研究还是临床研究（人体观察），必须依照伦理道德的规范进行实验对象设计。根据实验目的设计实验对象，包括实验对象的选用标准、种类、随机抽样方法、实验分组、对照设置、样本含量、实验重复次数、均衡性检验方法等。

如果实验对象是动物，要选择对实验因素高敏感性的动物，注意实验动物的品系、窝别、年龄、性别、体重、生活环境及营养状况等因素，是否适合研究的动物模型，每次实验样本数等。如果实验对象是人，则应考虑病例选择、诊断标准、入选标准等，要诊断明确、具有典型性临床表现、病史记录全面，包括年龄、性别、职业、生活习惯、个人嗜好、营养状况、家族史、疾病分级、病程等。如果实验对象是细胞或分子,应考虑将体外实验的研究结果,通过体内实验验证,以避免体外实验的简单化,不能真实反映体内复杂的生物学现象。在设计中尽量排除影响实验对象的多种非实验因素的干扰。

(三)观察指标的设计

观察指标的设计直接决定实验结果的优劣,要根据观察指标选择的原则进行指标的选择,包括指标的检测方法、判断标准,数据资料的收集方法等。在设计观察指标时,要注意选择的指标能反映所研究目的的本质和所要阐明的问题;尽可能选用特异性强、灵敏性以及精确性高的指标、客观指标,以避免偏差。

观察指标的设计须明确规定在实验中要观察什么指标,确定哪些数据取理化指标;哪些数据取生物学指标;如何如实、准确地记录下来,哪些数据取数字记录;哪些数据取图像记录或兼有图像和数字测量记录(例如肿瘤的照片和直径的测量);哪些数据取绝对数(例如细胞计数),哪些取相对数(例如百分比、相对表达量)等。实验操作确定后,应确定相关数据的统计学方法,并设计相应的实验表格(例如细胞计数表、小鼠称重表、肿瘤生长记录表、流式细胞术检测表等)。实验表格是实验记录的原始数据,严谨地设计原始记录表格,可节省实验中的时间,减少出错率,便于实验结果的整理和分析,大大提高实验效率。

(四)实验设计的弹性和最经济原则

实验设计应有计划进度和进度指标的具体安排,要明确完成全部实验所需时间和具体进度(例如各研究阶段拟达到的目标和时间)。实验设计中在时间上留有余地,避免出现由于实验设计的原因不能按计划完成的情况。根据最经济原则,在实验设计中选择实验材料、人力、物力和时间最少损耗,投入产出比值高的最佳方案。

(五)实验结果分析方法的设计

根据实验设计可能观察的现象和记录的数据,设计实验结果分析方法、计算、图表、和统计学处理方法等,归纳出一般概括性判断,并用文字、图表、绘图等方法做一个简明的总结。以上只是针对一般综合实验设计的思考方法,在具体的实验过程中,应根据实验的具体情况和要求,做出最适合的实验设计。

第四节　免疫学实验设计举例

NK 细胞在 TIGIT 分子阻断的抗肿瘤治疗中的重要性

一、目的

本研究通过实例对实验设计进行详细解读,使学生能够举一反三,自主进行实验设计,培养具有独立从事科研能力的研究生。

二、背景知识

NK 细胞：自然杀伤细胞(natural killer cell，NK 细胞)是 20 世纪 70 年代被发现的一类独立的淋巴细胞亚群，属于固有淋巴细胞(innate lymphoid cell，ILC)，因无需抗原预先致敏即能直接杀伤某些靶细胞(如病毒感染细胞、肿瘤细胞等)而得名。NK 细胞胞浆内含许多大的嗜苯胺颗粒，故又称大颗粒淋巴细胞。与 T 淋巴细胞和 B 淋巴细胞不同，NK 细胞不表达 TCR 或 BCR 等抗原特异性受体，主要以抗原非依赖性方式发挥作用。NK 细胞由骨髓中淋巴样祖细胞分化而来，人 NK 细胞占外周血淋巴细胞总数约 10%，存在于骨髓、淋巴结、脾脏、肺脏及肝脏等组织，在肝脏中 NK 细胞占淋巴细胞总数的 30%以上。NK 细胞是重要的固有免疫细胞，对于免疫监视、清除病毒感染细胞和肿瘤细胞至关重要。NK 细胞参与抵抗肿瘤的第一道防线，与 B 淋巴细胞和细胞毒性 T 淋巴细胞(CTL)不同，NK 细胞能直接杀死病毒诱导的鼠白血病细胞，NK 细胞能够通过其细胞表面的一系列抑制性受体、活化性受体和粘附受体，来区分识别被感染的细胞、自身突变细胞和健康细胞。除了直接杀灭病毒感染细胞或肿瘤细胞外，NK 细胞也可以通过分泌细胞因子来调控免疫应答。

TIGIT 分子：TIGIT 分子被发现于 2009 年，是一个完全由生物信息预测所发现的免疫检查点分子。人类 TIGIT 分子与小鼠 TIGIT 分子有着 58%的同源性，属于 I 型跨膜蛋白。TIGIT 分子胞内段含有具有免疫抑制功能的基于免疫受体酪氨酸的抑制基序(immunoreceptor tyrosine-based inhibitory motif，ITIM)，故命名为具有 Ig 和 ITIM 结构域的 T 细胞免疫受体(T-cell immunoreceptor with Ig and ITIM domains，TIGIT)。TIGIT 分子主要表达于活化的 $CD8^+$ T 细胞、$CD4^+$ T 细胞以及 NK 细胞表面。TIGIT 分子的配体为 CD155 分子、CD112 分子和 CD113 分子，其中 CD155 分子是 TIGIT 分子的主要配体，当与 CD155 分子结合之后，通过胞内段 ITIM 基序向下传递抑制信号。CD226 分子和 CD96 分子是 TIGIT 分子的竞争性受体，发挥免疫活化功能。在生理情况下，正常细胞表达较低水平的 CD155 分子，TIGIT 分子以高亲和力优先结合 CD155 分子，从而防止自身免疫应答；但当细胞发生恶性转化，CD155 分子的表达水平往往会升高，TIGIT 分子一方面通过竞争结合共同配体 CD155 分子来抑制 CD226 分子的免疫活化作用，另一方面，TIGIT 分子还可以直接与 CD226 分子结合，从而破坏其二聚化过程，实现抑制免疫应答的作用。

三、课题设计背景

研究表明"免疫检查点阻断"(immune checkpoint blockade)治疗可增强效应 T 淋巴细胞功能，在一些癌症患者的临床应用表明约有 20%的患者可以得到缓解。TIGIT 分子是表达于 T 淋巴细胞和 NK 细胞表面的一种抑制性受体，参与介导肿瘤中 T 淋巴细胞耗竭；但 TIGIT 分子的表达与 NK 细胞功能的相关性仍不清楚。由于 NK 细胞也是重要的抗肿瘤细胞，因此本课题的目的是证明在阻断 TIGIT 分子后机体抗肿瘤效应中 NK 细胞的功能。

四、实验设计的内容

实验设计应该包括以下内容：
(1) 实验题目。
(2) 实验目的。
(3) 实验思路。
(4) 实验材料和方法的确定。
(5) 实验方案设计：① 实验对象；② 实验因素；③ 观察指标；④ 实验方法的操作方案；⑤ 实验结果分析的方法(包括统计学方法)。
(6) 进度具体安排,完成全部实验所需时间。

五、实验设计的整体思路

实验题目：NK 细胞对于阻断 TIGIT 分子后机体抗肿瘤效应至关重要。
实验目的：证明 NK 细胞在阻断 TIGIT 分子后机体抗肿瘤效应中的作用。
围绕着实验目的,设计实验思路如下：
(1) 探究 NK 细胞对 $CD8^+$ T 淋巴细胞抗肿瘤免疫应答的影响。
探究在抗肿瘤过程中 NK 细胞缺失对 $CD8^+$ T 淋巴细胞介导的适应性免疫应答的影响以及在阻断 TIGIT 分子的情况下 NK 细胞对 T 淋巴细胞功能的影响。
(2) 排除 $CD4^+$ T 淋巴细胞在 TIGIT 分子阻断的抗肿瘤免疫应答中对 NK 细胞和 $CD8^+$ T 淋巴细胞的作用。
由于 $CD4^+$ T 淋巴细胞(如调节性 T 细胞)表达 TIGIT 分子,为了对比分析 NK 细胞和 $CD8^+$ T 淋巴细胞在 TIGIT 阻断抗肿瘤免疫应答中的作用,对 $CD4^+$ T 淋巴细胞是否影响阻断 TIGIT 的治疗效果进行探究。
(3) 确认 NK 细胞在抗 TIGIT mAb 或抗 PD-L1 mAb 单独或联合阻断治疗中的抗肿瘤作用。

六、主要实验方法的选择和确定

因篇幅所限,本节侧重实验设计的介绍,本例中简化了实验动物、细胞株的信息、实验仪器、实验方法和实验实施过程、实验设计中选择每一项检测指标的意义,其中实验试剂、细胞系、实验动物均未标注来源。

(一) 实验材料

(1) 实验用抗体：① 抗鼠 TIGIT mAb (13G6)、抗 NK1.1 mAb(PK136)、抗 CD8 mAb (2.43)来源于杂交瘤细胞接种小鼠,纯化腹水所得；② 抗 Asialo GM1(asGM1)：NK 细胞清除抗体；③ 抗鼠 PD-L1 mAb,为小鼠 PD-L1 的阻断性 mAb；④ IgG 同型对照：大鼠 IgG2b mAb(注：该抗体为大鼠抗血蓝载体蛋白(keyhole limpet hemocyanin,KLH)的单克隆抗体,

因为哺乳动物不表达 KLH,所以该抗体常用于小鼠实验中的大鼠 IgG 同型对照)。

（2）实验动物:① C57BL/6J 鼠;② BALB/c 鼠;③ $Cd4^{-/-}$ 鼠,为 $Cd4$ 基因敲除鼠,表现为 $CD4^+$ T 淋巴细胞缺失;④ $Cd8^{-/-}$ 鼠,为 $Cd8$ 基因敲除鼠,表现为 $CD8^+$ T 淋巴细胞缺失;⑤ $Nfil3^{-/-}$ 鼠,为转录因子 $Nfil3$ 基因敲除鼠,表现为 NK 细胞缺失。这些基因敲除鼠均为 C57BL/6J 背景。

（3）实验用细胞系

肿瘤细胞系:B16/F10,小鼠皮肤黑色素瘤细胞,为 C57BL/6 鼠背景。CT26,小鼠结肠癌细胞,为 BALB/c 鼠背景。

杂交瘤细胞:① 2.43 杂交瘤细胞,分泌抗鼠 CD8 mAb,特异性清除小鼠 $CD8^+$ 细胞,为大鼠背景。② PK136 杂交瘤细胞,分泌抗鼠 NK1.1 mAb,特异性清除小鼠 $NK1.1^+$ 细胞,为 CE 小鼠背景。③ 13G6 杂交瘤细胞,分泌抗鼠 TIGIT mAb,可阻断 TIGIT 的功能,为大鼠背景。

（二）实验方法

1. 细胞培养方法

细胞培养用完全细胞培养基。完全细胞培养基即在 RPMI-1640 或 DMEM 培养基中加入 10%FBS,并加入适量的双抗溶液。

（1）贴壁肿瘤细胞系培养

实验中所用的贴壁肿瘤细胞系有:B16/F10 细胞系(用 DMEM 培养基培养),CT26 细胞系(用 RPMI-1640 培养基培养)。

细胞传代:细胞密度低于 80%时,换新鲜的完全培养基即可;在高于 80%时,进行传代。

（2）杂交瘤细胞的培养

实验中所用的杂交瘤细胞有:PK136(抗 NK1.1 mAb)、2.43(抗 CD8 mAb)、13G6(抗鼠 TIGIT mAb)。杂交瘤细胞呈现圆形透亮,半贴壁状态,不需要胰酶消化,用 DMEM 完全细胞培养基培养;在细胞密度达到 $(1\sim2)\times10^6$/mL 时进行传代,用移液管轻轻吹打细胞便可从壁上脱落,吹打均匀后 200g 离心 5 min;弃上清,用 1 mL 完全 DMEM 培养基重悬细胞,进行细胞计数,取适量细胞继续培养。

2. 抗体制备与纯化

参见第二章。

3. 肿瘤浸润淋巴细胞(TIL)的分离

参见第六章第一节。

4. 小鼠体内免疫细胞的抗体清除

（1）C57BL/6J 背景小鼠的体内 NK 细胞清除:实验前一天腹腔注射 250 μg 抗 NK1.1 mAb,此后每周腹腔注射一次(100 μg)。实验用抗体清除 NK 细胞的 C57BL/6J 鼠标记为"B6 ΔNK 鼠",抗体清除 NK 细胞的 $Cd4^{-/-}$ 鼠标记为"$Cd4^{-/-}$ ΔNK 鼠"。

（2）BALB/c 背景小鼠的体内 NK 细胞清除:实验前一天小鼠腹腔注射 50 μL 抗 asGM1 抗体,此后每周腹腔注射一次(30 μL)。实验用抗 asGM1 抗体清除 NK 细胞的 BALB/c 鼠标记为"BALB/c ΔNK 鼠"。

（3）小鼠体内 $CD8^+$ T 淋巴细胞清除:实验前一天腹腔注射 250 μg 抗 CD8 mAb,此后每周腹腔注射一次（200 μg）。实验用抗体清除 CD8$^+$T 淋巴细胞的 C57BL/6J 鼠标记为"B6 ΔCD8 鼠"；抗体清除 CD8$^+$T 淋巴细胞的 $Cd4^{-/-}$ 鼠标记为"$Cd4^{-/-}$ΔCD8 鼠"。

5. 流式细胞术

方法见第七章。

6. 小鼠肿瘤模型的构建

方法见第八章。

7. 抗体治疗小鼠

抗体为大鼠 IgG（同型对照抗体）、抗 TIGIT mAb、抗 PD-L1 mAb。用酒精棉擦拭小鼠腹部后，每次每只小鼠腹腔注射 200 μg 相关抗体。给药次数按照实验设计执行。

8. 统计分析

实验数据通过 GraphPad Prism 8.0 软件进行分析，数据以平均值±标准误表示。使用的统计学方法有：单因素方差分析（one-way ANOVA）、未配对 t 检验（unpair student's t test）、生存期统计采用对数秩检验（Mantel-Cox test），确定统计的显著性，P 值表明差异显著性的程度，$P < 0.05$ 差异具有显著性，以"＊"表示。＊$P < 0.05$；＊＊$P < 0.01$；＊＊＊$P < 0.001$；＊＊＊＊$P < 0.0001$；n.s. 表示 $P > 0.05$ 差异无显著性。

七、实验设计

依据实验设计的三要素确定研究思路。根据实验设计的均衡原则，采用分层均衡法将所有小鼠先进行荷瘤，然后按照随机原则将荷瘤小鼠分组；根据重复原则每组小鼠数量不少于 5 只，每个实验重复 3 次；根据对照设计的单一变量原则设置空白对照组和实验对照组。

（一）研究思路一：NK 细胞和 TIGIT 分子阻断对 CD8$^+$T 淋巴细胞抗肿瘤免疫应答的影响。

实验一

目的：利用小鼠肿瘤肺转移模型探讨 NK 细胞缺失对 CD8$^+$T 淋巴细胞抗肿瘤功能的影响。

实验动物：C57BL/6J 鼠（B6 鼠）、$Nfil3^{-/-}$ 鼠、C57BL/6J ΔNK 鼠（B6 ΔNK 鼠）。

肿瘤模型：黑色素瘤（B16/F10）肺转移模型。

实验分组：所有小鼠荷瘤后按照随机原则分为 4 组，荷瘤后均不进行处理。其中 B6 ΔNK 鼠为抗体清除 NK 细胞鼠，根据对照设计的单一变量原则需要设置同型抗体实验对照。

证明小鼠体内 NK 细胞和 CD8$^+$T 淋巴细胞清除抗体（PK136 和 2.43）的同型抗体对实验结果无影响，可以在预实验中进行，如果没有影响在后续的实验中不必重复设置清除抗体的同型抗体对照组。但在实验记录中必须有相关实验的记录。

第 1 组：B6 鼠（对照组）；

第 2 组：B6 鼠＋IgG（同型对照抗体，第 3 组的实验对照）；

第 3 组：B6 ΔNK 鼠（实验组）；

第 4 组：$Nfil3^{-/-}$ 鼠（实验组）。

观察时间:荷瘤后15天对小鼠进行安乐死,取肺脏组织。

检测指标:① 小鼠肺脏组织拍照,观察肺部肿瘤结节;② 分离肿瘤浸润淋巴细胞(TIL),流式细胞术检测分子:CD8、PD-1、CD107a、TNF-α、IFN-γ。分别对各组流式细胞术检测结果进行统计分析。

统计学方法:采用单因素方差分析,确定统计的显著性,$P<0.05$ 差异具有显著性,以"*"表示。

实验二

目的:探究在肿瘤肺转移模型中 TIGIT 阻断治疗效果是否受 NK 细胞影响。

实验动物:C57BL/6J 鼠(B6 鼠)、$Nfil3^{-/-}$ 鼠。

肿瘤模型:B16/F10 肺转移瘤模型。

实验分组:所有小鼠荷瘤后按照随机原则分为6组,荷瘤后进行抗 TIGIT mAb 处理,即一种处理方式,根据对照设计的单一变量原则分别设置2种鼠的空白对照和同型抗体处理的实验对照。

第1组:B6 鼠+PBS(空白对照组);

第2组:B6 鼠+IgG(同型对照抗体,第3组的实验对照组);

第3组:B6 鼠+抗 TIGIT mAb(实验组);

第4组:$Nfil3^{-/-}$ 鼠+PBS(空白对照组);

第5组:$Nfil3^{-/-}$ 鼠+IgG(同型对照抗体,第6组的实验对照组);

第6组:$Nfil3^{-/-}$ 鼠+抗 TIGIT mAb(实验组)。

TIGIT 治疗方案:如图 10.1 所示。

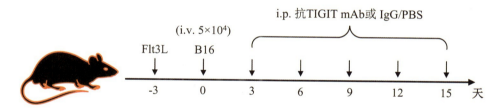

图 10.1　黑色素瘤肺转移模型鼠抗 TIGIT mAb 治疗的方案

观察指标:生存期观察:荷瘤后每天观察一次小鼠的生存状况,详细记录观察时间和小鼠状态。

统计学方法:生存期统计采用对数秩检验,确定统计的显著性,$P<0.05$ 差异具有显著性,以"*"表示。

（二）研究思路二:排除表达 TIGIT 分子的 CD4$^+$T 淋巴细胞在 TIGIT 分子阻断治疗中对 NK 细胞和 CD8$^+$T 淋巴细胞的作用。

实验三

目的:探讨在黑色素瘤皮下瘤模型 TIGIT 分子阻断治疗中 CD4$^+$T 淋巴细胞的抗肿瘤作用。

实验动物:$Cd4^{-/-}$ 鼠、$Cd4^{-/-}\Delta$NK 鼠、$Cd4^{-/-}\Delta$CD8 鼠。

肿瘤模型:B16/F10 皮下瘤模型。

实验分组:所有小鼠荷瘤后按照随机原则分为 7 组,荷瘤后进行抗 TIGIT mAb 处理,即一种处理方式,根据对照设计的单一变量原则,分别设置空白对照和 3 种鼠的实验对照。由于在预实验中已经用同型抗体排除了 CD8⁺ T 淋巴细胞或 NK 细胞清除抗体对 CD4⁻/⁻ 鼠的影响,所以在此不需要设置清除抗体的同型抗体对照组。如果前边的实验没有做过,需要设置清除抗体的同型抗体对照组。

第 1 组:$Cd4^{-/-}$ 鼠＋PBS(空白对照组);

第 2 组:$Cd4^{-/-}$ 鼠＋IgG(同型对照抗体,第 3 组的实验对照组);

第 3 组:$Cd4^{-/-}$ 鼠＋抗 TIGIT mAb(实验组);

第 4 组:$Cd4^{-/-}$ ΔCD8＋IgG(同型对照抗体,第 5 组的实验对照组);

第 5 组:$Cd4^{-/-}$ ΔCD8＋抗 TIGIT mAb(实验组);

第 6 组:$Cd4^{-/-}$ ΔNK＋IgG(同型对照抗体,第 7 组的实验对照组);

第 7 组:$Cd4^{-/-}$ ΔNK＋抗 TIGIT mAb(实验组)。

治疗方案:如图 10.2 所示。

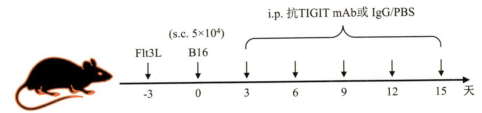

图 10.2　黑色素瘤皮下瘤模型鼠抗 TIGIT mAb 治疗方案

观察指标:小鼠生存率,小鼠皮下肿瘤体积≥1000 mm³ 视为死亡。荷瘤后每天观察一次小鼠肿瘤生长情况,待瘤结节形成,每 2 日测量一次肿瘤的直径,详细记录观察时间和肿瘤体积。

统计学方法:生存期统计采用对数秩检验,确定统计的显著性,$P < 0.05$ 差异具有显著性,以"*"表示。

(三) 研究思路三:确认 NK 细胞在用抗 TIGIT mAb 或抗 PD-L1 mAb 进行单独或联合阻断治疗时的抗肿瘤作用

实验四

目的:探讨在结肠癌 CT26 皮下瘤模型中 NK 细胞在抗 TIGIT mAb、PD-L1 mAb 单独或联合阻断治疗对小鼠生存期的影响。

实验动物:BALB/c 鼠、BALB/c ΔNK 鼠。

肿瘤模型:CT26 结肠癌皮下瘤模型。

实验分组:所有小鼠荷瘤后按照随机原则分为 11 组,根据对照设计的单一变量原则,分别设置空白对照组和实验对照。预实验已经排除了 CD8⁺ T 淋巴细胞或 NK 细胞清除抗体的同型抗体对实验结果的影响,所以在此不需要设置清除抗体的同型抗体对照组。由于实验中使用的抗 TIGIT mAb 与抗 PD-L1 mAb 为相同亚型,实验对照组设置不必分别设置两种抗体的同型抗体对照,因此在这个实验设计中第 2、3 组可以只设一个实验对照组。

第 1 组:BALB/c 鼠＋PBS(空白对照组);

第2组:BALB/c鼠+IgG(同型对照抗体,第4、5组的实验对照组);

第3组:BALB/c鼠+IgG(×2)(同型对照抗体,第6组的实验对照组);

第4组:BALB/c鼠+抗TIGIT mAb(实验组);

第5组:BALB/c鼠+抗PD-L1 mAb(实验组);

第6组:BALB/c鼠+抗TIGIT mAb+抗PD-L1 mAb(实验组);

第7组:BALB/c△NK鼠+IgG(同型对照抗体,第9、10组的实验对照组);

第8组:BALB/c△NK鼠+IgG(×2)(同型对照抗体,第11组的实验对照组);

第9组:BALB/c△NK鼠+抗PD-L1 mAb(实验组);

第10组:BALB/c△NK鼠+抗TIGIT mAb(实验组);

第11组:BALB/c△NK鼠+抗TIGIT mAb+抗PD-L1 mAb(实验组)。

治疗方案:如图10.3所示。

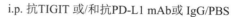
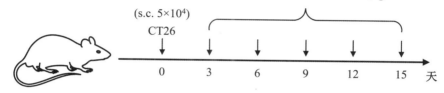

图10.3　结肠癌皮下瘤模型鼠抗TIGIT mAb治疗方案

观察指标:小鼠生存率,小鼠皮下肿瘤体积≥1000 mm³视为死亡。荷瘤后每天观察一次小鼠肿瘤生长情况,待瘤结节形成,每两日测量一次肿瘤的直径,详细记录观察时间和肿瘤体积。

统计学方法:生存期统计采用对数秩检验,确定统计的显著性,$P<0.05$差异具有显著性,以"*"表示。

实验五

目的:探讨在结肠癌CT26皮下瘤模型中NK细胞在抗TIGIT mAb和抗PD-L1 mAb联合阻断治疗中发挥抗肿瘤作用的机制。

实验动物:BALB/c鼠、BALB/c△NK鼠。

肿瘤模型:CT26结肠癌皮下瘤模型。

实验分组:所有小鼠荷瘤后按照随机原则分为3组,根据对照设计的单一变量原则,应该设置不同处理方式的实验对照组。由于前期预实验已经排除了NK细胞清除抗体的同型抗体对实验结果的影响,在实验四中BALB/c鼠和BALB/c△NK鼠给予1种和2种同型对照抗体的实验对照组与空白对照组结果一致,排除了同型抗体对实验结果的影响,所以在此不需要设置同型抗体的实验对照组,因此实验五只设置空白对照或同型抗体对照组即可。

第1组:BALB/c鼠+PBS(空白对照组);

第2组:BALB/c鼠+抗TIGIT mAb+抗PD-L1 mAb(实验组);

第3组:BALB/c△NK鼠+抗TIGIT mAb+抗PD-L1 mAb(实验组)。

治疗方案:如图10.4所示。

观察时间:荷瘤后每天观察一次小鼠肿瘤生长情况,待瘤结节形成,定期测量肿瘤生长

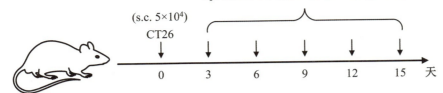

图 10.4　结肠癌皮下瘤模型鼠抗 TIGIT mAb 治疗方案

状况,详细记录观察时间和肿瘤大小。荷瘤后 38 天对小鼠进行安乐死,剥离皮下肿瘤组织。

检测指标:分离肿瘤浸润淋巴细胞(TIL),流式细胞术检测相关分子:CD8、PD-1、CD107a、TNF-α、IFN-γ。分别对各组流式细胞术检测结果进行统计。

统计学方法:采用未配对 t 检验,确定统计的显著性,$P < 0.05$ 差异具有显著性,以“ * ”表示。

参考文献

[1]　孙沘,魏海明,田志刚.研究生实验记录的培训和规范化管理[J].学位与研究生教育,2010(4):26-29.

[2]　李宗芳,郑芳.医学科研课题设计、申报与实施[M].北京:人民卫生出版社,2023.

[3]　Zhang Q, Bi J, Zheng X, et al. Blockade of the checkpoint receptor TIGIT prevents NK cell exhaustion and elicits potent anti-tumor immunity[J]. Nat Immunol, 2018, 19(7):723-732.

（孙　沘）

第十一章 实验记录、实验结果的整理与展示

实验记录是科学工作的重要组成部分,实验记录的目的是便于研究人员探究实验成败的原因;供他人查找相关实验的重要信息;为撰写论文提供原始实验数据,实验记录结果的及时整理是保证实验按既定设计方案顺利进行的保障。每个研究者均应了解和掌握有关实验记录的基本要求和撰写技巧,并以实事求是的态度认真记录和保留原始数据,客观地对实验记录结果进行整理和分析。这些能力的培养对于研究生的学业教育和毕业后的职业生涯均会产生深远影响,也是研究生培养过程的重要组成部分。

第一节 实验记录的意义和要求

实验记录是不同时期开展课题研究的基础资料,是每个实验人员必须进行的重要的日常性工作。它是一面镜子,可以很好地反映每位科研人员的基本素质。实验记录是研究人员进行科学实验的过程中对所获原始资料的直接记录,是防止科学不端行为发生的有效方法,更是研究生素质教育和规范化管理的具体体现。对于研究生树立良好的科研习惯,获得更为可靠的实验结果,以及培养研究生成为科研的主体力量起着举足轻重的作用。

一、实验记录的意义

(一)实验记录及其培训是研究生素质教育的基本内容

研究生完成学位课程进入实验室之后主要任务是进行科研能力的培训和完成学位论文,其中开展研究课题相关的实验是每天工作的主要内容。实验记录是每位科研工作者对每天科研活动的记录。从实验记录中可以看出研究生的成长历程、科研的精益求精、自我规范化管理的能力、发现和处理问题的能力、写作与归纳能力等研究生学习阶段所需要培训和提高的基本素质。这些能力的培养是一个长期的过程,实验记录及其培训正好提供了这样一个无法取代的、开展高效率研究生教育与培训的、需要持之以恒坚持的平台。因此,在研究生学习期间对实验记录进行规范化培训与管理应该是研究生素质教育的一项基本内容。

（二）实验记录及其培训是提高研究生科研能力的保障

实验记录是保证实验成功的关键。实验记录是实验的必需环节,应该是所做实验的完整原始记录。实验记录务求详尽、真实,不仅自己能一目了然,同行也能看得懂。一份好的实验记录在任何时候都能够使同行重复做出当初实验的过程和结果。详尽的实验记录有利于自己总结工作,有利于同行借鉴,有利于寻找实验中的差错,有利于节省实验室在同类预实验所花费的时间。每一项研究成果的所有实验记录均应该归档保存。如果有问题需要审核,完整的实验记录将会提供最可靠的资料。在研究获得一些经验之后,可以通过实验记录了解一些早期所做的而当时不被重视的实验结果。如果养成了坚持做实验记录的良好习惯,实验者就可以从以前的实验研究中得到更多的借鉴机会。在研究生学习阶段养成系统、详细、规范地进行实验记录的习惯将受益终身。

（三）实验记录是保证学术规范的关键

研究生应该时刻意识到实验记录也是保证学术规范的关键。在研究生培养阶段忽略对实验记录重要性的教育,可能会使研究生对实验记录重要性认识不足。如果不重视实验记录,可能会出现有些研究生毕业后其研究成果需要进行拓深研究时其他研究者无法看懂该实验记录;研究生的研究结果遭到质疑时无法提供有效的原始实验记录,对实验室和研究生本人均会造成不良的影响;同时不详细的实验记录也给一些急于求成的研究生留有学术失范的空间。要杜绝研究生的此类问题发生,仅靠研究生教育管理部门采取的管理措施是不够的,更需要研究生本人对此问题的高度重视,这样才能在源头上杜绝数据造假等学术不端行为。

在研究生学习期间应该将实验的原始记录、实验结果的整理与分析、实验结果的描述和展示、实验记录的检查和点评等工作贯穿于整个研究生培养的过程,使研究生在实践中充分认识到实验记录的重要性,养成详细进行实验记录的良好习惯。

二、实验记录的要求

实验记录是研究人员在实验室进行科学研究过程中,通过实验操作、现象观察、资料分析等方法,根据实际发生的事件、场景等情况,直接记录的各种数据、文字、图表、图片、照片等原始资料,是科学研究原始数据的收集和科研成果原始资料的证据,也是不同时期深入进行相关课题研究的基础资料。因此,实验记录的基本原则是客观、及时、完整、实事求是,使实验记录具有真实性、客观性、完整性、系统性和实效性。实验记录的要求如下:

（1）实验记录应作为发表文章、实验室科技档案管理的必备文件。研究人员离岗、研究生毕业离校前将全部实验记录和其他科研资料上缴实验室保管和存档,不得随意处置或丢弃。

（2）实验记录要字迹工整,采用规范的专业术语和计量单位,外文符号、英文缩写第一次出现时须注明全称及中文释名。记录应详细、清楚,使其他相关研究人员能够看懂,特殊记号须在记录本中予以特别说明。不得使用铅笔或易褪色的笔记录。

（3）每次实验记录均应在实验记录本相应位置记录实验日期和时间,也可记录实验条件如天气、温度、湿度等。

（4）实验数据的记录须及时、准确、真实、完整，需将仪器测定的原始数据放到实验记录本的相应位置，严禁伪造或编造数据，并避免漏记和随意涂改。

（5）实验中各种仪器、试剂、操作流程等均需记载于记录本上，简单的流程可直接记载，复杂的流程可打印后粘贴到记录本相应位置。

（6）实验原始记录须记载于正式实验记录本上，勿随意写在零碎的纸片上。实验记录本（或活页）须有连续页码编号，不得缺页、撕毁或挖补。如发生书写错误，应将错误之处用笔划去，要保证仍可辨认，避免完全涂黑，在修改处签字，然后再重新填写。

（7）实验记录书写时应前后连接，不得遗留大量空白，空白处需注明"以下空白"。实验记录如有遗忘或大量修改之处，须在记录本上补写，不得在空挡处填写，补写应注明事由、修改之处及重写内容。

（8）实验记录本原则上在研究生毕业前、课题及项目结束前由使用人负责与保管，实验室将定期进行检查，其他人员如需要参考需要征得当事人同意。

（9）实验记录本应该按页码装订。在实验记录中应当如实记下实际所做的实验。实验结果、表格、图表和照片都应该直接记录或订在实验记录本中成为永久的记录。

第二节　实验记录的内容和原始数据的保存

实验记录是实验室日常工作的一部分，研究者一旦进入实验室，其工作任务之一即是撰写实验记录。实验记录的主要内容应该是实验直接或间接有关联的全部活动的记录，包括实验设计、当日所做的实验、实验过程及结果整理。其基本原则是信息完整、重点突出，凡做过的实验均应记录于实验记录本上，无论实验的成败或实验结果为阳性还是阴性均应记录。

一、实验记录的主要内容

实验记录应该将每一项实验的原始设想、实验设计和实验方法、溶液的配制、实验结果及其整理、实验体会等记录清楚。尤其在实验过程中观察到的各种现象（包括正常与异常）应仔细描述，实验数据要忠实记录，实验记录结果要加以整理、统计和分析。每项实验完成后要进行实验小结与讨论。实验记录的主要内容如下：

（一）实验记录的目录

若使用记录本，留下记录本的开头几页用于记录内容目录，可以随着实验进程而对其进行补充。内容目录应该包含实验日期、每个实验的实验编号、简短的题目和页码。

（二）实验名称

实验名称是实验设计的核心，实验设计和后续的实验流程均围绕实验名称而展开。记录实验名称可以是一个具体的操作名称，如"免疫印迹技术检测胰腺肿瘤组织信号分子 Syk

的表达";也可是一个实验方案的名称,如"NKp30 分子单克隆抗体的制备"。实验名称是必须记录的实验内容,如实验过程持续一段时间,可采用连续记录共用名称的方式,并在相应位置(如实验名称之后)标注对应的页码。

(三)实验目的

实验目的是本次实验操作预期达到的目标,实验目的是实验名称的拓展和细化,一般用一句话进行描述。例如,上述单克隆抗体制备实验的实验目的可写为"人 NK 细胞活化受体 NKp30 分子单克隆抗体的制备"。每次实验设计前须确定实验目的,从而帮助研究者更好地审视实验设计的合理性和可行性,避免实验设计不完整或选择方法不恰当。

(四)实验方案

实验方案是根据实验目的、可行性的实验方法、实验内在相关性等综合因素而设计完成,可围绕一个较大目标设计技术路线,也可根据一个具体目标设计实验操作流程。无论采用哪种方式,实验方案均须在实验操作之前完成。

1. 框架式实验方案

即课题的总体构思框架,一般需多个实验操作才能完成,因此不是具体的实施方案,以此框架为基础,还须针对具体实验逐个进行实验操作方案设计,如实验方法、实验流程和实验分组等,研究者对实验操作方案均应做详细的实验记录。

2. 实验操作方案记录

通常包括如下内容:

(1)具体实验名称,例如"免疫印迹技术检测胰腺肿瘤组织信号分子 Syk 的表达",名称要详细、直接。

(2)实验材料、试剂或仪器,在同类实验首次出现时全面记载相关信息(如名称、规格、厂家,试剂来源、浓度等),使用动物信息,细胞株、细菌菌株、质粒等来源。

(3)实验分组,如实验组、对照组、阳性对照组等。

(4)实验流程包括对后续结果分析非常重要的实验参数,须详细记载。如细胞学实验中每孔细胞数、培养基名称及培养基体积、样品名称及含量、加样顺序、培养条件、观察时间等;动物实验中动物名称、品系、性别、体重及每组动物数量、给药部位和方法、给药剂量、给药间隔时间及次数等。实验用到的液体配方及配制方法(包括配制时的计算公式和具体计算过程),以供日后分析失败原因并调整实验计划、参考实验条件、撰写论文或整理资料时应用。

(五)实验实施过程的记录

实验实施过程指实验开始至实验结束的全过程,应按事先设计的实验流程进行操作,故实验流程的各步骤即为实验过程中的具体事件和时间。实验流程于实验开始前已设计完毕,实验开始后即按照实验设计方案实施,在实验中将观察到的现象如实、准确地记录下来。除了用文字进行记录外,还可以用数据或符号进行记录。若出现某些流程外的操作或发现预想以外的现象,也应详细记录。实验过程中的记录一般包括如下内容:

(1)实验时间:时间记载的方式为:① 记录实验开始的时间;② 记录实验操作的时间;

③ 对持续时间长的实验可分段记录时间。每次实验须按年、月、日顺序记录实验日期和时间,如 2024 年 3 月 10 日 14:00。在实验操作过程中记录实际发生的时间,以便推算下一个时间点的确切操作时间。

（2）实验条件:实验环境可能明显影响某些敏感的实验,故须详细记录实验当天气候（晴、阴、雨或大风等）、实验室大环境（光照、通风、洁净度、温度或湿度等）、实验操作局部的微小环境（培养箱温度、超净台通风或光照等）。虽然此类内容记录一般仅限于对环境敏感的实验,但有时难以预知或判断可能对实验产生重要影响的因素,故养成记录实验环境的习惯可能为解释某些实验现象提供重要线索,也可能有助于偶然发现新的实验现象。

（3）操作流程中的关键参数要准确清晰地记载,例如:离心时须注明离心机型号、转速、温度、时间等。

（4）实验试剂的配制和用量:试剂名称、浓度、配制方法,须特别注意试剂的具体用量。量的概念不仅指液体体积,更重要的是试剂浓度。因此,一定牢记要标记各种试剂的具体浓度和具体用量。实验室中常出现不标明浓度的配方流程,例如:记录一个具体 PCR 反应体系时,仅注明引物、dNTPs、Taq DNA pol 等用量体积,而未注明浓度和酶的活性单位。特别是每个人在配制引物等试剂时习惯不同,引物的浓度有时难以追踪。正确的记录方法应如:引物(10 mmol/L)1 μL,dNTPs(10 mmol/L)1 μL,Taq DNA pol(0.25 U/μL)0.5 μL 等。

（5）实验动物:详细记录实验动物的品系、性别、年龄、体重、给药时间及剂量。

（6）细胞株、细菌菌株、质粒等要详细记录来源、冻存、复苏和使用状态等。

（7）实际完成的实验工作:尤其重要的是在做有关动态连续观察的实验,如细胞培养中实际的传代次数、换培养基情况等,在整个过程中的任何变化、所得到的任何正常的或不寻常的观察结果等均应如实记录。即便在出现了错误的情况下,记录下实际发生的事情才能使我们解释实验成为可能。

（8）实验操作的临时改动:实验操作过程严格按照预先设计的方法和流程进行,无需再重新记录实验流程内容,但如果在实际操作中出现临时改变条件的现象,即使是极为细微的改动,都必须详细记录,否则可能成为后续实验无法重复的关键原因。

（9）异常实验现象:实验操作中可能出现某些异常现象或突发事件,须及时记录,若当时即可判断现象发生的原因,则应一并记录,并尽可能详细地记录现象发生的具体细节,尤其是实验操作中发生异常现象的时间和具体实验环节。

（10）摸索实验方法的记录是实验的关键环节,尤其将实验方法标准化有利于实验结果的稳定性。第一次引用某方法时应注明其出处;若首次使用某种成分或方法,应进行详细描述。凡摸索实验方法的记录均应尽可能完全,应详细记录每一实验条件的确定过程,以便最后确定标准实验操作流程。一旦建立标准的实验流程,以后进行同一实验流程时,除首次记录完整的实验流程外,其余仅记载实验中改动的步骤,并标明所参照的流程具体名称和出处即可。

尽管实验前的严密实验设计非常必要,但实验操作过程中应忘记预先的假设,完全将注意力集中于观察和收集客观现象,以保证在后续分析结果时发现有价值的线索。因此,及时、客观和完整地记录实验过程极为必要,可为探究实验成败原因提供重要线索。

（六）实验结果的原始数据

实验记录中的实验设计、实验流程、实验方法等都是为获得可信的实验结果而奠定基础。原始实验结果是所测得的数据、照片或观察到的现象,是研究者进行结果分析整理的原始资料,因此实验结果是实验记录中最重要的内容。

(1)原始实验数据的记录:原始实验数据即实验操作结束后所获实验现象或实验数据,有些形态学实验数据以照片或凝胶等形式拍照或扫描;有些由仪器测定的数据需打印出来,这些结果应按照实验设计的顺序进行排列,放在实验记录的相应位置,以便于判断原始实验数据的来源和含义。

原始实验数据及观察指标是实验记录的重要内容,应准确、及时地记录定量观察指标的数据和定性观察指标的实验变化,并做必要标记和简要说明,有时也须在相应数据旁边标记测定时出现的异常现象,以便后续分析时作为参考。

(2)定性原始实验结果:定性的原始实验结果一般拍照、彩色打印或扫描保存,例如组织病理染色、琼脂糖凝胶电泳、SDS-PAGE、免疫印迹结果、细胞形态学、肿瘤大小及形态等。定性观察实验指标的变化,包括主观指标(如动物状态、毛色、胖瘦等)以及半客观指标(如读pH 试纸上的数值),为了减少人为造成的实验误差,在观察结果时一定要根据实验设计规定读取数值的严格标准,或采用双盲方式由两人以上实验者分别记录。只有这样才能准确地分析实验结果,从而大大提高实验结果的可信度。

(3)定量原始实验数据:通常由仪器测定后打印出来,相关结果仅是一些数据,须在获得数据后按实验设计进行及时标记。例如:ELISA 测定结果是以 OD 值为代表的数据,须按实验设计的加样顺序将分组、名称、剂量、浓度等标记于相应位置,再将相关数据结果粘贴于实验记录的相应位置。某些定量原始数据也存在主观因素的影响,例如小鼠皮下肿瘤的生长速度,按实验设计的观察时间采用千分尺测量肿瘤大小,为尽量避免人为因素干扰,应按照实验设计中相应的记录表格和规定的测量方法进行记录,或记录由两人双盲测量完成,然后签字。

某些定量的原始数据无法获得纸质的数据结果,仅能借助电子版形式保存最原始测定的数据(如流式细胞仪测定数据或单细胞测序数据)。为此,应该在实验记录本上记录电子版文件的名称和保存于电脑中的位置;测定的准确时间(年、月、日和时间)、测定的参数、样品名称、顺序、所收集细胞数量,并将分析结果图(包括设门、自发荧光对照、同型对照、单标及实验结果等)打印粘贴于记录本中。

(4)临床标本应在实验记录中记录以下信息:① 基本情况:姓名、性别、民族、年龄、职业等;② 来自地区;③ 是否有细菌和寄生虫感染史;④ 是否有家庭遗传病史;⑤ 吸烟(N 年,N 包/天)、饮酒、服用药物史;⑥ 若为女性应记录月经、妊娠情况;⑦ 与研究相关的其他因素等。

总之,原始实验数据或观察指标应尽可能记录全面,能采用客观方式记录的资料则不仅记录数据,还需重视形态学资料和各种图片及扫描,以保证通过有限的实验而获得更多的信息,为结果分析提供可靠的数据资料。

(七)实验结果的整理和分析

实验结果包括收集到的原始数据及实验结果的整理。例如,记录实际看到的细胞数,还有以这个数目计算出的细胞浓度。原始实验结果需经后续分析发现其中的含义和意义,因此研究者还须将原始结果进行整理分析,对原始实验数据进行整理分析是实验者认识实验结果的体现,相同的数据可能采用多种不同分析方式,需要根据实验设计和实验完成情况,以及各种统计学分析方法的适用条件,考虑选择正确的分析方法对实验数据进行整理和分析。一个具体的实验结果整理过程,包括从获取数据到得出结论之间的整个加工过程,根据原始数据采用常规的分析方法作图或制表,从而可将杂乱无章的实验数据整理归类、形象直观。将整理后的数据或图表放在实验记录本的相应位置。

(1)表格:制表是整理实验原始数据的常用方法,是数据整理的必需环节。用表格表述一般是横向为因变量,纵向为自变量。表格的优点是可涵盖多种组合,适用于各种定量资料或大样本数据分析,也可用于无明显规律的复杂分类数据,以及平行、对比、相关关系的描述,将庞大的数据进行汇总,对数据进行精确分析,统计学处理是不可或缺的环节,经统计学分析得出相关参数。

(2)图:作图是展示实验原始数据的另一种方式,是直观整理实验数据的一种常用方法,根据实验数据的种类和分组可通过不同组合进行作图,作图可较形象地看出实验数据的趋势,但真正的结论应对图中实验数据进行统计学处理和分析才能得出。

图的种类很多,包括线形图、条形图/直方图、散点图、示意图、流程图等。在表达数据效果方面图和表各有自己的优势所在。线形图着重表现各个变量之间的定量关系和连续变化趋势,横坐标为自变量,纵坐标为因变量,包括标题和单位;条形图则侧重自变量为分类数据的结果;散点图可反映数据的离散程度,这种作图方法不但能反映组内数据的离散情况,也能直观地反映组间数据的分布情况,但要配以中位数或平均值等,以便进行定量统计分析。示意图和流程图为说明解释性文件,一般多用于展示实验原理、步骤或实验设计的技术路线部分的内容。

(3)图片/照片:对形态学结果,按照一定规则摆放图片并加以标记也属于结果分析的一种方式,根据图片上的形态学变化,通过打分或镜下计数进行半定量分析,也可将定性结果以计量方式表示,并进行统计分析。例如,病理切片结果,可根据细胞病变程度规定分值,然后各组以相同标准进行评分;免疫组化结果,可按事先选定好几个视野,通过镜下分别计数阳性和阴性细胞数,可将相关数值直接标记于图片上,并可进行统计分析。照片和图像实验结果真实、直观,是实验结果重要的组成部分。

(八)实验小结

实验小结是科研过程中一个重要的环节,包括两个方面:一是在获得实验结果后的思路理顺过程,从实验现象中寻找可能的规律或线索,尤其对某些实验细节与实验结果间可能存在的关系,若不经仔细比对难以被发现;二是实验出现问题,通过实验小结分析可能原因及解决的方法。实验小结主要包括简短的实验结果总结和解释、实验结论、出现的问题、改进方法和实验体会等,因此,实验小结可以是一次实验流程的经验总结,也可是一段时间实验结果的比较总结。一个简短的实验结果小结和解释将有助于将来的数据回顾。

记录实验小结可采用多种方式,例如记录、归纳一段时间内的相关联实验结果,从中探究其内在联系;对实验方法的技巧进行小结,有利于将方法标准化;记录某些实验心得,或瞬间的科研灵感。当出现问题时应分析其可能的原因及解决方法,并详细记录于实验记录本上。阶段性实验小结可帮助研究者客观、及时地总结前一阶段的实验设计、技术路线和实验操作等是否存在明显缺欠,同时为下一阶段实验设计提供有价值的参考,指导后续的研究。

(九)参考文献

实验记录中从已发表文献引用某方法、对已发表的方法进行改进,引用他人的观点等均需要注明参考文献,将参考文献信息记录于实验记录本的相应位置。

三、原始实验资料的保存

原始实验资料包括原始实验数据、图片、照片、凝胶等,应妥善保存,不同资料应采用不同保存方法。

(1)表格:由自动记录仪打印的表格和数据资料、经计算机处理后输出的表格应按顺序放在实验记录本的相应位置;若表格较多,可先将表格按顺序装订在一起,然后置于实验记录本相应位置。如果是粘贴在实验记录本上的数据资料,须压边签字。

(2)热敏纸打印的数据:热敏纸打印的字迹易褪色,故打印后立即复印,并将原件和复印件一并粘贴在实验记录的相应位置并压边签字。

(3)电子图片:结果的电子图片应注意图片的像素须足够大,一般保证分辨率 dpi>300万;照片须标记放大倍数,如 400×;图片须进行必要标记,如免疫印迹扫描图片应标记日期、泳道、样品名称等。电子扫描图片应粘贴于实验记录本中,其测定数据置于扫描图片下方,从而有助于参考图片分析数据。肿瘤照片须含标尺刻度;细胞或病理组织图片须标记显微镜倍数、染色方式等,并在实验记录本相应位置注明相应组织切片存放位置、编号和名称等,以便后续查找并重新分析。所有图片均应记录实验日期和处理因素等信息。

(4)其他电子版原始数据的记录:电子版原始记录,例如图像、各种图表数据等,打印一份粘贴在实验记录本上,须明确记录原始数据和图表的存放位置、标号含义等基本信息,保存的电子版,须注明日期和位置,同时注意备份。

(5)自制表格记录:例如小鼠抑瘤实验中测量肿瘤大小,根据实验设计表格,每天将测量的数据直接填写到相应表格中,实验结束时可装订于实验记录中,也可单独装订成册,但须在实验记录本相应位置记录相关信息和存放位置及编号。

(6)实验记录本:应妥善保存,避免水浸、缺页,保持整洁无破损,切勿丢失。实验结束后,原始实验记录本应由实验室负责人检查、签字后归档;研究人员可复制实验记录供本人使用,不得将实验记录原件带走。

第三节　实验记录中常见的问题

实验数据的收集和记录是科学研究的原始资料,并为科学研究提供重要信息。但是在实验过程中往往由于对记录重视不够,使实验记录出现问题,导致记录不全面或者不及时,使实验记录不准确或者存在隐患,对研究者本人造成不良影响,实验记录中存在的问题往往具有共性,主要有以下表现:

一、实验记录规范性问题

(1)实验记录本保存不当。实验记录本缺页、少页,甚至丢失。

(2)实验记录没有条理。虽然做实验也做记录,但实验记录没有条理,记录过后,自己不清楚自己所做的记录,同行很难理解甚至无法看懂记录。

（3）实验记录不及时。实验后在实验记录本中补记实验过程和实验数据,容易遗忘某些重要的细节,如果遗忘的是关键数据,可能导致与成功失之交臂。

（4）实验记录日期不详。仅记录月份和日期而不记录年份,因为实验记录不止一本,第二年的记录会出现相同的月份和日期,可能对日后查阅造成困难,甚至对实验数据的真假产生疑问。

（5）实验记录全部电脑打印。将实验结果原始数据均输入电脑而不是记在实验记录本中,因为在实验中随时将实验数据记录到实验记录本中,保留的是原始的数据,经过输入电脑的环节可能会造成输入错误而导致实验结果的偏差。因此实验记录全部用电脑打印的,不属于原始记录。

（6）不记录实验的具体时间。可能造成实验的实际发生时间与记录不符,有时直接影响对实验结果的分析。例如,研究免疫细胞对肝再生的影响,肝再生的速度在早晨和晚上明显不同,由于实验设置了不同时间的观察点,小鼠部分肝切除手术有时在早晨做,有时在晚上做,如果不记录部分肝脏切除手术的具体时间,在结果整理时会导致结果的偏差,甚至出现假象。

（7）将实验数据记录于纸片。实验操作时,不携带实验记录本,实验原始记录随意地写在零碎的纸上;实验后再转抄至实验记录本,转抄过程中可能会导致数据出错或遗忘了实验的细节和关键内容,甚至小纸片遗失。为避免此类现象发生,应养成随身携带实验记录本的习惯,或将实验操作流程或表格打印并贴于操作台,打印时旁边留一定空间用于填写某些随想或改变的条件,待实验结束时再将其贴到实验记录本上。

（8）改动未注明原因。对于实验中临时改动某个操作条件,而未说明缘由,即使实验成功,日后结果难以重复。

二、实验材料记录的问题

（1）所用试剂来源不详,实验中所用试剂无浓度,无试剂配制记录或无参考配方的文献出处。常易出现的情况是只记录体积而忽视浓度。例如:在 PCR 反应体系中加入 $2~\mu L$ $MgCl_2$,若只写体积不标明具体浓度,随着试剂盒的不断改进,$MgCl_2$ 的浓度也会发生变化,日后按照同样体积进行操作,则难以重复出当时的结果。

（2）实验所用细胞株、细菌株、质粒等来源不详,无冻存、复苏相关信息记录。

（3）实验动物无品系、性别、年龄等信息。当发表论文时需要这些信息,却无法提供。

（4）实验用人的样本无相关资料描述;在收集人的样本时忽略了相关资料的收集,可能就会导致结果的偏差甚至出现错误的判断。例如我们在研究自身免疫性疾病与某一细胞因子水平的关系中发现从总体分析没有差别,但按性别、年龄或职业分析就会出现明显差异。

三、实验结果记录和整理的问题

（1）仪器检测无测定参数记录,例如,流式细胞术检测未记录流式细胞仪的检测参数,无阴性对照图,无所需细胞群的设门图等。

（2）实验结果原始数据无任何标记,实验结果全部附于实验记录本后面,无前后对应标记。一段时间后不仅他人看不明白,连自己也无法看懂。

（3）实验只有过程描述,无结果;有结果描述,无原始图、表;在实验记录中将结果记为"结果见电脑",一旦电脑资料丢失,结果无法挽回。

（4）实验只有结果,无实验流程描述或流程参考文献出处,或只写"实验流程同前",当需要进行拓展实验时,其他研究者无法重复出该实验结果。

（5）仅保留阳性结果。实验结果是经实验操作所获结果,是客观的,无阳性和阴性之分,阳性和阴性结果均为研究者在一定假设基础上界定的。因此,应保留实验所获的全部数据或现象。如果只保留"阳性"结果,并随意地将当时认为"阴性"的结果舍弃这是错误的做法,待后续实验突然发现被舍弃的结果有意义时,已难以弥补。

（6）仅记录符合主观想象的内容。实验记录是记录实验过程中所有实际发生的事件和现象。整个过程中的任何变化、所获得的任何观察结果等均须如实记录。若仅记录自认为成功的实验,不记录失败实验的全过程,导致难以分析失败的原因。

（7）实验数据整理不及时。实验者不能合理的安排实验,导致某一阶段实验过多,造成实验数据简单整理,甚至不整理,有的研究者认为结果不重要,也疏于对实验记录及时整理,结果可能导致某些实验错误持续性存在,导致长时间都在实验失败的痛苦中挣扎。某些无意义、无价值的实验不能及时停止,重复进行;有些应该深入的线索也不能及时被发现。所以在实验中,养成实验后及时整理和分析实验数据的习惯,常会有意想不到的收获。

（8）实验资料未进行统计学分析。

（9）无实验小结。

总之,良好的科研素养对于研究者极为重要,应及时纠正不良习惯,重视实验记录的及时性、准确性和完整性。

第四节　实验结果的描述与展示

实验结果的描述和展示是学术论文的核心部分。通过对实验结果进行整理、筛选、统计学分析和作图表等过程,保证实验数据的真实性、可靠性及客观性。方便读者既快又容易理解实验数据。尽管图表或图片是在原始实验数据基础上对实验结果进行分析整理,但文字描述必不可少,在此过程中不仅可以对独立的实验结果按逻辑关系进行论述,还可以通过扩展图表以外的信息或线索论证自己的实验结果,从而有利于下一步实验方案的制定以及发现问题和解决问题。因此用文字论述实验结果非常重要。

一、实验结果的展示

（一）实验结果的展示形式

展示实验结果主要以三种形式表现出来的,即表格、图形和编辑的图片,是经过整理和分析后的实验数据,是每一个独立实验的研究结果,这些结果真实、准确地展示和反映原始实验数据,在较小的空间承载较多的信息。通过实验结果的展示可以直观、高效地表达复杂的数据,清晰表达研究观点,启发思考数据的本质、分析数据揭示的规律。因此,实验数据经过分析和整理之后,需要用合适的形式直观地表达出来。具体使用哪种形式展示实验结果并无固定的格式,研究者可根据实验资料的性质和类型把得到的实验数据进行分类,确定哪些适合以表格形式表达;哪些适合以图的形式表达;图片形式的数据结果经过编辑处理,将同一批次同时实验的几个结果合并,可更清楚地表达主题。

(二) 实验结果的统计分析

科学分析是得出正确实验结论的前提和保障。为了理解每个独立实验结果,图表中的数据需要选择适合的统计学方法进行统计学分析,使读者仅凭借观察图表中的数据,就能够得出自己的相关结论。统计学分析的结论,应该与专业知识等结合起来综合考虑,不要被个人的主观想象所左右。在统计学分析时,显著性检验中 P 值的意义是反映两组差别有无统计学意义,不表示两组差别的大小,因此在结果分析时要注意严谨表达。例如在比较抗体药物的抗肿瘤疗效时,与对照组相比,低剂量组 $P<0.05$,高剂量组 $P<0.01$,表明两个剂量组与对照组相比差异具有显著性(significant),但不能仅凭这个结果就得出高剂量组的疗效优于低剂量组的结论,下结论时要与其他指标结合起来综合考虑。

(三) 图注

以图表示的实验结果,须借助文字对图中相关信息加以说明,即图注。图注的内容为图表的必要补充,图注包括图序号、题目和必要的解释说明性文字和符号,表达图中未能表达的必要信息,例如:使用小鼠的品系、鼠龄、处理方式、观察时间、检测方法、检测指标;还要注明图中显示的为几次独立性实验的代表性结果及统计学方法等。图注的内容要清晰明确,使读者看起来一目了然,不需要依赖正文就可以理解图中所要说明的问题。

二、实验结果描述

图表中的数据应当是围绕实验设计中提出的研究问题所得到的研究结果,每一个实验结果都不是孤立存在的,因此仅仅是图表还不能揭示不同的实验和数据之间的逻辑关系,即仅有图表还不能解释研究者为什么通过做不同实验来完成整个课题。透过现象看本质是分析实验结果之间内在联系的关键,要分析实验结果之间的关联性,就要对结果应用文字加以叙述和分析,结果描述是图表的文字说明,应该阐释独立实验的实验设计和所得到的每项实验中最重要的结果。把不同的实验结果按逻辑关系有机地联系在一起,解释构成课题的整体思维过程,并根据图中提供的线索获得结论,回答科学研究所提出的假设。

(一) 实验结果之间的关联性

实验结果之间的逻辑关系,是根据实验设计的整体思路,通过不同的实验组合将各个独立实验结果联系起来。如果实验结果关联性不够,可以通过已知的实验结论或查阅文献,经过推理、分析和综合,来支持自己的实验结果。例如,用 IFN-γ 作用于免疫细胞,有人得到的结果是细胞活化,而有人得到的结果是细胞凋亡,表面上两种结果似乎相矛盾,实际上是 IFN-γ 作用在不同时间点所观察的结果。因此结果与结果之间的逻辑关系须通过分析才能辨别,研究者需要具有扎实的专业知识、丰富的经验以及严谨的逻辑推理能力。

(二)实验结果的完整性

在结果分析描述中,知识的积累或知识面的广博对分析实验结果起关键作用,同样的实验结果,不同人分析可能得出不同结论,因此实验结果分析不要满足于对某一实验结果的表面认识,而要准确理解该结果的真正含义及所反映的全部信息。有时按照实验假设进行推理分析不一定能准确捕获实验结果中的全部信息,还需要对课题的研究背景、前期实验结果、与课题相关的研究进展等进行深入追踪和理解,对实验结果所给予的信息进行客观分析,以免漏掉实验结果中的重要线索。

(三)结果描述的主要内容

结果描述是根据整理后的实验结果,按照结果的逻辑关系由浅入深,进行文字描述,主要包括:前期的研究结果,存在的问题;课题准备解决的问题;基本实验设计;取得的重要结果和研究结论。

(四)研究结论

研究结论的得出是在整理、分析实验数据或实验现象的基础上,从众多实验结果中找出规律性或相关性,并以事实为依据得到的相应结论。该结论是以实验数据为基础,经理论概括和分析得出,而并非对实验数据进行表面或肤浅的描述,因此一般不用"可能""或许""影响"等不确定性的描述作为实验的结论。有时实验结论并不符合预先的假设,甚至完全相反,切忌为迎合实验假设而人为制造一个不符合实验数据分析的结论。

实验结果的描述与最后得出的结论是科学的认识研究全过程的主要理性认识阶段,也是科学研究中完整、深刻、具有指导实践意义的部分,因此这部分工作非常重要,研究者要以认真、谨慎和严肃的态度,结合相关的专业知识,科学分析并得出研究结论。

三、摘要的写作

摘要(abstract)是对研究结果整理和展示内容的一个提要,是在论文写作时不可缺少的部分。摘要的目的是简明准确地描述研究内容,将研究观点、重点内容、成果展现给读者,让读者无需阅读整篇论文就能快速了解研究要点并为二次文献的选择提供方便。摘要的长度通常在 200~250 字之间,摘要应包括以下几个部分:① 背景(background)和研究目的:利用科研背景引出实验的意义、研究问题以及研究目标;② 方法(method):解决背景中提出的问题所采用的实验方法;③ 结果(result):概述实验中得到的特殊的、重要的结果;④ 结论(conclusion):阐释研究结果的意义和影响,即从实验所得数据中得出背景中提出问题的答案。撰写摘要时应思路清晰、简明扼要、结果客观准确,突出新观点、新方法、新发现,帮助读者快速判断论文是否与其兴趣相关,是否提供了对其有用的信息,通过摘要的阅读吸引读者阅读全文。

第五节　实验记录的管理

实验记录的管理是保证学术规范的关键,是研究生素质教育和研究生规范化培养的具体体现。但是其也是在科研过程中一个极易被忽视的环节,为了使研究生在科学实践中充分认识到实验记录的重要性,养成详细进行实验记录的良好科研习惯,应该对研究生的实验记录进行系统的规范化管理,将定期的实验记录检查和点评等工作贯穿于整个研究生培养的过程,对于研究生良好的科研习惯养成,获得更为可靠的实验结果,以及培养他们成为科研的主力军起极其重要的作用。

一、实验记录的检查和点评制度

(1)实验记录的定期检查。实验记录的定期检查制度对于保证实验记录的真实性、完整性、可看性和对学生良好的科研习惯的培养极为重要。实验记录的定期检查不仅反映出一个实验室的科研规范及学风,同时也给学生提供了互相学习的机会。实验记录检查应定期进行,包括实验记录是否完整、客观、准确和清晰,各种图表及照片是否已被准确、清晰标记,数据整理是否有序规范等。要求实验室内所有导师和研究生均参加,对优秀实验记录可以进行表扬,并作为范本供所有研究生参考学习。

(2)实验记录的逐一点评。实验记录定期检查,能够发现许多实验记录中的问题,但是,仅靠泛泛地指出实验记录中存在的问题,很难使每一位学生真正重视起来,这些问题会反复出现。为此,在实验记录定期检查中采取逐人点评方式,对实验室每一位研究生的实验记录进行点评,指出该研究生实验记录中存在的问题,并与前一次实验记录检查所出现的问题进行比较,可有效地防止同一位学生反复出现同样问题。

(3)实验记录的随时抽查。实验记录的随时抽查是培养学生及时记录实验习惯养成的有效方法,可避免学生在定期检查时突击整理实验记录。在实验室组会、与导师讨论实验结果时均应对原始实验记录进行抽查。

(4)研究生毕业论文(包括发表的论文)中展示的结果与原始实验记录的核对,保证学术结果的真实性,杜绝学术不端的空间。

实验记录的检查和点评大大提高了研究生对实验记录的重视程度,是提高实验记录规范性的有效措施。

二、实验结果的汇报制度

(1)实验结果的周汇报制度。实验结果的周汇报制度旨在掌握学生每周工作量,使学生养成总结工作的习惯,及时掌握学生的科研动态,及时解决学生科研中遇到的问题。同时每周的原始实验记录扫描件与周工作报告应提交,导师存档,这是掌握和保存实验原始数据的必要途径,帮助老师及时反馈学生实验记录中的问题。

为了保证导师对每位研究生的科研进程进行直接指导,建立研究生实验结果的周书面汇报制度很有必要。要求研究生每周日前汇报实验结果,对汇报结果的图表需注明实验日期并能和相应的实验记录对应。导师对研究生汇报的结果进行认真分析后,与每位学生直接"面谈",分析问题、解决问题,指出下一步研究的重点工作。这样既能直接了解学生的实验进度,及时发现问题,指导学生少走弯路,提高工作效率,导师也能对学生的研究结果做到心中有数。

(2)实验结果的季度报告及年报告制度。实验资料整理的季度报告及年报告制度(原始结果汇总),可使学生学会整理和描述实验结果,是分析实验成败的必要环节。

(3)研究小组的组会。定期进行研究小组的组会,进行实验工作汇报会,培训学生将实验结果按逻辑关系进行整理和描述的能力,锻炼学生的演讲能力。

每次组会工作汇报、科研讨论会均需对其所报告结果进行原始实验记录核实,使学生充分认识到做好原始实验记录的重要性和必要性、实验记录不完整将会产生的后果,做好实验记录不仅是一个科研人员所必须具备的良好的科研行为,同时也是对自己科研生涯的保护。

三、实验记录的管理

科研人员的实验记录应该每年进行一次装订,将这一年度所用的实验记录本装订在一起,编写总目录,签订实验记录承诺书,实验室验收后存档,供实验室内部查阅。

(一)实验记录者的承诺

在实验记录本的首页均须签订实验记录承诺书。实验记录承诺书内容如下:

本人郑重承诺所呈交的实验记录,是本人在×××实验室学习期间进行研究工作的原始实验记录,本实验记录中所有记录的实验均为本人亲自完成或在他人帮助下本人参与完成,保证本实验记录具有真实性和可靠性。已完成的学术论文和专利均出自本实验记录结果。已完成的学术论文和专利中不包含本实验记录以外的其他任何结果。

特此声明。

实验记录者签名及年、月、日。

实验记录者的承诺对学生起到制约的作用,使学生充分意识到自己应对实验记录完整性和真实性所负有的责任。从第一年签订之时就对学生起到警示作用,使他们在今后的实验中能够认真地做好实验记录。

(二)实验记录的验收和存档

完整的实验记录有利于总结科研成果、寻找实验中的差错和发现实验中的问题。实验记录是每一研究成果的保存档案。万一有问题需要审核时,完整的实验记录将会提供最可靠的资料。因此学习期满后,通过毕业论文答辩的研究生,逐项检查按年度装订成册的实验记录,包括每本的目录、签字的承诺书、所有的原始记录和已经完成(发表或待发表)的论文,验收合格后方可办理离校手续。

(三)实验记录的实验室内查阅

实验记录和毕业论文是每一位在实验室进行研究的人员科研经历的记录和总结,凝结了每一位同学的辛勤汗水和努力,也反映出该学生在科研工作中的成绩和不足,是实验室宝贵的财富。为了使实验室科研工作能够交流互动,使每一位同学的研究成果得以发挥更大的作用,应对实验室毕业的博士生、硕士生和本科实习生的实验记录和毕业论文加以分类,供本研究室同学们借阅。同时制定相应的实验记录借阅管理条例。

实验记录在科学研究过程中具有非常重要作用,加强研究生研究期间的原始实验记录检查和抽查是做好科研工作的重要环节;一本好的实验记录不仅反映出一名研究生的科研作风和科研的严谨性,而且也反映一个实验室的学术氛围;详尽完整的实验记录有利于总结工作、同行借鉴、复核审查,对研究生本人和实验室均具有重要意义;实验记录在实验室内的借阅可以使本实验室的科研工作充分交流互动,减少不必要的重复和浪费,使每一位同学的研究成果得以发挥更大的作用;加强实验记录的管理可以使学生养成详细进行实验记录的良好习惯,培养规范的科研人才;在研究生学习阶段养成做实验记录的良好习惯,学生不仅会从实验记录中得到更多的机会,而且养成严谨的科研作风,将会受益终身。

第六节 实验结果整理和展示举例

NK 细胞在 TIGIT 分子阻断的抗肿瘤治疗中的重要性

一、目的

本研究通过实例对实验结果整理进行详细解读,使学生能够学会对实验结果进行整理、描述和展示。

二、摘要

背景:研究表明抑制性受体 TIGIT 分子通过促进 T 细胞耗竭抑制其抗肿瘤免疫应答。抗肿瘤重要的 NK 细胞也表达 TIGIT 分子,对 NK 细胞耗竭以及抗肿瘤免疫应答的影响还不清楚。**方法**:构建小鼠黑色素瘤肺转移模型、皮下瘤模型和结肠癌皮下瘤模型,清除 NK 细胞,进行 TIGIT/PD-L1 分子免疫检查点阻断治疗。**结果**:发现 NK 细胞缺失肿瘤生长加快,CD8[+]T 淋巴细胞耗竭加剧,阻断 TIGIT 或/和 PD-L1 分子,不能完全逆转 CD8[+]T 淋巴细胞的耗竭;NK 细胞在阻断 TIGIT、PD-L1 分子单独或联合治疗中发挥重要的抗肿瘤效应。**结论**:TIGIT/PD-L1 分子阻断促进 CD8[+]T 淋巴细胞的抗瘤效应依赖于 NK 细胞。

三、实验结果整理、展示和文字描述

实验结果整理首先要明确研究思路,根据实验设计整体思路对观察记录的原始实验数据进行筛选、整理、统计、分析和作图表的过程,实验结果整理是展示出最能反映实验设计的

结果。在实验结果整理过程中注意体现每个独立实验结果之间的逻辑关系。

（一）研究思路一：探究 NK 细胞和 TIGIT 分子阻断对 CD8$^+$T 淋巴细胞抗肿瘤免疫应答的影响

实验一　NK 细胞的缺失加重肿瘤浸润 CD8$^+$T 淋巴细胞的耗竭

实验结果整理过程中对于空白对照和为了排除影响因素而设置的实验对照，不需要全部列出，根据情况进行选择。但在实验设计和实验过程中，这些实验对照是必不可少的，应在实验记录中保存。例如实验设计中的第 2 组 B6 鼠＋IgG，这是第 3 组的实验对照，为了排除清除 NK 细胞的抗体本身的影响，因此选用无关同型抗体，如果与第 1 组 B6 空白对照组结果相同，排除了同型抗体本身的影响，在结果展示中可以只选择一个对照组列出，因此第 2 组未出现在图中，但必须保存在实验记录中。注意在图注的描述中需要展示重要的实验实施数据。

1. 结果展示

结果如图 11.1 所示。

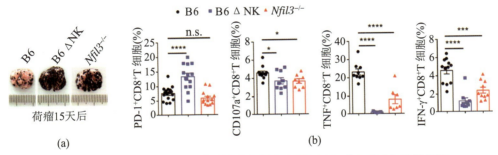

图 11.1　肺转移模型中 NK 细胞的缺失加重肿瘤浸润 CD8$^+$T 淋巴细胞的耗竭

B6 鼠、清除 NK 细胞的 B6 鼠（B6 △NK 鼠）和 *Nfil3*$^{-/-}$ 鼠尾静脉注射 1.5×10^5 B16/F10 细胞，荷瘤 15 天后处死小鼠，取出小鼠肺脏，对肺部肿瘤结节进行拍照，分离肿瘤浸润淋巴细胞。(a) 肺部肿瘤结节的代表性结果；(b) 流式细胞术检测肺脏肿瘤浸润 CD8$^+$T 淋巴细胞表面 PD-1 分子（B6 组 $n=15$，B6 △NK 组 $n=13$，*Nfil3*$^{-/-}$ 鼠组 $n=13$）、CD107a 分子（B6 组 $n=12$，B6 △NK 组 $n=9$，*Nfil3*$^{-/-}$ 鼠组 $n=8$）以及胞内 TNF-α（B6 组 $n=9$，B6 △NK组 $n=9$，*Nfil3*$^{-/-}$ 鼠组 $n=7$）和 IFN-γ（B6 组 $n=12$，B6 △NK 组 $n=9$，*Nfil3*$^{-/-}$ 鼠组 $n=10$）的表达情况。数据至少来自 3 次独立实验。统计方法为单因素方差分析，数据展现为平均值±标准误，差异显著性程度为：* $P<0.05$，*** $P<0.001$，**** $P<0.0001$；n. s.，$P>0.05$，无显著性差异。

2. 结果描述

前述研究表明 TIGIT 分子阻断介导的 NK 细胞功能逆转并不依赖于适应性免疫系统（结果未显示），在这一过程中，NK 细胞对 CD8$^+$T 淋巴细胞介导的适应性免疫应答又有何影响呢？为此，我们在 NK 细胞缺失的情况下研究 CD8$^+$T 淋巴细胞的抗肿瘤功能。利用 C57BL/6J 鼠（B6 鼠），抗体清除 NK 细胞的 C57BL/6J 鼠（B6 △NK 鼠）和 *Nfil3*$^{-/-}$ 鼠，构建了黑色素瘤肺转移模型，发现与 B6 鼠相比，NK 细胞缺失后，小鼠肺脏肿瘤浸润显著增加（图 11.1(a)），肿瘤浸润的 CD8$^+$T 淋巴细胞 PD-1 分子表达显著上调，CD107a 分子、细胞因子 TNF-α 和 IFN-γ 的表达显著降低（图 11.1(b)）表现出肿瘤浸润的 CD8$^+$T 淋巴细胞耗竭加剧。这些结果表明，在黑色素瘤肺转移过程中，NK 细胞存在能够有效地延缓肿瘤生长，并且能够抑制 CD8$^+$ T 淋巴细胞的耗竭。

实验二　NK 细胞缺失导致 TIGIT 分子阻断对黑色素瘤无效

实验结果整理后,实验对照组与空白对照组结果一致,排除了同型抗体对实验结果的影响,在结果展示中可以只选择一个对照组列出,因此实验设计中的第 2 组和第 5 组未出现在图中,但必须保存在实验记录中。

1. 结果展示

结果如图 11.2 所示。

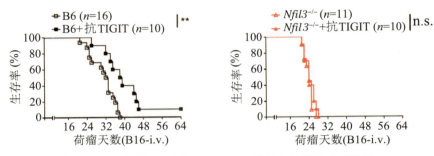

图 11.2　NK 细胞缺失导致 TIGIT 分子阻断对黑色素瘤无效

B6 鼠和 $Nfil3^{-/-}$ 鼠腹腔给予 Flt3L,3 天后尾静脉注射 5×10^4 B16/F10 细胞,构建黑色素瘤肺转移模型。荷瘤 3 天后给予每只鼠 200 μg 抗 TIGIT mAb 或对照(PBS)处理,3 天给药一次,共治疗 5 次,观察小鼠生存期。对照组 B6 鼠样本 $n=16$、$Nfil3^{-/-}$ 鼠 $n=11$,抗 TIGIT mAb 治疗组 B6 鼠 $n=10$、$Nfil3^{-/-}$ 鼠 $n=10$。统计方法为对数秩检验,差异显著性程度为:** $P<0.01$;n. s.,$P>0.05$,无显著性差异。

2. 结果描述

前述实验结果证明黑色素瘤肺转移模型中 NK 细胞在 CD8$^+$ T 淋巴细胞介导的抗肿瘤应答中发挥重要作用。那么在 TIGIT 分子阻断治疗中,NK 细胞是如何影响 CD8$^+$ T 淋巴细胞抗肿瘤作用? 我们利用 B6 鼠和 $Nfil3^{-/-}$ 鼠构建黑色素瘤肺转移治疗模型,进行抗 TIGIT mAb 治疗,结果发现在 $Nfil3^{-/-}$ 鼠中,即使有 CD8$^+$ T 淋巴细胞存在,TIGIT 分子阻断也不能抑制肿瘤的增长(图 11.2)。因此我们推测,在 NK 细胞缺失的条件下,TIGIT 分子阻断无法逆转 CD8$^+$ T 淋巴细胞的耗竭。

(二) 研究思路二:排除表达 TIGIT 分子的 CD4$^+$ T 淋巴细胞在 TIGIT 分子阻断治疗中对 NK 细胞和 CD8$^+$ T 淋巴细胞的作用

实验三　排除 CD4$^+$ T 淋巴细胞在 TIGIT 分子阻断治疗中对 NK 细胞和 CD8$^+$ T 淋巴细胞的作用

实验结果分析,实验对照组与 PBS 对照组结果一致,因为实验的各组之间可以互为对照,相互比较,根据实验对照设置中相互对照原则,在排除了同型抗体对实验结果的影响后,实验结果展示时不需要展示实验设计中的实验对照组(第 2、4、6 组)。

1. 结果展示
结果如图 11.3 所示。

2. 结果描述
为了对比分析 NK 细胞和 CD8$^+$ T 淋巴细胞在 TIGIT 分子阻断治疗中的作用,排除

CD4$^+$T 淋巴细胞,特别是 Treg 细胞的干扰,我们利用 $Cd4^{-/-}$ 鼠构建黑色素瘤皮下瘤模型,进行 TIGIT 分子阻断治疗。结果表明在 $Cd4^{-/-}$ 鼠中抗 TIGITmAb 治疗的疗效明显优于未治疗鼠(图 11.3),提示在黑色素瘤皮下瘤模型中 CD4$^+$T 细胞不是发挥抗瘤效应的主要细胞。我们将 $Cd4^{-/-}$ 鼠用抗体清除 NK 细胞或者 CD8$^+$T 淋巴细胞,再给予抗 TIGIT mAb 治疗,发现无论是缺失 NK 细胞还是缺失 CD8$^+$T 淋巴细胞,小鼠的抗肿瘤效应均消失(图 11.3);结果提示 TIGIT 分子阻断发挥有效的抗肿瘤作用,NK 细胞和 CD8$^+$T 淋巴细胞缺一不可,NK 细胞缺失会抑制 CD8$^+$T 淋巴细胞的抗肿瘤效应。上述结果证明,在 TIGIT 分子阻断介导的抗肿瘤效应中,NK 细胞不仅发挥直接的抗肿瘤效应,同时还能够辅助 CD8$^+$T 淋巴细胞发挥抗肿瘤功能。

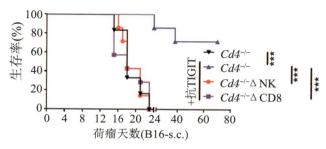

图 11.3　NK 细胞和 CD8$^+$T 淋巴细胞在 TIGIT 分子阻断对黑色素瘤的治疗中均发挥重要作用
$Cd4^{-/-}$ 鼠、抗体清除 NK 细胞的 $Cd4^{-/-}$ 鼠($Cd4^{-/-}$ ΔNK)和抗体清除 CD8$^+$T 淋巴细胞的 $Cd4^{-/-}$ 鼠($Cd4^{-/-}$ ΔCD8)腹腔给予 Flt3L,3 天后皮下注射 5×10^4 B16 肿瘤细胞,构建黑色素瘤皮下瘤模型。荷瘤 3 天后给予每只小鼠 200 μg 抗 TIGIT mAb 治疗或对照抗体处理,3 天给药一次,共治疗 5 次,观察小鼠生存期,每组样本 $n=7$,数据代表至少 3 次独立实验。统计方法为对数秩检验,差异显著性程度为:*** $P<0.001$。

(三) 研究思路三:确认 NK 细胞在用抗 TIGIT mAb 或抗 PD-L1 mAb 进行单独或联合阻断治疗时的抗肿瘤作用

实验四　确认 NK 细胞在 TIGIT 和 PD-L1 联合阻断治疗时的抗肿瘤作用

实验结果分析,实验对照组与 PBS 对照组结果一致,因为实验的各组之间可以互为对照,两两比较,在排除了同型抗体对实验结果的影响后,实验结果展示时不必展示实验设计中的实验对照组(第 2、3、7、8 组)。

1. 结果展示

结果如图 11.4 所示。

2. 结果描述

为了进一步验证 NK 细胞在免疫检查点阻断治疗中的重要性,在结肠癌模型中分别进行了 TIGIT 分子和 PD-L1 分子单独阻断和联合阻断治疗,比较 NK 细胞存在或缺失的情况下,小鼠的生存期。结果发现中,清除 NK 细胞后 TIGIT 分子阻断治疗效果消失(图 11.4(a)),与黑色素瘤模型中的结果一致(图 11.2),证明 NK 细胞在 TIGIT 分子阻断治疗中是至关重要的。

已有研究认为在 PD-1/PD-L1 分子的阻断治疗中,主要是 CD8$^+$T 淋巴细胞发挥功能,我们的研究发现,清除 NK 细胞后,虽然 PD-L1 分子阻断与对照组相比仍有一定的治疗效

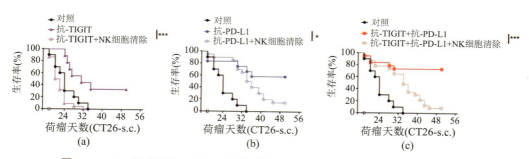

图 11.4　NK 细胞缺失抑制 TIGIT 分子和 PD-L1 分子联合阻断对结肠癌的疗效

BALB/c 鼠或清除 NK 细胞的 BALB/c 鼠皮下注射 $5×10^4$ CT26 细胞,构建结肠癌皮下瘤模型。荷瘤 3 天后分别给予每只鼠 200 μg 不同抗体治疗或对照处理,3 天给药一次,共治疗 5 次,观察小鼠的生存期,对照组样本 $n=10$,(a) 抗 TIGIT mAb 单独治疗($n=9$),或抗 TIGIT mAb+NK 细胞清除治疗组($n=22$)生存率统计;(b) 抗 PD-L1 mAb 单独治疗组($n=12$),或抗 PD-L1 mAb+NK 细胞清除治疗组($n=20$)生存率统计;(c) 抗 TIGIT mAb+抗 PD-L1 mAb 联合治疗组($n=19$)或抗 TIGIT mAb+抗 PD-L1 mAb+NK 细胞清除治疗组($n=23$)生存率统计。数据代表至少 3 次独立实验。统计方法为对数秩检验,差异显著性程度为:$* P<0.05$;$*** P<0.001$。

果,但生存率显著降低(图 11.4(b)),提示 NK 细胞在 PD-L1 分子阻断治疗中也扮演着一个重要的角色。将 TIGIT 分子和 PD-L1 分子同时阻断的联合治疗,发现清除 NK 细胞后小鼠的生存率显著降低(图 11.4(c))。上述结果提示 TIGIT 分子和 PD-L1 分子单独阻断和联合阻断治疗后其生存期的长短与 NK 细胞的存在密切相关,NK 细胞在抗 PD-L1 mAb、抗 TIGIT mAb 单独或联合使用的治疗中发挥重要作用。NK 细胞清除的小鼠生存期均明显缩短,抗 TIGIT mAb 的疗效消失,抗 PD-L1 mAb 的疗效明显减弱,证明了在免疫检查点阻断治疗中,除了 CD8$^+$ T 淋巴细胞外,NK 细胞也发挥着重要作用,而且 TIGIT 分子阻断介导的抗肿瘤适应性免疫应答是依赖 NK 细胞的。

实验五　TIGIT 分子和 PD-L1 分子联合阻断中 NK 细胞缺失促进 CD8$^+$ T 淋巴细胞耗竭

因为实验目的为 NK 细胞存在组与 NK 细胞缺失组抗体联合治疗的疗效比较,即第 2 组和第 3 组相互比较,互为对照,所以实验结果展示时不必展示对照组(第 1 组),只展示实验组结果。

1. 结果展示

结果如图 11.5 所示。

2. 结果描述

在结肠癌模型中进行了 TIGIT 分子和 PD-L1 分子联合阻断治疗,比较 NK 细胞存在或缺失的情况下小鼠的肿瘤浸润淋巴细胞的活化状态,结果发现清除 NK 细胞后 TIGIT 分子和 PD-L1 分子联合阻断治疗,肿瘤浸润 CD8$^+$ T 淋巴细胞表达细胞因子 IFN-γ 或 TNF-α 的水平明显降低,表达 PD-1 分子的水平明显升高(图 11.5),结果提示在缺失 NK 细胞时,CD8$^+$ T 淋巴细胞耗竭状态加剧,即使有 TIGIT 分子或者 PD-1/PD-L1 分子阻断,也不能完全逆转 CD8$^+$ T 淋巴细胞的耗竭状态,NK 细胞在抗 PD-L1 mAb、抗 TIGIT mAb 单独或联合使用的治疗中发挥重要作用。

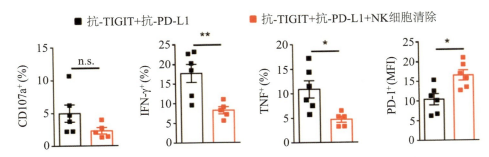

图 11.5　TIGIT 分子和 PD-L1 分子联合阻断中 NK 细胞缺失促进 CD8⁺ T 淋巴细胞耗竭

BALB/c 鼠或清除 NK 细胞的 BALB/c 鼠皮下注射 5×10^4 CT26 细胞，构建结肠癌皮下瘤模型。荷瘤 3 天后分别给予抗 TIGIT mAb+抗 PD-L1 mAb 联合治疗，3 天给药一次，共治疗 5 次，荷瘤后 38 天处死小鼠，取小鼠皮下瘤，分离各组肿的瘤浸润淋巴细胞，流式细胞术检测肿瘤浸润 CD8⁺ T 淋巴细胞 PD-1 分子、CD107a 分子、TNF-α 分子和 IFN-γ 分子的表达。每组样本 $n=6$。统计方法为未配对 t 检验，数据展示为平均值±标准误；差异显著性程度为：$*\ P<0.05$, $**\ P<0.01$, ns, $P>0.05$, 无显著性差异。

四、实验结论

　　实验结论就是整理实验结果后得出的结论，即实验结果的题目。实验结果展示图的题目和结果题目表达的意义不同，图题是仅限于观察到的现象，结果题目是上升到理论高度。

　　结论　TIGIT 分子阻断通过 NK 细胞依赖的方式促进 CD8⁺ T 淋巴细胞的抗瘤效应。

参考文献

[1]　孙汭,魏海明,田志刚. 研究生实验记录的培训和规范化管理[J]. 学位与研究生教育,2010(4)：26-29.

[2]　田志刚,孙汭,魏海明. 潜心立德树人 执着攻关创新:中国科大免疫学研究生教学团队的探索与实践[J].研究生教育研究,2020(5)：1-5.

[3]　李宗芳,郑芳. 医学科研课题设计、申报与实施[M].北京:人民卫生出版社,2023.

[4]　Zhang Q，Bi J，Zheng X，et al. Blockade of the checkpoint receptor TIGIT prevents NK cell exhaustion and elicits potent anti-tumor immunity[J]. Nat Immunol, 2018，19(7)：723-732.

（孙　汭）

第十二章　研究生素质教育的关键环节
——科研诚信和科研伦理

科研诚信(scientific integrity)是指进行科学研究时应该遵守科研准则和学术规范,以诚信为准则,坚持实事求是的严谨科研作风,以及探究科学不端行为产生的根源、表现、危害及对策;科研伦理(research ethics)是指科研人员与实验对象、合作者和生态环境之间的伦理规范和行为准则。对科研人员进行科研基本素质的培养和科研诚信、科研伦理的教育应该贯穿于科研活动始终。但在科研人员工作中,特别是研究生培训阶段往往容易忽略这一环节,使科研人员对科学研究的严肃性和学术不端行为的危害性认识不足,实验数据造假、篡改数据、抄袭剽窃、违背科研伦理、买卖论文、一稿多投、学术侵权等学术不端行为时有发生,对实验室和科研人员本人均造成不良的影响。要杜绝此类问题的发生,仅靠行政管理部门采取的管理措施是不够的,更需要科研人员本人对此问题高度重视,这样才能在源头上杜绝科学不端行为。因此对科研人员进行科研诚信和科研伦理教育,使科研人员真正认识到科学研究中遵守科研诚信、伦理规范和法律法规的重要性,对科研人员树立良好的科研诚信和科研作风是非常必要的。

第一节　科研人员应具备的科研基本素质

21世纪对人才的要求不仅要有坚实的基础知识和专业知识,更重要的是具备创新精神和创新能力,因此对科研人员加强正确的学术道德观、创新能力、学习能力、沟通能力、抗压能力、团队合作能力的科研基本素质培养非常重要。科研人员应具有实事求是的科研态度和严谨的科研作风,严格遵守科研诚信和科研伦理,树立求真务实、勇攀高峰、淡泊名利、不畏艰险、不怕失败、执着探索、团结协作、爱岗敬业的精神。

一、正确的学术道德观和大无畏的科学精神

科研人员从事科学研究时应该遵守科研诚信,脚踏实地地进行科学研究。科学精神(scientific spirit)是人们在长期的科学实践活动中形成的共同信念、价值标准和行为规范的总称,坚持以科学的态度看待问题、评价问题。学术道德和科学精神约束科研人员的行为,是科研人员在科学领域内取得成功的保证。作为科研人员首先必须树立正确的价值观和学

术道德观,坚持国家利益至上,以国家的需求推动科学和社会的发展;其次必须坚持实事求是的态度和严谨的治学学风。在科学研究中崇尚真理,依据科学原理和科学方法进行决策,按照科学规律办事,因此来不得半点虚假,必须坚持从实际出发,实事求是,敢于坚持真理不怕压,修正错误不怕丑,提倡怀疑、批判、不断创新进取的精神。不弄虚作假,不虚夸乱造,要严谨治学,一步一个脚印,有吃苦耐劳的勤奋精神,才能克服科研道路上的重重困难,取得科学上的最大成果。

二、创新精神和创新能力

创新精神表现在发现问题的意识与能力,指具有独特的思维和见解,能够产生新颖、有创造性的想法和行动。这种能力使科研人员具有强烈的求知欲望、敏锐的洞察力和创造力、自主创新的自信心,不受传统观念的束缚,敢于质疑和挑战传统理论,敢于开拓新的前沿领域;能够积极主动地思考、提出问题,对问题进行深入的分析和观察。

具有创新精神和创新能力的科研人员应具备以下特点:① 对探索研究领域未知的好奇心和创造力,具有开拓和勇于突破的精神;② 对科学研究工作的钟情和热爱,对科学领域前沿技术和最新动态保持敏锐的感知和关注;③ 善于独立思考,不受他人的干扰,具备坚韧不拔的毅力和追求卓越的精神,不断挑战自我,追求更高的目标。④ 具有实事求是的精神,尊重事实,有积极的心态随时接受与自己预判不符的事实;⑤ 具有献身精神,攻克科学堡垒,就像打仗一样,要有为科学献身的精神,科研创新需要不断地探索和实践,需要勇于尝试和创新精神的支持。

科研人员能够发现问题、解决问题和创造新知识,能够从不同的角度思考问题,提出新的研究思路和方法,开展具有创新性的科研工作。没有敏锐的灵感,满足于模仿和跟踪,很难找到研究突破点。

三、学习能力

学习能力应该是全方位的。作为一名科研人员不仅需要扎实的基础知识,能够熟练掌握科研方法和技能,还需要广泛的学术视野、不断学习和更新知识的意识、获取新知识的能力、综合分析能力,等等,才能够跟上时代的步伐,推动科学研究的发展。

(1) 具有扎实的基础。扎实的专业基础知识和基本技能是从事科学研究工作的前提,实验科学要求不仅有缜密的思维,还要有很强的动手能力,才能实现自主科研的目的。专业基础知识不扎实,科研中容易出现方向性错误,基本技能不扎实,实验失败频率增加,导致对科研失去兴趣。

(2) 广阔渊博的知识面和对新知识的渴望。研究人员应具有最佳的知识结构,广泛的知识面,良好的阅读习惯。及时了解科研领域的最新进展和热点问题,拥有坚实的学科背景知识,才能在本学科领域找出突破方向。

(3) 很强的综合分析能力。科研人员需要具备科学的思维方式和逻辑思维能力,能够进行科学的实验设计和对实验数据进行正确的数据分析,根据背景知识对实验结果进行整理、总结和展示。综合分析能力不强,可能会忽略研究过程中的新发现。

四、沟通能力

沟通能力是指一个人与他人有效地进行沟通信息的能力。人们在社会活动中每时每刻都离不开实践活动,总不免要与他人沟通。作为一名科研人员应具备良好的沟通能力,能够与同事、上级(导师)、下属(学生)和合作伙伴进行有效的沟通和交流。在交流中能够清晰地表达自己的研究思路和成果,理解他人的观点和意见,协调和解决研究中的问题。如果一名研究生要向导师表达对正在进行课题的新想法时,表达不清楚,可能就失去很多机会。本来想与同学解除隔阂,但由于沟通不畅可能弄巧成拙,使矛盾更深。因此社会活动需要有一定的沟通能力。如果具备很好的沟通能力,不但可以很好地将信息传达出去,更可以在科学研究中心情舒畅,充分发挥自身的能力,体现自身的社会价值。因此,沟通能力是决定一个人成功的必要条件,也是一个人生存与发展的必备能力。

五、抗压能力

抗压能力是指一个人在一定的外界压力下处理事务的能力。抗压能力的高低会直接影响科研人员的工作和生活。一个人抗压能力越强,越容易适应环境。在生活中每个人都面临着或大或小的压力,没有压力就没有进步和提升,压力可以转化为动力,而顶不住压力就会导致不良的后果。在科学研究的道路上,压力一直都存在,例如多次实验失败、长时间得不到阳性结果,等等,如果没有一定的抗压能力,要么出现心理问题,要么"躺平",这都会给自己和实验室造成极大的损失。因此轻松对应各种各样的状况十分重要。

(1) 坚强的意志品质。科研工作需要长期的投入和不断的尝试,需要面对各种困难和挑战,要具备坚韧不拔的毅力和严谨的科学态度,坚定的信念和不屈不挠的精神,才能够坚持不懈地进行科研工作。

(2) 要有与不确定性长期共处的意识。科学研究最重要的特点是不确定性,不确定性一方面来源于探索的对象是未知的,我们无法预计结果;另一方面由于检测手段不完美,存在误差;此外,在实验中也经常会出现人为的错误,这些体系之外的不确定性也会使研究结果的不确定性进一步增大,可能导致使实验结果无法重现,每天的科研中都要面对大量的失败,这是科学探索一定要付出的代价,也是研究工作的常态。

(3) 对科研的专注能力。科研人员的核心素质是不懈的执着,不达目的誓不罢休的精神。科学研究是一个探索未知的过程,就是在不确定的未知体系中寻找确定的结果,需要付出大量的时间和精力,进行实验和数据分析,才能得出准确的结论。因此科学研究意味着长期围绕着一个充满着不确定性的课题持续工作相对长的时间,需要我们付出长期艰苦的努力,要有耐心、能坚持、保持专注。

科研道路上充满了荆棘,成功只占少部分,大部分时间处于无结果或失败的痛苦和煎熬之中,在进行研究工作时,要刻意训练自己的耐性和毅力,保持长期专注的能力。在探索中不要因为不必要的弯路而失去对科研的信心和热情,要接受现实,沉下心、不能急于求成或幻想奇迹的发生。只有拥有强大的内心和坚强的意志,面对压力能够及时地化解,才能承受大量失败还能坚持工作,不受或少受负面情绪干扰的韧性和耐心,这些挫折才会激励科研人员越战越勇、永不止步,最终达到成功。

六、团队合作能力

科研人员需要具备良好的团队合作能力,能够与团队成员协作完成研究项目。在科研中,由于每个人的时间和研究领域都是有限的,因此我们需要与他人合作。让合适的人做适合的工作,例如我们进行免疫细胞亚群分析,需要进行单细胞基因测序,就需要信息学、细胞生物学、分子生物学领域的研究人员合作完成。通过合作,每个人都会取得更多的收获,科研工作做得更快更好。团队合作的科研人员需要具备:① 大局观念。认识到个人及团队目标只有通过相互支持才能达到,绝不能做损人利己的事情。② 主人翁精神。只要合作,无论主次,都应积极参与。③ 献身精神。充分发挥自己的特长及创造性,将所学的知识应用于科研中,以达到团队的目标。④ 坦诚相待。与队友相互了解彼此的观点,互相尊重,公开表达自己的想法和意见。⑤ 善于沟通。团队中产生矛盾是正常现象,要善于沟通,及时解决矛盾。⑥ 郑重承诺。团队的每个成员都需要作出遵守团队规则、充分发挥自己能力的承诺,才能与其他队友在和谐的环境中工作。只有科研人员具备了团队意识和合作精神、具备开放的心态和包容的态度、接受不同的观点和思路,才能够有效地分工合作、协调沟通、共同进步,从而推动科学研究进步。

第二节　科研不端行为

我们现在处在一个物欲横流的时代,人心浮躁,特别是互联网的快速发展,使一些科研人员迷失自我,追求物质利益享受,导致近年来,我国科学研究领域科研不端行为发生频率逐年升高,弄虚作假现象严重。其主要原因是对科研人员科研精神的培养、科研诚信、科研伦理和学术规范的教育不够,缺乏完善法律法规,科研监管机制不健全,在短期利益驱使下,科研不端行为成为一些人获取利益的捷径,现实的利益冲突导致一些科研人员失去了客观和公正,在很大程度上影响甚至改变了一部分科研人员的价值观。因此加强科研人员的科研诚信和科研伦理教育,防止因为不了解学术规范而产生的不端行为,让科研人员认识到科研不端行为的危害,从而杜绝伪造、抄袭、剽窃等科研不端行为的发生。

一、科研不端行为的概念

我国对科研不端行为界定的探讨始于 20 世纪 80～90 年代。2007 年中国科学院在《关于加强科研行为规范建设的意见》中规定科研不端行为(scientific misconduct)是“研究和学术领域内的各种编造、造假、剽窃和其他违背科学共同体公认道德的行为;滥用和骗取科研资源等科研活动过程中违背社会道德的行为”。随着理论与实践的不断发展,科研不端行为有了更为广义的概念,即“科研不端行为是指有关科学技术人员在科学研究活动中未能坚持追求真理、崇尚创新、实事求是的科学精神,违背科学价值准则和违反科学共同体公认的道德行为规范的各类行为"。

二、科研不端行为的界定

科学研究中的不端行为如何界定是认识问题的关键和基础,2000 年美国联邦政府规定了判断作假行为的基本条件:① 是否明显背离相关科学研究共同体的规范;② 行为是否具有故意、明知以及草率特征;③ 是否有充分的证据。2022 年科技部、教育部等 22 部委对科研不端行为的概括为在科学研究及相关活动中发生的违反科学研究行为准则与规范的行为,具体包括:① 抄袭剽窃、侵占他人研究成果或项目申请书;② 编造研究过程、伪造研究成果,买卖实验研究数据,伪造、篡改实验研究数据、图表、结论、检测报告或用户使用报告等;③ 买卖、代写、代投论文或项目申报验收材料等,虚构同行评议专家及评议意见;④ 以故意提供虚假信息等弄虚作假的方式或采取请托、贿赂、利益交换等不正当手段获得科研活动审批,获取科技计划(专项、基金等)项目、科研经费、奖励、荣誉、职务职称等;⑤ 以弄虚作假方式获得科技伦理审查批准,或伪造、篡改科技伦理审查批准文件等;⑥ 无实质学术贡献署名等违反论文、奖励、专利等署名规范的行为;⑦ 重复发表,引用与论文内容无关的文献,要求作者非必要地引用特定文献等违反学术出版规范的行为;⑧ 其他科研失信行为。

在研究计划和实施过程中非有意的错误或不足,对评价方法或结果的解释、判断失误,因研究水平和能力原因造成的错误和失误、与科研活动无关的错误等行为,不属于科研不端行为。除了整版剽窃、一稿多投等少数情况外,科研上的伪造、抄袭、剽窃和其他不端行为,都要依靠专业的学术判断才能认定。

三、科研不端行为的主要类型

我国学者对各种科研不端案例进行分析归纳,总结为六大类科研不端行为,在此基础上对其进行修改和调整。

1. 学术造假

造假是无中生有编造科研数据或按照主观意念将客观事实加以修改,使其失去客观真实性。包括伪造、篡改、虚假陈述、代投稿论文、买卖和代写论文等。

(1)伪造:指在科学研究中主观虚构和描述了不存在的事实,利用各种不当手段,编造科研数据和结果等。

(2)篡改:篡改属于造假的另一种形式。科研人员根据自己的实验预期在实验记录整理和实验数据展示时,将客观事实按照自己的主观判断通过主观取舍科学数据,舍弃他们认为可能产生与预期不一致结果的数据,使修改的实验数据、图表等符合自己的预设结论。

(3)虚假陈述:指科研人员在个人信息、履历、职称、学术经历以及研究工作基础等方面提供虚假信息,包括身份证号、年龄、学历、学位、学术荣誉、学术成就等,以获取不当的学术利益。

(4)代投稿论文:指中介机构以营利为目的,以润色加工论文文稿为幌子,以保证发表为诱饵,接受科研人员的委托,将科研人员已有的科研资料代投稿发表,其本质是伪造同行评议意见,属于造假。

（5）买卖和代写论文：这些论文均为伪造，属于造假论文，是使用委托人撰写、AI撰写或购买论文以谋取不当利益的行为。

2. 学术剽窃

剽窃指将他人的学术成果包括学术出版物、学术思想、学术观点等占为己有或者使用他人成果不标注成果的来源，主要有剽窃自我、剽窃他人、间接剽窃、隐含剽窃等。

（1）剽窃自我：指将本人已经公开发表的研究成果表述为正在或新近完成的科研成果，包括未加以说明的文献引用、标注说明以及一稿多投、重复发表论文等，或将已经申报过的研究报告，经修改加工作为新的科研项目申报。

（2）剽窃他人：指将他人已经发表过的论文全部抄袭作为自己的发表，或对他人某篇或数篇已发表的论文稍加修改、综合后得到的论文作为自己的成果发表的行为；将他人课题申请书全部或稍加修改，作为自己的课题申请的行为。

（3）间接剽窃：是指在课题申请、课题实施、成果形成、论文发表过程中将他人的实验思想、实验方法甚至实验数据等实质性内容窃为己有，并在此基础上写成论文正式发表的行为。包括使用他人已发布的学术思想、学术成果，未加以注明成果的来源，以及引用、标注、致谢等；在课题评审、论文审稿、成果鉴定等学术同行评议过程中，将送审人的未发表的科研思想、实验方法甚至实验数据等实质性内容占为己有的行为。

（4）隐含剽窃：是指在学术交流、课题研讨等学术活动中，在别人的思想和工作的重要启发下，完全以自己确实的观察实验做出了进一步确有新意的研究工作，但在成果发表时，没有给予他人应得的承认和致谢的行为。

3. 违背科研伦理

科研伦理是在科学研究过程中需要遵守的社会伦理规范和行为准则。在进行涉及人和动物的科学研究前首先应进行伦理审查，目的是审定科学研究内容和过程是否符合伦理要求。凡是不履行伦理审查义务、不执行伦理审查意见和违反受试者的知情权和隐私权的行为均可界定为科研不端行为。

（1）未进行伦理审查。科研人员在进行按照规定需要伦理审查的科学项目实施前提交伦理审查申请书，并通过伦理审查委员会的审查，获得伦理审查批准号。在项目进行中如果更改实验方案，研究内容超出原有伦理审查范围，需要重新进行伦理审查。未通过伦理审查而开展相关的科学研究，均属于科研不端行为。

（2）不执行伦理审查意见。获得伦理审查批准号后，实施科学项目必须严格执行伦理审查通过的实验方案、知情同意等内容。科研人员在研究过程中不按照伦理审查意见执行或随意更改实验方案；在涉及人体的研究中，违反知情同意、保护隐私等规定；在涉及动物的研究中违反实验动物保护规范，均可判定为科研不端行为。

（3）违反受试者的知情权。科研人员在生物医学等涉及人类的研究中未按照科研伦理知情权的要求，通知受试者。

（4）违反受试者的隐私权。科研人员在生物医学等涉及人类的研究中未按照科研伦理的要求，建立严格的信息安全制度，将受试者个人隐私公开的行为。

4. 学术侵权

学术侵权是一类在科研活动中故意侵犯他人权益的行为。学术侵权包括侵犯署名权、侵犯科研合约、滥用学术权力、随意侵占他人科研成果等。

（1）侵犯署名权。在论文发表或成果申报等学术活动中，未按照真实的学术贡献，正确地将相关作者排序或将本应该署名人员排斥在署名之外；侵犯科研人员所属单位的论文署名权，把在原单位完成的工作整理发表，署上工作调动后现单位的名称；在没有实质性贡献的文章中要求署名、同意署名或在不知情的情况下被署名等，均属于科研不端行为。

（2）侵犯科研项目合约。主要表现为挪用科研经费，未按合同约定使用科研经费；私下将科研工作委托他人代为完成；更改研究内容，研究与合同约定目标无关的内容；使用其他成果作为本项研究的结题报告；违反保密约定等。

（3）滥用学术权力。滥用学术权力行为往往呈现隐蔽和间接作用的特征，不易认定。主要表现为在学术评议过程中采用"打招呼"或游说等手段谋取利益；在学术评议过程，利用个人的学术权力，操纵或引导学术评议结果。

（4）侵占他人科研成果。主要指拥有学术资源和行政权力的人为谋取个人或小集体利益而滥用权力占有他人研究成果的行为。主要表现为课题负责人或管理者利用其手中的权力占有下属的科研成果，其结果是影响基层科研人员的积极性，给整个科研环境带来不良的影响。

5. 隐匿学术事实

隐匿学术事实是人为地隐匿一些重要事实依据，主要包括故意忽视他人的学术贡献、隐匿利益冲突。

（1）有意忽视他人的学术贡献。科研人员为了突出自己的贡献，在课题申请、论文或专著撰写、成果鉴定、学术报告中有意识地不引用本领域代表性重要文献。

（2）隐匿利益冲突。隐匿利益冲突指在学术活动中故意不披露应该披露的利益冲突关系。表现为两种形式：① 在学术评议过程中，科研人员不主动申明或回避特定的利益关系；② 在发表科研论文时，不标注说明课题资金资助等信息。造成不良后果的，可认定为学术不端行为。

6. 虚假学术宣传

夸大、虚假宣传。主要指对某些科研成果做出超过其本身价值的过高评价的行为。科研人员为谋取个人利益和荣誉，对于自己的科研成果不切实际地夸大其词，从而误导评审人员、公众和投资人并产生不良社会影响。

科研不端行为的类型复杂和多样，不可能一概而全，仍有多种科研不端行为未能包括其中。科研不端行为严重背离科学研究的基本准则，情形严重或造成重大后果的，也可能触犯刑法，构成欺诈罪，进行科研诚信和科研伦理教育刻不容缓。在科研工作中，要加强学术道德观念和学术自律的培养教育，避免学风浮躁，照抄照搬，思想僵化，急功近利，追求研究过程的短平快等不良科研行为。遵守科学规范，实事求是，提倡健康的学术质疑、学术争鸣。

四、科研不端行为的处理

为了遏制科学不端行为的发生，我国各部委陆续颁布了对科学不端行为的处理办法。2005 年国家自然科学基金委员会颁发了《对科学基金资助工作中不端行为的处理办法（试行）》；2006 年科技部颁发了《国家科技计划实施中科学不端行为处理办法（试行）》；2007 年中国科学院颁发了《关于加强科研行为规范建设的意见》；2009 年教育部颁发了《关于严肃处理高等学校学术不端行为的通知》;2016 年中国科学院颁发了《中国科学院对科研不端行为的调查处理暂行办法》;2022 年科技部等 22 部委颁布了《科研失信行为调查处理规则》,其中指出了科学不端行为的处理措施,包括:① 科研诚信诚勉谈话;② 一定范围内公开通报;③ 暂停科技计划(专项、基金等)项目等财政性资金支持的科技活动,限期整改;④ 终止或撤销利用科研失信行为获得的科技计划(专项、基金等)项目等财政性资金支持的科技活动,追回结余资金,追回已拨财政资金;⑤ 一定期限禁止承担或参与科技计划(专项、基金等)项目等财政性资金支持的科技活动;⑥ 撤销利用科研失信行为获得的相关学术奖励、荣誉等并追回奖金,撤销利用科研失信行为获得的职务职称;⑦ 一定期限取消申请或申报科技奖励、科技人才称号和职务职称晋升等资格;⑧ 取消已获得的院士等高层次专家称号,学会、协会、研究会等学术团体以及学术、学位委员会等学术工作机构的委员或成员资格;⑨ 一定期限取消作为提名或推荐人、被提名或被推荐人、评审专家等资格;⑩ 一定期限减招、暂停招收研究生直至取消研究生导师资格;⑪ 暂缓授予学位;⑫ 不授予学位或撤销学位;⑬ 记入科研诚信严重失信行为数据库;⑭ 其他处理。

第三节　在科研过程中科研不端行为的表现形式及其后果

科研不端行为是科研人员在从事科学研究时有意识地违反公认的学术准则、违背学术诚信的行为。科研不端行为的发生涵盖从科学研究课题的提出、课题申请、课题实施、实验数据记录及整理、经费使用、学术研讨交流、研究成果评审评议、论文的撰写及发表等全过程。

一、科研课题申请阶段的不端行为

课题申请过程主要包括设想提出、文献调研、课题设计、课题撰写和课题评审的过程。科研课题的获得标志着一个单位或个人的科研水平,随着对科研资源的激烈竞争,课题申请过程中的各种科学不端行为也逐渐增多,主要表现为:申请课题阶段的剽窃、伪造、有意忽视他人的学术贡献、隐匿利益冲突、虚假陈述、滥用学术权力、夸大科研项目的意义和价值等。

(一)表现形式

(1)剽窃行为。以不正当的手段将科研项目评审、课题论证、学术交流和研讨等过程获取的信息和同行的科研设想、研究设计、实验方案等作为自己的内容写入课题申请书中。

(2)伪造行为。申请人没有前期工作基础和研究成果,伪造前期研究基础和已有的研究成果,并写入课题申请书中的行为。

(3)有意忽视他人的学术贡献。科研人员为了突出自己的课题的创新性或贡献,在课题申请书的撰写过程中有意识地不引用本领域代表性重要文献、删除其他作者或篡改通信作者等。

(4)虚假陈述。在申请书的撰写过程中参与项目的研究人员在身份证号、年龄、学历、学位、学术荣誉、学术成就等方面提供虚假信息的行为。

（5）隐匿利益冲突。在课题评审过程中，评审人员与课题申请人存在利益关系，不主动申明或回避，形成不公平竞争。

（6）滥用学术权力。在课题的评审过程中，和课题评审人员"打招呼"或进行私下交易，通过不正当的竞争手段获取课题，从而造成课题评审结果的不公平现象。

（二）典型案例

国家自然科学基金委员会监督委员会网站通报了大量查处的科学不端行为典型案例，在科研项目申请阶段的科学不端行为主要有：抄袭他人申请书，工作基础造假，参考文献随意标注、修改或缺失，重复申报课题，项目组人员学历和工作经历造假，申请者身份和通信作者造假，违反回避制度，"打招呼"等行为。在此列举 9 个典型案例，以起到警示作用。

（1）剽窃案例。2022 年国家自然科学基金委员会监督委员会公布南昌某大学肖某某存在委托他人代写项目申请书的问题。此外，肖某某使用被委托人通过其他途径获得的项目申请书内容申报了国家自然科学基金项目，存在抄袭剽窃他人项目申请书内容的问题。经国家自然科学基金委员会监督委员会审议和审定，决定撤销肖某某国家自然科学基金项目的申请，取消肖某某国家自然科学基金项目申请和参与申请资格 5 年，并给予通报批评。

（2）伪造前期研究基础和剽窃案例。2016 年国家自然科学基金委员会监督委员会公布广州某大学刘某某申报、颜某执笔撰写的 2014 年度国家自然科学基金项目申请书抄袭剽窃他人已获资助国家自然科学基金项目申请书，且申请书中研究工作基础部分存在造假的问题。经国家自然科学基金委员会监督委员会审议和审定，决定撤销刘某某、颜某国家自然科学基金项目申请，取消刘某某、颜某国家自然科学基金项目申请资格 4 年，并通报批评。

（3）研究基础和图片造假案例。2022 年国家自然科学基金委员会监督委员会公布上海某大学乔某某在 2022 年度国家自然科学基金项目申请书中，存在编造研究基础和图片造假等问题，乔某某对上述问题负责。经国家自然科学基金委员会监督委员会审议和审定，决定撤销乔某某国家自然科学基金项目申请，取消乔某某国家自然科学基金项目申请和参与申请资格 3 年，并通报批评。

（4）伪造、剽窃和有意忽视他人的学术贡献案例。2016 年国家自然科学基金委员会监督委员会公布山东某大学张某某 10 篇标注基金批准号论文涉嫌存在数据造假、论文重复发表等不端行为，进一步核查发现，多份申请书中还存在参考文献随意标注、参考文献缺失，个人研究基础部分所列科研成果篡改通信作者、篡改作者顺序、随意删除共同作者等问题。经国家自然科学基金委员会监督委员会审议和审定，决定撤销张某某已获资助科学基金项目，追回项目已拨资金，取消张某某国家自然科学基金项目申请资格 7 年，并通报批评。

（5）剽窃、伪造和有意忽视他人的学术贡献案例。2016 年国家自然科学基金委员会监督委员会公布上海某大学王某某利用相近内容分别在医学科学部、生命科学部重复申报 2015 年度国家自然科学基金重点项目和面上项目，两项目整体相似度 91.6%。违反国家自然科学基金委员会的相关规定。将 43 篇次实际具有多位共同通信作者的论文修改标注成本人为独立通信作者；将 33 篇次实际有多位作者的论文修改标注成本人为独立作者，属于造假。经国家自然科学基金委员会监督委员会审议和审定，决定撤销王某某项目申请，取消王某某国家自然科学基金项目申请资格 4 年，并通报批评。

（6）虚假陈述案例。2016 年国家自然科学基金委员会监督委员会公布河南某大学邓某某团队中有 4 人共 5 份已获资助的自然科学基金项目申请书中均存在人员信息虚假且编造教育和研究工作经历的问题。将项目组成员学士学位填写为"硕士"，将项目组成员"助理实验师"填写为"副教授"，学位"硕士"填写成"博士"并且编造教育和研究工作经历。邓某某作为科研团队及研究所负责人，对有关团队成员在申请书中学位、职称和履历信息虚假知情，负有疏于监管的责任。有关当事人指出申请书中提供虚假信息是邓某某授意所为。经国家自然科学基金委员会监督委员会审议和审定，决定撤销邓某某已获资助项目，追回 2010 年度基金项目已拨资金，取消邓某某国家自然科学基金项目申请资格 4 年，并通报批评（团队其他成员的违规行为另案处理）。

（7）隐匿利益冲突案例。2022 年国家自然科学基金委员会监督委员会公布徐某某在四川某大学担任含薪兼职教授期间，参加 2018 年度国家自然科学基金项目评审，不主动申明和回避，仍评审了该校两位教师的申请书，违反了《国家自然科学基金项目评审专家行为规范》中对评审专家的回避要求。经国家自然科学基金委员会监督委员会审议和审定，决定取消徐某某国家自然科学基金项目评审资格 5 年，并通报批评。

（8）滥用学术权力案例。2022 年国家自然科学基金委员会监督委员会公布重庆某大学宋某某在 2022 年度国家自然科学基金项目评审期间，向多位其猜测可能是评审专家的学者发送微信信息，请求对其申请的国家自然科学基金项目给予关照，宋某某存在请托、打招呼行为，违反《国家自然科学基金项目申请人和参与者科研诚信承诺书》。经国家自然科学基金委员会监督委员会审议和审定，决定撤销宋某某国家自然科学基金项目，追回已拨资金，取消宋某某国家自然科学基金项目申请和参与申请资格 2 年，并通报批评。

（9）滥用学术权力案例。2022 年国家自然科学基金委员会监督委员会公布陕西某大学马某某、朱某某在 2022 年度国家自然科学基金项目评审期间，二人分别自行拟定对其国家自然科学基金项目申请书的"评审意见"，并通过电子邮箱发送给中间人，委托中间人转发给一位函评专家，后函评专家收到中间人微信发来的"函评意见"。马某某、朱某某存在请托、打招呼等行为，违反《国家自然科学基金项目申请人和参与者科研诚信承诺书》。经国家自然科学基金委员会监督委员会审议和审定，决定撤销马某某和朱某某国家自然科学基金项目申请，取消二人国家自然科学基金项目申请和参与申请资格 3 年，并通报批评。

二、科研课题实施过程的不端行为

科研课题的实施是指项目获得批准立项后根据课题的实验设计进行实验操作的过程。课题实施过程的不端行为主要表现为伪造、篡改、剽窃、违背科研伦理规范、科研经费的不当使用、随意变更实验主体等行为。

（一）表现形式

（1）伪造行为。科研课题的实施过程中不借助观察实验而是根据自己的经验和已有理论无中生有地凭空捏造、纯粹杜撰数据的行为等，并将伪造的实验结果记录在实验记录中，作为实验资料整理保存。

（2）篡改行为。科研课题的实施过程中操纵实验材料、实验仪器或实验程序；修改或省略实验数据,使得实验结果不能准确地表现在科研记录里。在实验过程中研究者为了使实验结果支持自己的假设,或与自己实验结果前后保持一致,将实验中所取得的实验数据主观取舍;对实验取得的原始数据按自己的想法进行修改,并将其记录在实验记录本中。

(3) 剽窃行为。科研课题的实施过程中以未适当说明来源的方式,掠取别人的实验结果,公开地使用别人的观察结果、实验记录与实验数据等而不予承认的行为;将在评审课题时获取的有价值的信息或科研资料用在自己的科研课题实施中。

(4) 违背科研伦理。科研课题的实施过程中涉及科研伦理,不向伦理审查委员会提交申请;提交申请经伦理审查委员会批准后也不执行伦理审查意见;在生物医学涉及人类疾病研究中没有告知受试者,剥夺了受试者应该享有的知情权;在研究中不遵守信息安全制度,将患者隐私的病历资料公开,侵犯了受试者的隐私权。

(5) 科研经费的不当使用。在项目实施过程中对科研经费疏于监管,不按计划使用经费,存在浪费、滥用和挪用科研经费的行为。

(6) 随意变更实验主体。课题负责人在课题进行的过程中未经申报而自行将部分或全部课题委托第三方机构人员代为实施的行为。

(二) 典型案例

有关在科研课题实施过程中的科研不端行为案例有很多,例如发表论文中发现的数据和结果造假、剽窃、违反科研伦理实际都是发生在课题实施过程中,在此列举 6 个典型案例,以起警示作用。

(1) 伪造和篡改实验图像案例。美国密苏里州大学博士后 Deb 与实验室的另两位博士后于 2006 年在 Science 杂志上的发表一篇题为"Cdx2 Gene Expression and Trophectoderm Lineage Specification in Mouse Embryos"的论文,这篇有关早期胚胎发育的文章挑战了传统的观点,遭到多名科学家的质疑。随后多个相关研究领域的科研人员均未能重复出该实验。十几位胚胎学家通过观察比较之前发表的论文,发现几张图像照片造假,以及重复图像照片被用于支持不同的实验。随即组成调查组,对这一造假进行深入调查。其中组内的显微专家发现论文中的某些胚胎图像是复制的,看似不同的胚胎;另外,主要的原始数据也已丢失。调查结果显示,在论文中的多张实验图像系 Deb 伪造的,通信作者以及另外两名博士后无过失。2007 年 Science 杂志撤销该论文。但是 Science 网站数据显示,该论文已经被 31 篇科学文献引用。美国密苏里州大学负责研究的副校长说:"全部否定,简直是个悲剧,这种不负责任的过失对科学生涯是致命的。"他认为,Deb 虽不能以浪费联邦资金罪被起诉,但一定会失去其科学事业,这对任何人来说都是最严重的惩罚。

在生物学的科学研究中,图像数据属于原始记录,是实验结果最直接的证据,必须保证其真实性和完整性。因此,对原始实验图像数据人为的用软件进行复制、修改、去除斑点、修补、修饰图像以及图像合成都属于科学不端行为。从这个案例中我们可以看出,在实验实施和论文整理过程中对数码图像进行复制和伪造,最终将得到严厉的惩罚。提示我们科学研究越发展,技术手段越先进,越需要遵守科研诚信和法律规范,这是对科学研究健康发展的支持,更是对科研人员的保护。

(2) 伪造、篡改、违背科研诚信和科研伦理以及滥用科研经费案例。2004 年 2 月份,韩国科学家黄某某研究组在 Science 杂志上发表论文宣布,在全世界率先成功从人类卵子中培育出了人类胚胎干细胞系。2004年5月,*Nature*杂志披露,黄某某违背科研伦理,人类胚胎干细胞研究小组中2名女科学家的名字出现在卵子捐献者名录中。2005年5月,黄某某再次在*Science*杂志上发表论文宣布成功利用患者体细胞克隆出人类胚胎干细胞。2005年12月,有学者质疑,称发现黄某某论文中的多个干细胞图像照片相同或相似,干细胞照片只是倍率不同,可能是对同一个细胞照片进行处理的结果。随后,黄某某科研组研究人员表示,曾按照黄某某的指示,将2张干细胞照片追加复制成11张照片用于2005年*Science*的论文。首尔大学调查委员会对相关论文进行调查,认定黄某某科研组2004年和2005年发表于*Science*杂志上的论文均是源于编造数据。*Science*杂志宣布撤销黄某某2004年和2005年发表的2篇造假论文。

首尔大学惩戒委员会决定撤销黄某某首尔大学教授职务,禁止黄某某在五年内重新担任教授等公职,退职金减半发放。对黄某某论文的有关人员分别给予停职2~3个月和减薪1个月的处罚。首尔大学调查委员会将调查结果移交给韩国首尔地方检察厅,造假事件进入司法调查阶段。2006年5月,地方检察院发布了黄某某干细胞造假事件的最终调查结果,决定以欺诈罪、挪用公款罪以及违反《生命伦理法》的罪名起诉黄某某。宣判指出,黄某某不仅非法利用人的卵子,还以做假账等手段骗取、冒领经费达8.3亿韩元,向多名政界人士提供政治捐款和购买礼物送给赞助企业高层,犯罪性质严重。最终,韩国首尔中央地方法院对黄某某涉嫌侵吞研究经费罪和非法买卖卵子罪判处有期徒刑18个月,缓期2年执行。

黄某某神话的破灭是因为违反科研诚信和科研伦理暴露出来的,提示我们在生命科学研究领域,特别是涉及人体的医学实验,必须遵守基本的科研伦理规范。黄某某掌握了大量的科研经费,也滋生了他对科研经费的滥用和挪用行为。科研经费的专款专用,是保证科研质量的基础,也是必须遵守的科研诚信和法律法规。

(3) 违反动物伦理案例。2011年,来自麻省理工学院、哈佛医学院和Broad研究所的研究人员在*Nature*杂志发表了一篇题为"Selective killing of cancer cells by a small molecule targeting the stress response to ROS"的快报论文,称证实一种小分子药物可以选择性杀死小鼠体内的癌细胞。2012年,作者在*Nature*杂志上刊登了一则勘误,在更新部分图表的同时,上传了小鼠肿瘤图片,提供的小鼠肿瘤图片显示小鼠的肿瘤巨大,直径远超1.5 cm,受到科学家的质疑,作者在2015年9月再次勘误,以该研究中某些小鼠体内的肿瘤体积超出允许的最大直径1.5 cm为由,撤销了论文中的部分数据,但仍遭到科学家的质疑,在舆论的压力下该论文于2018年撤稿,论文作者向公众道歉。*Nature*杂志社要求以后涉及动物实验的论文需作者列出动物伦理委员会所允许的最大肿瘤尺寸,并且声明实验期间动物肿瘤不能超过这一尺寸。

从这个案例中可以看出,在进行动物实验时,研究者都期望实验组的肿瘤体积与对照组相比差异较大,这样能够得到更好的结果。但肿瘤生长过大,实验动物所承担的精神和肉体苦痛增加,所以研究人员必须严格执行动物伦理规范,善待动物。

(4) 篡改数据、编造研究过程案例。2022年科技部公布山东省济宁市某医院孙某某为通信作者、王某为并列第一作者,青岛市某医院辛某为第一作者的论文"Zurampic Protects Pancreatic β-Cells from High Uric Acid Induced-Damage by Inhibiting URAT1 and Inactivating the ROS/AMPK/ERK Pathways"存在学术不端。经调查,该论文存在篡改数据、编造研究过程的学术不端行为。对孙某某、王某作出如下处理:取消科研项目、科研奖励、科技成果、科技人才计划等申报资格 5 年,取消作为提名或推荐人、被提名或推荐人、评审专家等资格 5 年,取消已获得的学会、协会等学术工作机构的委员或成员资格,缓晋高一级专业技术职务 1 年。追回通信作者孙某某个人所得的论文科研奖励和荣誉称号。对辛某作出如下处理:取消申请或申报科技计划项目(专项、基金等)、科技奖励、科技人才称号资格 5 年,取消作为提名或推荐人、被提名或推荐人、评审专家等资格 5 年,记入科研诚信失信档案,科研诚信诚勉谈话,取消参加本年度评先树优,年度考核不得确定为合格及以上等次。

(5) 伪造、篡改研究数据案例。2022 年国家自然科学基金委员会监督委员会公布陕西某大学单某等发表的论文"Conversion of epithelial-to-mesenchymal transition to mesenchymal-to-epithelial transition is mediated by oxygen concentration in pancreatic cancer cells"存在学术不端。经查,该论文存在伪造、篡改研究数据的问题,通信作者单某对上述问题负主要责任。经国家自然科学基金委员会监督委员会审议和审定,决定撤销单某国家自然科学基金项目,追回已拨资金,取消单某国家自然科学基金项目申请和参与申请资格 3 年,并通报批评。

(6) 第三方机构代为完成实验案例。2022 年科技部公布山东某医院沈某为通信作者、王某为第一作者的论文"Long noncoding RNA CASC2 inhibits metastasis and epithelial to mesenchymal transition of lung adenocarcinoma via suppressing SOX4"存在学术不端。经调查,该论文部分实验由第三方机构代为完成,作者未对实验数据进行审核而据此发表论文,存在学术不端行为。对沈某、王某作出如下处理:对通过学术不端行为获得的科研项目、学术奖励、荣誉称号等予以终止或撤销,取消申请或申报科技计划项目(专项、基金等)、科技奖励、科技人才称号资格 5 年,取消作为提名或推荐人、被提名或推荐人、评审专家等资格 5 年;受处分期间不得竞聘高于现聘岗位等级的岗位,作出处分决定当年的年度考核不能确定为优秀档次,记入科研诚信失信档案。

三、科研课题完成阶段的不端行为

科研课题完成阶段主要包括实验结果的整理和展示、论文的撰写与发表、成果的形成、申报和评议等过程。科研课题完成阶段的不端行为主要表现为学术造假、剽窃、侵占他人科研成果、隐匿学术事实、科研成果的署名不当、伪造评议人(包括论文的同行评议和项目的专家鉴定)等行为。

(一) 表现形式

(1) 伪造实验结果。科研人员为了获取个人利益,没有进行课题实验研究,没有任何实验记录可查,根据完全凭空捏造的实验结果撰写并发表论文。

(2) 篡改实验结果。科研课题完成阶段,科研人员为了支持自己的假说或理论,或者为了与已报道的研究结果取得一致,在实验结果整理和展示过程中进行的实验数据的主观取舍,对实验结果(图、表格、曲线图等)进行修改并作为研究成果公开发表。

(3) 学术剽窃。科研课题完成阶段学术剽窃的 4 种形式并存。表现为发表的论文和成果全部或部分抄袭他人的论文;剽窃他人未发表的实验数据、剽窃他人的学术思想、学术成果等实质性内容作为自己的成果或论文发表;以及将自己已发表论文进行改写,改变内容的组合方式并重复发表的行为。

（4）买卖和代写论文、代投稿论文。将已有的实验资料交由第三方整理、代写论文投稿；或购买实验结果进行整理，撰写论文，甚至直接购买已经写好的论文。

（5）侵犯署名权。在论文发表或成果申报等过程中，未按照真实的学术贡献，正确地对相关作者署名进行排序；科研成果完成单位的署名不合理，在文章中给没有实质性贡献的人员署名或在并不知情的情况下被挂名等。

（6）侵占他人科研成果的行为。学科带头人或者管理者利用其所拥有的权利获取对下属科研成果的占有权。降低其自身的责任感，劣化科学研究的整体质量。

（7）滥用学术权力。在论文送审或成果鉴定和科研成果评奖过程中采用打招呼、游说或私下交易等不正当手段谋取利益。

（8）有意忽视他人的学术贡献。在论文撰写、成果鉴定等活动中有意识地不引用本领域代表性重要文献以突出科研人员自己的贡献。

（9）隐匿利益冲突。在论文评议、成果评审过程中评审人员不遵守匿名评审制度和回避制度，不主动申明或回避特定的利益关系，在发表科研论文时，不标注说明课题资助来源等信息。

（10）夸大、虚假宣传。科研人员对科研成果本身的失实夸大，例如，在科研成果进行鉴定时，把一般科研成果定为"国际领先"地位，填补"国内空白"等，这些行为会对科研成果的推广和应用产生极大的负面影响，使科研人员的信誉遭受危机。

（二）典型案例

科研课题完成阶段是科研不端行为的高发阶段，2021年中国学者撤稿2475篇，伪造审稿人、抄袭和论文工厂是中国SCI论文撤稿的三个关键原因。其中伪造审稿人撤稿的834篇，抄袭撤稿的697篇，论文工厂撤稿的649篇，约占90%。在此列举11个典型案例，以起警示作用。

（1）审稿人剽窃论文的案例。2011年5月《电子学报》编委会发布编辑部公告"谴责河北某大学付某剽窃学术成果行为"，指出付某于2009年7月被《电子学报》请求评审稿件《数据同化框架下基于遗传粒子群的多元图像融合》，稿件由于评审意见不理想而退稿。但这篇稿件随后却被审稿人付某更改论文题目后以自己和另外6名人员署名发表于《自动化学报》。《电子学报》杂志社决定永久取消付某的审稿人资格，并在3年内拒收一切有付某署名的来稿。《自动化学报》学术规范委员会经调查发现付某等署名发表在《自动化学报》的论文《多源遥感图像融合的数据同化算法》与《电子学报》被拒论文内容几乎相同，存在严重的抄袭剽窃行为，《自动化学报》杂志社决定撤稿，5年内拒收付某署名的稿件，3年内拒收该篇文章另外6位署名作者的稿件。河北某大学也决定解聘付某的教授职务。

（2）造假、抄袭的案例。2022年科技部公布湖南省郴州市某医院夏某、长沙市某医院方某为共同通信作者，长沙市某医院母某某为第一作者的论文"Long noncoding RNA HAGL-ROS promotes the process of mantle cell lymphoma by regulating miR-100/ATG5 axis and involving in PI3K/AKT/mTOR signal"存在学术不端。经调查，该论文存在造假、抄袭等行为。方某、母某某不知情。对夏某作出如下处理：暂缓晋升高一级专业技术职务资格2年；对方某、母某某作出如下处理：诚勉谈话、公开通报。

（3）篡改数据的案例。2022年科技部公布山东某大学徐某某为通信作者、王某某为第一作者的论文"miR-132 weakens proliferation and invasion of glioma cells via the inhibition of Gli1"存在学术不端。经调查，该论文存在篡改数据的行为。对徐某某作出如下处理：取消参加当年度评先评优，当年度考核不得确定为优秀等次，取消申请或申报科技计划项目资格5年，取消作为提名或推荐人、被提名或推荐人、评审专家等资格5年，暂停研究生导师招生资格1年；对王某某作出如下处理：撤销博士学位。

（4）代写代投论文的案例。2022年科技部公布辽宁省某医院佟某某为通信作者、新疆某医院赵某为第一作者的论文"Long noncoding RNA PROX1-AS1 promoted ovarian cancer cell proliferation and metastasis by suppressing KLF6"存在学术不端。经调查，该论文存在委托第三方代写代投行为。对佟某某作出如下处理：取消申报科研项目资格5年，停报各类人才、评优、奖励项目3年，进行科研诚信诫勉谈话。赵某对论文被署名不知情，故不作处理。

（5）买卖论文数据的案例。2022年科技部公布四川某医院刘某某为通信作者、高某为第一作者的论文"Physcion blocks cell cycle and induces apoptosis in human B cell precursor acute lymphoblastic leukemia cells by downregulating HOXA5"存在学术不端。经调查，该论文存在买卖数据等行为。对刘某某作出如下处理：取消申报各级各类科技计划项目资格3年，暂停研究生招生1年，取消某大学兼职博导资格；对高某作出如下处理：撤销硕士学位。

（6）购买论文的案例。2016年国家自然科学基金委员会公布湖南某大学唐某某为第一作者的论文"Genome sequence and genome mining of a marine-derived antifungal bacterium *Streptomyces* sp. M10（Appl. Microbiol）"存在学术不端。经调查该论文是唐某某从中介公司购买，并抄袭剽窃他人研究成果，且在该论文中擅自标注他人科学基金项目批准号，擅自将他人列为论文作者或通信作者。经国家自然科学基金委员会监督委员会审议和审定，决定取消唐某某国家自然科学基金项目申请资格7年，并通报批评。

（7）论文不当署名的案例。2022年科技部公布黑龙江某医院张某为通信作者、姚某为第一作者的论文"Knockdown of long noncoding RNA Malat1 aggravates hypoxia-induced cardiomyocyte injury targeting miR-217"存在学术不端。经调查，该论文存在不当署名的行为。对姚某作出如下处理：科研诚信诫勉谈话，取消申报科技计划（专项、基金等）项目、奖励资格5年，取消晋升职务职称资格3年，延期博士毕业2年；对张某作出如下处理：科研诚信诫勉谈话，取消申报科技计划（专项、基金等）项目、评奖资格3年，取消学术学位研究生招生资格3年。

（8）未经同意使用他人署名和盗用他人基金项目号的案例。2022年国家自然科学基金委员会公布四川某大学刘某某等发表的论文《基于磁性线圈和SAW谐振器的温测系统设计》存在学术不端。经调查，该论文存在盗用他人基金项目号和未经同意使用他人署名等问题，第一作者刘某某对上述问题负责。此外，在调查过程中，刘某某伪造他人签名出具证明材料、骗取他人出具项目标注授权书并进行篡改，还应对伪造证据材料、干扰妨碍调查负责。经国家自然科学基金委员会监督委员会审议和审定，决定取消刘某某国家自然科学基金项目申请和参与申请资格5年，并通报批评。

（9）擅自标注他人科学基金项目的案例。2023年国家自然科学基金委员会公布北京某研究院羡某某等发表的论文《容错冗余技术监控抽水蓄能电站电能计量误差》存在学术不端。根据杂志社协查结果和提供的证据，该论文存在擅自标注他人科学基金项目的问题，第一作者兼通信作者羡某某应对上述问题负责。此外,羡某某还应对在调查过程中提供不实陈述的问题负责。经国家自然科学基金委员会监督委员会审议和审定,决定取消羡某某国家自然科学基金项目申请和参与申请资格 3 年,并通报批评。

(10) 论文代写、伪造通信作者邮箱的案例。2022 年科技部公布河南某医院胡某某为通信作者、王某某为第一作者的论文"Silence of lncRNA ANRIL represses cell growth and promotes apoptosis in retinoblastoma cells through regulating miR-99a and cMyc"存在学术不端。经调查,该论文存在代写、伪造通信作者邮箱的行为。胡某某对论文投稿、撰写等不知情;对王某某作出如下处理:科研诚信诫勉谈话,取消评先评优资格 2 年,取消专业技术职务晋升资格 2 年,取消申请或申报科技计划项目(专项、基金等)、科技奖励、科技人才称号资格 2 年。

(11) 论文用不同语种重复发表的案例。韩国学者 Lee 于 2005 年在美国生殖医学协会主办的 *Fertility and Sterility* 杂志发表一篇题为"Quantification of mitochondrial DNA using real-time polymerase chain reaction in patients with premature ovarian failure"的英文论文,韩国学者 Kim 对此质疑,称该论文部分复制了他和 Lee 于 2004 年在韩国杂志《妇产科学》上发表的论文。经过调查比对,证实该论文是某篇韩文论文的部分结果的英文翻译。美国生殖医学协会认为"尽管从科学角度讲文章没有问题,但重复发表违反了杂志的政策"。2005 年 12 月,文章被撤回。*Fertility and Sterility* 杂志宣布禁止 Lee 在未来 3 年内向该杂志投稿。由于 Lee 承担了重复发表的所有责任,美国生殖医学协会不准备惩罚文章的其他作者,但通报了 *Fertility and Sterility* 杂志的该篇论文的所有作者。

"一稿多投"在投稿中是绝对禁止的。在不同研究论文中重复使用某一相同的实验结果被认为是科学不端行为,但是同一实验结果用不同语言发表同样属于科学不端行为往往容易被忽视,例如用中文发表的论文,再补充一些结果用英文再发表。该案例给我们一个警示,无论以何种语种发表的研究论文都不能再以任何形式发表在其他期刊上。

严谨的科研作风和科研基本素质的培养在科学研究过程中具有非常重要的意义,是防止科学不端行为发生的有效方法。在极端功利主义盛行的今天,更应倡导求实、创新、独立的科学精神,无私、诚实的科学道德。提倡科研诚信自觉意识、加强舆论的引导,特别是要重视对研究生群体的科研诚信和科研伦理教育。此外,教师也应加强自身修养,自觉遵守科研诚信和科研伦理的相关规定,为学生做好榜样。加强科研诚信行为规范建设,是一项长期的任务,要使科学精神和科研诚信伦理根植于每一位科研人员的思想和行为中,任重而道远,需要所有的科研人员共同努力,自觉地遵守严谨、诚实守信的科研诚信和科研伦理,准确无误地报告研究过程,诚实地向科学界公布自己的实验数据和研究结果,自觉抵制学术不端行为。

参考文献

[1] 中国科学院.科学与诚信:发人深省的科学不端行为案例[M].北京:科学出版社,2013.
[2] 李宗芳,郑芳.医学科研课题设计、申报与实施[M].3 版.北京:人民卫生出版社,2023.
[3] 杨卫平.关注! 20 种常见科研不端行为及其认定要点[EB/OL].(2020-05-12). https://news.scien-cenet.cn/htmlnews/2020/5/439669.shtm.

［4］ Deb K，Sivaguru M，Yong H Y，et al. Cdx2 gene expression and trophectoderm lineage specification in mouse embryos［J］. Science，2006，311(5763)：992-996.

［5］ Roberts R M，Sivaguru M，Yong H Y. Retraction：Cdx2 gene expression and trophectoderm lineage specification in mouse embryos［J］. Science，2007，317(5837)：450.

［6］ Cha K Y，Lee S H，Chung H M，et al. Quantification of mitochondrial DNA using real-time polymerase chain reaction in patients with premature ovarian failure［J］. Fertil Steril，2005，84(6)：1712-1718.

［7］ 黄雨溪. 尘埃落定 神话破灭：韩国黄禹锡克隆造假案始末［EB/OL］. (2009-8-24). https：//www. chinanews. com. cn/news/2006/2006-01-14/8/678388. shtml.

［8］ Raj L，Ide T，Gurkar A U，et al. Selective killing of cancer cells by a small molecule targeting the stress response to ROS［J］. Nature，2011，475(7355)：231-234.

［9］ Raj L，Ide T，Gurkar A U，et al. Erratum：Selective killing of cancer cells by a small molecule targeting the stress response to ROS［J］. Nature，2012，481(7382)：534.

［10］ Raj L，Ide T，Gurkar A U，et al. Corrigendum：Selective killing of cancer cells by a small molecule targeting the stress response to ROS［J］. Nature，2015，526(7574)：596.

［11］ Raj L，Ide T，Gurkar A U，et al. Retraction Note：Selective killing of cancer cells by a small molecule targeting the stress response to ROS［J］. Nature，2018，561(7723)：420.

［12］ Xiang Y T，Zhang Q，Zhao N，et al. Reform performance assessments for clinicians in China to combat fake-paper factories［J］. Nat Med，2022，28(7)：1329-1330.

［13］ 《电子学报》编辑部：谴责燕山大学教师付炜剽窃学术成果行为［EB/OL］. (2011-05-30). https：//blog. sciencenet. cn/blog-483379-453217. html.

［14］ 《自动化学报》关于付炜学术不端行为的调查处理报告［EB/OL］. (2011-07-27). https：//blog. sciencenet. cn/blog-2374-468810. html.

参考网址

［1］ 国家自然科学基金委员会：http//www. nsfc. gov. cn.

［2］ 中华人民共和国科学技术部：http：//www. most. gov. cn

（孙 汭）

附录 试剂配制

一、通用试剂配制

1. 磷酸盐缓冲盐溶液(PBS)

溶液 A：31.2 g $NaH_2PO_4 \cdot 2H_2O$ 溶于 1000 mL 去离子水中，终浓度为 0.2 mol/L。

溶液 B：71.63 g $Na_2HPO_4 \cdot 12H_2O$ 溶于 1000 mL 去离子水中，终浓度为 0.2 mol/L。

根据附表 1，将不同体积的 A 液与 B 液混合，就可以得到特定 pH 下的 0.2 mol/L 的磷酸钠缓冲液，然后用去离子进行水稀释，按 9 g/L 加入 NaCl，用 HCl 或 NaOH 调 pH 后，定容到所需体积，即为 PBS。以下是常用的 PBS 配方：

(1) 0.01 mol/L PBS(pH 7.4)

称取 0.3 g $NaH_2PO_4 \cdot 2H_2O$、2.9 g $Na_2HPO_4 \cdot 12H_2O$、9 g NaCl，用 900 mL 去离子水溶解后，调 pH 至 7.4，然后定容至 1000 mL。

(2) 0.02 mol/L PBS(pH 7.4)

称取 0.59g $NaH_2PO_4 \cdot 2H_2O$、5.8 g $Na_2HPO_4 \cdot 12H_2O$、9 g NaCl，用 900 mL 去离子水溶解后，调 pH 至 7.4，然后定容至 1000 mL。

(3) 0.05 mol/L PBS(pH 7.4)

称取 1.48 g $NaH_2PO_4 \cdot 2H_2O$、14.5 g $Na_2HPO_4 \cdot 12H_2O$、9 g NaCl，用 900 mL 去离子水溶解后，调 pH 至 7.4，然后定容至 1000 mL。

(4) 0.1 mol/L PBS(pH 7.4)

称取 2.96 g $NaH_2PO_4 \cdot 2H_2O$、28.9 g $Na_2HPO_4 \cdot 12H_2O$、9 g NaCl，用 900 mL 去离子水溶解后，调 pH 至 7.4，然后定容至 1000 mL。

(5) 0.01 mol/L PBS(pH 7.2)

称取 0.45 g $NaH_2PO_4 \cdot 2H_2O$、2.58 g $Na_2HPO_4 \cdot 12H_2O$、9 g NaCl，用 900 mL 去离子水溶解后，调 pH 至 7.2，然后定容至 1000 mL。

(6) 0.02 mol/L PBS(pH 7.2)

称取 0.89 g $NaH_2PO_4 \cdot 2H_2O$、5.16 g $Na_2HPO_4 \cdot 12H_2O$、9 g NaCl，用 900 mL 去离子水溶解后，调 pH 至 7.2，然后定容至 1000 mL。

(7) 0.01 mol/L PBS(pH 7.0)

称取 0.61 g $NaH_2PO_4 \cdot 2H_2O$、2.19 g $Na_2HPO_4 \cdot 12H_2O$、9 g NaCl，用 900 mL 去离子

水溶解后,调 pH 至 7.2,然后定容至 1000 mL。

（8）0.02 mol/L PBS(pH 7.0)

称取 1.22 g $NaH_2PO_4 \cdot 2H_2O$、4.37 g $Na_2HPO_4 \cdot 12H_2O$、9 g NaCl,用 900 mL 去离子水溶解后,调 pH 至 7.2,然后定容至 1000 mL。

（9）0.1 mol/L PBS(pH6.8)

称取 7.95 g $NaH_2PO_4 \cdot 2H_2O$、17.55 g $Na_2HPO_4 \cdot 12H_2O$、9 g NaCl,用 900 mL 去离子水溶解后,调 pH 至 6.8,然后定容至 1000 mL。

附表 1 磷酸钠缓冲液的配制方法（0.2 mol/L）

pH	溶液 A(%)	溶液 B(%)	pH	溶液 A(%)	溶液 B(%)
5.7	93.5	6.5	6.9	45.0	55.0
5.8	92.0	8.0	7.0	39.0	61.0
5.9	90.0	10.0	7.1	33.0	67.0
6.0	87.7	12.3	7.2	28.0	72.0
6.1	85.0	15.0	7.3	23.0	77.0
6.2	81.5	18.5	7.4	19.0	81.0
6.3	77.5	22.5	7.5	16.0	84.0
6.4	73.5	26.5	7.6	13.0	87.0
6.5	68.5	31.5	7.7	10.5	90.5
6.6	62.5	37.5	7.8	8.5	91.5
6.7	56.5	43.5	7.9	7.0	93.0
6.8	51.0	49.0	8.0	5.3	94.7

2. Tris 盐缓冲盐溶液(TBS)

1 mol/L Tris-HCl 溶液称取 121 g Tris 溶于 900 mL 去离子水,用 HCl 调至需要的 pH（如 pH 调到 7.4 需加入 70 mL HCl,调至 8.0 需要加入 42 mL HCl）,定容至 1000 mL,然后稀释至所需的浓度。

（1）0.05 mol/L TBS(pH 7.4)

称取 9 g NaCl,溶于 50 mL 1 mol/L Tris-HCl(pH 7.4),并用去离子水定容至 1000 mL。

（2）25 mmol/L TBS(pH 7.4)

称取 9 g NaCl,溶于 25 mL 1 mol/L Tris-HCl(pH 7.4),并用去离子水定容至 1000 mL。

3. 完全 RPMI-1640/DMEM 培养基

在 RPMI-1640/DMEM 培养基中加入终浓度为 2%、5%、10%、15% 或 20%(v/v)FBS,2 mmol/L L-谷氨酰胺,50 μmol/L 2-巯基乙醇,100 U/mL 青霉素,100 μg/mL 硫酸链霉素,在 4 ℃保存。

4. 细胞冻存液

取 6 mL 完全 RPMI-1640 培养基,无菌加入 3 mL FBS、1 mL DMSO,在 4 ℃保存。

二、抗体制备的试剂

LB(Luria-Bertani)培养基：称取 10 g 蛋白胨、5 g 酵母提取物、5 g NaCl 溶于 1000 mL 水中,高压灭菌。

2×HAT 培养基：完全 RPMI-1640 培养基加入终浓度为 200 μmol/L 的次黄嘌呤、0.8 μmol/L 的氨基蝶呤、32 μmol/L 的胸腺嘧啶核苷。

1×HAT 培养基：完全 RPMI-1640 培养基加入终浓度为 100 μmol/L 的次黄嘌呤、0.4 μmol/L 的氨基蝶呤、16 μmol/L 的胸腺嘧啶核苷。

亲和纯化洗脱液(elution buffer)：0.1 mol/L glycine-HCl (pH 2.7)。称取 7.5 g glycine(甘氨酸),溶于 900 mL 离子水,用 HCl 调 pH 2.7,定容至 1000 mL。

亲和纯化中和液(neutralization buffer)：1 mol/L Tris (pH 9.0)。称取 12.1 g Tris,用 90 mL 去离子水溶解后,调 pH 至 9.0,定容至 100 mL。

三、免疫标记和检测技术所用的试剂

0.1 mol/L 过碘酸钠($NaIO_4$)溶液：称取 214 mg $NaIO_4$,加去离子水至 10 mL。

1 mmol/L 乙酸钠缓冲液(pH 4.4)：称取 3.2 mg 乙酸钠,加入 90mL 去离子水,用乙酸调 pH 至 4.4,定容至 100 mL。

10 mmol/L 碳酸钠缓冲液(pH 9.5)：称取 0.28 g Na_2CO_3、0.62 g $NaHCO_3$,用 900 mL 去离子水溶解,调 pH 至 9.5,定容至 1000 mL。

50 mmol/L 碳酸钠缓冲液(pH 9.5)：称取 1.38 g Na_2CO_3、3.11 g $NaHCO_3$,用 900 mL 去离子水溶解,调 pH 至 9.5,定容至 1000 mL。

0.1 mol/L 碳酸钠缓冲液(pH 9.5)：称取 2.76 g Na_2CO_3、6.22 g $NaHCO_3$,用 900 mL 去离子水溶解,调 pH 至 9.5,定容至 1000 mL。

0.2 mol/L 碳酸钠缓冲液(pH 9.5)：称取 5.52 g Na_2CO_3、12.44 g $NaHCO_3$,用 900 mL 去离子水溶解,调 pH 至 9.5,定容至 1000 mL。

0.2 mol/L 赖氨酸：称取 0.29 g 赖氨酸溶于 10 mL 去离子水中。

ELISA 封闭液称取：1～4 g BSA 或 2～5 g 脱脂奶粉溶于 100 mL 0.01 mol/L 的 PBS (pH 7.4)。

ELISA 样本稀释液：50 mg Tween-20、1 g BSA PBS 溶于 100 mL 0.01 mol/L 的 PBS (pH 7.4)。

ELISA 洗涤液称取：50 mg Tween-20 溶于 100 mL 0.01 mol/L 的 PBS (pH 7.4)。

ELISA 终止液：1 mol/L 硫酸。将 5.4 mL 硫酸缓慢加入 50 mL 去离子水中,定容至 100 mL。

1 mol/L 氯化铵：将 5.35 g 氯化铵溶于 50 mL 去离子水,并定容至 100 mL。

25 mmol/L 碳酸钾：将 0.35 g K_2CO_3 溶于 50 mL 去离子水,并定容至 100 mL。

0.2 mol/L 碳酸钾：将 2.76g K_2CO_3 溶于 50 mL 去离子水,并定容至 100 mL。

0.1 mol/L HCl：取 0.83 mL 浓盐酸,用去离子水定容至 100 mL。

4 mg/mL 氯胺 T 溶液：称取 40 mg 氯胺 T 溶于 10 mL 0.05 mol/L PBS(pH 7.4)，新鲜配制，即配即用。

240 mg/mL 偏重亚硫酸钠溶液：称取 2.40 g 偏重亚硫酸钠溶于 10 mL 0.05 mol/L PBS (pH 7.4)，新鲜配制。

四、免疫组织化学染色的试剂

4%甲醛固定液：取 10 mL 甲醛溶液(市售甲醛溶液的浓度通常为 40%)溶于 90 mL 去离子水。

4%多聚甲醛磷酸缓冲液(pH 7.4)：称取 4 g 多聚甲醛溶于 0.1 mol/L 的 PBS 中，调 pH 至 7.4，定容至 100 mL。

0.01 mol/L 柠檬酸钠缓冲液(pH 6.0)：称取 0.4 g 一水柠檬酸、2.38 g 二水柠檬酸三钠，用 900 mL 去离子水溶解，调 pH 至 6.0，定容至 1000 mL。

2 mol/L 柠檬酸缓冲液(pH 3.5)：称取 25.5 g 一水柠檬酸、23.5 g 二水柠檬酸三钠，用 90 mL 去离子水溶解，调 pH 至 3.5，定容至 100 mL。

硝酸银显色液：取 25% 阿拉伯树胶 60 mL，2 mol/L 柠檬酸缓冲液(pH 3.5)10 mL，含 0.85g 的对苯二酚溶液 15 mL，磁力搅拌混匀，调 pH 至 3.8，临用前加入含 110 mg 的硝酸银溶液 15 mL。

五、蛋白质的免疫学检测的试剂

30%丙烯酰胺/甲叉双丙烯酰胺储备液：丙烯酰胺(Acr)29 g，亚甲基双丙烯酰胺(Bis) 1 g，加去离子水至 100 mL。

1.5 mol/L Tris-HCl(pH 8.8)：称取 18.17 g Tris，加去离子溶解，用 HCl 调 pH 至 8.8，定容至 100 mL。

0.5 mol/L Tris-HCl(pH 6.8)：称取 6.06 g Tris，加去离子溶解，用 HCl 调 pH 至 6.8，并定容至 100 mL。

Tris-甘氨酸电泳缓冲液：称取 1 g SDS，3 g Tris，14.4 g 甘氨酸，加去离子水溶解并定容至 1000 mL。

1 mol/L DTT 溶液：1.54 g DTT 溶于 10 mL 去离子水，储存于−20 ℃。

2×SDS 加样缓冲液：量取 1 mL 1 mol/L Tris-HCl (pH 6.8)、2 mL 甘油、0.4 g SDS、0.2 mL 0.1%溴酚蓝，用去离子水定容至 10 mL。不含 DTT 的 2× SDS 凝胶加样缓冲液可保存于室温，临用前加入适量 1 mol/L DTT 溶液，终浓度为 100 mmol/L，现用现加。

考马斯亮蓝 R-250 染色液：2.5 g 考马斯亮蓝 R250，450 mL 甲醇，100 mL 冰醋酸，加去离子水溶解并定容至 1000 mL。

脱色液：450 mL 甲醇，100 mL 冰醋酸，用去离子水定容到 1000 mL。

二维电泳水化液：称取 4.8 g 尿素、0.2 g CHAPS，20 μL 两性电解质 pH 3～10，0.2 mL 0.1% 溴酚蓝，加去离子水溶解并定容至 10 mL。临用前加入适量 1 mol/L DTT 溶液，终浓度为 50 mmol/L。

二维电泳平衡液Ⅰ：称取 7.2 g 尿素、0.4 g SDS、5 mL 1.5 mol/L Tris-HCl(pH 8.8)、4 mL 甘油、0.4 g DTT，加去离子水溶解并定容至 20 mL，现配现用。

二维电泳平衡液Ⅱ：称取 7.2 g 尿素、0.4 g SDS、5 mL 1.5 mol/L Tris-HCl(pH 8.8)、4 mL 甘油、0.5 g 碘乙酰胺，加去离子水溶解并定容至 20 mL，现配现用。

WB 转膜缓冲液：称取 3 g Tris、14.4 g 甘氨酸，加 700 mL 去离子水溶解，加入 200 mL 甲醇，用去离子并定容至 1000 mL。

TBST 洗液：称取 1 g Tween-20，加入到 1000 mL 25 mmol/L TBS 缓冲液(pH 7.4)中，混匀。

WB 封闭液：称取 2 g 脱脂奶粉，加到 40 mL TBST 溶液中，混匀。

RIPA 蛋白裂解缓冲液：称取 0.29 g EDTA，1 g NP-40，0.25 g 脱氧胆酸钠(Na-deoxy-cholate)，0.1 g SDS，加入到 100 mL 50 mmol/L Tris-HCl (pH 7.4) 溶液中，混匀。

六、免疫细胞的分离纯化及功能检测的试剂

红细胞(RBC)裂解液：

(1) 配方 1：称取 7.47 g NH_4Cl、2.6 g Tris，用 900 mL 去离子水溶解，调 pH 至 7.2，定容至 1000 mL。

(2) 配方 2：称取 8.3 g NH_4Cl、1 g $KHCO_3$、0.37 g EDTA·2Na，用 900 mL 去离子水溶解，调 pH 至 7.2，定容至 1000 mL。

100% Percoll 工作液：90 mL Percoll 原液＋10 mL 10×PBS。

40% Percoll 工作液：60 mL PBS＋40 mL 100% Percoll 工作液。

70% Percoll 工作液：30 mL PBS＋70 mL 100% Percoll 工作液。

肝脏灌流母液：称取 8.0 g NaCl、0.4 g KCl、0.35 g $NaHCO_3$、0.09 g $NaH_2PO_4 \cdot 2H_2O$、0.03 g $Na_2HPO_4 \cdot 12H_2O$、2.38 g HEPES，用加去离子水溶解并定容至 1000 mL。

肝脏灌流液Ⅰ：取 200 mL 肝脏灌流母液，加入 0.18 g 葡萄糖，2 万 U 或 0.13 g 肝素，0.04 g EGTA，调 pH 至 7.3。

肝脏灌流液Ⅱ：取 200 mL 肝脏灌流母液，加入 0.1 g 蛋白酶 E、0.08 g 胶原酶Ⅳ、0.11 g $CaCl_2$。

肝脏消化液：取 200 mL 肝脏灌流母液，加入 0.08 g 蛋白酶 E、0.16 g 胶原酶Ⅳ、4000 U DNAase Ⅰ、0.11 g $CaCl_2$。

MACS buffer：称取 5 g BSA、0.58 g EDTA，加入 1000 mL 0.01 mmol/L PBS(pH 7.2)中，0.22 μm 过滤除菌。

β 闪烁液：称取 5.0 g PPO(2,5-二苯基噁唑)、0.3 g POPOP[1,4-双(5-苯基噁唑基-2)苯]，溶于 200 mL 无水乙醇，再加入甲苯 800 mL。

Annexin Ⅴ 结合缓冲液：称取 9 g NaCl、0.28 g $CaCl_2$、2.38 g HEPES，加 900 mL 去离子水溶解，调 pH 至 7.4，定容至 1000 mL。

七、流式细胞检测的试剂

固定缓冲液(fixation buffer)：称取 5.35 g 二甲基砷酸钠、3.8 g NaCl、5.0 g 多聚甲醛加

热溶解于 400 mL 去离子水中,调 pH 至 7.4,定容至 500 mL。在 4 ℃ 避光保存。

穿膜缓冲液(permeabilization buffer):在 100 mL 0.01 mmol/L PBS(pH 7.4)中加入 0.1 g 皂素(saponin)、0.238 g HEPES,调 pH 至 7.4,在 4 ℃ 避光保存。

PMA:溶于 DMSO,配制成 1 mg/mL,按 50 μL/管分装保存于 −20 ℃。

离子霉素(ionomycin):溶于 DMSO,配制成 1 mg/mL,在 4 ℃ 避光保存。

莫能霉素(monensin):溶于甲醇,配制成为 2.5 mg/mL,在 4 ℃ 避光保存。

5 mmol/L CFSE 溶液:2.8 mg CFSE 溶于 1 mL DMSO,在 4 ℃ 避光保存。

肿瘤组织消化液:将胶原酶Ⅳ和 DNA 酶Ⅰ溶解于完全 RPMI-1640 培养基中,胶原酶Ⅳ的终浓度为 1 mg/mL,DNA 酶Ⅰ的终浓度为 15 U/mL,−20 ℃ 的冰箱贮存。

(郑晓东)

中英文名词对照索引

中 文 名	英 文 名	页码
蛋白质组学	proteomics	110
刀豆蛋白 A	concanavalin A,ConA	69,255
得克萨斯红	Texas red	62
等电聚焦	isoelectric focusing,IEF	116
等温滴定量热法	isothermal titration calorimetry,ITC	40
碘化丙啶	propidine iodide,PI	166
碘化丙啶	propidine iodide,PI	160
碘酸盐-赖氨酸-多聚甲醛	peroiodate lysine polyformaldehyde,PLP	83
电化学发光免疫检测	electrochemiluminescence immunoassay,ECLIA	68
等电聚焦电泳	isoelectric focusing gel electrophoresis,IEFE	116
动物实验	animal experiment	281
多发性硬化	multiple sclerosis,MS	250
多甲藻叶绿素蛋白	peridinin chlorophyll protein,PerCP	63
多聚肌胞苷酸	polyinosinic-polycytidylic acid,poly I:C	23
多聚甲醛	paraformaldehyde,PFA	83
多克隆抗体	polyclonal antibody,pAb	20
多实验因素	multiple experimental factors	290
多重荧光免疫组化技术	multiplex immunohistochemical,mIHC	95
恶唑酮	oxazolone,OXA	249
二维电泳	two-dimensional electrophoresis,2-DE	116
二硝基氟苯	1,2,4-dinitrofluorobenzene,DNFB	249
二乙基亚硝胺	diethylnirtosamine,DEN	230
反相高效液相色谱	reversed-phase high performance liquid chromatography,RP-HPLC	22
放射免疫测定技术	radioimmunoassay,RIA	12,72
放射性核素	radionuclide	73
放射性衰变	radioactive decay	73
分裂百分比	percent divided,PD	215
分裂指数	division index,DI	216
分泌型胚胎碱性磷酸酶	SEAP	270
分子排阻高效液相色谱	size-exclusion high performance liquid chromatography,SEC-HPLC	22
弗氏不完全佐剂	Freund's incomplete adjuvant,FIA	8,23
弗氏完全佐剂	Freund's complete adjuvant,FCA	8,23

中 文 名	英 文 名	页码
弗氏佐剂	Freund's adjuvant,FA	8,23
辅助 T 淋巴细胞	helper T cell,Th	19
干扰素	interferon,IFN	196
共聚焦显微镜	confocal microscopy	273
骨髓嵌合	bone marrow chimeras	218
骨髓细胞	bone marrow cells,BMC	218
固相 pH 梯度等电聚焦	immobilized pH gradients isoelectric focusing,IPGIEF	117
固有淋巴细胞	innate lymphoid cells,ILCs	181
光学成像	optical imaging	237
过碘酸钠	sodium periodate	51
过氧化氢	hydrogen peroxide,H_2O_2	50
过氧化物-抗过氧化物酶	peroxidase-antiperoxidase,PAP	98
海肾萤光素酶	renilla luciferase	239
核磁共振成像	magnetic resonance imaging,MRI	237
核素成像	radionuclide imaging	237
核糖核蛋白	ribonucleoprotein,RNP	248
核转录因子 NF-κB	nuclear factor κB,NF-κB	264
恒定 NKT	invariant NKT,iNKT	271
花青	cyanine,Cy	63
化学发光免疫分析	chemiluminescence immunoassay,CLIA	13
环己酮草酰二腙	cuprizone,CPZ	251
黄嘌呤鸟嘌呤磷酸核糖转移酶	hypoxanthine guanine phosphoribosyltransferase, HGPRT	32
混合淋巴细胞反应	mixed lymphocyte reaction,MLR	10
疾病活跃指数评分	disease activity index,DAI	252
集落刺激因子	colony stimulating factor,CSF	196
集落刺激因子-2	colony-stimulating factor-2,Csf-2	271
几何平均荧光强度	geometric mean fluorescence intensity,gMFI	201
计算机断层摄影成像	computed tomography,CT	237
甲叉双丙烯酰胺	bis-acrylamide	114
甲基亚硝基脲	methylnitrosourea,MNU	230
甲醛	formaldehyde	83
甲䐶	formazan	161,176
减毒疫苗	attenuated vaccine	3

中 文 名	英 文 名	页码
酪胺信号放大技术	tyramide dignal amplification,TSA	95
类风湿性关节炎	rheumatoidarthritis,RA	253
累积死亡率	accumulating death rates,ADR	29
离子交换高效液相色谱	ion-exchange high performance liquid chromatography, IEX-HPLC	22
粒细胞-巨噬细胞集落刺激因子	granulocyte-macrophage colony-stimulating factor, GM-CSF	271
链霉亲和素	streptavidin	97
量子点	quantum dot,Qdot	63
放射免疫沉淀法裂解缓冲液	radio immunoprecipitation assay lysis buffer	126
淋巴细胞减少	lymphopenia	216
淋巴细胞减少诱导细胞增殖	lymphopenia-induced proliferation,LIP	216
淋巴因子	lymphokine	11
磷酸化磷脂酶 Cγ	p-phospholipase C,PLCγ	264
磷脂酰丝氨酸	phosphotidylserine,PS	166
流式微球阵列技术	cytometric bead array,CBA	199
流式细胞术	flow cytometry	11,185
流式细胞仪	flow cytometer,FCM	12
鲁米诺	luminol	66,120
氯金酸	chloroauric acid,$HAuCl_4$	69
氯膦酸盐脂质体	$Cl_2 MDP$-liposomes	155
卵清蛋白	ovalbumin,OVA	250
罗丹明	rhodamine	62
罗丹明绿	rhodamine green	62
毛细管等电聚焦	capillary isoelectric focusing,CIEF	22
玫瑰花环形成	rosette formation	11
酶促化学发光免疫检测	chemiluminescence enzyme immunoassay,CLEIA	66
酶放大免疫分析技术	enzyme multiplied immunoassay	13
酶联免疫斑点试验	enzyme-linked immunospot assay,ELISpot	53,59
酶联免疫吸附试验	enzyme-linked immunosorbent assay,ELISA	13,53
酶免疫技术	enzyme immnoassay,EIA	13,49
酶免疫组织化学技术	enzyme immunohistochemical assay	13
咪喹莫特	imiquimod,IMQ	254
密度梯度离心法	density gradient centrifugation	137